第3版

# 新 広汎子宮全摘術

矢吹朗彦

■英訳
荻原新八郎・Sandra M. Ogiwara

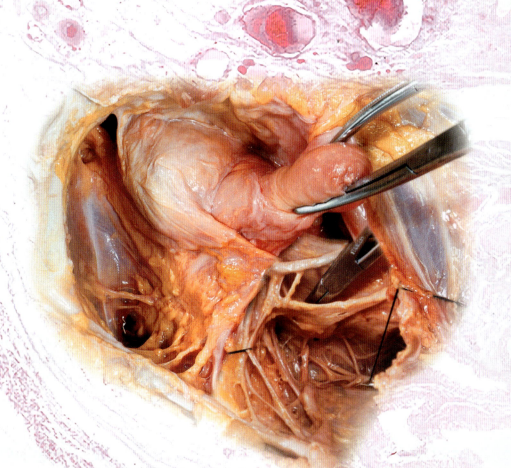

*New Theory and Technique for*
*Nerve-Sparing Radical Hysterectomy*

MEDICAL VIEW

本書では，厳密な指示・副作用・投薬スケジュール等について記載されていますが，これらは変更される可能性があります。本書で言及されている薬品については，製品に添付されている製造者による情報を十分にご参照ください。

New Theory and Technique for Nereve-Sparing Radical Hysterectomy 3rd ed
(ISBN978-4-7583-1750-4 C3047)

Author : Yoshihiko Yabuki

2002.4.10 1st ed
2009.4.10 2nd ed
2019.4.1 3rd ed

©MEDICAL VIEW, 2019
Printed and Bound in Japan

**Medical View Co., Ltd.**
2-30 Ichigayahonmuracho, Shinjuku-ku, Tokyo, 162-0845, Japan
E-mail  ed@medicalview.co.jp

# 序

　1998年の国際解剖学会議(International federation of Associations of Anatomists；IFAA)の用語委員会(Federative committee on Anatomical Terminology；FCAT)が編纂したTerminologia Anatomicaのなかに，臨床用語が導入された。この裁量は，肉眼/系統解剖学あるいは解剖学者が，人工的操作が加えられた形態を解剖学の一分野として容認したことである。その決断は，Henry GrayのAnatomy：Descriptive and Surgical(1858)への回帰であり，我々臨床医が待ち望んできたことでもある。

　筆者は，広汎子宮全摘術を模擬して行った解剖の論文(2005年のAmerican Journal of Obstetrics & Gynecologyに掲載され，同誌の表紙を飾った)の経験をもとに，『新広汎子宮全摘術』の改訂(2009)を行った。しかしその時点では，国際解剖学会議の意図を充分にくみ取ることができなかった，との思いが残った。

　従来の臨床 or 手術用語は，外科的操作が加えられた artifact であるにも関わらず肉眼解剖学に準拠した解釈，定義がなされてきた。そうした臨床解剖学から生まれた20世紀の広汎子宮全摘術は，手技の至難性，大出血，膀胱直腸麻痺の難題を抱えていた。1943年にはGreenhill をして「もはや手術療法の時代は終わった」と言わしめ，アメリカでは放射線照射治療が主流となった。

　こうした歴史を経て1998年以後の婦人科医は，人工的操作が加えられた形態を，肉眼/系統解剖学というフィルターを通すことなく直接観察，手術できることになった。その結果として，広汎子宮全摘術のもつ20世紀の課題の解決が可能にされた。例えば，基靱帯/頸横靱帯(Terminologia Anatomica では基靱帯と頸横靱帯を同義語とするが，著者は間違いと考える)の20世紀的解釈 or 定義は，腟と子宮頸部の前後筋膜が臓器の外側縁で一つになり，骨盤底(正確には仙骨面)を横切り，さらに，頭尾に伸びて上骨盤隔膜筋膜(深筋膜)を形成するものとされた。そのために婦人科医は，肛門挙筋を覆う筋膜を基靱帯/頸横靱帯の一部として切除することになった。こうした過大切除では，臓器の機能麻痺が必須であり，大出血の危険性も高かった。1980年代の筆者も，同様の合併症やリスクに苦しんだ。そうした経験のなかで，筆者は肉眼解剖学的知識と手術中の所見の間には大きな違い，乖離があることに気付き始めた。そして，伝統的な基靱帯/頸横靱帯が骨盤側壁と子宮頸部および直腸を結ぶ結合織索であり，なかには直腸側方靱帯を含み，臓器に垂直な形態をもつ neurovascular bundle と考えた(Am J Obstet Gynecol, 1991)。直腸側方靱帯の非切除は，術式の縮小とともに出血のリスクを減少させた(Am J Obstet Gynecol, 1991)。この新しい知見は，基靱帯/頸横靱帯の立体的観察を容易にし，念願であった神経温存手術に結びつけた(Gynecol Oncol, 1996, 2000)。幸いにもこれらの手術は，予後への影響はなかった。

　しかし，当時の筆者の思考には，肉眼/系統解剖学と臨床解剖学の区別がつかない部分が多く，そうした混乱のなかで，拙手術書第2版の改訂を行ったことに後悔を残した。

　今回の改訂は，肉眼/系統解剖学から完全に臨床解剖学を独立させた視点より拙手術書を完成したいとの思いから始めた。臨床解剖学の独立は，水と油のごとき二つの解剖学の共存を可能にさせる手段であるとの意図も筆者にあった。

　第二に，膀胱子宮靱帯を前層と後層に分けて切除する岡林術式は，最も習得が困難で破綻性出血も多い箇所でもあった。この唯一無二と信じられてきた術式の変法(筆者は改良

と評価されたい）を，神経温存手術を模索するなかで開発した。その方法を読者に知ってもらいたいのが改訂の目的でもあった。

　第三の目的は，子宮頸傍組織 paracervix と 腟傍組織 paracolpium の解剖と手術である。Terminologia Anatomica では基靱帯，頸横靱帯そして子宮頸傍組織の同義語が採用された。それとは逆に腟傍組織は導入されなかった。子宮頸傍組織と腟傍組織の共通する弱点は，解剖学が official description と認められる域に達していないことであろう。そのため IFAA の見識には矛盾が残る。この2つの靱帯について，筆者の新しい見解を紹介したい。

　第四は，基靱帯／頸横靱帯の切除で直腸側方靱帯を温存した。それによって生ずるリンパ郭清の影響について考察することが筆者の任務であると感じた。

　拙手術書の初版（2002年）の執筆は，1999年より同僚の干場，朝本とともにスタートさせた腹腔鏡下広汎子宮全摘術を，より系統的に行うために始めた。今回の小書では，我々の目標とした子宮頸癌の縮小手術や神経温存手術に腹腔鏡下術式が，非常に有用であることを多数の症例で示すことができた。

　そして最後に，生涯での思い出である Am J Obstet Gynecol の表紙と編集者のコメント，および拙書の基にした筆者らの論文名を記載することを許していただきたい。

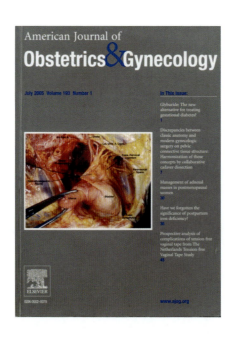

***Commentary***：The face of medical education has changed dramatically in the past decade. For medical students all the way to practicing physician, 3information transfer has evolved from pedantic lectures to include on-line program with virtual patients, interactive seminars with hand-on models, and hired actors trained as "professional" patients. Students at all stages must still ultimately…study! The authors of this article report classical anatomical observation; reminding us that anatomy is the crux of surgery. This carful dissection of the female pelvis illustrates the relationships between the vital structures and major vessels. As more pelvic surgeons begin to use procedures such as blind needle insertion of tapes and support materials, a mental image of these relationships may help eschew injury. The authors thoughtfully point out that as our surgical armamentarium expands, it is always worthwhile to review the basic principles we learned at the cadaver.

[筆者らの論文]

1 ）Yabuki Y, Asamoto A, Hoshiba T, Nishimoto H, Kitamura S：Dissection of the cardinal ligament in radical hysterectomy for cervical cancer with emphasis on the lateral ligament. Am J Obstet Gynecol 1991; 164: 7-14.
2 ）Yabuki Y, Asamoto A, Hoshiba T, Nishimoto H, Sato N：A new proposal for radical hysterectomy. Gynecol Oncol 1996; 62: 370-8.
3 ）Yabuki Y：Cardinal ligament dissection based on a new theory. CEM J Gynecol Oncol 1997; 2: 278-87.
4 ）Yabuki Y, Asamoto A, Hoshiba T, Nishimoto H, Nishikawa Y, Nakajima T：Radical hysterectomy: An anatomic evaluation of parametrial dissection. Gynecol Oncol 2000; 77: 155-63.
5 ）Yabuki Y, Sasaki H, Hatakeyama N, Murakami G：Discrepancies between classic anatomy and modern gynecologic surgery on pelvic connective tissue structure: harmonization of those concepts by collaborative cadaver dissection. Am J Obstet Gynecol 2005; 193: 7-15.
6 ）Yabuki Y, Murakami G, Hoshiba T, Sasaki H, Hatakeyama, Asamoto A：Redefinition of the pelvic connective tissue: in-situ histologic examination. Female Pelvic Med & Reconstr Surg 2011; 17: 60-6.
7 ）Yabuki Y：Clinical anatomy of the subserous layer: An amalgamation of gross and clinical anatomy. Clinical Anatomy 2016; 29: 508-15.
8 ）Yabuki Y：Anatomy of the pelvis for radical hysterectomy; Does extensive resection of the vagina result in severer bladder dysfunction? The 16th Annual Review Course on Gynecologic Oncology and Pathology. Kyoto, Japan, 2007.
9 ）Hoshiba T, Yabuki Y, Asamoto A, Nishimoto H, Yagihara A, Nishikawa Y：Our laporoscopic radical hysterectomy. Gynecologic and Obstetric Surgery 2000; 11: 93-100（in Japanese）.
10）Yabuki Y：New Radical Hysterectomy for Uterine Cancer: New Theory and Technique for radical hysterectomy. Tokyo: Medical View, 2002（in Japanese）.
11）Yabuki Y：New Radical Hysterectomy for Uterine Cancer, 2nd edition: Theory and Technique for Nerve-Sparing Operation. Tokyo: Medical View, 2009（in Japanese）.

# 謝 辞

　この小書の上梓に当たり筆者は，手術現場から離れたために，手術を見学する立場で新しい知識を得ることになった。特に富山県立中央病院の舟本寛博士，石川県立中央病院の干場勉博士には献身的な協力をいただいた。二人には，私が開腹手術で行ったことを，腹腔鏡下手術で応用してもらった。特に第四腔のラパロでの発掘には，果敢に挑戦してもらい感謝の言葉もない。

　私が，身の程以上と思う仕事をなすことができたのは，石川県立中央病院の医師，朝本明弘，干場勉，佐々木博正，宮城徹三郎，清水博志（敬称略）を始めとする多くの元同僚，手術室，ICU，放射線科そして病棟のスタッフの協力の賜物と満腔の謝意を表したい。膀胱，直腸の手術にご協力いただいた泌尿器科，消化器外科の先生方にも，この場を借りて感謝の意を表する。そして，札幌医科大学解剖学教室村上弦元教授との出会いを，今は神に感謝する思いでいる。博士の人体解剖学に対する

情熱は，傍からは想像できぬもので，今日の私があるのも，彼の献身的な環境の設定と指導があってのことと考えている。そこでは，村上教授の下に学びにきた加藤友康博士(現在，国立がんセンター婦人腫瘍科科長)，絹笠祐介博士(現在，東京医科歯科大学外科教授)の人たちを知り，多くの知識を授かった。真に幸運であった。

私の論文の英訳は，元金沢大学医学部教授荻原新八郎先生と奥様のサンドラ様のお世話になった。私の論文が欧米で多少知られるようになったのは，お二人の真摯なお仕事があってのものと感謝に堪えない。

腹腔鏡下手術に関しては，倉敷成人病センター院長の安藤正明博士の協力を得ることができた。拙書が，今日の体裁を得られたのはまさに博士のお蔭である。

なお，第3版で使用した腹腔鏡下手術の写真は，舟本寛博士(富山県立中央病院)と干場勉博士(石川県立中央病院)の提供によった。干場勉博士とは長い間一緒に仕事をしたが，今日の彼の素晴らしい技術の習得と進歩には驚嘆し，改めて敬意を表したい。拙書に掲載した腹腔鏡下手術の写真は，図58を除き，後のすべては干場博士の手術による。さらに，元金沢大学医学部第二病理学助教授の小田恵夫博士にも組織標本の観察に関するアドバイスをいただいたお礼を申したい。

最後に，本書の出版に協力と理解をいただいたメジカルビュー社編集部の浅見直博氏をはじめとする皆様に深く感謝いたす次第です。

2019(平成31)年3月吉日

矢吹　朗彦

# 改訂に当たって
## ―改訂第2版より―

　私は初版を書き終えた後も，なおも解決できぬ骨盤結合組織の純解剖学（系統解剖学，局所解剖学）と外科解剖学の乖離に悩んでおりました。そして，初版の未成熟で未完全であった部分を書き直したいとの思いと重なって改訂することにいたしました。

　子宮頸癌手術のうちでも広汎子宮全摘術は，骨盤結合組織内に腔を掘り，その間に出現させた靱帯を切離する方法と総括できます。臨床解剖学の中でも特に外科解剖学は，こうした手術的に作成されるアーチファクトを理論付けるために生まれた解剖学と考えてきました。Mackenrodtは，Mackenrodt靱帯（Arch F Gyn k 1895）を当初子宮脱のための外科解剖学として提案したと，筆者は受け取っています。後年，この概念は，子宮頸癌手術に応用され，Peham & Amreichの手術書（Gyn ologische Operationslehre 1930）では膀胱と直腸の解剖にも転用されるようになりました。私は，子宮脱と子宮頸癌手術の外科解剖学は，本質的に異なると考えております。例えば，DeLanceyの脱に関する論文（Am J Obstet Gynecol 1992）で，子宮頸癌手術を行う婦人科医は基靱帯と呼ぶであろう結合組織に，upper paracolpiumとの名前が与えられています。こうした術式の違いによる見解の相違は，本来ならば純解剖学すなわち系統解剖学により調停されるべきものであります。しかし，Nomina Anatomicaでは，骨盤結合組織は腹膜下筋膜subperitoneal fasciaとして一括されており，何の示唆もありません。

　Gray解剖書（1985，米国版）の序説に，"解剖学は，根本的な構造すなわち形態学に関する知見の部門"との件があります。私はこれを，最終的に純解剖学と手術解剖学の間には，基本的に乖離があってはならないと解釈しています。しかし，解剖膀胱学者は，時代の進歩に伴い日々変化する外科解剖学には無関心を装っているようにしか思えませんし，臨床医も解剖学の本質を理解しようとしないのが現状です。この問題が解決されぬ限り，系統解剖学は永遠に未完成であり，臨床医は解剖学に妥協し手術を続けねばならないと思います。この思いは，解剖学者とディスカッションを重ねるごとに強くなりました。そのために，再び札幌医科大学解剖学の村上弦教授の指導を仰ぎ，新鮮遺体を用いた模擬手術を行い，同時にin situの切片から作成された組織標本の観察を行いました。そうして習得できた結果は，2編の論文にまとめ，それと平行するようにして拙書の改訂を開始しました。

　同時に，初心にかえりMackenrodtの論文やPeham-Amreichの手術書を読み返すことで，古典的解剖学の本筋を理解しようとしました。Latzkoに代表されるヨーロッパの広汎子宮全摘術が，"子宮/腔が，膀胱や直腸から手術的に剥離できるから，頸横靱帯も膀胱や直腸の側方靱帯から同様に剥離できる"との原則から成り立っていることを確信しました。その原則をどのように，理解し自身の考えを修正してゆくかが，拙書の最大の課題になりました。

　神経温存手術の完成も重大な問題でありました。私は，1996年のGynecol Oncolに，骨盤神経叢からの膀胱枝は，上膀胱静脈と共にneurovascular bundleを形成するとし，そのbundleに膀胱靱帯深層との名前を付けました。しかし，骨盤結合組織の組織学的な観察により，膀胱子宮靱帯の見直しを一部余儀なくさせられました。そして初版での私の膀胱子宮靱帯後層の切除は，岡林手術の形だけを真似したものに過ぎぬとの思いが，強くなりました。改めて岡林博士の膀胱子宮靱帯後層が何であるか解剖学的，組織学的に理解して，手術に応用できる理論を築こうとしました。こうして得た知見より私の膀胱子宮靱帯の概念の訂正を懸命に説明をいたしました。是非，一読戴けますようにお願いいたします。

　欧米の婦人科解剖学における未解決な問題の一つとして膀胱子宮靱帯があります。岡林博士の膀胱子宮靱帯に関する発想が，後世の神経温存手術の基盤になったことは疑う余地もありません。しかし，膀胱子宮靱帯後層の切離は，多くの経験に裏打ちされた技術によって始めて達成できる部分があります。幸なことと言えるのでしょうが，手術症例が極端に減少した現在では，ある部分は理論，すなわち解剖学に依存せざるを得ません。拙書では膀胱子宮靱帯後層の切除と共に，膀胱神経枝の温存手技も解剖学に裏付けができたと思います。

今回も，前札幌医科大学解剖学教授，村上弦先生には多くの助言と標本の提供を戴きました。特に10数枚のin situで作成された骨盤臓器の組織標本からは，純解剖学と手術解剖学の接点を知る新しい知識や考え方を学ぶことが出来ました。

　19世紀末の解剖学は，現代のグレイ解剖学，テリンデ手術学やグリンヒル産科学まで継承されています。その中には歴史に拘束されずに，新しい視点から変更すべきところも多々あると思います。広汎子宮全摘術や解剖学には，社会的に現代の興味から取り残された部分が多いかもしれません。しかし，われわれには後世に正しい学問としてこれらを伝承する義務があることを忘れてはならぬと思います。

　パピローマウイルスワクチンが開発され，化学療法の進歩と共に，手術時代の終焉の到来が予測されもされます。一方で，1997年に急性骨髄白血病での癌幹細胞の同定は，抗癌剤に抵抗を有するこの細胞群へ対して手術の必要性を示唆するものです。われわれには残し伝えねばならぬ技術があるはずです。骨盤位を経腟的に娩出させる技術が伝承されずに（社会的事情も承知はしていますが），そのほとんどが帝王切開になっている現状の二の舞は何としても避けなくてはならぬと思います。アメリカで放射線治療が主流であるのは，広汎子宮全摘術の難しさと膀胱をはじめとする機能麻痺が主な原因です。これさえ解決できれば，手術は21世紀にも十分通用する治療手段であると確信できます。

　今回の改訂に際しても多くの方々のご協力，ご援助を頂きました。紙面を借りて心より感謝とお礼を申し上げます。元札幌医科大学解剖学教室村上弦教授，元同僚の朝本明弘，干場勉，佐々木博正博士，国立がんセンター婦人科の加藤友康博士，倉敷成人病センター婦人科の安藤正明博士，元金沢大学第二病理学教授及び助教授の中西功，小田恵夫博士のご支援に対して，この場をお借りしてお礼を申し上げます。安藤博士には，内視鏡的旁大動脈リンパ節切除の執筆をお願いいたしました。元金沢大学医学部教授の荻原新八郎とサンドラ様に深謝いたします。さらにvirtual slide system VS-100による組織撮影にご協力いただきましたオリンパス社の皆様に感謝します。

　最後に，再び本書の出版にご協力とご理解をいただいたメジカルビュー社の清沢まや課長および原鎭夫常務をはじめとする皆様に深く感謝いたす次第です。なお，図譜は，長期間にわたり作成したもので，論旨に添わぬ部分もあるとも思います。その点もお含みおきいただければ幸いです。

　また，改訂には，初版後に発表した次の論文や学会の内容を追加いたしました。

1) Discrepancies between classic anatomy and modern gynecologic surgery on pelvic connective tissue structure: harmonization of those concepts by collaborative cadaver dissection. Am J Obstet Gynecol 2005; 192: 7-15.
2) Anatomy of the pelvis for radical hysterectomy; Does extensive resection of the vagina result in severer bladder dysfunction? The 16th Annual Review Course on Gynecologic Oncology and Pathology. February 7-10, 2007, Kyoto, Japan.

2009（平成21）年3月

# はじめに
## ―初版より―

　Latzko W & Schiffmann J(Zbl Gyn k 1919)および岡林秀一博士(Surg Gynecol Obstet 1921)によって確立された広汎性子宮全摘出術は，後世における種々の改善をうけて外科手術の中で最も完成度の高い手術の一つといえよう．

　岡林博士(1884-1953)は著書『子宮頸癌の根治手術』の序説で「(岡林術式は)初心者にても，癌進行程度の如何に拘らず，安んじて同一形式にて系統的に実施い得る」と記載され，その理由として『純解剖学的基礎の上に系統的なる術式を案出した』と述べられている．とくに血管系の走行を中心に構成された手術からは，後世の我々は限りない恩恵を受けている．

　しかし，岡林術式の技を完全に習得することには至難であり，博士の言われる「安んじて」手術を行うまでには多大の経験と修熟を要することには間違いがない．

　Latzkoや岡林術式は，ともにWertheim(1864-1920)の手術を基本として発展したものであり，Wertheim手術(Am J Obstet Dis Women Child 1912)もその時代のMackenrodt(1859-1925)をはじめとする1900年初頭の解剖学に立脚するものである．

　Latzkoや岡林術式の発表以後には，Pernkopf(Topographische Anatomie des Menschen 1943)，Reiffenstuhl(Clin Obstet Gynecol 1982)などによる優れた解剖学書が出版されたが，これらの解剖学が子宮頸癌手術に導入されることはほとんどなく現代に至っている．後世に優れた手技的な改良をなした荻野久作(現代産科婦人科学大系 1970)，小林隆(子宮頸癌手術 1961)らの術者が，Pernkopfらの新しい解剖学を学んだことは容易に想像できる．しかし伝統があまりにも偉大であったためか，Mackenrodt学説が継承されPernkopf解剖学との折衷型になってしまった部分が散見される，と考えるのは筆者のみではなかろう．そのために現代の岡林術式は手技的には洗礼され安全化されたものの，解剖学との歪，乖離が生じ，術式全体のバランスを崩し，名人芸的熟練がさらに要求されるとの印象が強い．

　岡林博士は『手術は，一種の芸術と認むべき者である』と述べられ，手術には単なる職人芸のみでないことを主張されている．しかし，博士の芸術的創意を，客観的具体性を持って表現するには1900年代の解剖学は余りにも未成熟であったと思う．確かに博士やLatzkoの術式(Peham-Amreich の手術書：Gynkologische Operationslehre 1930)の精緻をきわめたモノグラフには，その時代を超越し現代の解剖学に通ずるものを所々に発見することができる．このことは，岡林両博士が，術式に未来の医学の進歩に対応しうるキャパシティを持たせていたのではなかろうかとすら想像してしまう．ここにLatzko－岡林術式の偉大さがあり，むしろ後世の我々が，博士らの解剖学的創意を発掘，発展する新しい創造力に欠けていたのではとの感が強い．

　時代の進歩は，幸いと言うべきか広汎子宮全摘術を適用とされる子宮頸癌を減少する半面，この術式のもつ熟練性をさらに習得し難い局面としている．同時に，Quolity of lifeの問題も避けて通れぬ時代となりつつあるり，根治性を主に追及してきた広汎子宮全摘術といえども例外ではなく，ある意味での転換期を迎えている．

　岡林博士が『純解剖学的基礎の上に系統的なる術式』，小林博士が『手術学の第一歩も骨盤の解剖学』と述べられたように，革新的な術式は，必ず新しい解剖学的発想が必要となる．

　現代の麻酔学，輸液の進歩や種々の新しい手術器具の登場は，手術中に臓器の解剖学の詳細な研究を可能にしてくれた．1990年代に入って子宮頸癌手術にも導入が始まった腹腔鏡下手術は，顕微鏡的手術，術後の疼痛，後遺症の回避，機能温存，入院機関の短縮に対処することで重要な意義を持つ．しかしMassenligatur が大部分を占めるSchauta(1908)，Latzkoや岡林術式が，直ちに腹腔鏡下手術に応用されるものではない．それには骨盤解剖学を新しい視点から見たより詳細で系統的な解剖的理論に裏づけされされたものではなければならない．

　ここで今我々が必要とすることは，Latzko－岡林術式をもう一度原法に立ち返り，時代の進歩という恩恵のもとで，Pernkopfらの解剖学や現代手術学と意識的に融合させることではなかろうかと考える．

小林隆博士が，著書『子宮頸癌手術』の中で，放射線治療の進歩と化学療法の進歩によるメスを全く不要とする時代の到来を願望，予言された。残念ながら，博士の願いが到来するには至っていないが，一方で遺伝子レベルの研究の進歩は著しい。もし遺伝子的に『癌の転移の抑制』が解明され対処されることが可能になれば，癌はもはや局所疾患なる。我々はそうした時代の到来を目前にしていると言っても過言ではない。それは，外科手術が，全く新しい治療手段として認識される時代でもある。

　筆者が子宮頸癌に関する手術書を上梓することは，身の程を知らぬこととはわきまえているが，現代を一つの手術的転換が必要な時期と認識し，それに即応したより理論的な術式の開発を志したものと理解していただきたい。

　この小書は，筆者への理解や手術の習熟に対する多くの献身的な協力があって成し得たもので，朝本明弘，干場勉先生をはじめ多くの同僚の皆様にこの場を借り満腔の謝意を表したい。また彼等が将来筆者の誤った部分を訂正し，より充実した術式を完成してくれることを期待したい。さらに人体解剖の機会とご指導をいただいた札幌医科大学解剖学教室村上弦教授に心よりお礼を申し上げたい。拙書が完成できたのも解剖学的裏づけがあったこそで，教授との出会いを心から幸いであったと感謝している。書中の人体解剖の写真は，村上教授との共同研究によるものである。また，ご協力戴いた倉敷成人病センター産婦人科の安藤正明先生，富山立中央病院産婦人科の舟本寛先生に，この場を借り手お礼を申し上げたい。

　最後に，本書の出版に協力と理解をいただいたメジカルビュー社編集部の清沢まや課長および原鎭夫常務をはじめとする皆様に深く感謝いたす次第です。なお，拙書は著者の以下の小論文を中心にまとめたものです。手術の長期予後やウロダイナミクス検査については，これらを御参照いただければ幸甚です。

1）Dissection of the cardinal ligament in radical hysterectomy for cervical cancer with emphasis on the lateral ligament. Am J Obstet Gynecol 1991; 164: 7-14.
2）A new proposal for radical hysterectomy. Gynecol Oncol 1996; 62: 370-378.
3）Cardinal ligament dissection based on a new theory. CEM J Gynecol Oncol 1997; 2: 278-287.
4）Radical hysterectomy: An anatomic evaluation of parametrial dissection. Gynecol Oncol 2000; 77: 155-163.

2002（平成14）年3月

# 第3版 新広汎子宮全摘術
## 子宮頸癌手術のための新理論と手技

New Theory and Technique for Nereve-Sparing Radical Hysterectomy 3rd ed

**序**

改訂に当たって(改訂第2版より)／はじめに(初版より)

**謝辞**

## 基礎編

### 第1部　広汎子宮全摘術の解剖学

#### 第1章　広汎子宮全摘術に必要な解剖と用語 —— 18

- I　解剖学の定義 —— 18
- II　広汎子宮全摘術に使用される用語 —— 18
  - A　骨盤臓器の位置および方向を表現する用語 …… 18
  - B　解剖学命名法 …… 20
  - C　骨盤結合組織に関する臨床的慣用名 …… 20
  - D　拙書で使用する臨床用語と慣用語に関する筆者の解釈と造語 …… 20
  - E　拙書で用いる記号 …… 22

### 第2部　伝統的臨床解剖学とその術式

#### 第1章　伝統的基靱帯/頸横靱帯に関する臨床解剖と術式 —— 26

- I　第一世代の臨床解剖学 —— 26
  - A　Virchowのparametrium …… 26
  - B　Savage (1875) の The condensation in the base of the broad ligament …… 26
- II　第一世代の子宮頸癌手術：Savage理論に基づく術式 —— 28
  - A　Clark手術 …… 28
  - B　Wertheim手術 …… 29
- III　第二世代の臨床解剖学 —— 32
  - A　Mackenrodtの頸横靱帯 …… 32
  - B　Peham-Amreichの骨盤結合組織基束 …… 34

- Ⅳ　第二世代の子宮頸癌手術 ―――――――――――――――――― 38
  - A　Latzko手術 ･･････････････････････････ 39
  - B　岡林手術 ･･････････････････････････ 43
  - C　Latzko手術と岡林手術の相違，比較 ･･････････････････････････ 46
  - D　Meigs手術 ･･････････････････････････ 49
- Ⅴ　第三世代の臨床解剖学と小林手術 ―――――――――――――――――― 50
  - A　小林手術 ･･････････････････････････ 50
- Ⅵ　子宮頸癌Ⅲ期の伝統的超広汎手術 ―――――――――――――――――― 52
  - A　三林の超広汎子宮全摘術 ･･････････････････････････ 52
  - B　小林の超広汎子宮全摘術 ･･････････････････････････ 53

## 第2章　腟傍組織の伝統的臨床解剖学と手術 ―――――――――――――――――― 54

- Ⅰ　腟傍組織の伝統的臨床解剖学 ―――――――――――――――――― 54
- Ⅱ　腟傍組織の伝統的切除法 ―――――――――――――――――― 56
  - A　Latzko手術の腟傍組織切除 ･･････････････････････････ 56
  - B　岡林手術にみる腟側方靱帯 ･･････････････････････････ 57
  - C　Latzkoと岡林の腟傍組織切除の比較 ･･････････････････････････ 57

## 第3章　膀胱子宮靱帯と仙骨子宮靱帯の伝統的解剖学と切除法 ―――――――――――――――――― 59

- Ⅰ　膀胱子宮靱帯と仙骨子宮靱帯の伝統的解剖学と切除法 ―――――――――――――――――― 59
  - A　膀胱子宮靱帯 ･･････････････････････････ 59
  - B　仙骨子宮靱帯 ･･････････････････････････ 59

## 第4章　骨盤内筋膜と腹膜の臨床解剖学 ―――――――――――――――――― 61

- Ⅰ　漿膜下組織（骨盤内結合組織） ―――――――――――――――――― 61
  - A　結合組織：蜜性結合組織と疎性結合組織 ･･････････････････････････ 61
  - B　筋膜：壁側筋膜と臓側筋膜 ･･････････････････････････ 62
  - C　靱帯：骨盤靱帯 ･･････････････････････････ 62
  - D　骨盤靱帯の支持機能は？ ･･････････････････････････ 63
- Ⅱ　骨盤腹膜 ―――――――――――――――――― 65

# 第3部　筆者の臨床解剖学

## 第1章　伝統的臨床解剖学と関連術式の矛盾 ―― 66

### Ⅰ　伝統的臨床解剖学の矛盾 ―― 66
- A　直腸側腔の矛盾 …… 68
- B　膀胱側腔の矛盾 …… 68
- C　頸横靱帯底 …… 68
- D　Latzko隔壁（小林の隔膜）とは何か？ …… 68
- E　骨盤底の矛盾 …… 68
- F　頸横靱帯内血管の疑問 …… 68
- G　血管損傷のリスク …… 68
- H　直腸側方靱帯の否認 …… 72
- I　左右直腸側腔の交通 …… 72
- J　膀胱直腸麻痺 …… 72
- K　過剰切除 …… 72
- L　三次元性の欠如 …… 72

### Ⅱ　Terminologia Anatomicaの矛盾 ―― 74

### Ⅲ　Peham-Amreichの直腸側腔への作為 ―― 74

## 第2章　子宮傍組織の臨床解剖学と組織学 ―― 75

- A　臨床解剖学とは？（解剖学を定義する）…… 75
- B　Subserous layerの肉眼解剖学と組織学 …… 75
  1. 子宮頸腟上部切断面　75
  2. 子宮頸腟部切断面　79
  3. 腟円蓋での切断面　79
  4. 基靱帯と頸横靱帯　80
  5. Mesorectum, mesocystiumとmesometrium　82

## 第3章　骨盤漿膜下組織の臨床解剖学　"腔と靱帯" ―― 83

### 骨盤"腔"の臨床解剖学 ―― 83
- A　膀胱側腔 …… 83
- B　新膀胱側腔 …… 84
- C　直腸側腔 …… 85
  1. Latzko式直腸側腔　88
  2. 岡林式直腸側腔　93
  3. Latzko式直腸側腔と岡林式直腸側腔の意義　93

|  | D | 第四腔 | 96 |
|---|---|---|---|
|  | E | 膀胱腔中隔と膀胱腔隙 | 99 |
|  | F | 直腸腔中隔と直腸腔隙 | 101 |

## 骨盤靱帯の臨床解剖学 — 103

- Ⅰ 臓側筋膜と骨盤靱帯 — 104
- Ⅱ 筋膜の臨床的存在 — 106
- Ⅲ 臓側筋膜の臨床解剖学 — 107

# 第4章　骨盤漿膜下組織の臨床解剖学　"靱帯の分類" — 111

## 筆者の骨盤靱帯の分類 — 111

- Ⅰ Supporting system 骨盤横系靱帯 — 112
  - A 膀胱側腔からみる骨盤横系靱帯 — 112
  - B 直腸側腔からみる骨盤横系靱帯 — 114
  - C 子宮頸傍組織の構成 — 114
    1. 子宮頸腟部の側方組織　114
    2. 子宮頸腟上部の側方靱帯　117
  - D 基靱帯と頸横靱帯 — 121
  - E Supporting system 翻転部（膀胱子宮靱帯深層） — 123
  - F 側臍靱帯と膀胱下腹筋膜 — 132
  - G 直腸側方靱帯 — 134
- Ⅱ suspensory system 骨盤縦系靱帯 — 136
  - A 膀胱子宮靱帯浅層 — 136
  - B 仙骨子宮靱帯 — 136
  - C 古典的臨床解剖学の矛盾への回答 — 139

# 第5章　腟傍組織の解剖学 — 140

- Ⅰ 腟傍組織の臨床解剖学 — 140
  - A 腟傍組織の臨床解剖学 — 140
  - B 腟傍組織の神経走行 — 141
  - C 腟傍組織と伝統的切除法 — 143
- Ⅱ 腟傍組織と子宮頸傍組織 — 145
  - A 腟傍組織と子宮頸傍組織の関連性 — 145
  - B 腟傍組織と子宮頸傍組織の機能性 — 145

## 第6章　骨盤内の血管系 —————— 147

### I　骨盤内の血管系 —————— 147
- A　子宮動脈 …………… 149
- B　子宮静脈 …………… 149
- C　膀胱動静脈 ………… 151
  1. 膀胱動脈　151
  2. 膀胱ドレナージシステム　151
- D　中直腸動静脈 ……… 151
- E　下臀内陰部血管 …… 151
- F　尿管動脈 …………… 151

## 第7章　骨盤内の神経系 —————— 152

- A　臓性神経（自律神経） ……… 153
  1. 下腹神経　153
  2. 骨盤内臓神経　153
  3. 下下腹神経叢（骨盤神経叢）　154
- B　体性神経 …………… 156

## 第8章　尿管 —————— 158

## 第9章　骨盤内のリンパ系 —————— 159

# 手術編

## 第1部　筆者の子宮頸癌手術

## 第1章　手術の関連事項 —————— 166

### I　術式の種類 —————— 166
1. 単純子宮全摘術　166
2. 準広汎子宮全摘術　166
3. 広汎子宮全摘術　166
4. 超広汎子宮全摘術　166

Ⅱ　広汎子宮全摘術に関する準備事項 ——————————————————— 168
　　A　手術前処置 ……………………………… 168
　　B　使用器具 ………………………………… 168
Ⅲ　筆者の神経温存広汎子宮全摘術の目標 ——————————————— 169
Ⅳ　術式の順序 ————————————————————————— 170

# 第2章　神経温存広汎子宮全摘術（開腹術） ——————————— 171

Ⅰ　開腹と子宮の把持 ——————————————————————— 171
Ⅱ　子宮円靱帯の離断 ——————————————————————— 172
Ⅲ　腸骨窩腹膜の切開と剥離 ———————————————————— 173
Ⅳ　膀胱側腔の開放 ———————————————————————— 173
Ⅴ　直腸側腔の試掘（卵巣前窩腹膜の切除）————————————————— 174
Ⅵ　骨盤リンパ節郭清 ——————————————————————— 175
　　A　リンパ節郭清の解剖学と切除領域 ……… 175
　　B　リンパ節郭清の基本的な考え …………… 176
　　C　リンパ節郭清手技 ……………………… 178
　　　　1. 外腸骨動静脈の腸腰筋からの分離　178
　　　　2. 外腸骨動脈血管鞘の剥離：浅部外腸骨リンパ節の切除　180
　　　　3. 外鼠径上リンパ節の切除　182
　　　　4. 外腸骨静脈血管鞘の剥離：深部外腸骨リンパ節の切除　182
　　　　5. 内鼠径上リンパ節の切除　184
　　　　6. 閉鎖リンパ節の切除　186
　　　　7. 内腸骨リンパ節の切除　187
　　　　8. 血管損傷と止血　191
　　D　傍大動静脈リンパ節と総腸骨リンパ節の切除 ……………………… 192
　　　　1. アプローチ法　192
　　　　2. 後腹膜腔の解剖　193
　　　　3. 後腹膜鏡下手術　193
　　E　超音波破砕機によるリンパ郭清の補助 ……………………………… 197
　　F　癒着転移リンパ節の切除 ……………………………………………… 198
Ⅶ　子宮傍組織の切除 ——————————————————————— 202
　　A　子宮傍組織の切除（1）：側方操作 …………………………………… 202
　　　　1. 頸横靱帯起始部の露出と郭清　202
　　　　2. 頸横靱帯の結紮　210
　　B　子宮傍組織の切除（2）：後方操作 …………………………………… 213
　　C　子宮傍組織の切除（3）：前方操作 …………………………………… 223
　　　　1. 膀胱子宮靱帯の解剖と切離　223
　　　　2. 子宮頸部側方靱帯の構成　224
　　　　3. 第四腔　226
　　　　4. 膀胱子宮靱帯浅層と深層の切除　226

　　　　　D　頸横靱帯の切除（深子宮静脈の最終処理） ･････････････････････ 243
　Ⅷ　腟傍組織の切除 ─────────────────────────── 247
　　　　　A　腟傍組織の臨床解剖と手術 ･････････････････････････････ 247
　　　　　B　腟管切断と腟断端閉鎖 ････････････････････････････････ 249
　　　　　C　神経温存手術を目標にした腟傍組織切除 ･････････････････ 249
　　　　　D　腹腔および骨盤腹膜の処置 ････････････････････････････ 250

# 第3章　広汎子宮全摘術変法 ─ 254

　Ⅰ　筆者の縮小広汎子宮全摘術 ──────────────────── 254
　Ⅱ　Wertheim手術変法 ──────────────────────── 256

## 第2部　超広汎子宮全摘術

# 第1章　拡大／超広汎子宮全摘術 ─ 257

　　　　　A　リンパ節の切除 ･･････････････････････････････････････ 257
　　　　　B　頸横靱帯起始部郭清術 ･･･････････････････････････････ 257
　　　　　C　内腸骨動脈前枝の切除 ･･･････････････････････････････ 259
　　　　　D　内腸骨動静脈前枝の切除術 ･･･････････････････････････ 260

# 第2章　臓器合併切除 ─ 263

　　　　　A　前方浸潤への操作 ･･････････････････････････････････ 263
　　　　　B　後方浸潤への操作 ･･････････････････････････････････ 263

# 第3章　拡大／超広汎子宮全摘術の予後 ─ 265

# 第4章　妥当的神経温存拡大広汎子宮全摘術 ─ 268

# 第5章　肉眼解剖学と臨床解剖学の共存 ─ 270

終わりに ──────── 272
文献 ─────────── 274
索引 ─────────── 284

# 基 礎 編

第1部　広汎子宮全摘術の解剖学
第2部　伝統的臨床解剖学とその術式
第3部　筆者の臨床解剖学

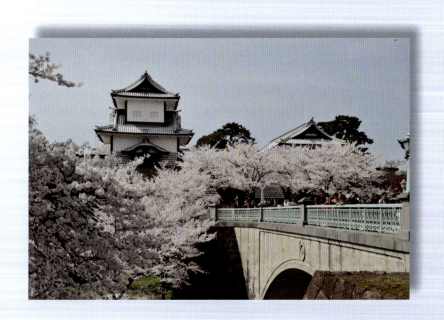

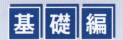

# 第1部 広汎子宮全摘術の解剖学

## 第1章 広汎子宮全摘術に必要な解剖と用語

　人体解剖学 human anatomyは，肉眼解剖学 gross anatomyを基本として，そのアプローチの方法により系統解剖学 systemic anatomy，局所解剖学 topographical anatomyおよび応用あるいは臨床解剖学 applied or practical anatomyに分けられる。臨床解剖学には，外科解剖学 surgical anatomy，病理解剖学 pathological anatomy，X線的解剖学 radiological anatomyなど多くの分野がある。

　拙手術書で述べるのは，子宮頸癌手術に関する外科解剖学 surgical anatomyを主とする臨床解剖学 practical anatomy, clinical anatomyである。

　一般的に，解剖学は肉眼解剖学(or系統解剖学)を指し，生体を in situ の観点で記述する学問である。それに対して臨床解剖学は，専門領域さらに術式により視点が異なる。しかし，最終的には，系統解剖学も外科解剖学も同一の形態学 morphologyに帰着すべきものである。

　拙書は，あくまでも広汎子宮全摘術のための外科解剖学を中心にした臨床解剖学について記載するが，1998年に編纂されたTerminologia Anatomicaに従い，常に肉眼／系統解剖学との関連を意識した内容を目標にする。

## I　解剖学の定義

　筆者は，子宮頸癌手術を中心に解剖学を次のように定義する。

**肉眼解剖学**：肉眼解剖学は，生体を可能な限りあるがままに表示する学問である。

**臨床解剖学**：臨床解剖学は，臨床的に作られたartifactを説明する手段である。

　しかし，20世紀の解剖用語集 Nomina Anatomicaは，解剖学者によって編纂されたものである。そのために臨床解剖学で使用される用語 nomenclatureは，肉眼/系統解剖学の定義を通しての解釈された部分が多い。そのために理論(解剖学)と実際(臨床特に手術)の間には，多くの乖離や矛盾が生じたことを，外科医は意識しなくてはならない。重要なのは，1998年の Terminologia Anatomica に臨床用語が導入されたことである。これは解剖学者が，外科的操作が加えられた形態も解剖学として認めたことである。

## II　広汎子宮全摘術に使用される用語

### A　骨盤臓器の位置および方向を表現する用語

　人体の解剖学用語Nomenclatureは，原則として立位で命名されたものである。しかし，骨盤内の器官や靱帯の位置および方向を表す婦人科的用語は，習慣的に患者を仰臥位にして術者の視点で表現される(**図1**)。そのために，直立の姿勢を基本とした肉眼/系統解剖学の名称 official descriptionとは往々にして逆の表現方法が用いられる。手術体位を中心にした骨盤内での面と方向に関する慣用的な表現を**表1**にまとめた。**図1**とともに見ていただきたい。

### 図1 仰臥位における臨床解剖学的位置を表す用語

開腹して術者の視点から見る人体の臨床解剖学の方向と面を図にした。（　）は，gross anatomical positionである。表1を参照されたい。

### Fig. 1. Terminology for clinico-anatomical positions in supine.

This schematic illustration depicts how surgeons observe the operative field. Terms in the brackets represent directions and planes from a gross anatomical perspective. Readers are also directed to Table 1.
*(Reproduced from 'Yabuki. Y: Clinical anatomy of the subserous layer: an amalgamation of gross and clinical anatomy. Clin Anat 2016; 29: 508-515')*

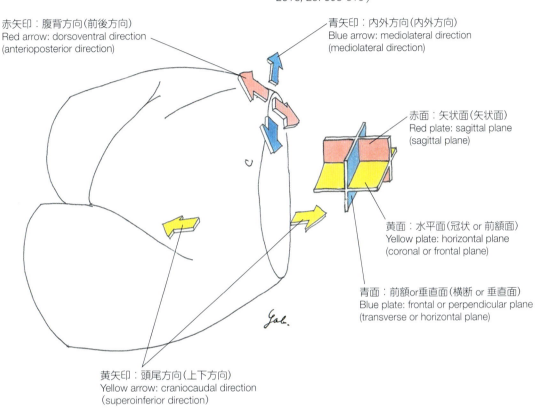

赤矢印：腹背方向（前後方向）
Red arrow: dorsoventral direction (anterioposterior direction)

青矢印：内外方向（内外方向）
Blue arrow: mediolateral direction (mediolateral direction)

赤面：矢状面（矢状面）
Red plate: sagittal plane (sagittal plane)

黄面：水平面（冠状 or 前額面）
Yellow plate: horizontal plane (coronal or frontal plane)

青面：前額or垂直面（横断 or 垂直面）
Blue plate: frontal or perpendicular plane (transverse or horizontal plane)

黄矢印：頭尾方向（上下方向）
Yellow arrow: craniocaudal direction (superoinferior direction)

### 表1 臨床解剖学と肉眼解剖学における面および方向性の表現の違い

| | | 臨床解剖学 | 肉眼解剖学 |
|---|---|---|---|
| 面 | 赤 | 矢状面<br>sagittal plane | 矢状面<br>sagittal plane |
| | 青 | 前額 or 垂直面<br>frontal or perpendicular plane | 横断 or 水平面<br>transverse or horizontal plane |
| | 黄 | 水平面<br>horizontal plane | 前額 or 冠状面<br>frontal or coronal plane |
| 方向 | 赤 | 腹背方向<br>dorsoventral direction | 前後方向<br>anteroposterior direction |
| | 青 | 内外方向<br>mediolateral direction | 内外方向<br>mediolateral direction |
| | 黄 | 頭尾方向<br>craniocaudal or anteroposterior direction | 上下方向<br>superoinferior direction |

## B 解剖学命名法

解剖学用語Nomina Anatomicaの制定は，B.N.A. (Basel,1895)，J.N.A.(Jena,1936) そしてP.N.A.(Paris, 1955)を経て，1998年国際解剖学会議International Federation of Associations of Anatomists(IFAA)の用語委員会Federative committee on Anatomical Terminology (FCAT)によりTerminologia Anatomica(1998, Thieme)が編纂された。この改訂の特記すべきことは，骨盤結合組織に関する一部の臨床用語(Paracervix；子宮頸傍組織，Pubocervical ligament；恥骨頸靱帯，Cardinal ligament and Transverse cervical ligament；基靱帯と頸横靱帯，Uterosacral ligament and Rectouterine ligament；直腸子宮靱帯と子宮仙骨靱帯，Lateral ligament of rectum；外側直腸靱帯)が導入されたことである。そして骨盤結合組織 Pelvic connective tissueの総称として漿膜下組織 Subserous layerが適応された。

従来の用語集には，Parametrium；子宮傍結合組織，M. rectouterinus；直腸子宮筋，Ligamentum teres uteri；子宮円索，Lig. latum uteri；子宮広間膜，Lig.suspnsorium ovarii；卵巣提索，Plica rectouterine；直腸子宮ヒダなど直接腹膜で覆われた結合組織しか登録されていなかった。

IFAAの用語委員会(FCAT)の改訂の目標は，肉眼解剖学と臨床解剖学の融合を目指すことにあると考えられる。これは人工的に剖出される靱帯や腔を重視する外科/臨床解剖学 practical/clinical anatomyとは一線を画してきた肉眼/系統解剖学or解剖学者が，ようやく臨床における応用解剖学の重要性を認識し始めたことを示唆するものである。それはGray 解剖学を誕生させたHenry Gray と Henry Vandyke Carter(1858)や，我々臨床家が待ち望んだことでもあった(Richardson R, 2008)。

## C 骨盤結合組織に関する臨床的慣用名

手術は，artifactである。Terminologia Anatomica Japonica (13版，2007)にも臨床用語が導入されたものの，それまでは国内外を問わず慣習的に，臨床医師が自分の手術に都合のよい名前を個々に提案した。その結果，類似した名前が乱立して臨床的な混迷を深める原因にもなっている。

骨盤結合組織の中の密度を増した支持組織は，靱帯ligament，板or導板 lamina，中隔 septum，束bundleなどとよばれる。その間には明確な区別はない。**表2〜7**に骨盤支持組織(靱帯)に関する用語を慣用名も含めて羅列する。ただし，靱帯，板，導板，中隔，束は，筋膜(主に壁側筋膜)を表す用語として誕生した。これらは，その後，筋膜，血管，神経などの複合体として使用されるが，定義が非常に曖昧であることを忘れてはならない。

## D 拙書で使用する臨床用語と慣用語に関する筆者の解釈と造語

1)解剖学に関して：cadaverは，御遺体と訳すべきであるが，学問書であることも考え"遺体"の用語を深い感謝の念をもって使用させていただく。解剖学と単独で記載するときは，肉眼/系統解剖学を指す。内容的に肉眼解剖学は，系統解剖学，局所解剖学も含まれる場合が多い。しかし臨床解剖学は含まれることはなかった。拙書では，人体解剖学を肉眼解剖学と臨床解剖学に分けて使用する。肉眼解剖学 gross or macroscopic anatomyは，microscopic anatomy と対比する研究部門であるが，系統/記述解剖学 systemic/descriptive anatomyとほぼ同じ意味で使用することが多い。

2)臓側骨盤筋膜と壁側骨盤筋膜：骨盤内筋膜 endopelvic fasciaは，臓側骨盤内筋膜 visceral endopelvic fascia(臓側筋膜と省略)と，壁側内骨盤筋膜 parietal endopelvic fascia(壁側筋膜と省略)に分類される。臨床解剖学で骨盤内筋膜とよばれるときは，大方が壁側筋膜を指す。臓側筋膜は疎性結合組織 loose connective tissue，壁側筋膜は密性結合組織 dense connective tissueからなる筋膜とされるが，denser connective tissueなる言葉もしばしば登場し，境界は厳格なものではなさそうである。

3)漿膜下組織：腹膜は，漿膜と漿膜下組織(筋膜)からなるとされる。一般的に単純に骨盤内の漿膜下組織を指す。しかしNomina Anatomicaでのfascia subperitonealisやTerminologia Anatomicaのsubserous layerは，ときに骨盤内の靱帯の総称であるとの印象を受ける。

4)靱帯：肉眼解剖学で定義される本来の"靱帯"は，骨，関節を支持する密性結合組織，すなわち骨格系 skeletal ligamentが大方である。臨床解剖学の"靱帯"は，skeletal ligament以外の疎性結合組織の束に使用されることがほとんどである。Mackenrodtの時代の臨床的靱帯は，頸横靱帯＝壁側筋膜≒密性結合組織であった。Gray解剖学(第30米国版，1985)でも，ほぼ頸横靱帯筋膜である。現代の臨床解剖学"靱帯"は，血管神経を疎性結合組織で被覆したものとされ，臓側靱帯 visceral ligamentとの呼び名もある。このvisceral ligamentは，visceral peritoneumやvisceral pelvic fasciaに類似した命名と思われる。しかし，skeletal ligamentは，parietal ligamentとはよばない。そのために拙書では，臓側靱帯ではなく骨盤靱帯 pelvic ligamentを使用する。

5）基靱帯と頸横靱帯：基靱帯と頸横靱帯は区別して使用する。2つを同義語としたTerminologia Anatomicaは，手術をしない解剖学者的な解釈との印象を残す。Savageの基靱帯とMackenrodtの頸横靱帯は，ともに当時の新理論／発見であり，2つの間には進歩がある（26〜31頁）。基靱帯と頸横靱帯を同意語としたのは，Uhlenhuth（1948）やReiffenstuhl（1982）のthe cardinal ligament of Mackenrodtの言葉が契機と考える。現代では，頸横靱帯は死語に等しくなってしまった。基靱帯と頸横靱帯を同意語として使用するときは，子宮側方組織lateral parametriumを使用する。

6）子宮傍組織と腟傍組織：子宮傍組織parametriumは，子宮と腟に付着する筋膜＝靱帯の伝統的総称と解釈する。腟傍組織paracolpiumは，まだTerminologia Anatomicaには導入されていないが，子宮頸傍組織paracervixの一部とされる。そのために正式な日本語訳もない。parametriumの日本語訳にならい腟傍組織なる用語を充てる。paracolpiumは，腟と骨盤側壁を結ぶlateral structure or lateral ligamentの全部を示すものではない。

7）子宮頸傍組織：Terminologia Anatomicaでのparacervix子宮頸傍組織は，あまりにも歴史を無視したthe cardinal ligament of Mackenrodtに代わる用語として採用されたと，筆者は解釈している。Terminologia Anatomicaでの子宮頸傍組織は，子宮傍組織parametriumの一部に分類される。単純には子宮体部に付着する子宮広靱帯，円靱帯を除き，子宮頸部に付着する恥骨頸靱帯，基靱帯，頸横靱帯，直腸子宮靱帯などを指すと解釈する。側臍靱帯や仙骨子宮靱帯が属するかは，曖昧である。しかし国際解剖学会議IFAAが，一冊の用語集の中で基靱帯，頸横靱帯，子宮頸傍組織とほぼ同じ意味の3用語を採用するとは考えられない。筆者は，拙書で子宮頸傍組織の新しい解剖学を提言しようと考える。

8）膀胱子宮靱帯前層と後層：岡林は，膀胱子宮靱帯を"膀胱子宮靱帯前層と膀胱子宮靱帯後層"に分けた。この用語は岡林術式に関する記載で使用する。ヨーロッパにはこの概念はない。むしろ通用しない。しかし，英論文などで筆者が提唱した神経温存手術やそのために必要な第四腔の説明には，deep portion of vesicouterine ligament（Ercoliら，2005）の用語が当てられる。

9）膀胱子宮靱帯浅層と深層：筆者は，岡林の膀胱子宮靱帯後層の中に深子宮静脈をつなぐ上膀胱静脈と，それに沿って走行する膀胱神経枝が存在することを発見した。この構造は，頸横靱帯のみでなく直腸側方靱帯にも広がるために，それに適応させる用語として膀胱子宮靱帯深層deep layer of vesicouterine ligamentを創作した（Gynecol Oncol, 1996）。また岡林の膀胱子宮靱帯前層は，膀胱と子宮頸部をつなぐ靱帯と尿管トンネル屋根を含む結合組織を指すが，筆者は岡林の膀胱子宮靱帯を，膀胱子宮靱帯浅層superficial layer of vesicouterine ligamentと尿管トンネル屋根roof of ureteric tunnelに分けた。尿管トンネル屋根は，ほぼSavage/Kocksの基靱帯の領域に一致する。

10）臓器外膜：骨盤臓器の漿膜下筋膜を，漿膜のないところでは外膜adventitiaとよぶ。

11）内腸骨動脈前枝と後枝：内腸骨動脈は，大坐骨孔上縁のレベルで前枝anterior trunkと後枝posterior trunkに分かれる。前枝は，小林が下臀内陰部共同管とよんだ血管に相当する。内腸骨静脈にもほぼ同じ解釈を充てる。

12）子宮上行枝と子宮下行枝：子宮血管には，詳細な命名がないので，ときに不便する。子宮体部へ走行する子宮動静脈の終末枝をまとめて子宮上行枝（血管），子宮頸部と腟へ走行する動静脈を子宮下行枝（血管）とよぶことにする。血流の方向性は考慮しない。

13）上挙筋筋膜：Greenhill-FriedmanのObstetricsで使われたsuperior levator fasciaに，新井正夫らは上挙筋筋膜なる訳語（1980）を充てた。解剖学では肛門挙筋と梨状筋の筋膜を併せて，骨盤隔膜筋膜fascia of pelvic diaphragmとよぶ。むろん，上および下骨盤隔膜筋膜の対の名がある。肛門挙筋筋膜あるいは挙筋筋膜は，慣用語とすべきであろう。

14）中隔と隙：中隔septumは，2枚の筋膜が疎性結合組織で満たされた状態をいい，疎性結合組織を除去したものが外科的には隙spaceと解釈する。

15）切離と切除：以下は，筆者の独断的解釈である。拙書で使用する切離dissectionや切開incisionは，摘出予定の臓器または組織の一部が切り離させた状態に使用する。切断，離断もこれに属する。切除resection, excision, removalは，摘出予定の臓器または組織を取り出すことが可能になった状態に使用する。摘出extirpationは，より完全に切除された状況で使う。しかし，曖昧な場合も多々ある。拙書でのその点についてはご寛容に願いたい。

16）骨盤側方靱帯：lateral pelvic ligamentは，膀胱下腹筋膜，頸横靱帯と直腸側方靱帯の臨床的連続体を指す。

17）動脈血管鞘，静脈血管鞘：それぞれ動脈鞘，静脈鞘と略す。

18）直腸側腔上方部（室），下方部（室）：Peham-Amreichの手術書のLatzko手術にはupper and lower portions of pararectal spaceとcranial and caudal chambers of pararectal spaceが使用されている。2種類の用語は，使用上区別されていない。

19）腟と子宮：子宮と腟を併せてよぶときは，内性器internal genitaliaあるいは性器または腟／子宮とよぶ。

20）paracolpium：paracolpiumは，Terminologia

Anatomicaには採用されていない。そのためにTerminologia Anatomica Japonicaにも日本語訳はない。Parametrium（子宮傍組織）の訳語に従い腟傍組織とするが，類似する訳語が多いので拙書ではparacolpiumを使用することが多いことをお断りしておく。

## E 拙書で用いる記号

1) /または-：同一系統の用語や連続体を用いるときは，スラッシュ(/)あるいはハイフン(-)でつなぐ。例えば，仙骨子宮靱帯，直腸子宮靱帯，直腸子宮/直腸腟靱帯などの連続性の靱帯を同時に表現するときは，仙骨子宮/直腸子宮/直腸腟靱帯で表す。また，Latzko，岡林，Meigsなどの伝統的な手術を一括して表現するときは，Latzko/岡林/Meigs手術で表す。内容が類似した構造体をよぶ場合，例えば子宮側方靱帯 lateral parametriumを，基靱帯/頸横靱帯と表現する。腹膜後隙あるいは膀胱側腔を表示するときは，腹膜後隙or膀胱側腔のようにする。また曖昧な場合は，and/orで表す。

2) ；同意語または同義語は，「；」の後に併記した。例えば，基靱帯；子宮頸横靱帯などである。しかし文中では基靱帯/頸横靱帯を使用することが多い。

3) a：artery
4) v：vein
5) m：muscle
6) lig：ligament
7) a & v：artery and vein
8) VUR：vesicouterine ligament
9) UHF：ureterohypogastric fascia
10) IIA：internal iliac artery
11) VHF：vesicohypogastric fascia
12) Latzko式直腸側腔および岡林式直腸側腔は，Latzko pararectal spaceとOkabayashi pararectal spaceで表す。

**表2 骨盤側壁と骨盤臓器を結ぶ靱帯**

| 用語名 | 発表者 | 備考 |
|---|---|---|
| Becken-Bindegewebsgrundstock, pelvic connective tissue ground bundle 骨盤結合組織基束 | Peham-Amreich, 1930 | 膀胱，性器，直腸の側方靱帯が骨盤側壁で集束した結合組織形態 |
| Gefäß-Nerven-Leitplatte, neurovascular stalk 神経血管索 | Pernkopf, 1943 | 膀胱，性器，直腸の側方靱帯が，1枚のプレートを作り骨盤側壁と連結 |
| Hypogasric wings | Uhlenhuth, 1948 | Presacral wing, Superior hypogastric wing, Inferior h. w.による1枚プレート |

**表3 膀胱に関する靱帯 Paracystium**

| 靱帯名 | 発表or記載者 | 備考 |
|---|---|---|
| 側臍靱帯 Lateral umbilical ligament | | Lateral umbilical arteryの靱帯化した部分 |
| 膀胱下腹筋膜 Vesicohypogastric fascia | Pernkopf, 1943<br>Peham-Amreich, 1930 | 側臍靱帯と膀胱外側縁を結ぶlamina |
| Pubo-vesico-cervical fascia | Mackenrodt, 1895 | 頸横靱帯の前筋膜が翻転した筋性筋膜束 |
| 尿管屋根 Ureteric roof | Wertheim, 1911 | 膀胱矢状脚bladder pillarや岡林の膀胱子宮靱帯浅層（前層）に類似 |
| 膀胱子宮靱帯前層と後層 | 岡林秀一, 1952 | 前層：膀胱子宮靱帯，後層：膀胱腟靱帯 |
| 膀胱子宮靱帯 | Peham-Amreich, 1930 | 頸横靱帯と膀胱をつなぐバンド |
| 膀胱脚 Bladder septum | Peham-Amreich, 1930 | 膀胱矢状脚＋膀胱上行脚 |
| 膀胱脚 Bladder pillar | Reiffenstuhl, 1982 | 膀胱子宮靱帯＋膀胱下腹筋膜 |
| Vesicouterine ligament | Käser-Ikle, 1965 | 尿管屋根＋尿管床 |
| 膀胱子宮靱帯前層と後層 | 小林，坂元, 1961 | 横倒にした馬蹄形の上側が前層，下層が後層 |
| Anterior sheath, Posterior sheath | Te Linde婦人科手術(8版), 1997 | 前者：fascial bundle of the base of the broad ligament, 後者：underlying tissue of ureter |

## 表4　子宮あるいは子宮頸部と骨盤側壁を結ぶ靱帯

| 用語名 | 発表者 | 備考 |
| --- | --- | --- |
| Parametrium | Virchow R, 1862 | P. anterius, sinistrum, dextrum, posteriusに分けられる |
| The condensation in the base of the broad ligament | Savage H, 1870 | 元祖子宮側方靱帯，子宮外側縁と尿管の間の結合組織 |
| Cardinal ligament　基靱帯 | Kocks J, 1886 | The condensation in the base of the broad ligamentのドイツ語訳 |
| Transverse cervical ligament 頸横靱帯 | Mackenrodt A, 1895 | 子宮外側縁と骨盤側壁の間の結合組織，Mackenrodt靱帯＝頸横靱帯＋short fibrous bundle |
| Cervical septum or pillar 頸横靱帯 Mackenrodt靱帯 | Peham HV-Amreich J, 1930 | 前頭結合組織基束に属し腟脚と対をなす |
| Retinaculum uteri pars, lateralis 子宮中支帯 | Martius H, 1937 | pars anterior, pars posterior |
| Web | Meigs JV, 1951 | 中直腸静脈を含まない |
| Tractus fibrosus genitalis 性器線維索 | Ferner H, 1963 | 子宮傍結合組織の最も稠蜜な部分 |

Reiffenstuhlによれば，子宮頸部と骨盤側壁を結ぶ結合組織を婦人科医はMackenrodt靱帯と，解剖学者はlateral parametriumとよぶそうである．その他に多くの文献には類似名が乱立する．それらを列挙すると上記のものがある．parametriumを除きSavageの概念からの派生語である．

## 表5　腟と骨盤側壁を結ぶ靱帯

| 靱帯名 | 発表者 | 備考 |
| --- | --- | --- |
| Short fibrous bundle | Mackenrodt, 1895 | 頸横靱帯の下方延長体とみなされた．肛門挙筋筋膜（上挙筋筋膜）と同意． |
| Vaginal septum or pillar | Peham-Amreich, 1930 | 水平結合組織基束で子宮頸脚と対 |
| Vesical fascia from superior. levator fascia | Greenhill's Obstetrics, 1974 | 4層の臓側筋膜に分かれ膀胱，腟，直腸を支持 |
| Lateral or central component | Morrow, 1997 | Paracolpium：anterior, lateral, posterior component |

いわゆる腟傍結合組織 paracolpium（paracolpos：ギリシャ語）は，Fothrgill（1907）の命名によると伝えられる．

## 表6　直腸と骨盤側壁を結ぶ靱帯

| 靱帯名 | 発表者 | 備考 |
| --- | --- | --- |
| Lateral ligament of rectum 外側直腸靱帯 | Gray' Anatomy（36版），1980 | The fascia around the middle rectal vessels passes from the posterolateral wall of the lesser pelvis to the rectum |
| Uterosacral ligament 仙骨子宮靱帯 | Mackenrodt, 1895 | 頸横靱帯の後筋膜が頭側へ翻転した筋性筋膜シート |
| | 岡林，1921 | 直腸子宮靱帯（浅層） 直腸腟靱帯（深層） |
| | Morrow, 1997 | 直腸子宮靱帯 |
| Rectal pillar 直腸脚 | Peham-Amreich, 1934 | 矢状直腸脚 下行直腸脚 |
| Presacral fascia　仙骨前筋膜 | | 壁側骨盤筋膜 |

## 表7　尿管と薄膜組織

| | 記載者 | 備考 |
| --- | --- | --- |
| 尿管板 Ureteral leaf, Mesoureter Ureterblatt, Lamina ureteris | Reiffenstuhl, 1982 | 尿管外膜に包まれ膀胱に達する尿管柱ureterpfeiler |
| 尿管下腹筋膜 ureterohypogastric fascia | 佐藤達夫，2012 | 尿管板と膀胱子宮靱帯深層を頸横靱帯を介してつなぐlamina |

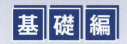

# 第2部 伝統的臨床解剖学とその術式

　Wertheim手術とLatzkoおよび岡林手術は，われわれ日本人にとってそれぞれ独立した術式と単純に受け止められてきた。しかし欧米での子宮頸癌手術は，Savage理論を基本としたClark/Wertheim手術，岡林，Meigs手術へ，そしてMackenrodt理論を基本としたLatzko手術からPeham-Amreichらを経て現代まで綿々と続くものである。そして，そこには日本人が到達できない深遠な歴史が存在する。われわれが，子宮頸癌手術を理解し，さらに新しい術式を創造しようとするためには，欧米の解剖学と手術の歴史と伝統を知る必要があろう。第2部では，骨盤結合組織の臨床解剖学とそれを土台にして生まれた子宮頸癌手術について，筆者の学んだ知識を中心に述べる。

　子宮頸癌手術に関する臨床解剖学は，Savage H(1876)のthe condensation in the base of the broad ligamentに始まり，Mackenrodt A(1895)の頸横靱帯へと発展した。Savage理論のKocks J(1880)によるドイツ語訳名が基靱帯である。

　Savage理論は，1895年にJohns Hopkins HospitalのClark JG(1895)により子宮頸癌手術に応用され，Wertheim E(1911)により完成の領域に達した。Savage解剖学に基づくClarkやWertheim手術には，腔の作成がなかった。彼らの基本的概念は岡林，Meigs JV(1950)やPiver MS(1974)へと引き継がれていった。

　一方，Mackenrodt解剖学は，新しい理論のもとに腔の発掘と頸横靱帯の切除をテーマにしたLatzko W & Schiffmann(1919)やPeham HV & Amreich J(1930)により発展した(**図2**)。

　この部では，Savage/Kocksの提唱した基靱帯を導入したClarkとWertheim手術を第一世代手術，Mackenrodtの頸横靱帯を導入としたLatzko手術，およびWertheim手術を発展させた岡林，Meigsらの手術を第二世代手術，小林隆(1961)の神経温存手術を第三世代手術とよんで区別し，臨床解剖学の変遷と子宮頸癌手術の進歩について述べていきたいと思う。もし筆者の新しい頸横靱帯の解剖学と膀胱神経枝温存手術を，多少なりとも評価して第三世代の一隅に入れさせてもらえるならば，このうえもない幸運である(**表8**)。

## 図2 臨床解剖学と手術の変遷

19世紀の臨床解剖学とそれらを基盤にして生まれた手術は，2系統に分けられ継承された。Savage理論は，ClarkとWertheim手術に応用され，さらに岡林，MeigsやPiverらにより継承された。Mackenrodt理論は，LatzkoやPeham-Amreichにより引き継がれた。岡林は，膀胱子宮靱帯の切離の新しい理論を生み出した。小林は，骨盤内臓器神経温存手術を提唱した。筆者は，膀胱神経枝温存手術を提唱した。

## Fig. 2. Historical milestones in clinical anatomy and surgery.

From the understanding of 19th century clinical anatomy and surgical procedures two schools of thought evolved and are indicated within the green frames. The theory put forward by Savage was applied to the Clark and Wertheim surgeries and succeeded by Okabayashi, Meigs and Piver. The Mackenrodt theory was succeeded by Latzko and Peham-Amreich. Further, Okabayashi developed a new theory for vesicouterine ligament dissection. This was followed by Kobayashi proposing a pelvic splanchnic nerve-sparing radical hysterectomy and the author (Yabuki) developing a procedure for vesical nerve-sparing radical hysterectomy.

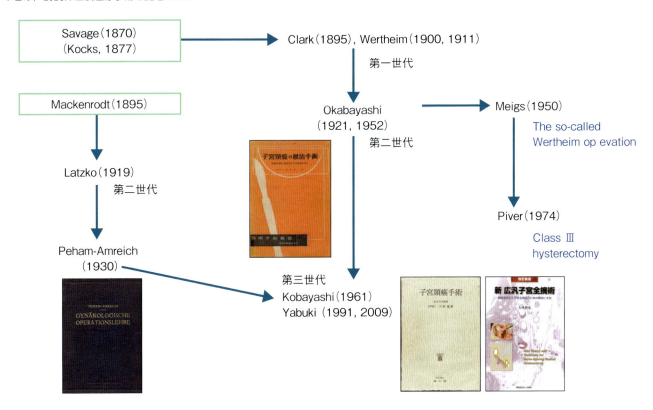

## 表8 臨床解剖学と手術の変遷

| 手術 | 解剖提案者 | 術式の提案者 | 術式の特徴 |
|---|---|---|---|
| 第一世代 | Savage | Clark, Wertheim | paracervixが尿管の内側で切離された |
| 第二世代 | Mackenrodt | Latzko, 岡林, Meigs | 膀胱/直腸側腔が掘られ，paracervixが骨盤側壁で切離された |
| 第三，四世代 | 小林, 矢吹 | 小林, 矢吹 | 骨盤内臓神経温存<br>頸横靱帯の解剖，膀胱神経枝温存 |

# 第1章
# 伝統的基靱帯/頸横靱帯に関する臨床解剖と術式

この章は，子宮側方靱帯である基靱帯と頸横靱帯について述べるとともに，それらを用いた術式（広汎子宮全摘術）について述べる。

## I　第一世代の臨床解剖学

子宮側方靱帯の概念が骨盤側壁まで到達していない時期の解剖学。

### A　Virchowのparametrium

子宮傍組織parametriumという用語は，Virchow R（1862）に始まるといわれる。筆者は原著を読んだことはないが，後世の文献から推測すると，parametriumは子宮広靱帯を主とし，直腸子宮ヒダ，卵巣提靱帯などの腹膜に被覆された子宮周組織periuterine tissueを指すと解釈される（表4）。

### B　Savage（1875）のThe condensation in the base of the broad ligament

子宮側方靱帯 lateral ligamentous structure of uterus, lateral parametriumの元祖は，19世紀のSavageのThe condensation in the base of the broad ligamentであることは間違いないであろう（表4）。Savageの図（図3）に見られるごとく当時のlateral parametriumの主な構成体は子宮広靱帯であり，Savageは，その広靱帯の下方延長体としてのthe condensationを記載（発見）した。図にあるように，このthe condensationは，pericervixというに等しく側方の境界は明記されていなかった。Savageの図と次に引用するClark（1895）の2つの図（図3，4）を比較参照すれば，the condensationは，尿管の内側で，広靱帯と腟傍組織paracolpiumの間にある結合組織であったことは確実であろう。SavageのThe condensation in the base of the broad ligamentのドイツ語での解説の際にLigg. cardinaliaと名付けたのがKocks（1880）である。彼の単行本（Die norrmale und pathologische Lage und Gestalt des uterus sowie deren Mechanik）は，女性性器の位置と形態について述べたA5判の83頁，図1枚の総説にすぎなかったが，Cardinal or Kock's ligament（Greenhill JP & Friedman EA, 1974）として永遠に残ることになった。しかし，現代の基靱帯の定義は非常に曖昧で，それは広靱帯，the condensationと腟傍組織の連続体を総称した呼び名とされることが多く，しかも外側端は骨盤側壁とされる。

Savageの概念は，現代の教科書にも次のような言葉で継承されている。
1）Gray解剖学：Deeper continuation of the broad ligament（第35米国版，1,575頁）
2）Greenhill産科学：Enhancement of lowermost aspects of the broad ligament（1974年版，110頁）
3）Te Linde婦人科手術：The base of the broad ligament（8版，1,468頁）

残念なことに，これらの教科書や手術書での基靱帯は，正確なSavageの概念ではなく，子宮頸部と骨盤側壁を結ぶ靱帯（cardinal ligament of Mackenrodt; Uhlenhuth-1948, Reiffenstuhl-1982）として記述される。そのために，教育的，手術的にも混乱が生じていることを知らなくてはならない。

第1章　伝統的基靱帯/頸横靱帯に関する臨床解剖学と術式

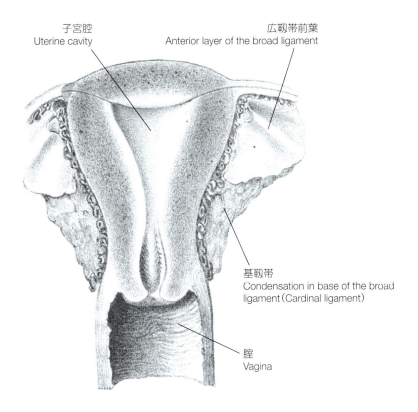

**図3** Savage の the condensation in the base of the broad ligament

Savageは，広靱帯に続くpericervical tissueの存在を発表した（1870）（Savageまでは広靱帯しか発見されていなかった）。

**Fig. 3.** The condensation in the base of the broad ligament as perceived by Savage.

In 1870 Savage identified the presence of pericervical tissue, a continuum of the broad ligament.
*(Reproduced from 'Savage H: The surgery, surgical pathology and surgical anatomy of the female pelvic organs. New York, William Wood & Co, 1880'.)*

**図4** Clark手術

尿管にブジーが挿入された。基靱帯は，尿管の内側で切除された。

**Fig. 4.** Clark surgery.

A bougie can be seen inserted into the ureter and the cardinal ligament excised on the medial aspect to the ureter.
*(Reproduced from 'Clark JG: A more radical method of performing hysterectomy for cancer of the uterus. Johns Hopkins Hospital Bulletin 1895; 52-3: 120-4.)*

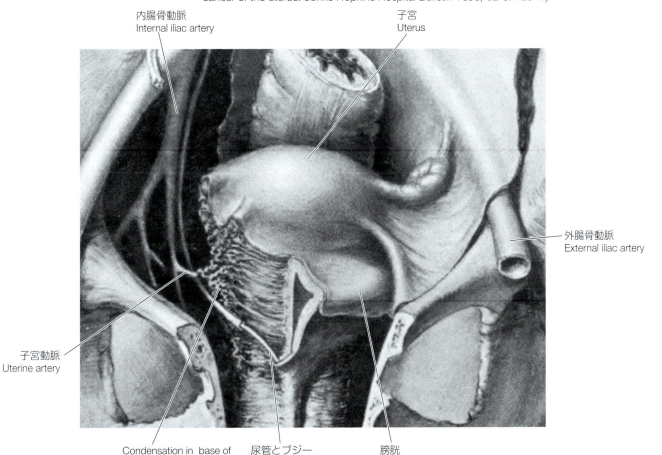

27

■ 基礎編／第2部　伝統的臨床解剖学とその術式

# II　第一世代の子宮頸癌手術：Savage理論に基づく術式

　Savageの理論（臨床解剖学）を実用したのが，Clark（1895），Wertheim（1911）やBonny V（1911）らの第一世代の子宮頸癌手術である。この時代の切離の対象は，仙骨子宮靱帯が主で，基靱帯は仙骨子宮靱帯の一部と見なされていた（common pedicle: Curtis 1940, Bastian 1982）。この術式の特徴は，lateral parametriumが尿管の内側で切除されることと，膀胱側腔や直腸側腔が作成されなかったことにある。

## A　Clark手術

　Clark J Gの最初の手術は，The Johns Hopkins Hospitalで1895年4月に行われた。術式の特徴は，原著とSpeert H著『Obstetrics & Gynecology Milestones Illustrated, 1996』の記載を参考にすれば，次のようにまとめられる：

1) 尿管カテーテル（ブジー）を挿入して手術が行われた（図4）。
2) 卵巣提靱帯の切除，子宮広靱帯が広く周囲組織から切離された。
3) 円靱帯の離断，広靱帯の前後葉の分離，膀胱腹膜の切離が行われた。
4) 子宮動脈は，周囲の組織を除去しつつ2.5cm分離され，起始部で切除された（図5）。
5) 尿管を広靱帯の底部 the condensation 圧排して側方に移動した。
6) 広靱帯を骨盤壁近くで切除した。
7) 膀胱子宮中隔，直腸子宮中隔を切開し膀胱腟隙（隙＝スペース）と直腸腟隙を作った。
8) 子宮と腟が切除された。

　当時のlateral parametriumの主な切離対象は子宮広靱帯であったが，ClarkはSavageの解剖（図3）を導入した基靱帯切除を行った（図4, 5）。すなわち外方へ圧排された尿管の内側で，広靱帯に続きparacervixの一部（内側）とparacolpiumの切除が行われた。逆の言い方をすれば，Savageの the condensation in the base of the broad ligament（基靱帯）は，子宮と尿管の間の結合組織と解釈され，尿管から外側の範囲は，術式の中では認識されていなかった。言い換えれば未開発の領域であった。また彼の手術には，膀胱子宮靱帯，仙骨子宮靱帯の処理についての記載はない。

　基靱帯の切除に関して想像を逞しくすれば，膀胱子宮

**図5　Clark手術の摘出物**

Clarkの論文（1985）より引用した図。図は摘出子宮を示す。子宮動脈は起始部で切除され，広靱帯の主要部分と相当な腟が切除された，と記載されている。

**Fig. 5. Extracted uterus post-Clark surgery.**

The uterine artery is seen excised at its origin, together with a major portion of the broad ligament and vagina.
(Reproduced from 'Clark JG: "A more radical method of performing hysterectomy for cancer of the uterus. Johns Hopkins Hospital Bulletin 1895; 52-3: 120-4, Fig. IV".)

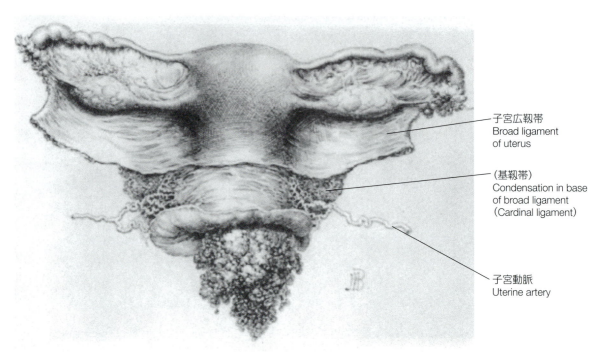

子宮広靱帯
Broad ligament of uterus

（基靱帯）
Condensation in base of broad ligament
（Cardinal ligament）

子宮動脈
Uterine artery

隙（スペース），直腸子宮隙を作成して，それらのスペースを尿管の内側にまで延長させて，基靱帯を露出，分離させたのであろう。とにかく，白紙の状態から発想されたClarkの手術の独創性は，賞賛に値するものと考える。

## B　Wertheim手術

Bonny' Gynecological Surgery（Hawkins J, 1974）によれば，1898年にWertheimの手術は発表されたとある。1911年に掲載された術式は，彼の完成型なのであろう。

現代のMackenrodtの臨床解剖学からの頸横靱帯の先入観をもつ筆者には，第一世代の手術の理解はむしろ難解である。直腸側腔が発掘されずに基靱帯と仙骨子宮靱帯を一つのmassとして切離する手術は，やや拡大した単純子宮全摘術しか想像できないからである。

Wertheimの1912年の英語論文とPeham-AmreichのGynäkologische Operationslehre（1930），その英訳Operative Gynecology（1934）やGreenhillのSurgical gynecology（1963）を参考にしてWertheim術式をまとめた。

1）卵巣提靱帯，円靱帯，膀胱腹膜の切離と膀胱腟中隔の切開，それに続く膀胱剝離，広靱帯の前葉と後葉を分離，後部尿管の露出が，順に行われた。

2）膀胱子宮/腟隙（スペース）を外方へ拡大させ，その外側端に膀胱子宮靱帯を露出させた。

3）尿管屋根 ureteric roofの入口付近で，人差し指先を屋根の下に差し入れ，子宮動静脈（子宮静脈は浅子宮静脈）の下を通して逆側に穿孔させた。外科ゾンデaneurysm needleを指先から指に添わせるように挿入し，子宮血管を分離，離断した（図6a, b）。次いで膀胱子宮靱帯を切離し，露出させた中部尿管を外側に転がして（pushed away）移動させた（図7）。

### 図6a/b　子宮血管の分離

子宮血管の分離：aは，Wertheim原著，bはPeham-Amreich手術書のWertheim手術から引用した図。基靱帯の尿管屋根（roof of ureteral canal）を形成する血管束vessel bundleの下に示指を挿入して，中部尿管のupper surfaceから持ち上げる。

**Figs. 6a/b. Separation of the uterine vessels.**

The vessel bundle, with forms the roof of the Cardinal ligament, is seen lifted from the upper surface of the mid-ureter with the index finger.
(*a:* reproduced from 'Wertheim E: Am J Obstet Dis Women Child, 1912; 66: 169-232, Plate Ⅱ'; and *b:* reproduced from 'Peham HV and Amreich J: Wertheim surgery, Operative Gynecology. Philadelphia: JB Lippincott, 1934; Fig.218, p.360'.)

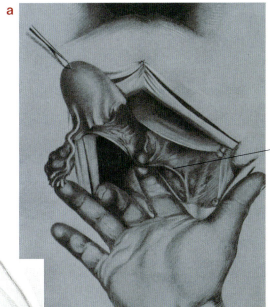

子宮動脈
Uterine artery

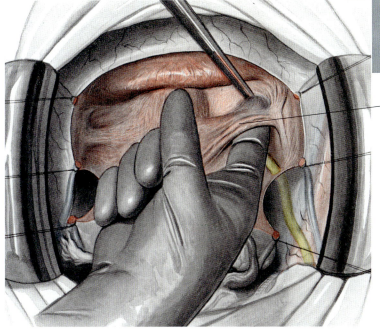

子宮動脈
Uterine artery

4）ダグラス窩の切開，直腸子宮/腟スペースの開放，直腸子宮ヒダの切除をし仙骨子宮靱帯を露出した。
5）第1鉗子：仙骨子宮靱帯を仙骨に沿って挟鉗し，切離した（図8）。
6）第2鉗子：paracervixの挟鉗，切離。すなわち鉗子の片葉を直腸腟スペースに置き，他葉を"3)"で露出させたparacervixの表層に掛けて挟鉗，切離した（図9）。
7）第3鉗子：paracolpiumの挟鉗，切離（図9）。
8）腟離断と閉鎖，閉腹。

　第一世代手術のオリジナリティはClark（1895）にあり，術式の完成はWertheim（1911）であったことは容易に想像される。しかし，Wertheimの手術は，Mackenrodtの論文（1895）の発表後にしてはやや先進性に欠ける。Wertheimは，Mackenrodtからこの点を指摘されたのであろう。彼の有名な論文The extended abdominal operation for carcinoma uteri（1912）の中で，Mackenrodt criticises us claiming that by the application of these clamps* more parametrium is left on the pelvic floor.とぼやいている。そしてこれに対する自答とし，These clamps* can be very closely applied on the pelvic floorと述べている。Mackenrodtは，Savageの解剖に基づくWertheimの側方切除の不十分さを指摘したかったのであろうが，Wertheimは骨盤深部での切除（仙骨子宮靱帯の切除）を十分行っていると答えて逃れたのであろう。clamps*は，Wertheimが考案したParametrium clampsを指す。要するにWertheimの答えは，Mackenrodtの論文（1895）が発表された後のものとしては，かなりトンチンカンである。しかしこのWertheimの言葉は，後年において直腸側腔を仙骨表面に沿って骨盤底まで発掘し，仙骨子宮靱帯のみでなく頸横靱帯までを骨盤底（正確には仙骨面）で切離する手技として20世紀末まで継承される切っ掛けとなったことは間違いない。またWertheimの第2鉗子で挟鉗できる範囲には限界があることを示唆したMackenrodtの指摘を真摯に受け止めていれば，後世のUhlenhuth E, et al.（1948）のthe cardinal ligament of Mackenrodtの発言も生まれなかったかもしれない。さらにSavageとMackenrodtの理論を混同した後世の責任も重い。

　一方，正確に理解されるClarkやWertheim手術は，準広汎子宮全摘術としての適応性は高い。しかし，総じて膀胱側腔と直腸側腔を掘らない子宮頸癌手術の理解は，かえって難しい。Meigs手術（1950）は，Wertheim手術変法といわれるが，膀胱側腔も直腸側腔も掘られており，第一世代の手術とは言い難い。

### 図7　膀胱子宮靱帯の切離と尿管の露出

図はPeham-Amreich手術書よりの借用である。膀胱子宮靱帯が切離され，次いで子宮動脈の離断により尿管前部-中部が露出されている。

**Fig. 7. Severed vesicouterine ligament and exposure of the ureter.**

The vesicouterine ligament and uterine artery have been severed, exposing the anterior and middle portions of the ureter.
(Reproduced from 'Peham HV and Amreich J: Operative Gynecology, Philadelphia: JB Lippincott, 1934; Fig.205, p.344'.)

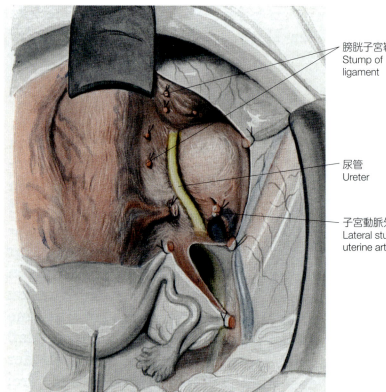

膀胱子宮靱帯切断端
Stump of vesicouteri ligament

尿管
Ureter

子宮動脈外側切断端
Lateral stump of uterine artery

第1章　伝統的基靱帯/頸横靱帯に関する臨床解剖学と術式

### 図8　Wertheim の第1鉗子

仙骨子宮靱帯はWertheim鉗子で挟鉗され，切離される。Peham-Amreich手術書のWertheim手術。

### Fig. 8. First clamping with Wertheim forceps.

The uterosacral ligament is seen clamped with Wertheim forceps, followed by its severance.
(Reproduced from 'Peham HV and Amreich J: Operative Gynecology, Philadelphia: JB Lippincott, 1934; Fig.220, p.362'.)

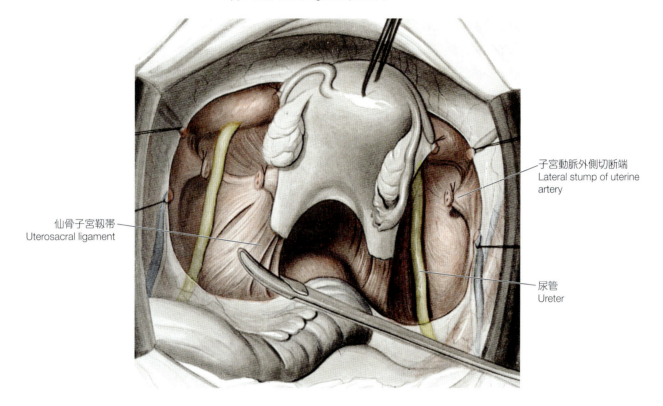

子宮動脈外側切断端
Lateral stump of uterine artery

仙骨子宮靱帯
Uterosacral ligament

尿管
Ureter

### 図9　Wertheim の第2，第3鉗子

第2鉗子で基靱帯が挟鉗，切離され，第3鉗子でparacolpiumが挟鉗，切離される。Peham-Amreich手術書のWertheim手術。

### Fig. 9. Second and third clamping with Wertheim forceps.

The cardinal ligament is seen clamped by the second forceps and severed, followed by the paracolpium being clamped by the third forceps and severed.
(Reproduced from 'Peham HV and Amreich J: Operative Gynecology, Philadelphia: JB Lippincott, 1934; Fig.222, p.364'.)

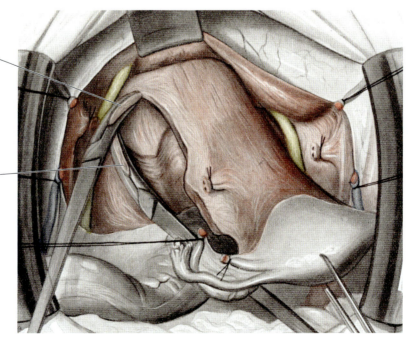

腟傍組織切断端と第3鉗子
Stum of paracolpium and the third clamps

基靱帯切断端と第2鉗子
Stum of carding ligament and the second clamps

31

# Ⅲ　第二世代の臨床解剖学

子宮側方靱帯の概念が骨盤側壁に達した時期の解剖学。

## A　Mackenrodtの頸横靱帯

　Alwin Mackenrodt（1859～1925）の頸横靱帯が，20世紀を通じて広汎子宮全摘術の基本的な臨床解剖学であったことは論を待たない。

　Mackenrodtは，1895年に発表した論文で子宮頸部と骨盤側壁をつなぐ結合組織（壁側筋膜）の存在を明らかにし，頸横靱帯transverse cervical ligament（Ligamentum transversale colli）と名付けた（図10）。驚くことに彼は，図の中に後世のわれわれが直腸側腔とよぶ腔も描いている。この腔の発掘は，頸横靱帯と仙骨子宮靱帯を分離させ，Savageらの理論を旧世代のものとし，Latzkoや岡林による新しい術式の誕生に貢献したといえよう。Mackenrodtの先進性は，先述したWertheimのぼやきからも十分に窺える。

　頸横靱帯は，彼がshort fibrous bundle（kurzere Faserbundel）とよんだ下方連続体inferior continuationと，棘突起の高さでL字型に連結する（図11）。この構造体は，併せてしばしばMackenrodt靱帯とよばれる（頸横靱帯をMackenrodt靱帯とよぶテキストも多い）。

　Mackenrodtは，頸横靱帯を壁側筋膜が子宮頸部へ延長したものと考え，広靱帯のcondensationとの関連性にはこだわっていない。この点に頸横靱帯が密性結合組織といわれる所以があろう。そして支持体としての機能が重視されて血管との関係は念頭に置かれなかったと考える（図12）。

　またshort fibrous bundleの正式な日本語訳はないが，解剖学的には上肛門挙筋筋膜（上挙筋筋膜）あるいは上骨盤隔膜筋膜superior fascia of pelvic diaphragmの一部に該当すると考える。元祖paracolpiumといえようが，現代では臨床用語として使用されることはない。

　Mackenrodt靱帯の概要を彼の論文から紹介すれば；
1）頸横靱帯：頸横靱帯は，胎生期の頸横靱帯の上縁が

**図10　頸横靱帯**

Mackenrodtは骨盤壁の壁側筋膜が子宮頸部に延長して作った結合組織の存在を明らかにし，頸横靱帯と名付けた。図は後方から見た子宮と右parametriumである。広靱帯の漿膜の一部が上方に捲（まく）られ，頸横靱帯が露出されている。図中には後世のわれわれが直腸側腔とよぶ腔（矢印）もすでに描かれていた。

**Fig. 10. Transverse cervical ligament.**

Shown is a posterior view of the uterus and right parametrium. Mackenrodt discovered the presence of connective tissue formed by the extended parietal endopelvic fascia on the pelvic sidewall to the uterine cervix, and he named it the transverse cervical ligament. A section of the broad ligament's serosa can be seen rolled up, exposing this ligament. The space, which current gynecologists call the pararectal space, is already depicted in this figure.
*(Reproduced from 'Mackenrodt AK: Ueber die Ursachen der normalen und pathologischen Lagen des Uterus. Arch F Gynäk 1895; 48: 393-421, Fig.IX'.)*

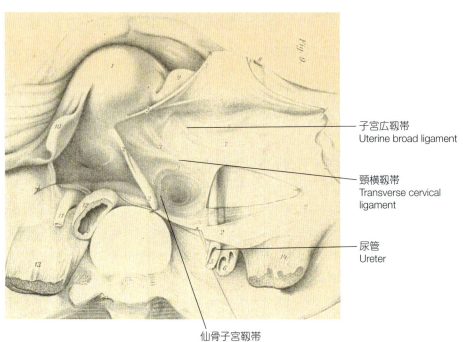

## 図11 Mackenrodt靱帯の模型図

Mackenrodt靱帯は，頸横靱帯とshort fibrous bundleの連続体である。頸横靱帯は，大坐骨孔greater sciatic foramenの内面のほぼ中央に位置し，弓状線の高さから坐骨棘を結ぶ領域を起始部とし，子宮頸部とを結ぶ索状物である。short fibrous bundleは，肛門挙筋腱弓から発生し，腟を取巻く結合組織鞘sheathに付着するシート sheetである。このシートは，上挙筋筋膜にほぼ一致する。

## Fig. 11. Schematic illustration of the Mackenrodt ligament.

The Mackenrodt ligament is a continuum of the transverse cervical ligament and short fibrous bundle. The transverse cervical ligament lies approximately at the center of the greater sciatic foramen on its internal surface. This ligament is a bundle that originates between the right and left ischial spines on a level with the arcuate line and connects to the uterine cervix. The short fibrous bundle arises from the tendinous arc of the levator ani muscle and forms a fascial sheet attaching to the sheath surrounding the vagina. This sheet is roughly synonymous with the fascia of the levator ani muscle.

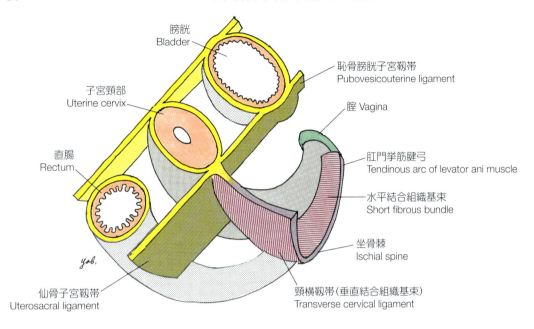

## 図12a/b 頸横靱帯の現代的解釈

現代での頸横靱帯の概念は，基靱帯の外側端を骨盤側壁と骨盤底まで延長したものである。aは，Savageの図に尿管と延長した靱帯を書き加えたもの。bは，広靱帯と頸横靱帯および腟傍組織の連続体が，骨盤側壁をoriginとし性器の外側縁へ付着する靱帯を概念化したもの。伝統的広汎子宮全摘術はこの概念の下に構築された。

## Figs. 12a/b. Current interpretation for the transverse cervical ligament.

The current concept for the transverse cervical ligament applies to the lateral margin of the cardinal ligament that extends to the pelvic sidewall and pelvic floor. **a** is a modification of one drawn by Savage and indicates the ureter and extended ligament (the transverse cervical ligament and short fibrous bundle). **b** is a conceptualized illustration showing the ligament as a continuum consisting of the broad ligament, transverse cervical ligament, and paravaginal tissue originating from the pelvic sidewall and inserting into the lateral aspect of the uterus and vagina. The surgical procedure for traditional radical hysterectomy took its root from this concept.

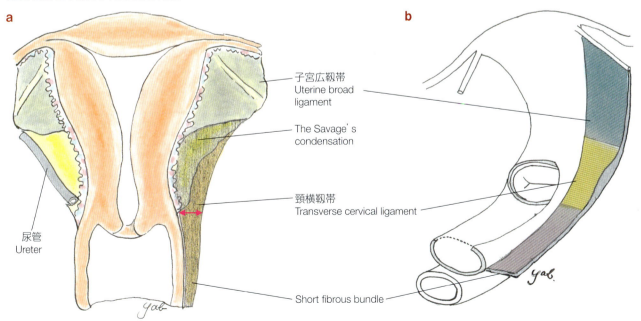

■ 基礎編／第2部　伝統的臨床解剖学とその術式

第5腰椎体から内子宮口に伸び，さらに成熟するに伴い骨盤側方に移動し，最終的には腸骨窩から起こって子宮頸部の側後方に付着するバンドに生育する。成人の頸横靱帯は，腸骨窩を起始部（根 Radix, Origo）とした放射状の結合組織であり，子宮頸部の外側縁に付着して，それを後側方に牽引，固定する。さらに靱帯の前筋膜は，尾方で腹側方向に翻転してpubo-vesico-uterine ligamentとつながる。同様に後筋膜は，背側方向に翻転してuterosacral ligamentとつながる。

2）Short fibrous bundle：short fibrous bundleは，頸横靱帯と対の用語として使用され，肛門挙筋腱弓から発生し，腟を取り巻く結合組織鞘sheathに付着して，それらを支持する。機能的には腟をH型に側方へ牽引，固定するとされる。

　このように，頸横靱帯とshort fibrous bundleにより性器の側方靱帯の原型を作ったのはMackenrodtであることは間違いない。当然ながら，このMackenrodt靱帯の解剖学には，生体を可能な限りあるがままに表示しようとする肉眼解剖学の伝統が適応されたのは当然であり，筋膜の解剖学が適応された。

　Gray解剖学（第30米国版，1985）に次のような頸横靱帯の記載がある：The cardinal ligament（of Mackenrodt）is a fibrous sheet of the subserous fascia embedded in the adipose tissue on each side of the lower cervix uteri and vagina. To form it, the fasciae over the ventral and dorsal walls of the vagina and cervix come together at the lateral border of these organs and the resulting sheet extends across the pelvic floor as a deeper continuation of the broad ligament. As the sheet reaches the lateral portion of the pelvic diaphragm, it forms ventral and dorsal extensions that are attached on the internally investing layer of deep fascia（supra-anal fascia）on the inner surface of the levator ani, coccygeus and piriformis muscles. This attachment is commonly visible as a white line 2 or 3 cm below the arcus tendineus of the levator ani, and is called the arcus tendineus of the pelvic fascia. The ventral extension is continuous with the tissue supporting the bladder; the dorsal extension blends with the uterosacral ligaments.

　このGray解剖学（第30米国版，1985）の記載内容は，筆者の知る限りでは1901年のGray解剖学（第5版）の"The two lateral or broad ligaments pass from the sides of the uterus to the lateral walls of the pelvis,…"との記載に始まり，Peham-Amreich（図13，1930），HawkinsJのBonny's Gynecological Surgery（1974），Netter（図15, 19），そして現代のMagrina JF（Gynecol Oncol, 2012）らMayo Clinicの一派の筋膜の形態学として継承されている。筆者として念を置きたいのは，20世紀の基靱帯/頸横靱帯は，肉眼/系統解剖学をベースにした概念で構築されていることである。筆者はこの記載を「腟と子宮頸部の前後壁を被覆する筋膜が，各々の外側縁でsheetを形成する（このsheetには広靱帯の"the condensation"も含まれる）。このsheetは，坐骨棘を中心に肛門挙筋腱弓と骨盤筋膜腱弓の間を横幅として頭尾に広がる。」と解釈した。筆者は，このGray解剖学の記載を再現しようと懸命になったが，広汎子宮全摘術で切除されるsheetは，このように深部では決してなく，三次元的なより複雑な構造であるとの結論に達した（筆者の臨床解剖学の部で述べる図41, 54, 65を参照いただきたい）。

　the cardinal ligament of Mackenrodtなる珍妙な用語は，むろんMackenrodtの発案ではない。筆者の知る限りでは，1948年のUhlenhuthの論文に登場し，このGray解剖学（第30米国版，1985）と同じ頃，Reiffenstuhl G（1982）の論文にも引用されている。さらにReiffenstuhlが，The clinical significance of the connective tissue planes and spacesと題するように，Mackenrodtの頸横靱帯は，筋膜を主体にした面ととらえられた。

　SavageとMackenrodt，2人の発想の原点は明らかに異なるはずであるが，基靱帯を骨盤側壁まで延長したのが頸横靱帯であるとの20世紀の考えが，the cardinal ligament of Mackenrodtとなったことは容易に想像される。

　19世紀末に誕生した頸横靱帯の解剖は，20世紀には子宮頸癌手術に導入された。そして頸横靱帯を切除するためにMassen-ligatureや岡林のハイハイコッヘルなどの手技が登場した。これらの手技は，Gray解剖学と同様の理論に基づきSavageのthe condensationとともに上骨盤隔膜筋膜の切除を行うものであったと推測される。

　多少横道に逸れるが，頸横靱帯がfascioneurovascular complexであることが注目され始めたのは1930年代である。さらに現代では，頸横靱帯の切除の主体は，筋膜ではなく内腸骨血管前枝からの子宮動静脈である。しかし，21世紀に至っても仙骨面（梨状筋下孔）へ向かう血管ではなく，骨盤底（生殖裂孔）へ向かう筋膜を手術理論の中心に据えるのは，臨床解剖学としては見逃すことはできない（Yabuki Y, AJOG, 1991）。後で詳しく述べることになるが，1998年にTerminologia Anatomicaの中に初めて基靱帯/頸横靱帯などの臨床用語が加えられた。それまでは，臨床用語を肉眼解剖学というフィルターを通して眺めていたことを忘れてはならない。

## B　Peham-Amreichの骨盤結合組織基束

　Peham HV & Amreich Jの手術書Gynäkologische Operationslehreは，ヨーロッパの伝統的な骨盤局所解剖学

第1章 伝統的基靱帯/頸横靱帯に関する臨床解剖学と術式

と婦人科手術をすばらしい図譜で結合させ，古今の婦人科手術は，むろん，外科，泌尿器科の手術にも多大な影響を与えたものである．この解剖手術書の出版は，1930年（英訳版1934）であり，今日のわれわれがWertheimやLatzko（1919）らの手術を知るうえで貴重な存在である．またSavageやMackenrodtの臨床解剖学を間接的に理解するためにも重要である．

Peham-Amreichの骨盤臨床解剖学の特徴は，Mackenrodtの理論を膀胱，直腸の側方靱帯にまで適応，拡大しようとしたところにある．それが図13（原著Fig.131）のModel of the dense pelvic tissue（原著Modell des festen Beckenbindegewebes）である．図13は，筆者にとり理解し難い部分が多い．理由の一つは，Peham-Amreichの時代の靱帯は，密性結合組織を中心にして構築された筋膜であったが，現代の靱帯は，疎性結合組織が血管や神経を被覆する構造と考えるためであり，思考の不一

**図13** Peham-AmreichのDense connective tissue

膀胱，内性器，直腸の側方靱帯は，骨盤側壁から幹を同じくして発生し，臓側で三支帯（脚）に分かれて各々の臓器の外側縁に付着することを示す．彼らは，根幹を骨盤結合組織基幹Becken-Bindegewebsgrundstock, pelvic connective tissue ground bundleとよんだ．

**Fig. 13.** Dense connective tissue as perceived by Peham and Amreich.

The lateral ligaments of the bladder, internal genitalia and rectum originate from a common radix on the pelvic wall and divides into three bundles (or septa) on its ventral aspect, finally attaching to the lateral aspect of these organs. Peham and Amreich referred to this radix as the Becken-Bindegewebsgrundstock or *pelvic connective tissue ground bundle*.
(Reproduced from 'Peham HV and Amreich J: Operative Gynecology, Philadelphia: JB Lippincott, 1934; Fig.131, p.179'.)

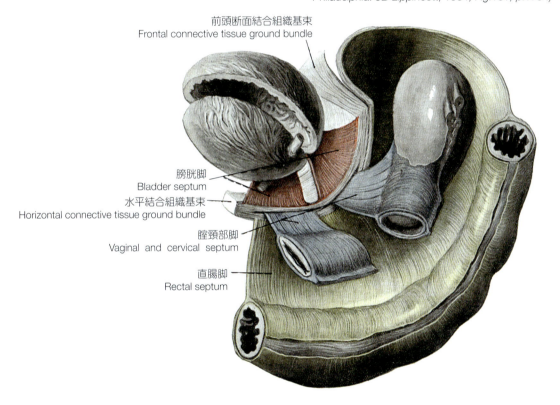

**表9** Peham & Amreichの密性結合組織Dense connective tissue

| | | Pelvic ground bundle 骨盤結合組織基束 | |
| --- | --- | --- | --- |
| | | Frontal ground bundle 前額結合組織基束 | Horizontal connective tissue ground bundle 水平結合組織基束 |
| Pelvic ground bundle 骨盤結合組織基束 | Bladder pillar or septum 膀胱脚 | Sagittal bladder pillar 矢状膀胱脚 | Ascending bladder pillar 上行膀胱脚 |
| | Vaginal-cervical pillar 腟-頸部脚 | Cervical pillar 頸部脚 | Vaginal pillar 腟脚 |
| | Rectal pillar 直腸脚 | Sagittal rectal pillar 矢状直腸脚 | Descending rectal pillar 下行直腸脚 |

■ 基礎編／第2部　伝統的臨床解剖学とその術式

### 図14　Peham & AmreichのDense connective tissueに対する筆者の解釈

骨盤結合組織基幹を前額部と水平部に分けて描いた。膀胱側腔と直腸側腔は頸部腟脚の腹側と背側に平行に存在する。前頭部と水平部の隙間が，彼らがさして重要でないとした移行帯intermediary partである。ここには膀胱血管，子宮血管，中直腸血管が走行すると筆者は考える。

### Fig. 14. Schematic illustration showing the author's interpretation of the dense connective tissue as perceived by Peham and Amreich.

This illustration represents the pelvic connective tissue ground bundle divided into frontal and horizontal portions. The paravesical and pararectal spaces lie parallel on the ventral and dorsal aspects of the vaginal and cervical pillars. The intermediary part is a gap between the frontal and horizontal portions, which Peham and Amreich considered to be of little significance. However, the author believes this is a passageway for blood vessels of the bladder, uterus, and rectum.

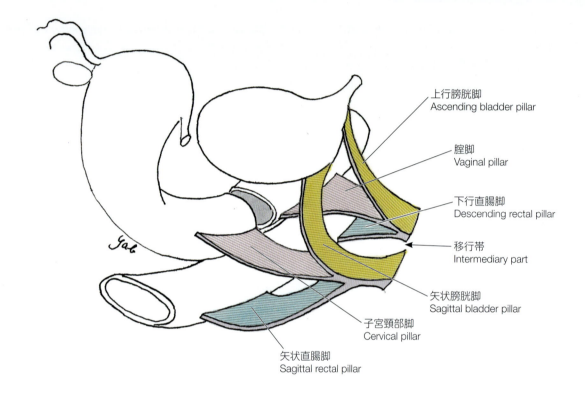

上行膀胱脚　Ascending bladder pillar
腟脚　Vaginal pillar
下行直腸脚　Descending rectal pillar
移行帯　Intermediary part
矢状膀胱脚　Sagittal bladder pillar
子宮頸部脚　Cervical pillar
矢状直腸脚　Sagittal rectal pillar

致が生まれるからであろう。それと肉眼解剖学的思考に基づく膀胱側腔と直腸側腔の解釈の違いである（図14，15）。すなわち，膀胱側腔は頸横靱帯の腹面に，直腸側腔は頸横靱帯の背面に沿って掘られると解釈されたと推測される（図47を参照されたい）。

Peham-Amreichは，骨盤の側方結合組織をpelvic connective tissue ground bundle（Bindegewebsgrundstock，図13，表9）と総称した。Amreich一派であったReiffenstuhlの論文では，connective tissue foundation or matrix（Amreich）ともよばれた。日本語訳は，骨盤結合組織基幹（笠森周護，1973）や骨盤結合組織基束（明石勝英，1977）がある。

Peham-Amreichは，pelvic connective tissue ground bundleを，frontal ground bundle（前額断結合組織基幹，笠森）とhorizontal ground bundle（水平結合組織基幹，笠森）に分けた。さらにPeham-Amreichは，この概念を膀胱や直腸の側方靱帯にも適応させた。それぞれは，BlasenschenkelあるいはBlasenfeiler（bladder pillar膀胱脚），Vaginal und Zervixpfeiler（vaginal and cervical pillar腟頸部脚）およびRectumpfeiler（rectal pillar直腸脚）に分けられた。ドイツ語Pfeilerの英訳には，ReiffenstuhlがpillarとKraer Fergusonがseptumを充てた。そしてこれら膀胱，性器および直腸の各側方靱帯は，外側で一つの壁側筋膜に集束すると考えられた。その壁側筋膜をPeham-Amreichは，pelvic connective tissue ground bundleあるいはMackenrodt靱帯とよんだと推測される。しかしPeham-Amreichの図13は，難解すぎる（臨床と合致しない）。筆者が想像と独断で略画にしたのが図14である。

Peham-Amreichの腟頸部脚が，short fibrous bundleと頸横靱帯を指すことは理解できる。膀胱脚と直腸脚が具体的に何であるかを指摘するのは，筆者にははなはだ困難である。しかし現代の論文でもときどき登場するこれらの用語の解釈には難儀する。まず膀胱脚についてであるが，Reiffenstuhlの論文の図の説明では，bladder pillarはvesico-utrine ligamentとあり，膀胱脚と膀胱子宮靱帯は同義と解釈できる。だがPeham-Amreichは著書の中で膀胱子宮靱帯に関して次のような件がある（英訳本180頁）；This term（vesico-utrine ligament）is not

### 図15　Netterの骨盤内筋膜と潜在隙

膀胱，子宮，直腸の各側方靱帯は独立して骨盤側壁とつながることが示されている。潜在腔は靱帯の腹側と背側に平行に存在することが示唆される。基靱帯を白い点線の楕円で示す。

### Fig. 15. The endopelvic fascia and potential spaces as depicted by Netter.

The lateral ligaments of the bladder, uterus and rectum are seen to connect individually to the lateral wall of the pelvis. Potential spaces are present parallel to these ligaments on their ventral and dorsal aspects. The cardinal ligament is indicated with a *white oval dotted line*.
(Reproduced from 'Netter FH: Atlas of Human Anatomy, 6th ed., Elsevier Saunders, 2014; Plate 343'.)

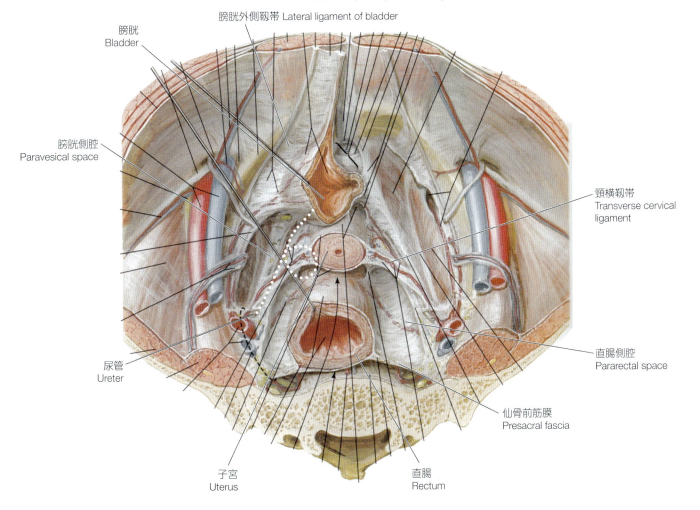

essentially correct, because this structure does not, as the name implies, extend to the uterus, but to the Mackenrodt ligament. この文章は，岡林の膀胱子宮靱帯後層を想像させる．しかし，これがascending bladder pillarかsagittal bladder pillarのいずれを指すかはわからない．このアイデアは，手術編で応用されることはなかったが，もし応用されていれば，現在の広汎子宮全摘術はかなり変わっていると推測される．とにかく膀胱脚の矢状脚は，側臍靱帯とそれに続く膀胱下腹筋膜であり，上行脚は，素直に恥骨頸部靱帯（膀胱子宮靱帯）と考えればよいのではなかろうか．（筆者の独り言だが，上行脚は恥骨頸部靱帯と尿管下腹筋膜，すなわち岡林の膀胱子宮靱帯前層と後層に近いものではなかろうか．）

直腸脚の解釈は，一層困難である．矢状脚は，図13やReiffenstuhlの図からも仙骨前筋膜presacral fasciaであることは想像できる．下行脚は，骨盤底付近で仙骨前筋膜と同類のものを探せば上挙筋筋膜であろうが，Peham-Amreichには直腸側方靱帯の概念はなかったので，下行脚は仙骨子宮靱帯/直腸子宮腟靱帯/尿管板mesoureterの合板と考えるほうが妥当であろうか．

筆者は，Peham-Amreichがさして重要でないとした移行帯intermediary partの存在が大きいと考える．先にも述べたが現代の靱帯は，血管や神経との関係を無視して筋膜のみで言及できないからである．臨床解剖学の立場から想像を逞しくして述べれば，たぶん移行帯は，内腸骨血管からの膀胱，子宮，直腸への臓側血管と骨盤内臓器神経の通路と考える．筆者にいわせれば靱帯のメインストリートではないかというのである．Peham-Amreichの"移行帯"軽視の思考に至った理由は，Mackenrodtが靱帯を筋膜と考えたからと想像する．しかし移行帯の存在を認めなかったこと，すなわち血管の解剖学の導入を避けたことが，後世の子宮頸癌手術に致命的な欠陥を与えたといっても過言ではないと思う．

とにかくPeham-Amreichの分類は難解である．できればMarutius，Reiffenstuhl，や笠森，明石らの文献を参考にされて，筆者の浅知識を補っていただきたい．

# Ⅳ　第二世代の子宮頸癌手術

第二世代の解剖学を応用した代表的な術式は，Latzko-Schiffmann手術と岡林手術である．

第二世代手術の特徴は，Mackenrodt解剖学をベースにして，1）側方郭清の拡大：膀胱側腔と直腸側腔を展開させ，骨盤側壁の起始部（坐骨棘から大坐骨孔の領域and/or内腸骨動脈から側臍動脈が分岐する付近に相当）から子宮頸部/腟外側縁までの範囲の切除が行われた．2）深部郭清の拡大：子宮動脈レベルをトップとして，靱帯深部は仙骨面から骨盤底までの範囲を切除した．

第二世代手術の最大の特徴（欠点でもある）は，理論と実際が乖離したところにある（34頁）．原因は，手技が，肉眼解剖学で説明できる範囲を超えてしまったことにあろう．そのためにLatzko-Schiffmannや岡林らの第二世代の術者は，肉眼解剖学との帳尻を合わせるために，手技の説明を実際の手術とは彎曲（変更）させて記述したと推測される．具体的には，膀胱側腔と直腸側腔を発掘する時点で，思考は，筋膜中心の解剖学から血管解剖学へ切り替えられるべきであったが，伝統的な筋膜の解剖学は，新しい発想にブレーキを掛けたと想像される（34頁に記載したGray解剖学，第30米国版，1985年のThe cardinal ligament of Mackenrodt的概念）．そのために，手術書では頸横靱帯に平行に掘られるはずの膀胱側腔と直腸側腔が，実際の手術では垂直に掘られる矛盾が生じた（図15～19）．その証拠に直腸側方靱帯をも子宮傍組織の一部として切除されることになった（詳細は後述）．直腸側方靱帯は，1908年にMiles EE（Lancet, 1908）により発表されている．また術式の拡大は，腟傍組織の切除に上挙筋筋膜の一部までが加えられ，手術をさらに複雑に，難易度の高いものにした（Latzko手術）．

Latzko-Schiffmann（1919）と岡林（1921）手術の類似性を指摘されることが多いが，岡林は，後年の著書でLatzko-Schiffmannとは独立して術式を発想したと述べている．それは岡林が，術式を膀胱子宮靱帯前層，後層の発想へと進化させたことからも判断されよう．基本的にLatzko手術は，Mackenrodt理論を受け入れた斬新な術式であったのに対し，1921年の時点での岡林はWertheimを踏襲する部分が多かった．Meigs（1945, AJOG）は，Wertheim手術変法というが，岡林手術からの影響が大きい．

総じて拡大根治手術を目指したこの世代の手術は，習得の困難さ，出血の危険性，そして膀胱直腸機能の障害により現代での継承が難しくなりつつある．しかし，彼らの術式は，伝統と広汎子宮全摘術の基本を理解するためにも重要である．

第二世代手術にも，Wertheimの意思を色濃く残した部分がある．すなわち直腸側腔（無論Wertheim手術ではない）が，図17の緑の実線矢印で示すように仙骨彎曲面に沿って骨盤底まで発掘されるところにある．30頁のWertheimの言葉These clamps can be very closely applied on the pelvic floorがそのまま継承されたのではないか，と考えてしまう．この呪縛は，側腔が"仙骨面沿いに骨盤底まで"発掘されることにより，術式を高リスクで難易度の高いものにしたことには間違いない．

第二世代手術の最大の功績は，岡林の膀胱子宮靱帯後層の発見である．1921年の論文に記載がないために欧米ではほとんど知られないが，この術式の存在が，筆者の神経温存手術につながったと信じている．

## A  Latzko手術（Peham-Amreich, Operative Gynecology, 1934英訳版）

筆者の知るLatzko-Schiffmann手術（以下，Peham-Amreichに従いLatzko手術とよぶ）の原法は，1919年にウィーンで開かれた討論会の記録で，文献には図表もなく全体像を把握することが筆者にはできない．そのためにLatzko手術は，Peham-Amreich手術書（Gynäkologische Opertionslehre, 1930）から引用する．Peham-Amreichの正確無比な図譜は感動的でさえある．しかし，ヨーロッパの伝統的な骨盤結合組織の解剖学を背景に書かれたこの手術書は，筆者には難解な部分が多く，ときには独断的解釈が混じる点もあることをご容赦いただきたい（図16）．また，Peham-AmreichのMackenrodt靱帯は，大抵は頸横靱帯を指すが，ときに骨盤結合織基幹あるいは頸横靱帯＋short fibrous bundleと解釈したほうが適することも多い．またこの手術書のLatzko手術は，術式の説明にPeham-Amreichら自身の意見と思われる部分が諸処にあり，むしろPeham-Amreich変法とみたほうが正しいのかもしれない．

1）開腹：縦切開．
2）卵巣提靱帯，円靱帯の切断，膀胱子宮窩腹膜の切開．
3）後部尿管と子宮動脈の露出，直腸側腔の展開：広靱帯前葉と後葉を分離して後部尿管posterior portion of ureterと子宮動脈を露出する．尿管と子宮動脈および骨盤壁で囲まれた領域の疎性結合組織の中に指を骨盤底（筆者；仙骨面方向）に向けて挿入する．それにより直腸側

**図16　Latzko手術に見る靱帯と腔の関係**

Latzkoの広汎子宮全摘術は，子宮傍組織の腹側にある膀胱側腔と，その性器側方靱帯の背側にある直腸側腔の間に挟まれて存在するとの考えを基本にして構築された．直腸側腔は上方部と下方部に分けられた．

**Fig. 16. Schematic illustration showing relationship between ligaments and spaces in the Latzko operation.**

The Latzko procedure for radical hysterectomy was built on a concept whereby the lateral parametrium lay between the paravesical space situated ventrally and the pararectal space dorsally with the latter being divided into upper and lower parts.

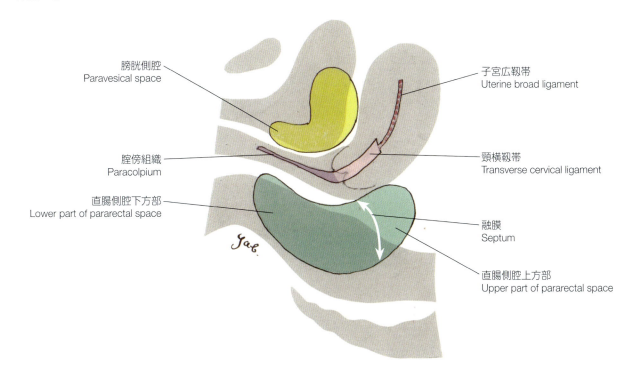

腔上方部upper port of pararectal spaceが展開され，Mackenrodt靱帯の後面が露出される（図17, 18）。

4）膀胱子宮隙の展開と拡大：卵巣提靱帯断端から，広靱帯前葉，膀胱子宮窩腹膜を切開して対側の卵巣提靱帯断端へつなげ，膀胱子宮/腟中隔を鈍あるいは鋭的に分離する。剝離は，areolar tissueのみを切離し，膀胱や腟筋膜に侵入しないように注意が必要となる。スペースを十分拡張し，膀胱子宮靱帯の内側面を露出する（図7）。

5）膀胱側腔の展開，膀胱脚の分離と前部尿管の遊離：側臍靱帯の薄膜，すなわち膀胱下腹筋膜vesicohypogastric fasciaを通る上膀胱動脈と子宮動脈の間に穴を開けると膀胱側腔（筆者；腹膜後隙）が現れる。子宮を牽引し，腟鉤で膀胱を圧排して膀胱子宮靱帯or膀胱脚（筆者；多分膀胱上行脚，岡林の膀胱子宮靱帯前層）を緊張させ，それを切離する。膀胱脚の切離は膀胱に近づくに従い，尿管の損傷や出血に注意してより慎重に行う。膀胱脚の切開によって薄い被膜に覆われた前部尿管anterior portion of ureterが露出される（図18）。

6）子宮動脈と併走静脈の結紮，Mackenrodt靱帯の頂部と中部尿管の露出：すでに露出された子宮動脈と併走静脈（筆者；浅子宮静脈）を尿管の外側の2カ所で結紮，間を離断し，内側断端糸を長めに残す。この操作で，膀胱側腔と直腸側腔上方部の間にMackenrodt靱帯の上縁(背)upper edgeが出現する。同時にこの部が水平基束の最頂上となる（図18）。中部尿管intermediary portion of ureterは，Mackenrodt靱帯のトンネルの中にある。尿管屋根を切開して尿管を露出する（図19）。操作は出血や尿管損傷の危険があり注意を要する。

7）Mackenrodt靱帯の底部baseの展開とMackenrodt靱帯の骨盤側壁からの離断：膀胱側腔の脂肪（筆者；疎性結合組織）とLatzkoのcapsule（筆者；capsule＝上骨盤隔膜筋膜or上挙筋筋膜）を切除し水平基束horizontal connective tissue ground bundle（筆者；肛門挙筋）に達する（図19，筆者；上骨盤隔膜筋膜と肛門挙筋の間にできたスペースが，直腸側腔下方部 lower port of pararectal spaceである。capsuleの切除により下方部と膀胱側腔は合体することになる）。次いで第二指を直腸側腔上方部から仙棘靱帯に沿って直腸側腔下方部へ出してトンネルを作る（図17, 19，筆者；上方部と下方部の間の隔壁についてPeham-Amreichは何のコメントもしていない！）。

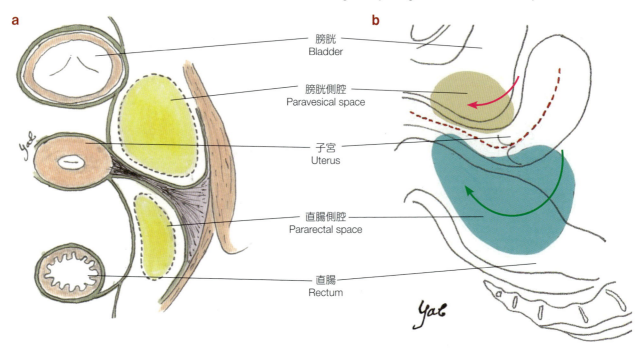

図17a/b 伝統的な膀胱側腔と直腸側腔

伝統的広汎子宮全摘術では，膀胱側腔は尿管の外側で上挙筋筋膜に沿うように発掘された（赤実線）。直腸側腔は，仙骨面に沿うように発掘された（緑矢印）。赤点線は子宮腔の慣用的図。

Figs. 17a/b. Schematic illustration of the traditional paravesical and pararectal spaces.

In traditional radical hysterectomy the paravesical space is excavated along the superior levator fascia on the lateral aspect of the ureter (red arrow), and the pararectal space along its sacral surface (green arrow). A red dotted line shows what is generally recognized as the uterine cavity.

第1章　伝統的基靭帯/頸横靭帯に関する臨床解剖学と術式

トンネルの天蓋がMackenrodt靭帯の底部base（筆者：筆者の見解では直腸側方靭帯の下端）である。靭帯の前後面と頂部upper edgeおよび底部baseが遊離されたMackenrodt靭帯は，骨盤側壁との間で挟鉗，切断される（図20，21）。結紮は壁側断端のみで行われている。壁側断端部は大仙坐骨窩great sacrosciatic foramenに一致する領域である。（筆者は，このPeham-Amreichの説明を完全に理解or納得できない。）

8) 直腸脚の分離と切開：直腸側腔上方部の展開により，腹膜とその漿膜下筋膜から成る直腸脚（著者：矢状直腸脚？）が分離される。その直腸脚を卵巣提靭帯の外側切断端から仙骨子宮靭帯（著者：直腸子宮ヒダ）の仙骨付着部まで切開する。その際の切開は，腹膜下筋膜に付着して走行する尿管を十分に遊離して行う。両側の直腸脚の切離の後，ダグラス窩腹膜を横切開する。直腸腟隙（スペース）を開放し，前直腸壁（直腸外膜）と後腟壁（腟外膜）を鈍的に分離する。スペースに腟鉤を掛けて緊張させた直腸腟靭帯（筆者：下行直腸脚か）は，直腸に接して肛門挙筋まで切離する。

9) 膀胱脚の尿管の膀胱入口部下方での切離と，腟と水平基束の切断：膀胱脚（筆者：膀胱子宮靭帯前層）を尿管膀胱移行部まで切離する（図7で一部行われている）。そして膀胱と前腟壁を鈍的に外陰近くまで剥離し膀胱腟隙（スペース）を作成する。腟鉤を掛けて膀胱腟スペース

### 図18　膀胱脚の切離と子宮動静脈の切離

切離された膀胱と子宮の間の結合組織は，岡林の膀胱子宮靭帯前層に相当する。直腸側腔は，子宮動脈の後面で尿管の外側に掘られている。子宮動静脈はWertheimの方法で分離，切離された（29頁）。赤両矢印は子宮動静脈の切離部位であり，赤点線両矢印は膀胱側腔の外側縁を示す。

### Fig. 18. Dissection of the bladder pillar and uterine blood vessels.

The dissected connective tissues between the bladder and uterine cervix correspond to the anterior leaf of Okabayashi vesicouterine ligament. The pararectal space can be seen excavated on the lateral aspect to the ureter and posterior aspect of the uterine artery. The uterine blood vessels have been separated and severed by application of the Wertheim technique (p.29). The *double-headed red arrow* indicates the area of severance for the uterine artery/vein, and the *double-headed dotted red arrow* the lateral margin of the paravesical space.
(Reproduced from the 'Peham HV and Amreich J: Operative Gynecology. Philadelphia: JB Lippincott, 1934; Fig.204, p.343'.)

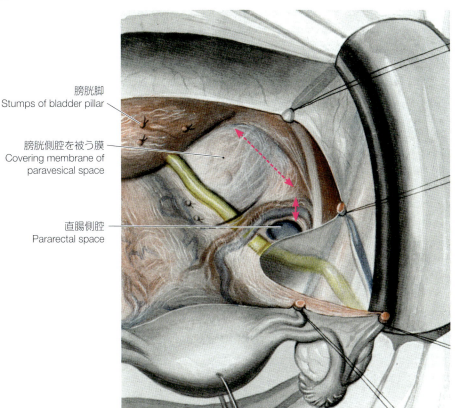

### 図19 頸横靱帯の分離（Latzko手術）

膀胱側腔と直腸側腔の間で頸横靱帯が分離されている。ゾンデsoundが直腸側腔から膀胱側腔に出されている。子宮動脈は，すでに分離後切離されている。

**Fig. 19. Latzko procedure for isolation of the transverse cervical ligament.**

The transverse cervical ligament can be seen isolated between the paravesical and pararectal spaces. A sound can be seen inserted into the pararectal space through to the paravesical space. The uterine artery has already been ligated and severed. *(Reproduced from 'Peham HV and Amreich J: Operative Gynecology, Philadelphia: JB Lippincott, 1934: Fig. 207, p.364)*

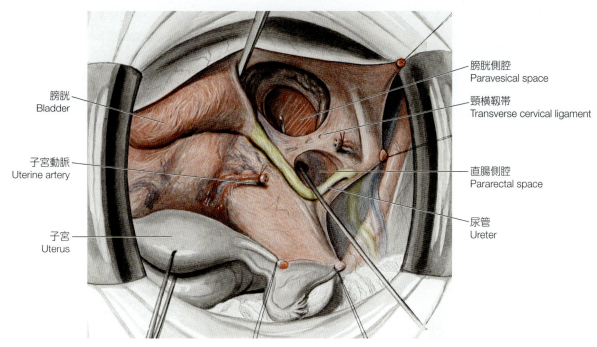

- 膀胱 Bladder
- 子宮動脈 Uterine artery
- 子宮 Uterus
- 膀胱側腔 Paravesical space
- 頸横靱帯 Transverse cervical ligament
- 直腸側腔 Pararectal space
- 尿管 Ureter

### 図20 頸横靱帯の挟鉗（Latzko手術）

膀胱側腔と直腸側腔を肛門挙筋まで展開し，分離した右頸横靱帯を直鉗子で一括挟鉗した図。筆者は図19で掘られる腔の方向と図20の挟鉗された鉗子の方向との間に違和感をもつ。

**Fig. 20. Latzko procedure for ligation of the transverse cervical ligament.**

The paravesical and pararectal spaces can be seen developed up to the levator ani muscle. The right transverse cervical ligament is isolated and clamped *en bloc* by straight forceps. *(Reproduced from 'Peham HV and Amreich J: Operative Gynecology, Philadelphia: JB Lippincott, 1934; Fig. 208, p. 368'.)* The author brings into question the relationship between the direction of the forceps shown in this figure and the direction of the developed spaces shown in Fig.19.

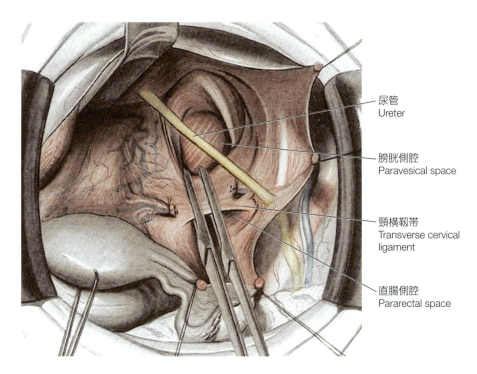

- 尿管 Ureter
- 膀胱側腔 Paravesical space
- 頸横靱帯 Transverse cervical ligament
- 直腸側腔 Pararectal space

第1章　伝統的基靱帯/頸横靱帯に関する臨床解剖学と術式

を緊張させて上行膀胱脚(筆者：岡林の膀胱腟靱帯前層)を切離する。尿管を脇に寄せ，曲がり鉗子で水平基束とそれに続く腟血管叢(腟傍組織)を挟鉗，切離する。膀胱は外陰側まで十分に剝離されていなければならない。そして再び強長曲がり鉗子で腟を挟鉗し横切開する(図21)。空になった骨盤には，仙棘靱帯と大坐骨孔 greater sciatic foramen(筆者；Terminologia Anatomicaでは，大坐骨孔は仙棘靱帯の範疇に入る)にMackenrodt靱帯と子宮動脈の切断端が見える。

10) 手術創の縫合閉鎖：

付記：Latzkoの頸横靱帯切除に対する筆者の解釈：この術式は，Latzko手術というよりはPeham-AmreichのLatzko手術の変法modificationとよぶにふさわしいと思う。まず直腸側腔上方部の発掘が行われるが，腔は仙骨で行き止まりとなり，尾方(下方部)すなわち骨盤底との間には結合組織壁が出現する。骨盤底尿生殖裂孔まで到達させる解決法として，彼らは膀胱側腔を掘り，その底部を形成する上挙筋筋膜(彼らのcapsule)を切除し，肛門挙筋まで膀胱側腔を拡大する。拡大された部分を直腸側腔下方部と称した。直腸側腔上方部と直腸側腔下方部の間に生じた隔壁を破り，上方部と下方部を1ユニットとする。そうした操作により頸横靱帯と腟傍組織は，連続体として骨盤側壁に沿い離断切除される(図21)。筆者は図19～21までの図には，仙骨方向(腹背方向)に切離した靱帯を骨盤底の方向(頭尾方向)のものとして無理やり辻褄を合わせようとする違和感がある。Peham-Amreichは，上方部と下方部の間の隔壁についての一切の記載はない。筆者は，この隔壁こそが頸横靱帯と確信する。いうならば拙手術書は，この解明を主目的に書かれたものである。

## B　岡林手術 Okabayashi method
（子宮頸癌の根治手術，1952より）

1921年に岡林秀一によりSurgery, Gynecology & Obstetricsに発表された術式には，まだ膀胱子宮靱帯前層，後層の名称は使用されず，どちらかといえばWertheim手術の変法というに近い。その内容もかなり手術に熟達しなければ理解は難しい。改良された術式は，1928年のJap J Obstet Gynecol.(ドイツ語)と，1948

**図21　頸横靱帯の切離(Latzko手術)**
右頸横靱帯が，骨盤側壁に沿って離断された図。腟傍組織の切離部位が(緑の矢印)赤線で描かれる。左側の腟傍組織は，彎曲鉗子で挟鉗されている。

Fig. 21. **Latzko procedure for severance of the transverse cervical ligament.**
The right transverse cervical ligament can be seen severed along the pelvic wall. The location of the paracolpium is shown by a *red line*. The left paracolpium is seen clamped with curved forceps.
(Reproduced from 'Peham HV and Amreich J: Operative Gynecology, Philadelphia: JB Lippincott, 1934; Fig. 213, p.354'.)

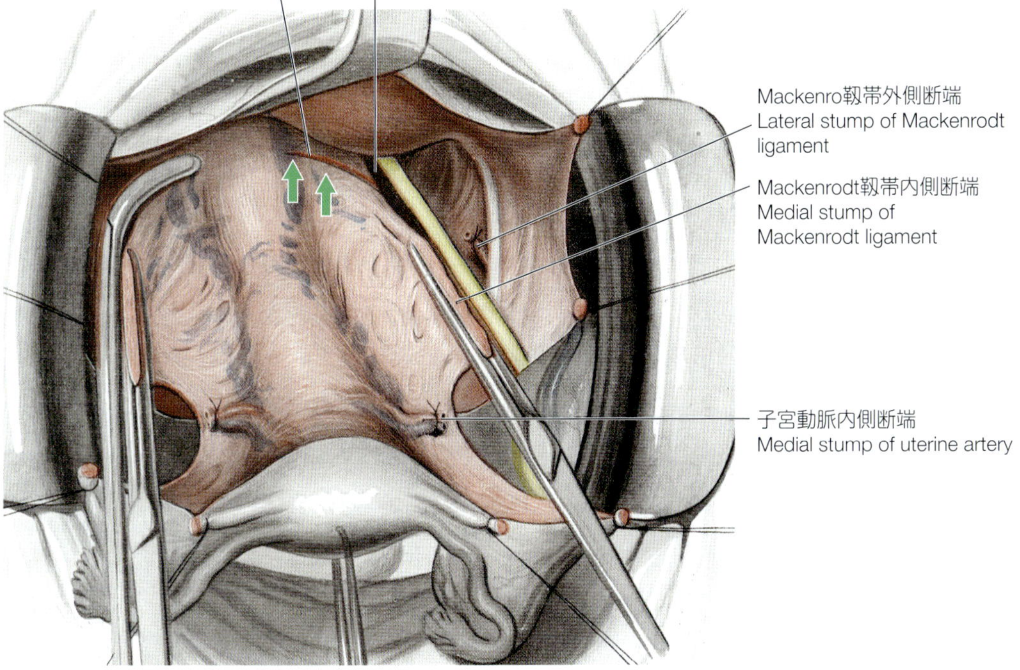

水平骨盤結合組織基束
Horizontal connective tissue ground bundle

直腸側腔尾方室
Caudal chamber of pararectal space

Mackenro靱帯外側断端
Lateral stump of Mackenrodt ligament

Mackenrodt靱帯内側断端
Medial stump of Mackenrodt ligament

子宮動脈内側断端
Medial stump of uterine artery

年の『手術』に掲載されたが，膀胱子宮靱帯前層，後層の明記は，1955年の手術書『子宮頸癌の根治手術』まで待たなければならない。第二次大戦後に上梓されたこの手術書にみる術式の完成度は高く，図譜も明快である。しかし古典的解剖学に準拠する部分も多い。ここでは最終版を参考にするが，筆者自身も十分に岡林術式を消化しきれていないところが多い（図41参照）。原本に沿い基靱帯という用語を用いる。

1) 開腹。
2) 円靱帯の切断。
3) 骨盤漏斗靱帯の切断（骨盤無名線近くで尿管に注意して結紮，切断）。
4) 広靱帯の展開。
5) 子宮動脈の結紮，離断（子宮動脈は，展開された広靱帯の底面で後葉に付着と記載される）。
6) 広靱帯後葉から尿管の剝離。
7) ダグラス窩腹膜の切開と直腸腟中隔の切除：ダグラス窩の後腟壁移行部に横切開，広靱帯後葉の切開部と連結。腟から直腸を剝離して直腸腟隙（スペース）を展開。
8) 仙骨子宮靱帯の切断：子宮から1cm隔たるところで行う（図22）。
9) 直腸側腔の露出と展開：直腸側腔の発掘は，直腸を後上方に牽引し，基靱帯内側（著者；後面）との間の疎性結合組織を剪刀（鋏）で鋭的に切除する。まず岡林の直腸鉤を直腸腟隙（スペース）にかけて腔を拡張しつつ，鋭的剝離を仙骨前面上方（頭側）から下内方に進めて，骨盤底面に達し，腟管後側縁を露出する。次の外方へ向けての剝離（起始部の分離）は，基靱帯後面の内腸骨静脈が露出するところまで行うと同時に，起始部の縮小を行う。付属器炎を合併するときの基靱帯は，内腸骨動静脈分岐部から内腸骨静脈に付着する結合組織を下方に向けて剝離して基靱帯上縁に達する。それから，さらに周辺の剝離を進めて靱帯を縮小する。

付記（筆者）：岡林は，仙骨子宮靱帯の両断端の結紮糸の間の結合組織を切断してWertheimが作成した尿管との間のスペースを作る。そこから2方向を意識して腔を展開する。一方向は，直腸子宮/腟靱帯を切離しながら，仙骨面さらに骨盤底面に達する。もう一方向は，基靱帯後面に沿い疎性結合組織を外側に向けて離断しつつ骨盤側壁に達する。筆者は，直腸子宮/腟靱帯を切離しながら骨盤底に達するのは，Latzko手術で述べたように隔壁が立ちふさがるため

**図22 岡林の直腸側腔展開**

岡林は，仙骨子宮靱帯と基靱帯の間の疎性結合組織を剪断しながら仙骨前面，骨盤底面に達すると記載した。側方は，基靱帯後面に沿い内腸骨静脈まで展開する。

Fig. 22. Line drawing showing development of Okabayashi pararectal space.

Okabayashi described how the anterior surface of the sacrum and pelvic floor are reached by shearing the loose connective tissue between the uterosacral and cardinal ligaments. The lateral portion of the loose connective tissue is seen excavated along the posterior surface of the cardinal ligament to the internal iliac vein.
*(Reproduced from 'Okabayashi H: Radical Operation for Cancer of Uterine Cervix. Tokyo, Kanehara; 1952; Fig.17, p.22, in Japanese'.)*

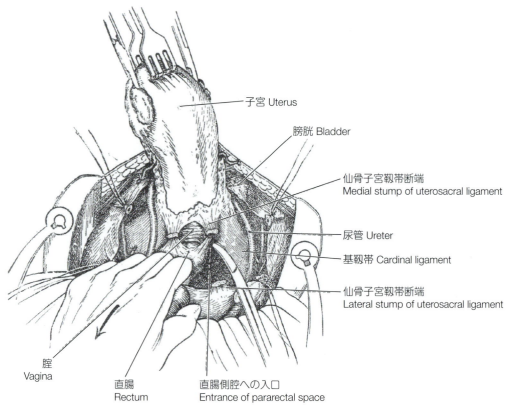

に何らかの手段が必要と考える。どのような処理がなされたかは明記されていない。

10）膀胱側腔の展開：膀胱側腔は，内腸骨動脈から分岐する側臍靱帯を遊離し，クーパー剪刀で疎結合組織を圧排しながら側臍靱帯，骨盤側壁，膀胱の後側面，基靱帯外側（筆者；基靱帯前面）の間で発掘される。そして展開された腔に手指を挿入し，基靱帯底部を持ち上げるようにしてその菲薄化を行う（筆者：正確な菲薄化の要領は記載がない）。

11）基靱帯の切断：展開された膀胱側腔と直腸側腔の間に分離された基靱帯を露出させ，子宮傍組織鉗子Parametrialklemmeを使用して挟鉗，離断，結紮する（集束結紮いわゆるハイハイコッヘル）。

　付記：筆者の意見を加えれば，岡林は基靱帯底部がどこであるかを明言していない。岡林の直腸側腔の発掘は，膀胱側腔と同じレベルで止められたのかもしれない。そうなれば，岡林が膀胱側腔と直腸側腔の間に分離した基靱帯は，Latzkoが直腸側腔上方部と下方部の間に分離した隔壁よりも浅部，例えば膀胱側腔と直腸側腔上方部の間ではなかったかと推測される。僭越な意見であるが，この時点で内腸骨血管の解剖（走行）を意識した手術が行われれば，術式はさらに改善されたと想像する（71頁を参照していただきたい）。

12）膀胱剝離：膀胱腹膜の横切開。膀胱を鈍性に剝離する。

13）膀胱子宮靱帯前層anterior leaf of vesicouterine ligamentの切離と尿管前部の露出：子宮動脈内側断端を前上方に牽引，尿管トンネル入口を露出，入口部からクーパー剪刀を挿入，尿管を尾－外－背方に圧排，尿管トンネルを拡大しつつ膀胱子宮靱帯前層を分離，2本の鉗子で挟鉗，切離を行う。尿管前部が露出する（図23）。

14）尿管遊離，腟側腔の発掘と膀胱子宮靱帯後層の分離：尿管を子宮頸側縁および膀胱から剝離して腟側腔の作成を始める。次いで，尿管膀胱移行部の1cm手前の膀胱子宮靱帯の残部（筆者；後層と推測）の膀胱に接する面を掬うようにしてクーパー剪刀を挿入し，手前外方へ圧排しつつ出して，膀胱子宮靱帯後層を分離する（図24）。

15）膀胱子宮靱帯後層posterior leaf of vesicouterine ligamentの切離：腟側腔にクーパー剪刀を挿入，開大して膀胱子宮靱帯後層を2本の鉗子で挟鉗，間を切離，結紮する。

　付記：最近Ercoli et alの論文（Am J Obstet Gynecol, 2005, 193, 1565-73）には，vesicouterine ligament（deep portion）なる用語が使われている。

16）腟上部遊離（腟傍組織の分離）と切除：基靱帯子宮側断端の前下方（尾背方向）と腟側縁から膀胱下面へ広

**図23　膀胱子宮靱帯前層の挟鉗**

子宮動脈の内側断端をペアン鉗子で把持し，尿管トンネルにクーパー剪刀を挿入し，そっと圧排拡張する。膀胱子宮靱帯前層を2本の鉗子の間で離断する。

**Fig. 23.** Schematic illustration showing ligation of Okabayashi anterior leaf of the vesicouterine ligament.

The medial end of the divided uterine artery is held by Pean's forceps, and Cooper scissors are inserted into the ureteric tunnel gently lifting and enlarging it. Okabayashi anterior leaf of the vesicouterine ligament is then severed between the two forceps.
(Reproduced from 'Okabayashi H: Radical Operation for Cancer of Uterine Cervix. Tokyo, Kanehara; 1952; Fig.25, p.32, in Japanese'.)

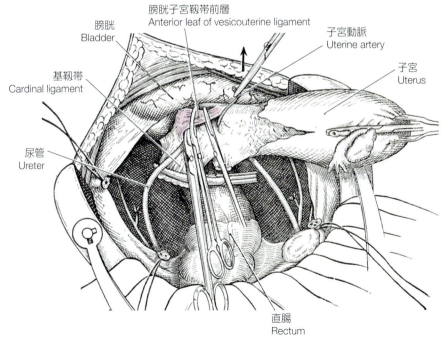

がる結合組織（筆者；腟傍組織）を露出させ集束結紮する（図25）。そして離断する。
17）直腸の完全剥離：腟円蓋後側縁と直腸との連続組織（筆者；直腸腟靱帯）を切離する。
18）腟管の切断，縫合。
19）リンパ郭清。
20）閉腹。

## C　Latzko手術と岡林手術の相違，比較

　Latzko（1919）と岡林（1921）の手術は，当然Wertheim手術（1911）に大きく影響されたであろう。それでもLatzkoと岡林の手術には多くの差がある。

　岡林は著書（1952年）の中で「骨盤内結締織の分布についてはLatzko氏の発表とは無関係に，本術式を創意した。」と述べたように，両手術は独立して考案されたものである。Latzko手術が，Mackenrodt解剖学を基本にしたのに対し，岡林の1921年の術式はWertheim手術を色濃く残す（すなわちSavage解剖学に影響）。それは，直腸側腔の発掘にみられる。

　骨盤解剖学の伝統からいえば，1910年代の欧米と日本ではそれこそ雲泥の差があったであろうが，両者の独創性にはその差を感じさせない。それは高山（岡林の師匠）と岡林が，Wertheim手術とMackenrodt解剖を十分に研究し，反面欧米の研究者のように伝統に厳格に拘束されなかった分だけ自由な発想をできたからともいえる。そのために生まれたLatzko手術との相違点は興味深い。しかし，1952年には岡林は，Peham-Amreichの手術書（1930）を読んでいた可能性は高い。
両者の違いの列挙：
1）子宮傍組織の切除順序：Latzkoは，前支帯→中支帯→後支帯の順であり，リンパ節郭清は最初に行った。岡林は，後支帯→中支帯→前支帯の順に行い，リンパ節郭清は，手術の最後に行った。
2）直腸側腔：靱帯の切除順位の違いは，直腸側腔の発掘の違いとしても表れた。Latzkoは，頸横靱帯後面から疎性結合組織を剥離することにより直腸側腔を発掘した。ここには頸横靱帯起始部の展開を重視する意図があったと考えられる。

　岡林は，ClarkやWertheimの手術スタイルを発展させたとの印象が強い。筆者の提案した尿管板mesoureter（尿管とそれから下垂するように分離される尿管下腹筋膜，125頁参照）の概念を使用させてもらうなら，Wertheim

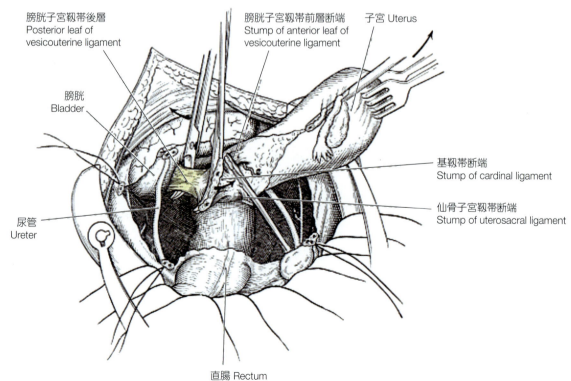

**図24　岡林の膀胱子宮靱帯後層の分離**

"腟側腔にクーパー剪刀を挿入し，これを開大して膀胱子宮靱帯後層を遊離せしめんとす"と説明された図。腟側腔は尿管，膀胱と頸部で作られる三角部に作られた腔。

**Fig. 24. Separation of Okabayashi posterior leaf of the vesicouterine ligament.**

Okabayashi stated *Cooper scissors are inserted into the paravaginal space to enlarge it and to isolate the posterior leaf of the vesicouterine ligament.* The paravaginal space is seen as a triangular area created by the ureter, bladder and uterine cervix.
(Reproduced from 'Okabayashi H: Radical Operation for Cancer of Uterine Cervix. Tokyo, Kanehara; 1952; Fig.26, p.33, in Japanese'.)

が行ったように仙骨子宮靱帯を切離した後，直腸子宮隙を尿管板の内側まで拡張して最初の腔を作成して，仙骨子宮靱帯の切離を下方(尾側)に進め骨盤底に達した。もう一方は尿管を遊離し(尿管板を穿孔する行為に通じる)Latzkoの直腸側腔を外方に腔を展開したと想像する。そこで筆者は，岡林が最初に掘った腔を岡林式直腸側腔Okabayashi pararectal space，Latzkoが掘った腔をLatzko式直腸側腔Latzko pararectal spaceとよび区別した(図26, 27)。

3) 膀胱側腔：膀胱側腔への考えにも大きな違いがあった。腹膜後隙を利用して膀胱側腔を作るのは2人とも共通である。Latzkoは，上挙筋筋膜と肛門挙筋の間に作られる腔を直腸側腔下方部とよび，最終的に膀胱側腔と直腸側腔下方部を1ユニットとした。これに対して岡林は，腹膜後隙を拡大して膀胱側腔とし，上挙筋筋膜の切除は行わなかった(図15, 17)。この違いは，腔傍組織の切除で明確に表れている。

4) 仙骨子宮靱帯：仙骨子宮靱帯に関しては，切離の順がLatzkoと岡林では違うのみで，Wertheimの精神は受け継がれていた。彼らが，仙骨子宮靱帯を直腸の脇で肛門挙筋に接近して切離する方式は共通であり，しかもこの方法は20世紀末まで固持され続けた(図28)。この方式が直腸側腔を仙骨面に沿って発掘，切離するという過酷な条件を付加することになったことは間違いない。もう一言付け加えれば，この時代を契機に仙骨子宮靱帯や頸横靱帯を仙骨面から骨盤底にかけて切除する術式が確立されたともいえよう。まさに30頁のWertheimの執念(怨念)を継承することになった。

5) 膀胱子宮靱帯：膀胱子宮靱帯の相違は，周知のとおりである。Latzko手術での膀胱子宮靱帯は，pubo-vesicouterine ligamentである。岡林の膀胱子宮靱帯前層および後層の概念はない。岡林手術の最大の特徴が，膀胱子宮靱帯を前層と後層に分けたことにある。前者は子宮頸部と膀胱を結ぶ靱帯である。後者は，手術書の図譜(岡林著；子宮頸癌の根治手術，第26, 27図)を凝視すれば，頸横靱帯と膀胱をつなぐ靱帯であることに気付く。後層の意識が，日本の広汎子宮全摘術に独自の進歩を与えたことに間違いがない。

しかし，Peham-Amreichは著書の中で膀胱子宮靱帯に関して次のような記載がある(英訳本180頁)：This term (vesico-utrine ligament) is not essentially correct, because this structure does not, as the name implies, extend to the uterus, but to the Mackenrodt ligament. しかしヨーロッパでは，Peham-Amreichの意図を継承する術式は生まれな

**図25　腔傍組織切除**

膀胱子宮靱帯後層を切除すると，その尾方深部に基靱帯臓側端から続く腔側縁組織が出現する。それが岡林の腔傍組織である。上挙筋筋膜は，腔傍組織とともには切除されない。図は，腔管切断が予定される高さで腔傍組織に針を通している。

**Fig. 25. Resection of the paracolpium.**

Following excision of the posterior leaf of the vesicouterine ligament the lateral vaginal tissue that extends from the distal stump of the cardinal ligament can be seen emerging from the deep caudal area, which is Okabayashi paracolpium. However, Okabayashi did not simultaneously excise the superior levator fascia and paracolpium. In this figure, a needle can be seen inserted through the paracolpium at a level where vaginal transection will take place.
(Reproduced from 'Okabayashi H: Radical Operation for Cancer of Uterine Cervix. Tokyo, Kanehara; 1952; Fig.28, p.35, in Japanese'.)

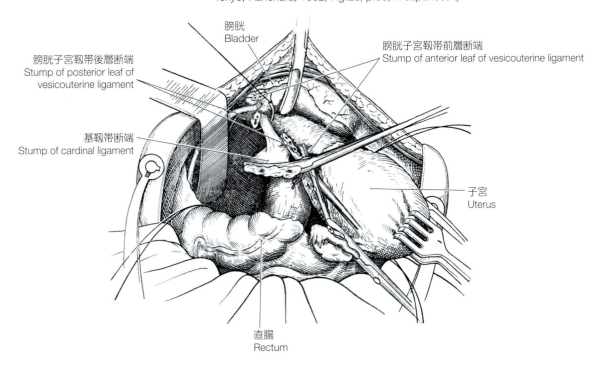

### 図26 右subserous layerに発掘された人工腔

右側骨盤をほぼ真上から見た人体解剖での写真。右方が頭側。

### Fig. 26. Artificially created spaces in the right subserous layer.

This photograph shows the right hemipelvis from the surgeon's perspective during cadaveric dissection. Cephalic direction is to the right of the photograph.

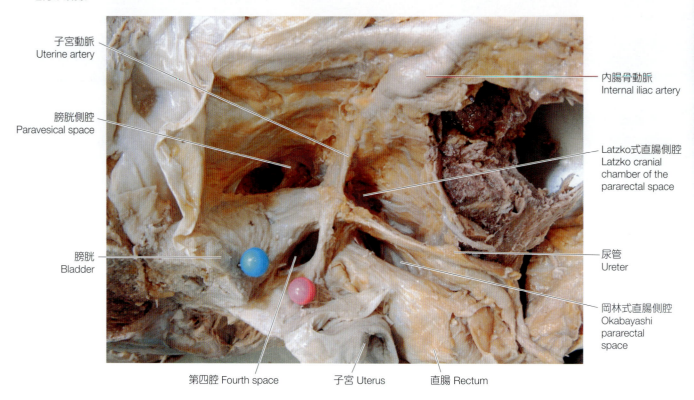

### 図27 Subserous layerに発掘される腔の模型図

図は，膀胱側腔（腹膜後隙），第四腔，Latzko式直腸側腔と岡林式直腸側腔。赤星印に新膀胱側腔が掘られる。

### Fig. 27. Schematic illustration of the spaces excavated in the subserous layer.

This illustration shows the paravesical space (or retroperitoneal space), fourth space, Latzko pararectal space and Okabayashi pararectal space. The new paravesical space to be excavated is indicated by a *red star*.

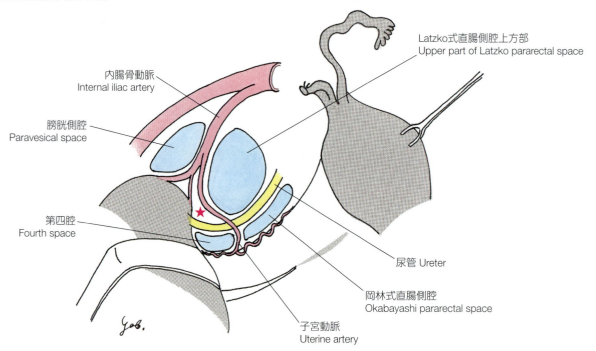

かったといえよう。岡林は，Peham-Amreichの手術書を学習したかも知れない。

6）術式の矛盾：Latzkoそして岡林ともに，基靱帯/頸横靱帯が子宮外側縁に平行であることに疑問を抱かせる図（図19, 24）を描きながら，伝統に拘泥した肉眼解剖学の理論に始終したというのが，筆者の見解である。詳細は後に述べることになる。

## D  Meigs手術 Meigs' methed (Am J Obstet Gynecol；1945, Progress in Gynecology；1950)

　Meigs手術は，PiverのクラスⅢ手術としてよく知られている。Meigs手術の特徴は，著書のタイトルにso-called Wertheim手術変法とあるごとく，あくまでもClarkやWertheim手術に準拠しようとしたことであろう。しかし，ClarkやWertheimが切除した基靱帯は尿管の内側領域であり，この点ではMeigsはWertheimではない。さらに彼は，膀胱側腔とはよばないが，腹膜後隙retroperitoneal spaceを内側へ延長して同様の腔を作成した。直腸側腔もまた，ダグラス窩の切開を外側へ伸ばすスペースと表現して，実際は発掘していた。Wertheim変法と聞けば，より簡潔でLatzkoや岡林術式と一線を画すものものと考えるが，実際のMeigs手術は，1921年の岡林手術の変法とよぶのが適切であろう，と筆者は考える。

　筆者のMeigs手術への最大の関心事は，術中に中直腸静脈の走行についての記載があることである。この血管の指摘は，Meigsが頸横靱帯を中直腸静脈より腹側で切離していた可能性を示唆している。すなわち，Meigs手術は，頸横靱帯の切離を側方が骨盤側壁まで，深部を頸横靱帯と中直腸血管の間の範囲で行った術式と推測できる。その頸横靱帯の底部について書かれていないのは残念なことである。

　1945年頃は，Latzkoや岡林の技術習得の困難さやそれに伴う危険性，さらに臓器機能障害への反省が生まれた時期でもある。1943年のニューヨークタイムズには，Greenhillの「もはや手術療法の時代は終わった」との記事が掲載され，子宮頸癌の放射線治療が優先されだした時代であった。一方でso-called Wertheim Operationの名前からのイメージが，Meigs手術の根治性の低評価につながり，さらに放射線治療にシフトを加速されたとも想像される。

**図28**　Rectal septumの切離線（Latzko手術）

イラストは，右仙骨子宮靱帯の内側を示す。赤線は，直腸と仙骨子宮靱帯の切離線を示す。

**Fig. 28.** Line of incision for the rectal septum. (Latzko procedure)

This illustrates the medial aspect of the right sacrouterine ligament. *The red line* indicates the line of incision for separation of uterosacral ligament from the rectum. *(Reproduced from 'Peham HV and Amreich J: Operative Gynecology, Philadelphia: JB Lippincott, 1934; Fig. 212, p.352'.)*

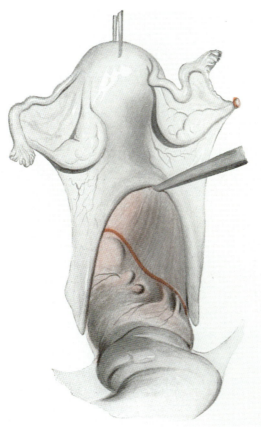

# V 第三世代の臨床解剖学と小林手術

20世紀末には，縮小手術と膀胱直腸機能の温存手術が意識し始められ，新しい世代に入ったといえよう。第三世代の先駆けは，東京大学の元教授小林隆が1961年に発表された『子宮頸癌手術』(南山堂)であろう。小林と同時代では，日本医科大学の真柄正直らの著書『図説子宮頸癌手術』(南山堂)(1964)がある。神経温存には触れていないが，深子宮静脈を明確に認識した術式を提唱している。縮小手術という点からいえば，真柄手術も第三世代の術式に入る。欧米では真柄の術式(Oncology, 1967)がよく知られている。筆者(矢吹)は，1991年に従来の頸横靱帯の臨床解剖学(33〜37頁)を再検討し，子宮側方靱帯の新しい臨床解剖学と神経温存手術を提案した(AJOG 1991, Gynecol Oncol 1996, 2000)。

## A 小林手術(子宮頸癌手術；1961，現代産婦人科大系第8巻E；1970)

小林隆(元東京大学教授)は，荻野久作とともにPeham-Amreichの手術書に記載されるLatzko術式を研究されたと聞く。小林は，Latzkoの直腸側腔上方部(小林は頭方室とよぶ)と下方部(尾方室)のアイデアを基にして図29を描いた。小林は，頸部軸に平行な基靱帯を描きつつも，頭方室と尾方室の間に膜様隔膜(現代産婦人科大系で使用された名称)なる隔壁を描き込んでいる。

ここからは筆者の想像であるが，小林はこの隔壁の説明に苦慮し，行き着いた策(筆者には苦肉の策と思える)が骨盤内臓神経ではなかったのではなかろうかと思う。彼の主張の根幹は，基靱帯(手術書での使用語)を基靱帯血管束と基靱帯植物神経索vegetative nerve cord(骨盤内臓神経；副交感神経)に分離し，前者(子宮動静脈と深子宮静脈，プラス直腸側方動静脈？)を切除し，後者(筆者：副交感神経)を温存したことにあったと考えられる(図30)。図29には，子宮頸部に平行な基靱帯と仙骨に向けて垂直な膜様隔膜が描かれている。小林は，膜様隔膜の説明を一切していないが，基靱帯の形態にある種の疑問を抱いていたことは想像できる。彼は，膜様隔膜や旁尾骨ドレーンを考えるにあたり，欧米の伝統的な解剖学の呪縛との間で葛藤したのではなかろうか。

図29 小林の直腸側腔

直腸側腔尾方室と直腸側腔頭方室の間に基靱帯と仙骨をつなぐ"隔膜"が描かれている。Peham-Amreichと同様に，"隔膜"に関するコメントはない。
①膀胱側腔への進入路，②直腸側腔尾方室の進入路(膀胱側腔経由)，③直腸側腔頭方室の進入路

Fig. 29. **Pararectal space as perceived by Kobayashi.**

This illustrates the *septum* that connects the cardinal ligament to the sacrum between the caudal and cranial chambers of the pararectal space. However, Kobayashi made no reference to this *septum*, and neither did Peham-Amreich. Approach for excavation of: ①the paravesical space; ②the caudal chamber of the pararectal space via the paravesical space; and ③the cranial chamber of the pararectal space.
(Reproduced from 'Kobayashi T: Abdominal radical hysterectomy with pelvic lymphadenectomy for cancer of uterine cervix. Tokyo: Nanzando, 1961; Fig.84, p.170, in Japanese'.)

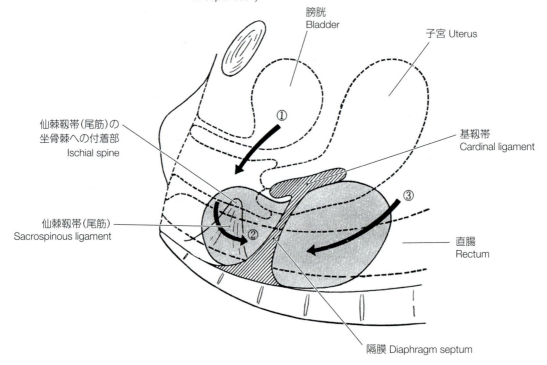

小林の基靱帯処理法は，次の3法として提案されている。

**第1法　トンネル作成法**：おおよそPeham-Amreich手術書に記載されたLatzko手術である。小林の子宮頸癌手術と現代産科婦人科学大系8E子宮頸癌に掲載された図（図29，30）をヒントにその概略を述べれば，1）直腸側腔尾方室（下方部）の展開は，膀胱側腔から坐骨棘を見つけ，仙棘靱帯の起始部をこするように押し下げて行われた。2）直腸側腔頭方室（上方部）は，"子宮動脈を分離した際に内腸骨動脈との間に生じる結合組織の陥凹部"または"尿管を広靱帯後葉から剥離してトンネル入口まで追及した直下の裂隙から展開する"と記載される。そのようにして作成された尾方室と頭方室は，仙棘靱帯の上で交通させて基靱帯の下にトンネルを造り，基靱帯が起始部で一括切除された。（筆者；隔膜であるはずのトンネル上の架橋は，いつの間にか基靱帯にすり替えられている！）

**第2法　植物神経索切断法**：小林の手術書には「膜様組織上部に植物神経を含む」と記載する部分がある。膜様組織はLatzkoの隔膜（40頁）であろうか。小林は，基靱帯（血管部）と背方からアーチ型をなして迫る植物神経束（骨盤内臓神経，神経部）が，隅角を作り合流する陥凹部を，基靱帯血管神経三角部と名付けている（図30）。第2法は，この三角部から血管束と植物神経索との間にクーパー剪刀を挿入して分離する（図31）。結果的に単離された血管部を切離し，続いて神経索を切断する方法である。この方法は，岡林術式で行われる基靱帯のMassenligatur（集束結紮法），いわゆるハイハイコッヘルを回避するために考案されたものといえよう。2000年のPossover Mらの論文（Gynecol Oncol, 2000）にも同じように頸横靱帯を切除後，改めて中直腸血管を切除した記載がある。最終的に彼らといえど，伝統的な根治性の定義から逸脱することを嫌ったのであろうか。

**第3法　植物神経索温存法**：基靱帯を血管部と神経部に分離し，前者のみを切除する方法である。具体的には，血管神経三角部に生じる疎性結合組織を目安に，血管部と神経部を分離し前者のみを切離の対象とする。第3法は，骨盤内臓神経温存の提案により日本の広汎子宮全摘術を，安全性と臓器機能の温存という点で世界に類のない術式に昇格させたことに間違いはない。

**筆者の考察**：著書に膜様組織下部の詳細の記載がないことは，博士の理論がまだ思考の途中であったと考えてよいのであろう。博士がヨーロッパの伝統的臨床解剖学と自身の観察との乖離の狭間で悩まれたことは，図29に現れている。小林の第3法は，不完全であったにしろ賞賛すべき理論であったことは間違いない。博士は，その後現代産科婦人科学大系（1970）の中で，膀胱神経枝の温存の貴重な仮説を残されている。だが不思議なことに博士は，骨盤神経叢（下下腹神経叢）の温存には触れられることはなかった。さらに架橋の中には中直腸血管が含まれることへの言及もなかった。しかし博士の業績は，日本の子宮頸癌手術の発展と癌患者の救済に多大な貢献をなしたことは間違いない。

筆者の神経温存手術は，小林博士の提案した膜様組織や植物神経索温存法などの偉大な遺産の延長上にあるに過ぎないのであろう。

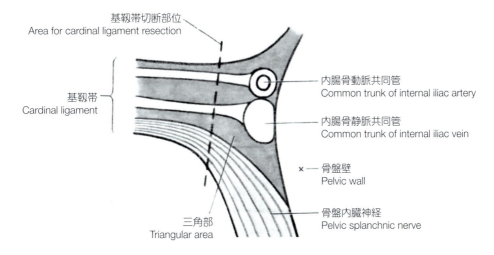

**図30　小林の基靱帯三角**

小林は，基靱帯が血管束と植物神経索から構成されると述べた。さらに両者と骨盤壁の間に生じる三角部（基靱帯血管神経三角部）が指摘された。

**Fig. 30. Triangular area of the cardinal ligament as perceived by Kobayashi.**

Kobayashi stated that the cardinal ligament consisted of a vascular band and vegetative nerve cord. Furthermore, he indicated that a triangular area (or neurovascular triangular area of the cardinal ligament) arose between the vascular band/vegetative nerve cord and the pelvic wall. (Reproduced from 'Kobayashi T: Abdominal radical hysterectomy with pelvic lymphadenectomy for cancer of uterine cervix. Tokyo: Nanzando, 1961; Fig.93, p.180, in Japanese'.)

### 図31 小林の血管部と神経部の分離

基靱帯血管神経三角部にクーパー剪刀Aを挿入して血管束と植物神経索を分離する。クーパー剪刀Bは，直腸側腔尾方室と直腸側腔頭方室をつなげたトンネル内に挿入されている。

**Fig. 31. Kobayashi procedure for separation of the vascular and neural parts.**
Cooper scissors A are inserted into the neurovascular triangular area of the cardinal ligament, followed by separation of the vascular band and vegetative nerve cord. Cooper scissors B are inserted into a tunnel that connects the caudal chamber of the pararectal space to the cranial chamber of the pararectal space.
(Reproduced from 'Kobayashi T: Abdominal radical hysterectomy with pelvic lymphadenectomy for cancer of uterine cervix. Tokyo: Nanzando, 1961; Fig.90, p.177, in Japanese'.)

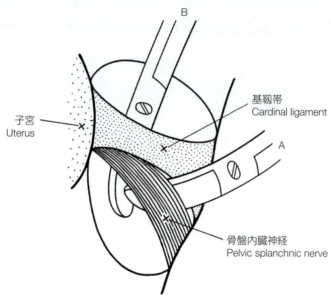

## Ⅵ　子宮頸癌Ⅲ期の伝統的超広汎手術

　子宮頸癌Ⅲ期での癌の浸潤は，骨盤側壁に拡大するものと直腸や膀胱へ浸潤するものとにほぼ二分される場合が多い。前者には三林術式が選択され，後者には臓器合併切除が行われる。無論両方に浸潤することも想定されるが，これは術式の組み合わせで臨機応変に対処する。

### A　三林の超広汎子宮全摘術

　子宮頸癌Ⅲ期手術は，三林隆吉博士の超広汎子宮全摘術superextensive hysterectomyに代表される。三林術式は，図32で示すように岡林術式が頸横靱帯を内腸骨幹血管の内側で切除するものであるのに対し，頸横靱帯を内腸骨幹血管ともども摘出しようとする方法である。荻野は，岡林術式の頸横靱帯切離を"切除resection"であり，三林のそれを"摘出extirpation"であると称した。
　内腸骨動静脈系は，前後壁側枝と臓側枝に分けられたが，現在では前枝anterior trunkと後枝posterior trunkに分類される。前枝（女性）は，閉鎖動静脈，上膀胱動脈，臍動脈，深子宮静脈，子宮動静脈，中直腸動静脈，内陰部動静脈，下臀動静脈からなる。後枝は，上臀動静脈，腸腰動脈，外側仙骨動静脈，上下臀動静脈からなる（図120, 121：後述）。
　三林術式は，上臀動静脈の下流からAlcock管に至るまでの内腸骨動静脈系（前枝）を全摘出することを意図したものである。具体的には，閉鎖血管の結紮，切断（第一結紮），上臀血管が分岐した下流での内腸骨血管幹（前枝）の結紮，切断（第二結紮），梨状筋下孔で下臀内陰部血管が分岐する直前での集束結紮，切断（第三結紮）によって構成される（図32）。完遂するには完璧な解剖学的知識，多くの経験と高度な技術が要求されることはいうまでもない。しかし，第三結紮が行われる梨状筋下孔は，頸横靱帯の到達部であるとされた尿生殖裂孔とは，まったくといっていいほど方向が違う。また膀胱血管枝や直腸血管枝などの臓側枝を切除すると，そ

**図32 小林の血管部と神経部の分離**

閉鎖血管の結紮切断(第一結紮)，内腸骨血管前枝の結紮切断(第二結紮)，内陰部血管と下臀血管の分岐の上流で，内腸骨動静脈前枝の集束結紮(ligature en masse)と切断(第三結紮)をする．膀胱や直腸への臓側枝の処理についてはコメントがない．

**Fig. 32.** Mibayashi procedure for super-radical hysterectomy.

The obturator vessels are the first to be ligated and severed, followed by second ligation of the anterior branch of the internal iliac vessels and severance. The anterior trunk of the internal iliac artery/vein are, then, ligated (third ligation) and severed en masse at the upper reaches of the internal pudendal and inferior gluteal vessels. There is no reference by Mibayashi to the visceral branches to the bladder and rectum being excised.
(Reproduced from 'Mibayashi R. Mibayashi Method, Modern Obstetric and Gynecology Compendium 8E, 1970; Fig.226, p.272, in Japanese'.)

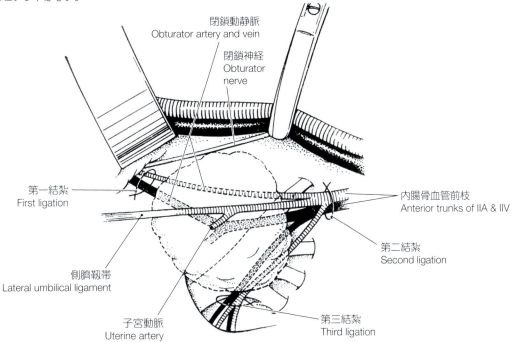

れに伴う膀胱，直腸の処理が必要であることにはまったく触れていない．

## B 小林の超広汎子宮全摘術

小林は，岡林術式を骨盤内側からアプローチすることから内腔的操作とよんだ．それに対して三林術式を，内腸骨動静脈を骨腰筋から分離し，摘出するために壁面的操作とよんだ．小林は，岡林手術がWertheim手術より優れているのは，Ⅰ期癌の場合に限られるから三林手術を簡易安全化して，Ⅱ期癌手術に応用すべきと主張した．そのために提唱された基靱帯起始部の徹底的な摘出術Extirpationが小林式である．

小林は，基靱帯の骨盤壁付着部は，次のような三脚に分類できるとした．前脚：内陰部動静脈幹とそれを含む結合組織索，中脚：下臀動静脈幹とそれを含む結合組織索，後脚：内腸骨動静脈幹またはその末梢の動静脈共同管とそれを含む結合組織索(筆者：動静脈共同管は内腸骨血管前枝と理解)，である．切除の順番は，後脚→中脚→前脚あるいは前脚→後脚→中脚とされた．たぶん内腸骨血管前枝を梨状筋下孔で切除するアイデアであろうが，小林の理論は，筆者には理解されがたく詳細は，小林隆著『子宮頸癌手術』を参照していただきたい．

筆者の考える小林術式の最大の矛盾は，三林術式で述べたそれと同様である．下臀内陰部共同管(内腸骨血管前枝)から分岐する臓側血管枝からは，子宮動静脈だけでなく膀胱血管枝や中直腸動静脈を含むことを無視した点にある(**図60, 236**)．これらの術式と骨盤内臓器摘出術の違いはどこにあろうかと，強い疑問をもつ．中直腸動静脈などの存在を無視した術式は，岡林術式や小林変法などの広汎子宮全摘術でも行われ，それらの骨盤腔の靱帯切除断端は，骨盤内臓器摘出術や超広汎子宮全摘術が行われたそれとまったく変わるところがない(**図84, 89, 115, 128**を参照されたい)．

# 第2章
# 腟傍組織の伝統的臨床解剖学と手術

> Mackenrodtの解剖学で，彼が主張する頸横靱帯の下方連続体short fibrous bundleについてすでに述べた。現在の腟傍組織の原型であったと思われる。以来，腟傍組織paracolpiumは，骨盤側壁と腟の外側縁を結ぶ1枚の靱帯と見なされてきた。しかし，1998年に新しく編纂されたTerminologia Anatomicaには腟傍組織という用語は採用されていない。腟傍組織と頸横靱帯が骨盤側壁をoriginとする同じ形態の靱帯であるという臨床解剖学は，腟傍組織の切除を説明するには十分納得のできるものでなかったといえよう。ただし，Terminologia Anatomicaでは子宮頸傍組織paracervixが採用された。多くの論文(Bastian D & Lassau JP, 1982やErcoli Aら, 2005, Querleu & Morrow, 2008)では，paracervixの一部として腟傍組織が含まれる。

## I 腟傍組織の伝統的臨床解剖学

Paracolpium(ギリシャ語paracolposのラテン語化)という用語は，Fothergill(Proc R Soc M, Lond 1907)の提唱とされる。彼のparacolposは，Mackenrodtのshort fibrous bundleの概念を継承するもの，と筆者は考える。

腟傍組織paracolpiumを表す用語は，Mackenrodtのshort fibrous bundle(1895)，Peham-Amreichの水平結合組織基幹horizontal connective tissue ground bundleの中の腟脚vaginal pillarなどがある(1934)。Mackenrodtは，short fibrous bundleが腟を被覆するconnective tissue sheathとつながると述べている。さらにUhlenhuthは，paracervixとparacolposを同義語と解釈してportio cardinalis of levator aniとよんだ。

とにかく，現代も含めparacolpiumの臨床解剖学は，骨盤側壁と腟側縁を結ぶ結合組織であり，paracolpiumの起始部は肛門挙筋腱弓Tendinous arc levator ani muscleであると解釈されるのが一般的であろう。

筆者は，Mackenrodt(1895)のshort fibrous bundleは"腟を被覆するconnective tissue sheath"を外側に牽引する結合組織と考えられたと推測する。その後Peham-Amreichは，この腟筋膜と肛門挙筋腱弓をつなぐbundleに水平結合組織基幹Horizontal connective tissue ground bundleと名付けて，前額結合組織基幹との連続体(骨盤結合組織基幹pelvic connective tissue ground bundle)として扱った(図33)。

Uhlenhuth(1948)のportio cardinalis of levator aniも，同じ意図をもつ用語であろう。Peham-AmreichやUhlenhuthらの提唱する解剖学は，根治性を追求する手術と相まって，頸横靱帯と腟側方靱帯が1枚のプレートを作り性器と骨盤壁を直接的に結び付けと概念を臨床的常識とした，といっても過言ではなかろう(図21)。

さらにparacolpiumの概念は，他の骨盤臓器の側方靱帯にも適応されて，骨盤側壁と膀胱および直腸を結ぶ各靱帯も想定された。Peham-Amreich(1930)の提唱した水平結合組織基幹という概念は，骨盤臓器軸に水平な矢状膀胱脚，腟脚，矢状直腸脚が，骨盤壁側で融合して骨盤結合組織基幹の水平部を作る形態を想定した(図33)。

一方，Greenhill産科学(Biological Principles and Modern Practice of Obstetrics, 1974)では，肥厚した壁側筋膜は，その内側縁で4層の臓側筋膜に分かれると記載している。1層目は膀胱前方に広がり，2層目は膀胱腟中隔vesicovaginal septum，3層目は直腸腟中隔rectovaginal septum，4層目は直腸の背方に伸びるとされる(図34)。この見解は，4層の支持体が疎性結合組織であることを強調する。

Peham-Amreichの伝統は，Morrow CP(CEM J Gynecol Oncol, 1997)に受け継がれている。彼は，paracolpiumを3つのcomponentに分けている。すなわちanterior；the bladder pillars(vesicovaginal ligament)，lateral；the cardinal ligament(central component)，posterior；the rectal pillars(rectovaginal ligament)からなると解説される。Sears(1933)は，上挙筋筋膜(上骨盤隔膜筋膜)がmain sheetとして頸横靱帯と連なり性器をsupportすると述べている)。また村上弦ら(2007)は，膀胱と肛門挙筋をつなぐneurovascular bundleであるthe vesico-parietal fascial bridgeを，腟側方支持帯として提唱している。

腟の側方靱帯は，肛門挙筋腱弓を起始部することは共通の見解であるが，Peham-AmreichやMorrowのよう

### 図33 Peham-Amreichの腟側方靱帯（腟脚）

上行膀胱脚ascending bladder septaと腟脚vaginal septaそして下行直腸脚descending rectal septaは，側方で水平結合組織基束を作り骨盤側壁に結合する．膀胱と腟の間には膀胱腟腔，直腸と腟の間には直腸腟腔が描かれている．

### Fig. 33. Lateral vaginal ligament (or vaginal septa) as perceived by Peham-Amreich.

The ascending bladder, vaginal and descending rectal septa form on their lateral aspects the horizontal connective tissue ground bundle that attaches to the pelvic sidewall. The vesicovaginal space is depicted between the bladder and vagina, and the rectovaginal space between the rectum and vagina.
(Reproduced from 'Peham HV and Amreich J: Operative Gynecology, Philadelphia: JB Lippincott, 193; Fig.141, p.194'.)

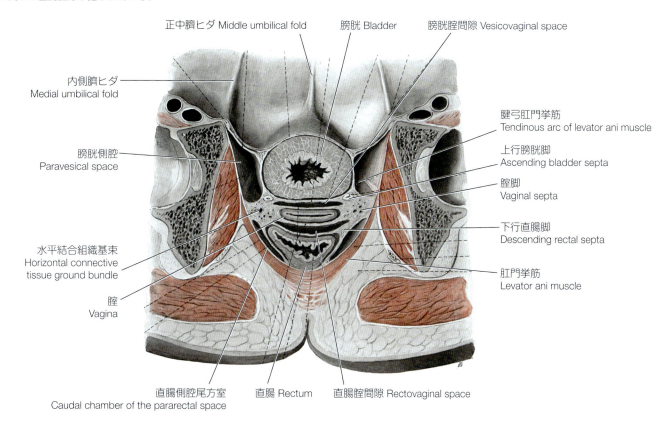

### 図34 Greenhill産科学に記載される腟側方の支持体

図は，上挙筋筋膜から生じる臓側筋膜の起始部と，4層に分かれて膀胱，腟および直腸を被覆する様子を示す．

### Fig. 34. Lateral vaginal support.

This shows the origin of the visceral fascia derived from the superior levator fascia, and how it splits into four layers ensheathing the bladder, vagina and rectum.
(Reproduced from 'Greenhill.JP, Friedman EA: Biological Principles and Modern Practice of Obstetrics. Philadelphia, WB Saunders, 1974; Fig.148, p.219'.)

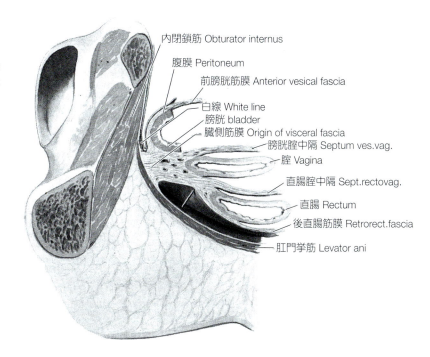

に明確なcomponentsを形成する意見と，Greenhill産科学にあるように，膀胱腟中隔や直腸腟中隔のごとき無形態な疎性結合組織からなるとする意見に分かれる。

忘れてはならない伝統的な共通見解は，Gray解剖学（第30米国版，1985）の一節を引用（34頁）したように，最終的には靱帯を筋膜説で総括しようとするところである（図35）。

筆者はこの古典的な概念には違和感をもつ。性器の側方靱帯である頸横靱帯と腟側方靱帯は，組織的構造が異なり，単なる連続体としてみなすことはできないと考える。たぶんこの辺りに1998年のTerminologia Anatomicaに腟傍組織が導入されなかった理由もあるのではとの推測もできる。詳細は，筆者の腟傍組織の臨床解剖学で述べる（140頁）。

#### 図35　性器側方靱帯の肉眼解剖学

図は著者がPeham-Amreich, Netter, GrayやGreenhill-Friedmanらの多くの解剖や手術の教科書から受けた性器の側方靱帯の印象を描いた。すなわち，腟傍組織と頸横靱帯は，骨盤側壁と性器の外側縁を骨盤軸pelvic axisに沿ってつなぐ連続体である。

#### Fig. 35. Schematic illustration depicting gross anatomy of the lateral genital ligaments.

This illustration demonstrates the author's concept of the lateral ligaments of the internal genitalia. The paracolpium and transverse cervical ligament can be seen as a continuum connecting the pelvic sidewall along the pelvic axis to the lateral aspect of the reproductive organs. This concept created by the author evolved following extensive research of textbooks, particularly of those authored by Peham-Amreich, Netter, Gray, Greenhill-Friedman.

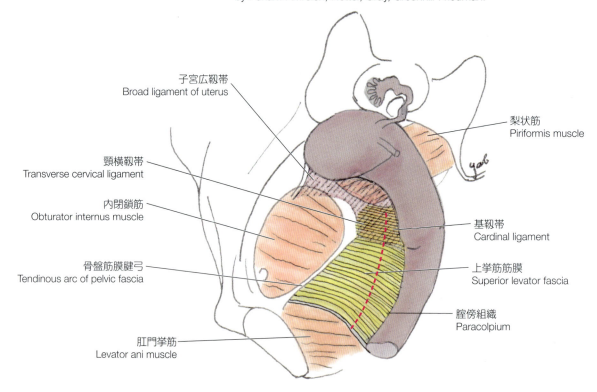

## II　腟傍組織の伝統的切除法

伝統的腟傍組織切除Traditional paracolpectomyは，欧米ではLatzko術式，日本では岡林術式が継承される。39〜46頁で述べたLatzkoおよび岡林手術を参照していただきたい。

### A　Latzko手術の腟傍組織切除

Peham-Amreich手術書には上挙筋筋膜なる用語は使用されていないが，描かれた図（図19, 36, 37）とthe connective tissue capsule of the paravesical fat is pierced with the scissors just behind the bulge of the bladder and the fat is pushed to the side.の文言から，Latzko腟傍組織切除Latzko paracolpectomyは，膀胱側腔の底部を構成するthe connective tissue capsule，すなわち上挙筋筋膜とともにperivaginal tissueを切除する方法であると推測する（図21）。

## B　岡林手術にみる腟側方靱帯

　岡林手術での腟傍組織は，膀胱子宮靱帯後層を切除した後の記載に「基靱帯は切断されるも尚子宮側基靱帯の下前方より腟側縁並びに膀胱下面に広がる子宮中部結締織あり，…」とある（図25）。子宮中部結締織は，腟側縁組織とも記載され，腟傍組織を主体にした組織と推察される。

　岡林腟傍組織切除Okabayashi paracolpectomyは，一連の前方操作，すなわち膀胱子宮靱帯前層と後層を切離することにより膀胱側腔から腟傍組織が見えるようになる（open the bookと称せられた）。まず膀胱腟靱帯と岡林の仙骨子宮靱帯深層（筆者；直腸腟靱帯と解釈）を順に切離し，腟傍組織を露出させて切離する。岡林手術で切除される腟側方靱帯は，骨盤筋膜腱弓から内側の血管神経路を形成するperivaginal tissueということができる（図37）。

## C　Latzkoと岡林の腟傍組織切除の比較

　図37aは，膀胱，腟，直腸と側方靱帯を前額断し，上挙筋筋膜を分離したものである。Latzko手術には，岡林の膀胱子宮靱帯後層の概念はなく，上挙筋筋膜まで切除の対象とした。岡林は，腟側腔を掘ることによりparacolpiumの切除をLatzkoよりも限局的に行った（図37b）。Latzko手術は，拡大骨盤筋膜切除extended endo-pelvic fascial resectionといえよう。

**図36　膀胱側腔と直腸側腔**

Peham-Amreich手術書のLatzko手術。膀胱側腔と直腸側腔は，尿管の外側に描かれている。SavageとMackenrodtの記載に忠実に従えば，黄色両矢印で示した部分が基靱帯（尿管の内側）赤両矢印で示した部分が頸横靱帯。

**Fig. 36. Paravesical and pararectal spaces.**

The paravesical and pararectal spaces can be seen on the lateral aspect of the ureter. If one strictly adheres to the description given by Savage and Mackenrodt, the part shown with *a double-headed yellow arrow* is the cardinal ligament, (medial to the ureter) and that with *a double-headed red arrow* is the transverse cervical ligament.
*(Reproduced from 'Peham HV and Amreich J: Latzko surgery, Operative Gynecology, Philadelphia: JB Lippincott, 1934; Fig.206, p.345'.)*

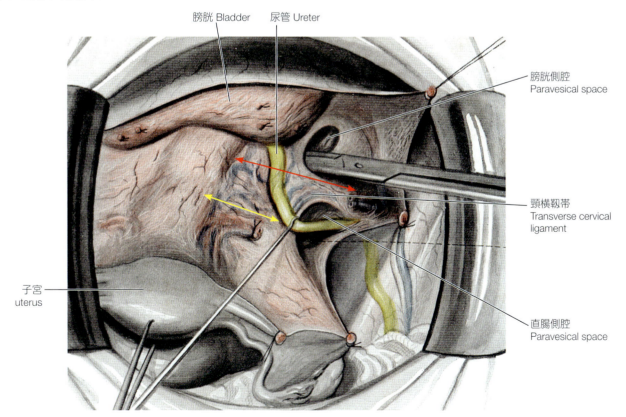

■ 基礎編/第2部　伝統的臨床解剖学とその術式

**図37a　腟傍組織と上挙筋筋膜**

骨盤右半分の冠状断面。標本は、25mmの厚さで切り出した。上挙筋筋膜を分離して膀胱側腔と直腸側腔下方部を作ってある。Latzko手術の腟傍組織の切除では、上挙筋筋膜も切除された（赤両矢印実線）。岡林は、腟傍組織のみを切除した（赤両矢印点線）。

**Fig. 37a. The paracolpium and superior levator ani fascia.**

Shown is a coronal section of cadaveric tissue of the right hemipelvis. The specimen has a thickness of 25mm. The superior levator fascia has been separated to create the paravesical space and caudal chamber of the pararectal space. Latzko paracolpectomy also involved excision of the superior levator fascia (double-headed red arrow). However, Okabayashi only excised the perivaginal tissue (double-headed red dotted arrow).

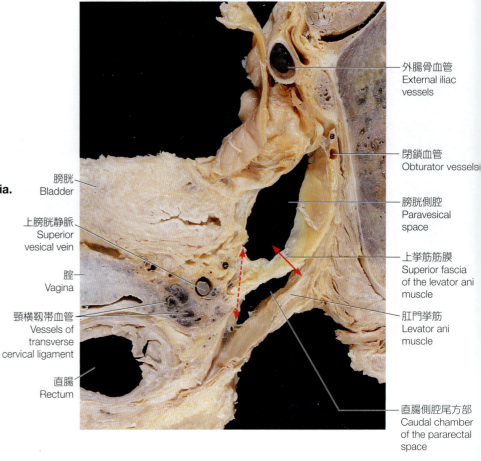

外腸骨血管 External iliac vessels
閉鎖血管 Obturator vessels
膀胱 Bladder
膀胱側腔 Paravesical space
上膀胱静脈 Superior vesical vein
上挙筋筋膜 Superior fascia of the levator ani muscle
腟 Vagina
頸横靱帯血管 Vessels of transverse cervical ligament
肛門挙筋 Levator ani muscle
直腸 Rectum
直腸側腔尾方部 Caudal chamber of the pararectal space

**図37b　Latzkoと岡林の腟傍組織切除**

岡林は腟側腔（第四腔）を掘り、そこを経由して腟傍組織を切除した。Latzkoは直腸側腔下方部を掘り、膀胱側腔と直腸側腔下方部を経由して上挙筋筋膜と腟傍組織を切除した（図37a, b）。赤点線矢印①②：岡林とLatzko手術の切離線。

**Fig. 37b. Schematic illustration depicting excision of Latzko and Okabayashi paravaginal tissue.**

Okabayashi developed the paravaginal space (the fourth space), through which the paracolpium was excised. Latzko developed the caudal chamber of the pararectal space and excised the superior fascia of the levator ani muscle and paracolpium through the paravesical space and caudal chamber of the pararectal space (Fig. 37a,b). The *two dotted red arrows* indicate the lines of severance for Okabayashi and Latzko procedures.

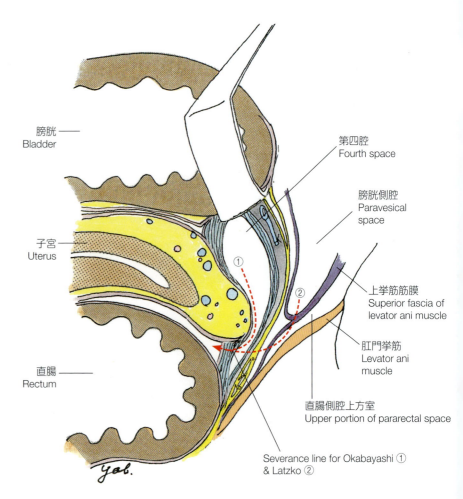

膀胱 Bladder
子宮 Uterus
直腸 Rectum
第四腔 Fourth space
膀胱側腔 Paravesical space
上挙筋筋膜 Superior fascia of levator ani muscle
肛門挙筋 Levator ani muscle
直腸側腔上方室 Upper portion of pararectal space
Severance line for Okabayashi ① & Latzko ②

# 第3章
# 膀胱子宮靭帯と仙骨子宮靭帯の伝統的解剖学と切除法

## I　膀胱子宮靭帯と仙骨子宮靭帯の伝統的解剖学と切除法

### A　膀胱子宮靭帯

　Terminologia Anatomicaには膀胱子宮靭帯vesicouterine ligamentなる用語はなく，恥骨頸靭帯の一部とみなされる。いずれにせよ臨床における膀胱子宮靭帯は，漿膜である膀胱子宮ヒダvesicouterine foldと漿膜下筋膜＝靭帯からなると解釈すれば都合がよい。しかし膀胱子宮靭帯に関する独立した文献は少ない。Peham-Amreichの手術書では，ただ膀胱と子宮頸部の筋膜をつなぐ結合組織として処理されている（図7）。

　膀胱子宮靭帯を前層と後層に分けたのは岡林秀一である。1921年にSugery, Ggynecology and Obstetricsに発表された論文，1928年にJap. J. Obstet. Gynecに改定されたドイツ語での論文，さらに1951年に『手術』に掲載された論文には，まだ「前層，後層」の名は出てこない。この名の正式な登場は，1952年に上梓された『子宮頸癌の根治手術』まで待たなければならない（図23，24）。

　岡林の膀胱子宮靭帯後層を解剖学的に詳細に記載した文献を，筆者は知らない。しかしこの後層の臨床上の発見が，広汎子宮全摘術を欧米の追従を許さぬ日本独自の発展に導いたことは間違いない。すでに紹介したがPeham-Amreich手術書（1930）にも，岡林の後層の本質を示唆するような興味深い文章がある。This term (vesico-uterine ligament) is not essentially correct, because this structure dose not, as the name implies, extend to the uterus, but to the Mackenrodt ligament.しかしPeham-Amreichは，この考えを「手術編」で応用することはなかった。岡林は，この一節を見る機会はあったかもしれない。

### B　仙骨子宮靭帯

　Terminologia Anatomicaには子宮仙骨ヒダ（PNA）はなくなり，直腸子宮ヒダ Rectouterine foldのみが掲載される。そして直腸子宮靭帯と子宮仙骨靭帯は，同義語として扱われる（Uterosacral ligament; Rectouterine ligament）。筆者は，ヒダ（Plica, Fold）が腹膜の一部を表す用語であれば，子宮仙骨ヒダを残すべきと考える。なぜならば，直腸子宮靭帯の大部分は，腹膜で覆われていないからである。子宮仙骨靭帯は直腸子宮靭帯の腹膜で覆われた突端であると，筆者は主張してきた。しかし，ここでは文献の表現に従うのでご了承いただきたい。仙骨子宮靭帯は，Mackenrodtの頸横靭帯の図にも描かれているが，1906年のOvenden EGや1917年のBlaisdell FEなどの研究が後世に記憶を残す。

　仙骨子宮靭帯uterosacral ligamentに関する記載は，直腸側腔が発掘されるか否かで異なる。直腸側腔が発掘されない場合（時代）は，仙骨子宮靭帯と頸横靭帯は，一続きの組織とみなされる。Bastian Dら（Anat Cln, 1982）は，Curtis AH, et al.（SGO, 1840）の論文を引用して… the uterosacral ligament and paracervix lie in direct continuity with each other together form a common pedicle. と述べている（図38）。Mackenrodtの時代から仙骨子宮靭帯は，発生学的に側方へ移動する頸横靭帯から独立したとの見解もある。Mackenrodtの論文には，直腸側腔らしき陥凹部が描かれている（図10）。またCampbell RM（AJOG, 1950）は，仙骨子宮靭帯を頸部，中間部，仙骨部に分けている（図38）。Otcenasek M, et al.（Obstet Gynecol, 2008）らの論文では，the uterosacral part of the septum has three subdivisions-the vascular part, the neural part, and the true uterosacral ligamentとある。内容からみてvascular partは子宮頸部への付着部，neural partは下腹神経周辺，true uterosacral ligamentが仙骨付着部を指す。また仙骨子宮靭帯は，深筋膜と仙骨の骨膜に付着し，直腸子宮筋musculus recto-uterusとよばれる平滑筋束を含むとされる。しかし仙骨に直接付着することには反対の意見が多い（Fritsch H, et al. Clin Anat 1995, Ercoli A, et al. AJOG 2005）。DeLancyの一派（Ramanah R, et al. AJOG, 2012）は，頸横靭帯と仙骨子宮靭帯をMRI-3Dを用いて解析をしている。これによるとcommon pedicleは，2靭帯の臓側端での融合体とも理解される。そうした理由で，仙骨子宮靭帯においても"in situで行われる肉眼解剖学"と"人工的に腔を作成する臨床解剖学"は，根本的に区別して考えられなければならない。さらに仙骨子宮靭帯，直腸子宮靭帯，直腸腟靭帯は，同義語と解されることが多い。岡林は仙骨子宮靭帯を浅層と深層に分けた。多分深層は，直腸腟靭帯と考える。

　仙骨子宮靭帯の長さ（腹背長）については10cm弱とされ，奥行（頭尾長）については記載がない。当然ながら

腹背長は，仙骨子宮靱帯，直腸子宮靱帯，直腸腟靱帯と尾側へ行くに従い短くなる。そして連続体の仙骨方面の付着部は広範囲で，仙骨前靱帯から骨盤隔膜筋膜まで及ぶと認識すべきであろう。

　外科的には仙骨子宮靱帯の切除を，頸部，中間部，仙骨部のどのラインで行うか明確にする必要がある。筆者は，直腸と子宮/腟を結ぶ靱帯は，一つの連続性の靱帯と考え，外科的には切離される場所に応じ，区別して使用するのがよいとの意見をもつ。

**図38　仙骨子宮靱帯と頸横靱帯の複合体**

Curtis AH, et al. の論文から引用した図。Basis D, et al. (Anatomia Clinica, 1982)は，複合体をcommon pedicleと名付けた。図の仙骨子宮靱帯に描いた3つの白点線四角は，Campbell RM (Am J Obstet Gynecol, 1950) のhistological components of sacrouterine ligamentである。

**Fig. 38. Complex of the uterosacral and transverse cervical ligaments.**

This drawing is taken from an article by Curtis et al. (Surg Gyn Obst 1942). Basis D, et al. named this complex the common pedicle(Anatomia Clinica, 1982). The three white dotted frames indicate histological components of the uterosacral ligament described in an article by Campbell RM (Am J Obstet Gynecol, 1950).

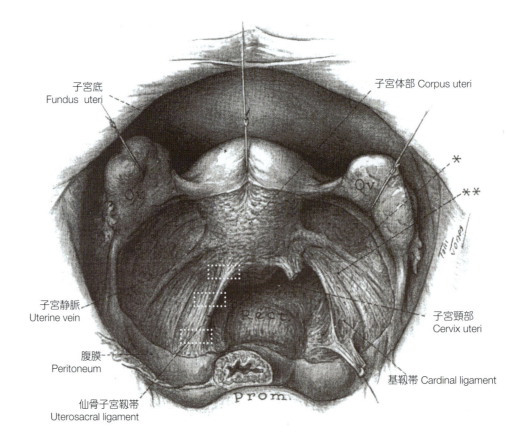

# 第4章
# 骨盤内筋膜と腹膜の臨床解剖学

　系統解剖学には筋膜学という系統はない。筋膜学は，筋学myologyの一部に入るのであろうが，基靱帯/頸横靱帯の筋膜構成論は，基本的には19世紀から変わっていない。臨床解剖学における骨盤内筋膜と手術，特に広汎子宮全摘術においては重要な分野である。

　系統解剖学systemic anatomyにおける靱帯学syndesmology(関節系Joints；articular system)の靱帯ligamentは，articular ligamentあるいはskeletal ligamentを指すものである。今回Terminologia Anatomicaで採用された骨盤内の靱帯は，臨床的慣用語であったとみるのが正しいのであろう。著者はDeLancy JOLの論文(AJOG, 1992)で，初めて臓性靱帯visceral ligamentという用語に接した。visceralの対用語はparietalである。parietal endopelvic fascia≒密性結合組織≒skeletal ligamentとvisceral endopelvic fascia≒疎性結合組織≒visceral ligamentとするとき，2群の間には多少の違和感はある。一方Gray's Anatomyで体性神経somatic nerveに対して臓性神経visceral nerve(自律神経autonomic nerve)が使用されるので，対用語がparietalにこだわる必要もないかもしれない。

　しかし，骨盤内の靱帯は，主に婦人科を中心に尿生殖器系で使用される慣用用語で，消化器系には原則的に使用されない。例えば，直腸側方靱帯は，基靱帯の一部として切除された過去があるにもかかわらず，直腸外科の医師からは何のクレームもつかない。また，壁側筋膜と臓側筋膜あるいは壁側腹膜と臓側腹膜は，存在場所で区別されるのみで，組織的な違いが少ない。それに対してskeletal ligamentと骨盤内の靱帯は多くの部分で違う。

　拙手術書では骨盤内の靱帯に対して，臓性靱帯visceral ligamentではなく骨格靱帯skeletal ligamentを意識して骨盤靱帯pelvic ligamentを使用することにする。

# I　漿膜下組織（骨盤内結合組織）

　本来，漿膜下組織subserous tissueは，腹膜を構成する漿膜と漿膜下膜の後者を指す。しかし，骨盤内の靱帯，筋膜，脂肪組織などの骨盤内結合組織をひとまとめにして漿膜下組織subserous layerなる用語が使用される。

　特に骨盤靱帯は，歴史的に広汎子宮全摘術との関係は古いために，漿膜下組織＝靱帯と解釈される。肉眼的観察を主とした19世紀のSavageやMackenrodtの時代は，一般的に靱帯イコール強度の高い結合組織からなる筋膜(壁側筋膜あるいは密性筋膜)と考えられた。Mackenrodtが，頸横靱帯は壁側筋膜が子宮頸部へ延長したものと述べたことの影響も大きかろう(32頁)。Peham-Amreichの手術書(1930)でも，骨盤靱帯に対してfesten Beckenbindgewebes(英訳本：the dense connective tissue)の表現が当てられている。

　1930年代になると顕微鏡の精度の上昇に伴い，臓側筋膜は疎性結合組織であるとする見解が有力になった。われわれも頸横靱帯の病理切片を顕微鏡して，密生結合組織が見つからないことや，明確な靱帯の輪郭を探し得なかったことは，経験をしたことではなかろうか。しかしわれわれは，骨盤靱帯が壁側筋膜あるいは密性結合組織であるという先入観を捨てきれないでいる。

## A　結合組織：蜜性結合組織と疎性結合組織

　結合線維組織は，膠原線維がまばらに不規則な走り方をするものと，線維の形と方向性が一定の規則性とをもつものとがある。前者は疎性結合組織loose connective tissueであり，後者が密性結合組織dense connective tissueとよばれる。臨床解剖学では蜜性と疎性結合組織の境界は，さして明確でないとされるもの，骨盤靱帯を含むsubserous layerの組織は，疎性結合組織とされる。

### a. 密性結合組織

密性結合組織dense connective tissueは，ひも状あるいは膜状の一定の形と方向性を持つ強靱な線維性結合組織の呼び名である。腱tendon，腱膜aponeurosis，靱帯（項靱帯nuchal ligamentなどのskeletal or bony ligament）などに分類される。古典的な筋膜fasciaもその範疇に入る。現代では，総頸動脈や大腿動脈などの血管鞘のみが密性結合組織とされ，臓側筋膜は疎性結合組織の範疇に入れられる。この理由で臓側筋膜に覆われるneurovascular bundleである骨盤靱帯の大部分は，組織学的に疎性結合組織である。しかし仙骨子宮靱帯のように血管成分の少ないtrue sheath-like condensationあるいはdenser connective tissueとよばれる部分もある。

### b. 疎性結合組織

疎性結合組織loose or areolar connective tissueは，線維束の走行は一定していない。密集度が低いために，線維束の間には隙間がある（図39）。疎性結合組織は，細胞と細胞間質から構成される。細胞は，線維芽細胞fibroblast，脂肪細胞fat cellの固定細胞と，組織球などの自由細胞からなる。間質は，線維とその間を埋める基質からなり，線維の代表は膠原線維collagen fiberで，ほかに弾性線維elastic fibersや細網線維がある。図39で示した組織標本では，血管を中心にして，多量の脂肪組織が膠原線維により取り囲まれる。脂肪組織adipose tissueは，脂肪細胞が結合組織線維によって集められて小葉lobuleを作り，さらに小葉が集められ一塊になったものである。脂肪細胞は細微な細網線維reticular fiberで取り囲まれているために，弾力性を有し，圧により変形し，圧がなくなれば原形に復する性格をもつ。この構造と機能が，骨盤支持機構の中核をなすと考えられる。subserous layerは，膠原線維の密度の差はあるが，原則的に疎性結合組織からなる。

## B　筋膜：壁側筋膜と臓側筋膜

一般的に筋膜fasciaとは，筋あるいは他の構造物を覆う肉眼視が可能な線維性結合組織をよぶ。しかし，近年の解剖学書で最も記載が曖昧との印象を受けるのが骨盤内筋膜である。

骨盤内筋膜endopelvic fasciaは，壁側骨盤内筋膜parietal endopelvic fascia（壁側筋膜と省略）と臓側骨盤内筋膜visceral endopelvic fascia（臓側筋膜と省略）に分けられる。壁側筋膜は，密性結合組織の構造をもつものが多いとされる。

肉眼解剖学で筋膜は，深筋膜deep fascia，漿膜下筋膜subserous fasciaおよび皮下筋膜subcutaneous fasciaに分類される。

壁側筋膜は，深筋膜に属する。Testut L（1931）によれば，骨盤内では内閉鎖筋internal obturator m.，梨状筋piriformis m.，肛門挙筋levator ani m.，尾骨筋coccygeus m.の表面を覆う筋膜が深筋膜，すなわち壁側筋膜に属するとされる。

臓側筋膜は，漿膜下筋膜subserous fasciaに属し，骨盤内臓器や支持組織をカプセルのように被覆する線維層を形成する。そのため形態は不定形で明確な定義も難しく，Douglas E. Derry（J Anat Physiol 1908）は，visceral endpelvic fasciaという呼び名を"subserous tissue"への変更を提案したとも伝えられる。またCameron J（J Anat Physiol, 1908）は，臓器の支持機構としてのperivascular sheathの存在を強調し，それは臓側筋膜に属するとした。

Uhlenhuth E（SGO, 1948）は，Peham-Amreichの手術書を参考にして臓側筋膜を次の3つの性格に集約した；1）臓器を被覆する固有筋膜proper fascia，2）比較的大きい血管を被覆する血管鞘perivascular fascia，3）血管，リンパ管，神経や脂肪を一括被覆する筋膜鞘fascial capsuleである。

## C　靱帯：骨盤靱帯

骨盤内の靱帯ligamentには臓性靱帯との呼び名もある。繰り返しになるが古典的な肉眼解剖学では，Peham-Amreichの手術書（1930）で骨盤靱帯にfesten Beckenbindgewebes（dense connective tissue）の表現が充てられていたように，靱帯イコール強度の高い密性結合組織からなる筋膜と考えられていた。

しかし1930年代には，Goff（SGO, 1931），Koster（AJOG, 1933），Berglas & Rubin（SGO, 1953），Range & Woodburne（AJOG, 1964），Fritsch（Ann Anat, 1992）らにより，靱帯（主に頸横靱帯）は血管，リンパ管や神経が疎性結合組織で覆われるneurovascular areolar tissueとの説が提言され始めた。なかでもRange & Woodburneは，靱帯という概念すら否定した。

現代においても，骨盤靱帯と臓側筋膜の関係が明確に述べられているとは言い難い。20世紀初頭と現代では，観察方法の精度に大きな違いがあり，正確に定義の基準を定めるのが困難であることも理由の一つであろう。そのためかGray's Anatomy for Students（2005）では，［靱帯は筋膜が肥厚したもの］と明確な記載を避けている。

臨床解剖学で理解される骨盤靱帯は，血管，リンパ管や神経が臓側筋膜で被覆されたバンドと，脈管あるいは神経要素が少なく筋性筋膜が大半を占めるバンドからなる。前者に適合するのが頸横靱帯や膀胱子宮靱帯深層，尿管板であり，後者のそれは，仙骨子宮靱帯

### 図39 subserous layerの組織像

子宮傍頸部を通る冠状切断面の組織写真。拡大部は赤と青の点線四角で示した。subserous layerの大部分は，細網線維に包まれた脂肪細胞からなる脂肪組織で占められる。脂肪組織は膠原線維，血管，神経により小葉に区分される。脂肪組織は，疎性結合組織に属し，密性結合組織ではない。一方，子宮動脈の周囲の結合組織は，perivascular sheathに被覆される（黒矢印）。

### Fig. 39. Histology of the subserous layer.

Shown is microphotography of the subserous layer sectioned on a coronal plane through the paracervix. The areas within the *red* and *blue dotted frames* are shown in the enlargements. Most of the subserous layer is composed of adipose tissue that consists of fat cells surrounded by reticular fibers. This adipose tissue consists of lobules interspersed with collagen fibers, blood vessels and nerves and belongs to soft connective tissue, not dense connective tissue. However, the connective tissue surrounding the uterine artery is covered with a perivascular sheath (*black arrows*).

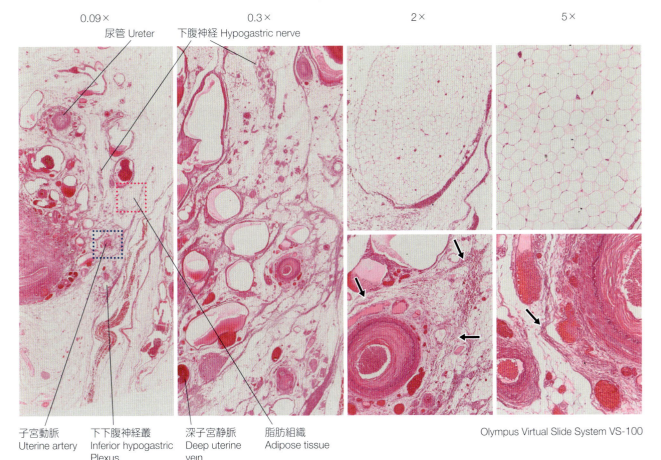

や膀胱子宮靱帯浅層である。Pernkopf E（1943）の解剖学書では骨盤臓器の側方靱帯は，血管神経導板neurovascular stalkとそれを被覆する壁側筋膜（臓側筋膜へ移行すると記載）からなる図がはっきりと描かれている。現代のGray解剖学（第39英国版，2005）でもこの概念の変更はない。しかし，「靱帯とは何」と聞かれると，曖昧な答えしかできない。Peham-Amreichの矢状直腸脚は，仙骨窩腹膜の漿膜下組織を指すのであり，これも靱帯なのであろう。

## D　骨盤靱帯の支持機能は？

1930〜60年での頸横靱帯の組織的研究は，この疎性結合組織体がもつ支持機能までも疑った（Goff, Koster, Berglas & Rubin）。一方でsubserous layerの大部分を占める脂肪組織の弾力性や復元能力が，蓄尿排尿，蓄便排便，分娩時の産道形成などの臓器の変形に，変幻自在に対応できる機能を備えることも判明された。それらを合わせれば，腹部全体の圧力を受け止める機能の大部分が，脂肪組織の伸縮自在性に負うことであることも推測できる。その際subserous layerが密性結合組織であっては，こうした機能を果たせないことも理解できる。骨盤靱帯の支持体としての能力の有無を問われるとき，Range & Woodburneの論文から引用した図（図40）を引き合いに出せる。彼らは，Manchester手術の際に子宮を強く牽引すると，疎性結合組織に凝縮condensationや閉塞obliterationが生じる現象を，鶏小屋chicken wireの金

網の網目の1カ所に鉤をかけて引くとできる針金の集合と同様の現象と述べている。原文は次のようである：condensation and obliteration of the interareolar spaces account for the "ligament" apparent at the operating table。

疎性組織化した筋膜で被覆される血管，神経，疎性結合組織の束（Uhlenhuthの筋膜鞘fascial capsule）が靱帯と定義されるならば，骨盤靱帯の支持機能は肯定されることになる（140頁の腟傍組織の解剖を参照されたい）。

### 図40 靱帯のThe chicken wire説

Range & Woodburneは，靱帯とは鶏小屋の金網chicken wireの中央にに鉤をかけて下に引くとできる針金の凝集体のようなものだと述べている。

### Fig. 40. The 'chicken wire' theory for a ligament.

Range and Woodburne state that a ligament is an aggregation of tissue that resembles chicken wire, which can be replicated by hooking its mid-portion with an instrument and pulling it downward as demonstrated in the figure.
(Reproduced from 'Range RL & Woodburne RT: The gross and microscopic anatomy of the transverse cervical ligament. Am J Obstet Gynecol 1964; 90: 465, Fig.4'.)

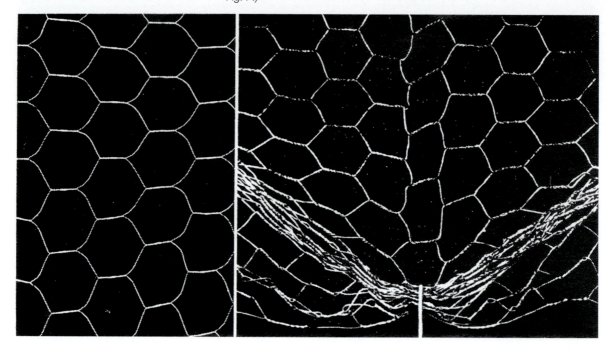

# Ⅱ 骨盤腹膜

　Terminologia Anatomicaでの腹膜peritoneumは，漿膜serosaと漿膜下組織subserous tissueに分類される。そして筋膜と同様に壁側腹膜parietal peritoneumと臓側腹膜visceral peritoneumに区別される。しかし，腹膜は，腹腔内から見た漿膜serosaと，腹膜外隙extraperitoneal spaceから見た漿膜下組織subserous tissueでは名称が異なる。

　腹腔内から見た漿膜にはところどころに隆起があり，ヒダ（襞，plica, fold）とよばれる。ヒダの部分を後腹膜腔から見ると，胎生期の遺残である索chordaと漿膜下組織が肥厚した靱帯がヒダに続いて存在する。表10に各々を対応させてまとめた。これはあくまでも肉眼解剖学の記述である。

　臨床用語（臨床解剖学とは言い切れない）では，ヒダは使用されない。直腸子宮ヒダは仙骨子宮靱帯であり，膀胱子宮ヒダは膀胱子宮靱帯とよばれている。

　筆者は，仙骨子宮靱帯は直腸子宮靱帯を漿膜が覆ったものであるとGynecol Oncol（1996）に発表した。

### 表10　腹膜隆起（ヒダ）と索・靱帯

| ヒダ<br>Fold | 索・靱帯<br>Chorda or ligament | 備考 |
|---|---|---|
| 正中臍ヒダ<br>middle umbilical fold | 正中臍索<br>middle umbilical ligament | 尿管膜urachusの遺残 |
| 内側臍ヒダ<br>medial umbilical fold | | 閉鎖した臍動脈線維性遺残 |
| 外側臍ヒダ<br>lateral umbilical fold | 外側臍索<br>lateral umbilical ligament | 下腹壁動脈の隆起 |
| 直腸子宮ヒダ<br>rectouterine fold | 直腸子宮靱帯<br>rectouterine ligament | 仙骨子宮靱帯を覆う腹膜 |
| 膀胱子宮ヒダ<br>vesicouterine fold | 膀胱子宮靱帯<br>vesicouterine ligament | Terminologia Anatomicaにはない |
| ヒダの名が付かない隆起 | 子宮円靱帯<br>round ligament of uterus | |
| ヒダの名が付かない隆起 | 子宮広間膜<br>broad ligament of uterus | 広靱帯の基底部が頸横靱帯である |
| ヒダの名が付かない隆起 | 卵巣提靱帯<br>suspensory ligament of the ovary | |

基礎編

# 第3部
# 筆者の臨床解剖学

## 第1章
## 伝統的臨床解剖学と関連術式の矛盾

　手術は，臨床解剖学をベースにして構築される。Savageのthe condensation in the base of the broad ligamentは，ClarkやWertheim手術を生み，Mackenrodtの頸横靱帯は，Latzkoや岡林手術を誕生させた。しかしMackenrodt以後は広汎子宮全摘術に関する新しい理論の発見はなかったといえよう。それに従うようにLatzkoや岡林手術以後は，時代とともに技術的進歩はあるものの，新しい術式の発表はなかった。そのために広汎子宮全摘術は，時代の進歩とともに理論（臨床解剖学）と手技の間の乖離が大きくなった。両者の辻褄を合わせようとする20世紀末の術式は，手技の限界といっても過言ではない。古い理論への拘泥は，術式の進歩との間に多くの矛盾を生じた。こうした状況でアメリカは，Greenhill JP (1943)の「もはや手術療法の時代は終わった」を契機に放射線療法に移行した。

　1998年に編纂されたTerminologia Anatomicaの中に，臨床用語が導入された。International Federation of Associations of Anatomists (IFAA) の目的の一つは，肉眼／系統解剖学と臨床解剖学practical anatomyの共存あるいは融合にあると考えられる。何度も述べたが，1998年以前の臨床解剖学は，外科的に作られたartifactを肉眼解剖学というフィルターを通して表現されていた。IFAAや解剖学者は，これらの人工的形態を解剖学として承認しようというのであり，手術療法が決して破棄されたものではないことを示す。

　この章では根治性を求めて拡大の一歩をたどった20世紀の手術と伝統的理論（解剖学）の間に発生した疑問や矛盾を列挙し，それらを再検討することにより新しい臨床解剖学を構築しようとする。

## I　伝統的臨床解剖学の矛盾

　小林は，著書の中で「Wertheim術式では直腸と骨盤側壁との間に組織連絡が残るが，岡林法では何も残らない……」（現代産科婦人科学大系，8E子宮頸癌，348頁）と述べている。このようにLatzko／岡林手術をはじめとする伝統的子宮頸癌手術では，解剖学的に膀胱側腔を骨盤底（陰部裂孔genital hiatus付近）まで展開し，直腸側腔を仙骨面に沿い同じく骨盤底まで発掘することを原則として，性器（子宮および腟）の側方靱帯が分離される（図17, 21）。そしてその性器側方靱帯（頸横靱帯＋腟傍組織）の切除（Latzko手術）は，①上挙筋筋膜を膀胱側腔から直腸側腔下方部に向けて穿孔（図17），②性器側方靱帯を骨盤側壁付着部に沿って切離（図18の両矢印赤点線，図21）の方式で行われる。詳細は38～49頁に記載してある。

　伝統手術では頸横靱帯が，実際の手術ではなぜ「直腸の脇」で切除されるのか，またLatzko手術や小林手術では直腸側腔を二分する隔壁を切除する必要がなぜ出現するのか，しかも隔壁について何の説明もない（図18, 19, 29）。岡林やMeigsは，この隔壁の存在には触れていない。しかし彼ら（Latzko, Peham-Amreich, 小林）が切除する基靱帯は，この隔壁であることは間違いない。しかも彼らは，事実に反して頸部に平行な基靱帯を描いている。小林の描いた図29を参照していただきたい。

　こうした説明されない部分から生じた矛盾や疑問を列挙し，実際（手術）的に経験した「なぜ」を，筆者の解剖学的視点から解決に結びつけようと考える。

　図41は，1981年から約2年間に筆者が行った岡林式広汎子宮全摘術の摘出物である。方法は，手術書〔Peham-Amreich手術書を土台にした小林隆著の子宮頸癌手術（1961），遠藤幸三著実地産婦人科手術（1970）〕などに

### 図41 筆者の行った岡林式広汎子宮全摘術の摘出物（1981〜1982）

膀胱側腔と直腸側腔を骨盤底まで掘って出現させた側方子宮傍組織を切除した。幅広く摘出されたいわゆる頸横靱帯に注目してほしい。赤線は切除した頸横靱帯の幅を示す。

### Fig. 41. Specimens removed during Okabayashi procedure for radical hysterectomy by the author from 1981 to 1982.

Following excavation of the paravesical and pararectal spaces down to the pelvic floor the lateral parametrium emerged and was excised. Note : the so-called lateral parametrium that has been extensively resected. The *red bracket* on the photograph indicates the width of the excised transverse cervical ligament.

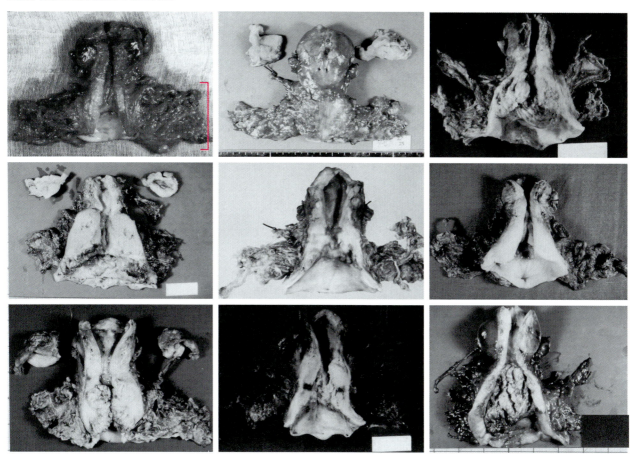

### 図42 膀胱側腔から見た頸横靱帯起始部

内腸骨静脈へ閉鎖静脈と深子宮静脈が還流する。膀胱側腔の深部には他の多数の血管が存在する。膀胱側腔の発掘される方向は，S3付近で，決して生殖裂孔ではない。

### Fig. 42. The origin of the transverse cervical ligament as seen from the paravesical space.

The obturator and deep uterine veins join the internal iliac vein. There are many blood vessels deep within the paravesical space. The direction for excavation of the paravesical space is in the vicinity of S3, not the genital hiatus.

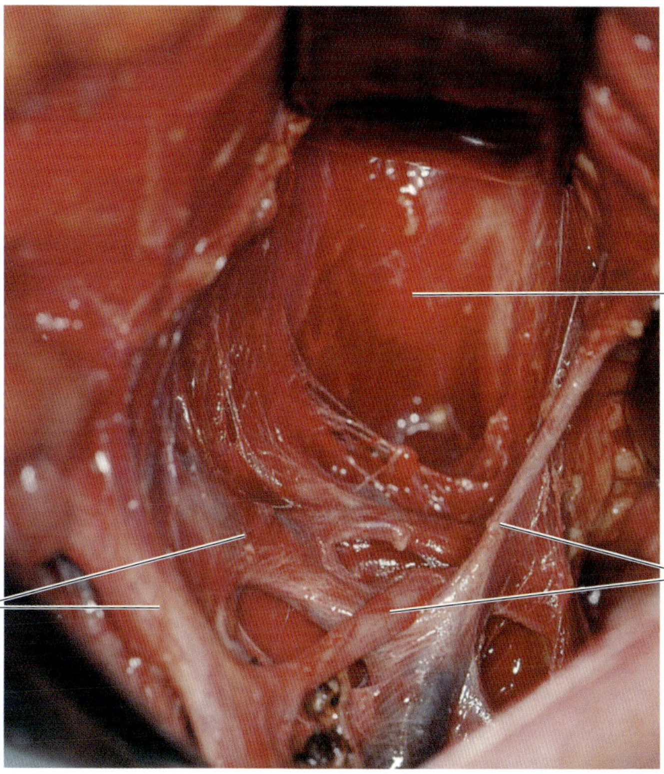

従い，忠実に膀胱側腔と直腸側腔を骨盤底まで掘った(図19, 42, 図95a,b参照)。そして出現した頸横靱帯を先人の方法に従い，一括切除しようとした(図19～21, 29)。しかし術中，眼前に展開された術野の所見は，教科書や手術書からイメージされる状況とは大いに異なるものであった(垂直に掘られるのである；図42)。しかも直腸側腔は仙骨面で行き止まりであり，骨盤底まで進めようとすると底部から湧き出すような出血に見舞われた(図45参照)。

以下に，伝統的広汎子宮全摘術，特に頸横靱帯の切除に伴い展開される疑問と矛盾について羅列する。そして筆者の解剖と手術から得た知識と比較する。

それらの疑問に対する筆者の回答は139頁に記載する。

## A　直腸側腔の矛盾

仙骨の彎曲に沿うようにして発掘した直腸側腔は，S3付近の仙骨面で袋小路となり骨盤底には達することができない。図43は，直腸側腔と膀胱側腔を仙骨面まで掘り，腔間の隔壁(Latzko隔壁Latzko septum)を分離した人体解剖である。図では，膀胱側腔の底部をなす上挙筋筋膜が(Peham-Amreich：capsuleと表現)が隔壁近くで一部剝離され，Latzkoの直腸側腔下方部が作成され，その末に上方部と交通させてある。露出された直腸側腔の底部(仙骨面)には，拡張した静脈や脈管などの内腸骨血管前枝の終枝が見られる(図43)。直腸側腔の尾側面には図45のように一連の内腸骨臓側血管が，結合組織とともに1枚の壁を作る。行き止まりの直腸側腔上方部と下方部をつなげるためには，骨盤側方靱帯の底部(仙棘靱帯と直腸側方靱帯の間)を貫通させなければならない(図42)。ここは直腸の領域である。この領域を頸横靱帯の範疇として，それを切除する理由はない。そもそもリスクが高すぎる(図44)。

## B　膀胱側腔の矛盾

生殖裂孔付近の骨盤底(陰部裂孔genital hiatusの恥骨尾骨筋 levator ani, pubic part)まで掘られる膀胱側腔は，際限なく深い印象であった(図41)。実際の手術に必要な膀胱側腔は，仙骨に向けて垂直に掘ることで達する腸骨尾骨筋までででも必要十分である。恥骨尾骨筋までの展開は，Ⅲa期子宮頸癌以外の手術では適応外である(図43)。

## C　頸横靱帯底

伝統的な性器側方靱帯は，広靱帯/基靱帯(or頸横靱帯)/腟傍組織の連続体とされた(図11～16)。それならば頸横靱帯の底部は，頸横靱帯と腟傍組織への移行部でなくてはならない。これは術中の感覚とは異なる。小林の描いた図29はその矛盾を訴えている。

## D　Latzko隔壁(小林の隔膜)とは何か？

Peham-Amreichが述べるLatzko手術での直腸側腔上方部と下方部の間の隔壁septum(正式な命名はない)は，なんであろうか？　図18～21に描かれる頸横靱帯は，このseptumとしか考えようがない。筆者の図43, 45を参考にしていただきたい。岡林の手術書やMeigsの論文は，この隔膜の記載はない。しかし彼らの基靱帯(頸横靱帯)の位置は，このseptumである。彼らは暗黙or無意識にそれを認識していたのではないだろうか？

## E　骨盤底の矛盾

立位で観察する肉眼解剖学の骨盤底pelvic floorは，陰部裂孔周辺のlevator cleft，すなわち肛門挙筋恥骨部pubic part(恥骨尾骨筋pubococcygeus)付近である。それに対して手術で到達する直腸側腔の最底部は，第三仙椎のレベル(仙骨底sacral floor，筆者造語)にあたる腸骨尾骨筋ilial part(iliococcygeus)と梨状筋筋膜/尾骨筋(梨状筋下孔)の付近である(図43)。しかも，内腸骨動静脈の終枝は，梨状筋下孔へ入る。肉眼解剖学と臨床解剖学の骨盤底は，使い分ける必要がある。それを認めないところに矛盾が生じている(図42～45)。

## F　頸横靱帯内血管の疑問

図45にある靱帯内の血管は子宮動静脈だけではなく，その深部にはまだ多くの動静脈が存在し，分離された血管は1枚のプレート上に配列された。これは何を意味するのか。

## G　血管損傷のリスク

仙骨面まで発掘した直腸側腔上方部と膀胱側腔を背方へ拡大した下方部の間にトンネルを作る必要性があ

### 図43a/b 分離された骨盤側方靱帯（固定遺体）

固定遺体を用いた模擬Latzko手術とその模型図。paravesical spaceが上挙筋筋膜まで展開され，一部は直腸側腔下方部が露出されている。直腸側腔上方部と下方部は，側方靱帯の底部でトンネルにより連結されている。Peham-Amreichや小林らは，この分離された血管結合組織束をtransverse cervical ligamentとはよばなかった。

### Figs. 43a/b. Isolated lateral pelvic ligament separated from a fixed cadaver.

This demonstrates the result of a mock Latzko procedure on a fixed cadaver together with a schematic illustration. The paravesical space is seen developed up to the superior levator ani fascia with the lower port of the pararectal space partially exposed. The upper and lower ports of the pararectal space are united by a tunnel at the base of the lateral ligament. Peham-Amreich and Kobayashi did not recognize this isolated neurovascular bundle now known as the transverse cervical ligament.

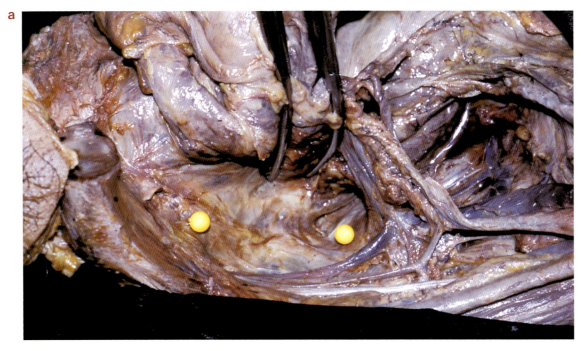

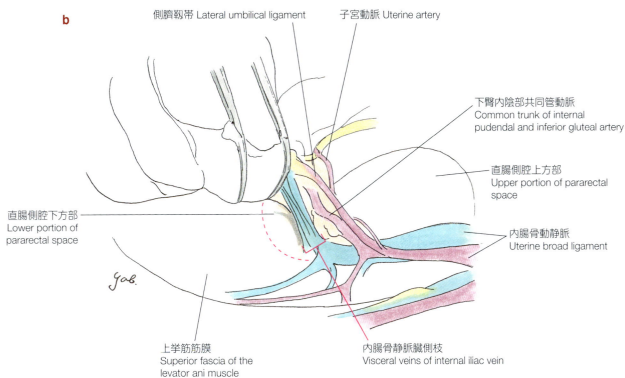

### 図44a/b 骨盤壁側の血管(固定遺体解剖)

骨盤側壁から仙骨面の血管，神経が剖出されている。骨盤側方靱帯を一括して挟鉗し，尾側へ牽引してある。点線が側方靱帯の起始部に相当する。伝統的広汎子宮全摘術で，先人らは最終的にこのような場面の展開を目論んでいたと想像される。

### Figs. 44a/b. Dissected pelvic parietal blood vessels of a fixed cadaver.

On a fixed cadaver we can see dissected blood vessels and pelvic splanchnic nerves on the pelvic sidewall and surface of the sacrum. The pelvic lateral ligaments can be seen clamped *en masse* and drawn caudally. A *dotted red line* corresponds to the origin of these ligaments (**a**). This is also demonstrated on the schematic illustration (**b**). The author believes that his predecessors had such a development in their mind, and it would ultimately be recognized in traditional radical hysterectomy.

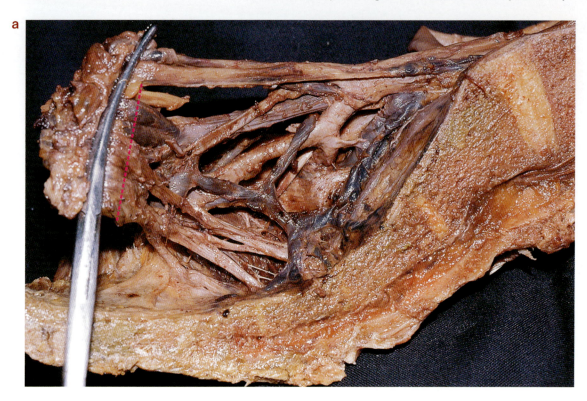

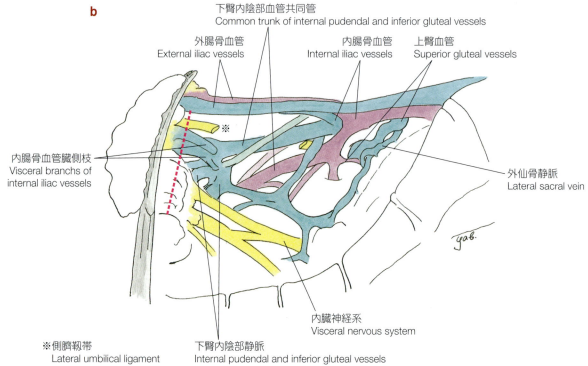

※側臍靱帯 / Lateral umbilical ligament
下臀内陰部静脈 / Internal pudendal and inferior gluteal vessels
内臓神経系 / Visceral nervous system
外仙骨静脈 / Lateral sacral vein
上臀血管 / Superior gluteal vessels
内腸骨血管 / Internal iliac vessels
下臀内陰部血管共同管 / Common trunk of internal pudendal and inferior gluteal vessels
外腸骨血管 / External iliac vessels
内腸骨血管臓側枝 / Visceral branchs of internal iliac vessels

第1章　伝統的臨床解剖学と関連術式の矛盾

### 図45a/b　Latzko手術の隔膜

Latzko手術で直腸側腔上方部と下方部の間で剖出された隔膜。（図の）下方が左直腸側腔上方室である。白い詰めものをしてあるのが左膀胱側腔である。骨盤側方靱帯の後筋膜を切除し，膀胱側腔に面する前筋膜を温存してある。隔膜の中の血管を分離してある。側臍靱帯（動脈），上膀胱動脈，子宮動脈，中直腸動脈，中直腸静脈が，内腸骨血管幹を起始部として1枚のプレートを作ることが示される。

### Figs. 45a/b. Latzko procedure for dissection of the septum.

Shown is the septum as observed in the Latzko procedure, where it is dissected at a point between the upper and lower parts of the pararectal space. At the bottom of **a** lies the upper part of the left pararectal space. The area with white packing indicates the left paravesical space. The posterior fascia of the lateral pelvic ligament facing the lower part of the pararectal space can be seen excised, but the anterior fascia facing the paravesical space is spared. The blood vessels within the septum can be seen isolated. The trunk of the internal iliac vessels acts as origin for the lateral umbilical ligament (or artery), superior vesical and uterine arteries and middle rectal vessels, which together form one plate.

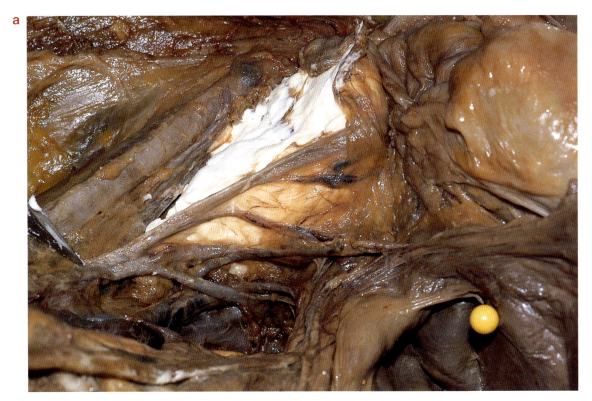

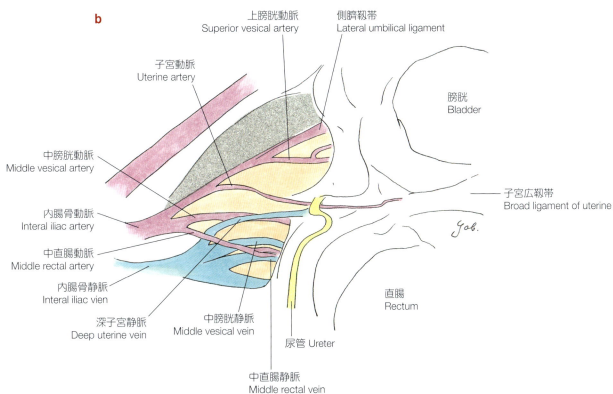

ろうか？ 隔壁を貫通する際に，骨盤の底から湧き出るような静脈性出血に幾度も遭遇した。出血が，図43〜45に見る仙骨表層の怒張した静脈や側壁静脈を損傷させた結果であるとしたら，なぜここまでが手術範囲になったのか説明されていない。人々は，いまだにWertheimの呪縛（30頁）から解き放されていないのか！

## H　直腸側方靱帯の否認

筆者は，膀胱側腔，直腸側腔，直腸腟隙（スペース），膀胱腟隙などすべての腔を作成し，頸横靱帯，膀胱子宮靱帯，仙骨子宮靱帯，腟傍結合組織などの靱帯をすべて切離したのにもかかわらず，子宮/腟は完全にフリーにすることができなかった。原因は，骨盤側で挟鉗，切離された靱帯の一部が，直腸とつながっていたためである（図46）。この部分は，Gray解剖学（第36英国版，1980）で直腸側方靱帯Lateral rectal ligamentと記載される。筆者の知る限り，この用語が婦人科の手術書には登場した記憶はない。1990年初頭では，消化器外科医もほとんどが知らなかったが…。直腸側方靱帯の存在を認識すべきである。

## I　左右直腸側腔の交通

直腸側腔の発掘の際に，左右の腔が仙骨面でつながってしまう事例を幾度も経験した。明らかに直腸側腔の深部（背側）は，直腸の領域である。

## J　膀胱直腸麻痺

教科書に沿って行った手術では，膀胱，直腸の機能が，程度の差はあるもののすべての例で障害された。

## K　過剰切除

Latzkoの腟傍組織切除は，上挙筋筋膜の切除が行われなければ達成できなかった（図19）。これはextended endopelvic resectionに近い方法で，リスクが高すぎた。しかもここには，血管，リンパ管，神経の分布の頻度は低く，癌の浸潤もみることは少なく，切除の必要性があったのか大いに疑問である。

## L　三次元性の欠如

広汎子宮全摘術には三次元的な感覚が必要とされる。伝統的臨床解剖学では，子宮/腟の側方靱帯（頸横靱帯と腟傍組織）は，臓器の外側縁に平行に付着する形態で表示される（図12，35）。手術で発掘される膀胱側腔と直腸側腔は，水平な側方靱帯（基靱帯）の腹側と背側に平行なものとして表現される（図47）。内腸骨血管前枝anterior trunkの終枝は，梨状筋下孔に入り，靱帯と血管の走行の関係は説明することができない。

### 図46 頸横靱帯に直腸側方靱帯が含まれる矛盾

伝統的な頸横靱帯が一括挟鉗，切離されるときに，子宮と直腸が完全に分離されるには，仙骨子宮靱帯の切離（矢印A）に加え，側方靱帯の直腸付着部での再切離（矢印B）が必要とされる。

### Fig. 46. Contradiction in the transverse cervical ligament that includes the lateral rectal ligament.

When the traditionally recognized transverse cervical ligament is clamped en masse and severed to completely isolate the uterus from the rectum, it must be severed again (*arrow* B) at the rectal attachment of the lateral ligament in addition to severance (*arrow* A) of the sacrouterine ligament.
(Reproduced from 'Yabuki Y, et al: Dissection of the cardinal ligament in radical hysterectomy for cervical cancer with emphasis on the lateral ligament. Am J Obstet Gynecol 1991; 164: 7-14'.)

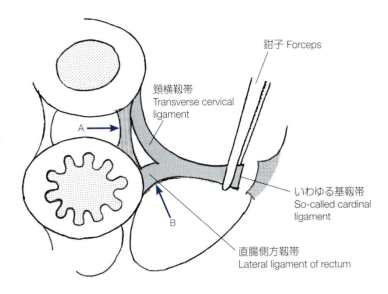

### 図47 伝統的な性器側方靱帯と側腔

Magrina JF（Gynecol Oncol, 2011）の図からイメージされた性器側方靱帯と膀胱側腔と直腸側腔の関係である。頸横靱帯と腟傍組織は，性器の外側縁に平行に付着し，膀胱側腔と直腸側腔は，靱帯に平行に掘られている。この図から理論的には，膀胱側腔から頸横靱帯を穿孔し直腸側腔までつなげば（A），側方靱帯の離断（B）は可能である。しかし，実際的にはできない。図29を参照されたい。

### Fig. 47. Schematic illustration of the traditionally recognized lateral genital ligament and paravesical/pararectal spaces.

This is a modified illustration from *Magrina JF, et al.: Robotic approach for ovarian cancer: perioperative and survival results and comparison with laparoscopy and laparotomy. Gynecol Oncol. 2011.* This shows the relationship among the lateral genital ligament, and paravesical/pararectal spaces. The transverse cervical ligament and paracolpium attach parallel to the lateral aspect of the internal genitalia, and the paravesical and pararectal spaces are developed parallel to the lateral genital ligament. Resection of the genital lateral ligament (B) is feasible if one perforates the transverse cervical ligament, so that the paravesical and pararectal spaces can connect (A). However, this maneuver is only theoretically possible, not for practical application. Readers are directed to Fig.29.

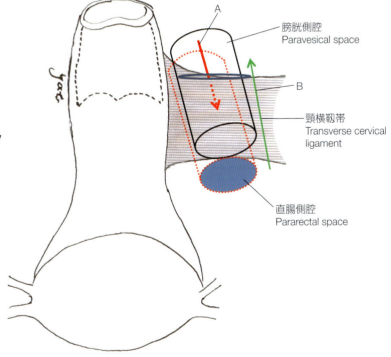

## II　Terminologia Anatomicaの矛盾

　1998年に新しく編纂されたTerminologia Anatomicaにおいて，基靱帯と頸横靱帯は同意語として取り扱われた。1991年に筆者が論文の中で取り上げた時点での頸横靱帯は，ほとんど死語にも等しかった。これがTerminologia Anatomicaで復活された理由は明らかにされていない。先にも述べたが（26頁），Savageの靱帯（基靱帯，命名はKocks）は，広靱帯とその下端で尿管内側のcondensationを指した（**図3**）。それに対してMackenrodtの頸横靱帯は，壁側筋膜（起始部）が子宮頸部へ延長したものである（**図10**）。2つの靱帯を同じものとして扱うことは，Wertheim手術とLatzko手術を同じ術式として扱うに等しい。Uhlenhuth（1948）のthe cardinal ligament of Mackenrodtに象徴されるように，この時点で頸横靱帯という用語は，消滅したといって過言でなかろう。

　骨盤内の靱帯はsubserous layerに彫られるartifactであると，筆者は考える。生体を可能な限りあるがままに表示しようとする肉眼解剖学との差は歴然とそこにある。この水と油のような両者を融合させることは，容易ではない。

## III　Peham-Amreichの直腸側腔への作為

　**図37**は，25mmの厚さに前額断した骨盤臓器を，まず腹膜後隙を掘って膀胱側腔を作り，さらに上挙筋筋膜を肛門挙筋から剥離して直腸側腔下方部lower port of pararectal space（Latzko）を作った腟側方靱帯の模型である。Peham-Amreichの時代ごろからこの上挙筋筋膜の形態が頭側へ延長したものが頸横靱帯であると考えられてきた（**図13，14，16**）。

　この形態をベースに膀胱側腔と直腸側腔は，性器側方靱帯（頸横靱帯と腟傍組織の連続体）の腹側と背側に平行に作成される腔であるとされた（**図47**）。そのために性器側方靱帯は，骨盤底と骨盤側壁の2カ所で離断すれば，切除できると考えられてきた（**図9，17，35**）。しかし現実的にはそううまくはいかなかった（**図15，29，43**）。Peham-Amreich手術書の中のLatzko手術は，直腸側腔を上方部と下方部に分ける隔壁があり，それを切除して初めて性器側方靱帯の切除がなされると述べている（40頁，しかし具体的な図はない）。一方でPeham-Amreichは，この隔壁が何であるか一切触れていない。しかも，解剖学的には側方靱帯は，性器の外側縁に平行であると描かれる（**図20，21**）。だがLatzkoのこの隔壁は，**図19，24**そして**図43**からは，外側縁に平行なものとは考え難い。Peham-Amreichも，この矛盾に気付いていたと推測される。しかしそれを容認することは，肉眼解剖学の伝統（**図13**）に反することでもあり，自分たちの理論を覆すことになる。

　臨床解剖学視点からいえば，確かにこの理論が，ClarkやWertheim手術のように尿管の内側の"基靱帯"に適応される時点は，臨床的な矛盾は生じない。しかし現代の広汎子宮全摘で作成される"頸横靱帯"は，尿管から外側に掘られた膀胱側腔と直腸側腔の間のartifactである（**図19**）。このartifactは，内腸骨血管前肢の臓側枝に沿って作成されるために，子宮頸部に平行ではなくむしろ垂直の形状となる。手術で作成される**図92**（後述）や**図236**（後述）での血管切断端からも推測できる。そのためにLatzkoあるいはPeham-Amreichは，2つの直腸側腔を想定しその間の隔壁を切除することで問題を解決したのではなかろうか。頸横靱帯の平行附着説は，Netter FH（1974）の図（**図15**）として今日まで受け継がれている。しかし，それはClarkやWertheim手術までの適応である。

　日本において1961年に上梓された小林隆（当時東京大学教授）の子宮頸癌手術にも，Peham-Amreichの理論が図として表示されている（**図29**）。

　こうした伝統的な広汎子宮全摘術にみられる解剖学的な矛盾への回答は，次の章で述べる。一言付け加えれば，Peham-Amreichの**図21**で切除された性器側方靱帯は，**図36**の白点線で示す尿管より内側，すなわち基靱帯と考えなければ辻褄が合わない。

# 第2章
# 子宮傍組織の臨床解剖学と組織学

　骨盤の肉眼／系統解剖学(肉眼解剖学と略す)と組織学で靱帯は，腱や密性結合組織を指す。一方で臨床解剖学，特に婦人科手術においては"何々靱帯"なる用語は必須であるが，それは必ずしも密性結合組織ではない。Terminologia Anatomicaには，臓側腹膜を漿膜serosa；serous coatと漿膜下組織subserosa；subserous layerに分ける。そして新しく導入した基靱帯/頸横靱帯，仙骨子宮靱帯/直腸子宮靱帯や恥骨頸靱帯などは，subserous layerとして総括しようとしたねらいが窺われる。しかし肉眼解剖学と臨床解剖学は，油と水のような関係にあり，無理に融合させることは，逆効果にもなりかねない。ここでは，subserous layerの組織学と，それを通して肉眼/系統解剖学と臨床解剖学のつながりを述べてみたい。

## A　臨床解剖学とは？(解剖学を定義する)

　臨床用語が解剖学用語集に導入されてまだ20年にすぎない。それまで臨床用語は，慣用語としては用いられ，正式な臨床解剖用語はなかった。臨床用語は，肉眼解剖学というフィルターを通して解釈or定義された。そのために理論(解剖学)と実地(手術)の間には，部分的に大きな乖離が生じていた。IFAAが決断した臨床用語の導入は，解剖学あるいは解剖学者が外科的に作成された人工的形態を解剖学の範疇に加えることを示すものである。筆者は，子宮頸癌手術の経験を中心に肉眼/系統解剖学と臨床解剖学を次のように定義する。
肉眼/系統解剖学Descriptive anatomy：肉眼/系統解剖学は，生体を可能な限りあるがままに表示する学問である。そのために形態的に普遍性が高い。
臨床解剖学Practical anatomy：臨床解剖学は，臨床的に作られたartifactを説明する手段である。そのために時代の進歩，新しい術式の登場で変化する。

　組織学histologyは，顕微鏡的解剖学の一研究部門である組織標本を通して，肉眼/系統解剖学に作成される臨床解剖学の関係について述べてみたい。ただし，Terminologia Anatomicaには組織学用語は含まれていない。

## B　Subserous layerの肉眼解剖学と組織学

　1930年代からGoff(SGO, 1931)，Koster(AJOG, 1933)，Berglas & Rubin(SGO, 1953)，Range & Woodburne(AJOG, 1964)，Fritsch(Ann Anat, 1992)らが言い出したように漿膜下組織subserous layerは，組織学的にも19世紀のMackenrodtらが考えたような壁側骨盤筋膜に相当する密性の筋膜は見当たらず，ほとんどが疎性結合組織と脂肪組織とそれを取り囲む膠原線維や，血管と血管鞘，神経などで構成される。これらを主体としたsubserous layerの構造が，骨盤の支持機構の中心をなす。

　小骨盤内のsubserous layerは，小骨盤上口pelvic inlet(分界線と仙骨翼の縁)内の壁側筋膜(内閉鎖筋，梨状筋，肛門挙筋，尾骨筋らの筋膜)に囲まれた，ロート状の疎性結合組織構造体である。そして天蓋は，臓側腹膜正確には漿膜である(図48)。

　実際subserous layerは，靱帯という古典的なイメージ(壁側筋膜)によって区分化される。そうした靱帯を拙書では，脂肪組織と血管，神経と被覆結合繊維の束としてイメージしようと試みる。

　図37，49a～d，50a～c，51a～cは，村上(元札幌医科大学解剖学教授)らの剖出によって前額断された骨盤臓器の肉眼解剖と，subserous layerを中心とした組織標本と，その説明図(筆者)である。なお，組織標本の撮影は，オリンパスのvirtual slide system VS-100を用いた。図49は，図50，51と異なる遺体である。

### 1. 子宮頸腟上部切断面

　図49a～cは，前傾前屈した子宮体部から頸腟上部supravaginal part of uterine cervixの移行部と下部直腸と，それぞれの側方靱帯を前額断in situ frontal sectionした肉眼解剖，組織像と説明図である。切断面には子宮体部から頸部，直腸が現れ，縦に子宮上行動静脈が並ぶ(この並びを第Ⅰ列とよび，図ではⅠと表示，以下同じ)。この第Ⅰ列はperimetriumとよぶにふさわしく，Savage/

Kocksの基靭帯に相当する（**図49d**）。この列は，子宮動静脈と疎性結合組織が主体であるが，外側組織に比べてやや膠原組織と弾性組織が多い。また第Ⅰ列は，頭側で仙骨子宮靭帯や直腸側方靭帯に続く。尾側では子宮頸傍組織paracervixから腟傍組織paracolpiumへとつながる。

第Ⅱ列は，尿管と骨盤神経叢pelvic nerve plexus（下下腹神経叢inferior hypogastric plexus）から上行する骨盤自律神経が，薄い筋膜で覆われる。この列のなす層は，頸横靭帯の翻転部に相当すると考えられる。すなわち膀胱子宮靭帯深層である。骨盤神経叢を貫く中直腸動静脈は，直腸へ向かう直腸側方靭帯の存在を示唆する。骨盤神経叢を形成した後の自律神経系は，骨盤切断面に沿うように上行している。村上が行った髄鞘染色と鍍銀染色の二重染色によると，無髄線維束（下腹神経あるいは末梢側枝）は臓器に近接し，有髄神経を多く含む神経束（骨盤内臓器神経）は，骨盤神経叢とそれから上行する神経線維に多く存在する。

**図48** 展開されたsubserous layer
骨盤臓側腹膜と漿膜下筋膜を除去した新鮮遺体の解剖。膀胱側腔，Latzko式直腸側腔が展開され，2つの間に頸横靭帯を露出してある。真上からの撮影である。直腸側腔にはS2〜S4の骨盤内臓神経が分離されている。膀胱側腔には上挙筋筋膜の一部が除去されて直腸側腔下方部が露出している。下腹神経とS2〜S4の骨盤内臓神経が，骨盤神経叢を作る。靭帯前筋膜は上挙筋筋膜に続き，靭帯後筋膜は尾骨筋と梨状筋の内側を覆う深筋膜に付着する。

**Fig. 48.** Development of the subserous layer.
A photographic image of a fresh cadaver shown from a surgeon's perspective following removal of the pelvic visceral peritoneum and subserous fascia. The paravesical and Latzko pararectal spaces can be seen developed and the transverse cervical ligament exposed between the two spaces. The pelvic splanchnic nerves (S2-4) are seen isolated within the pararectal space. A portion of the superior levator ani fascia has been resected, and the lower part of the pararectal space can be seen partially exposed in the paravesical space. The hypogastric nerve and S2-4 constitute the inferior hypogastric plexus. The anterior fascia of the ligament continues to the superior levator fascia, and the posterior fascia of the ligament attaches to the deep fascia that covers the coccygeus muscle and inner aspect of the piriformis muscle.

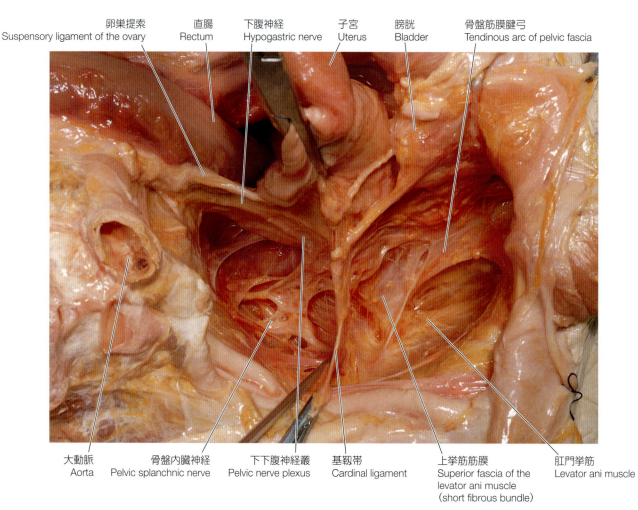

第Ⅲ列は，内腸骨血管により形成される。頸横靱帯と直腸側方靱帯の根部originはもう少し尾側の切片（図50）で現れることになる。外腸骨血管の外側に内閉鎖筋と肛門挙筋を被覆する筋膜がある。肛門挙筋を覆う内側の筋膜は，上骨盤隔膜筋膜superior fascia of pelvic diaphragm（上挙筋筋膜superior levator fascia）とよばれる。下骨盤隔膜筋膜の外側にあるのは，陰部神経とAlcock管（壁は薄くて見えない）である。

図49dには仙骨子宮靱帯uterosacral ligamentが，かなりまとまった結合組織束として，（頸部の断面を時計の文字盤に見立てれば），4時付近に見られる。仙骨子宮靱帯から出た結合組織が，自律神経の内側に沿うように上行し，尿管の脇を通りさらに上行する様子が写し出されている。この連続した結合組織は，恥骨頸部筋膜，子宮頸部筋膜，そして仙骨子宮靱帯につながる筋膜と考える（図49dの青点線）。

**図49a** 子宮峡部の周辺のマクロスライス標本
子宮体部と頸部と下部直腸を自然位で前額断した局所解剖。90歳の経産婦。多少切断面の左右方向のずれがある。

**Fig. 49a.** Macroscopic specimen excised from vicinity of the isthmus of the uterus.
This shows topographical anatomy of an in situ frontal section of the uterine body/cervix and lower portion of the rectum from a 90-year-old parous woman. There are some visible gaps to the right and left of the section.

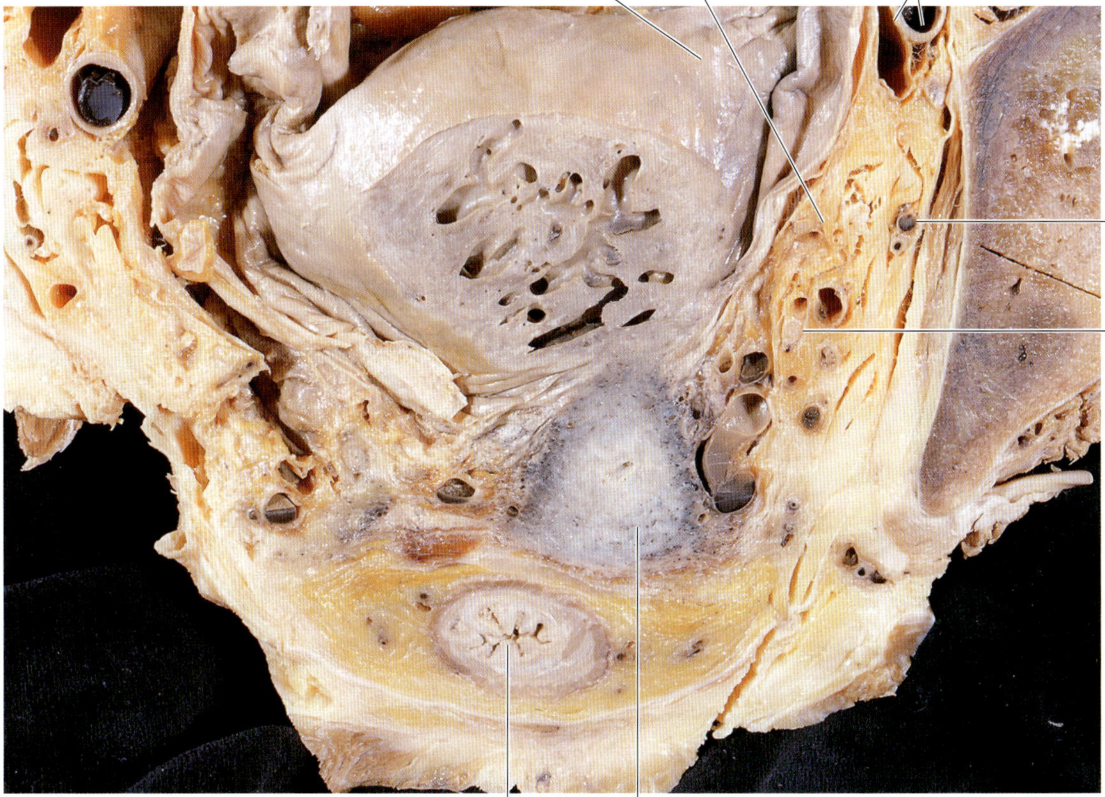

上膀胱動脈 Superior vesical artery
子宮体部 Uterine body
外腸骨動静脈 External iliac vessels
閉鎖血管 Obturator vessels
尿管 Ureter
直腸 Rectum　子宮頸部 Uterine cervix

### 図49b/c 子宮峡部の周辺の組織学と略図

aの右半分の組織像と説明図。断面には内側から，Ⅰ）深子宮静脈─子宮上行動静脈の列，Ⅱ）下下腹神経叢─骨盤自律神経─子宮動脈─尿管の列，Ⅲ）内腸骨血管の列，Ⅳ）外腸骨血管の列が縦割りに並ぶ。靱帯とよぶに相応しい構造体は見出せない。組織染色は，ヘマトキシリン・エオジン染色である。

### Figs. 49b/c. Histology and illustration of the isthmus of the uterus and its surroundings.

b shows tissue stained with hematoxylin and eosin, which was taken from right half of a and its schematic illustration (c). Longitudinally aligned in a medial to lateral direction are the following: Ⅰ the deep uterine vein/uterine ascending vessels; Ⅱ the inferior hypogastric plexus/pelvic autonomic nerve/uterine artery/ureter; Ⅲ the internal iliac vessels; and Ⅳ the external iliac vessels. Ligamental structure was found to be non-existent.

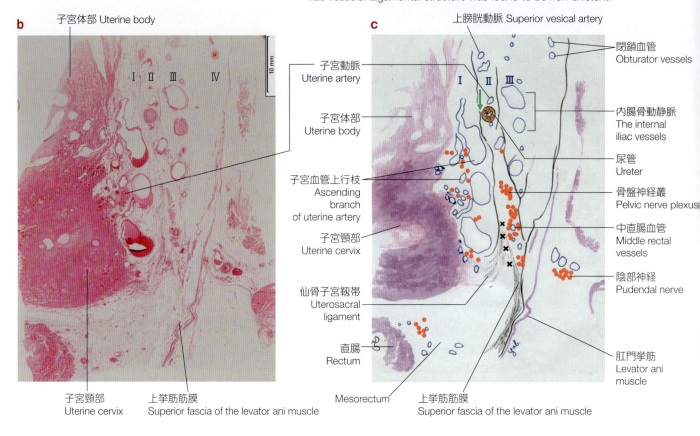

### 図49d Savage/Kocksの基靱帯

拡大されたaの右半分とその組織像。子宮動静脈上行枝により占められる青い点線の内側の領域は，Savage/Kocksの基靱帯に相当する。ⅠとⅡをあわせた領域が頸横靱帯である。

### Fig. 49d. Cardinal ligament of Savage/Kocks

Shown is an enlarged section of the right side of Fig. 49a and its histology. The area medial to the blue dotted line is occupied by the ascending branches of the uterine vessels and corresponds to the cardinal ligament of Savage/Kocks (Ⅰ). The region labeled I and II is the transverse cervical ligament.

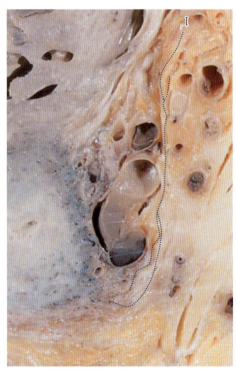
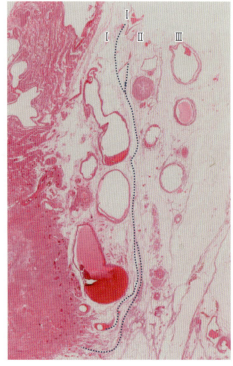

## 2. 子宮頸腟部切断面

図50a〜c, 39(bの拡大)は，子宮頸腟部vaginal part of uterine cervixを通り前額断面の肉眼解剖，組織像と説明図である。膀胱，子宮頸腟部，直腸(膨大部)の各横断面を示す。膀胱子宮窩と直腸子宮窩が出現している。骨盤臓器は，正確に左右対称に切断されていない。しかし，そのために左側では深子宮静脈を中心にした静脈の分布が確かめられる(図50a)。右側では内腸骨血管の腹側に子宮動脈の楕円の断面が観察され，子宮頸の脇の子宮動脈の断面と合わせると頸横靱帯の走行過程が推測できる(図50a,b)。自律神経路は，頸横靱帯付近では膀胱，子宮，直腸各々の臓側枝に分かれるために確認が難しいが，そこを超すとまた観察できるようになる。直腸子宮靱帯も確認が難しい。尿管の外側の血管は，膀胱子宮靱帯深層と側臍靱帯の血管系であろう。左側子宮傍組織像は，次の図51bと重なるところがある。図39のように間質は，脂肪組織と膠原線維に占められる。子宮頸部と上挙筋筋膜の幅(すなわち子宮側方靱帯，図69参照)は，想像以上に狭小である。この断面と図49のそれからは，頸横靱帯と仙骨子宮靱帯が複合体(common pedicle；図38)を形成し，頭外方から尾内方へ向けて走行することが理解できる。ただし仙骨子宮靱帯は，頸横靱帯に比べて血管がほとんど見られず，true sheath-like condensationとよばれる所以であろう。組織染色は，ヘマトキシリン・エオジン染色である。

内閉鎖筋筋膜が，上骨盤隔膜筋膜と下骨盤隔膜筋膜に分かれる付近が，肛門挙筋腱弓tendinous arc of levator aniである。直腸子宮中隔および肛門挙筋と上挙筋筋膜も現れている。子宮頸部の側方から骨盤神経叢へ向かい，さらに自律神経の外側に沿うように上行するやや密な結合組織(筋膜か？)が認識される。この結合組織は，骨盤神経叢の位置から考えて骨盤筋膜腱弓と推測することも不可能でない。

## 3. 腟円蓋での切断面

図51a,b,cは，腟最上部と尿管膀胱移行部および直腸を通る前額面の肉眼解剖，組織像と説明図である。直腸間膜mesorectum(近年の直腸外科ではparaproctiumあるいはpararectal tissueを指す)は，脂肪組織と中直腸動静脈の比較的単純な構成である。腟の外側を占める拡張した静脈により，腟傍組織paracolpiumが形成される。この部分が腟膀胱血管と腟神経の主な通路と考えられる(Iの延長)。

図51bで2つの赤点線四角で囲んだ部分に見られる神

**図50a** 子宮腟部を通り前額断した肉眼解剖
遺体は，子宮腟部vaginal portion of cervix of uterusの前唇から後腟円蓋の最上端を通る面で，やや右上がりに切断されている。自律神経は頸横靱帯により中断されたように見える。

**Fig. 50a.** Topographical anatomy of the pelvic organs on a frontal plane through the vaginal part of the uterine cervix.

The cadaveric tissue is sliced in a slightly slanted upward direction to the right through the uppermost aspect of the anterior lip of the vaginal part of the uterine cervix to the vaginal fornix. The autonomic nerves appear to be interrupted by the transverse cervical ligament.

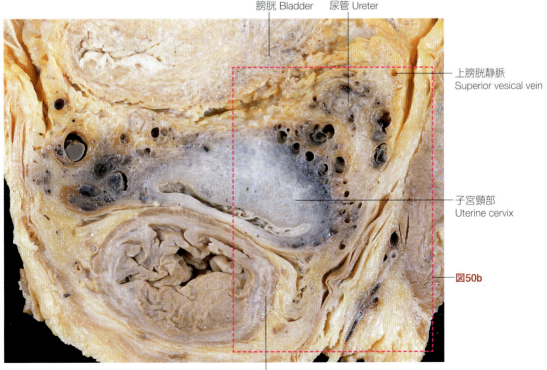

■ 基礎編／第3部　筆者の臨床解剖学

図50b/c　図50aの組織像と説明図

bは，aの四角赤点線に相当する拡大組織像である。neurovascular bundleを筋膜が覆う靱帯構造は明確ではないが，ⅠとⅡの間とⅡとⅢの間には膜構造を思わす層を見る。組織染色はヘマトキシリン・エオジン染色である。

Figs. 50b/c. Histological specimen (b) stained with hematoxylin and eosin together with an illustration (c).

b illustrates a magnified view of a histological specimen sectioned from a (red dotted frame). The ligamentous structure where fascia covers the neurovascular bundle is unclear, but there appear to be membranous layers between Ⅰ and Ⅱ and between Ⅱ and Ⅲ.

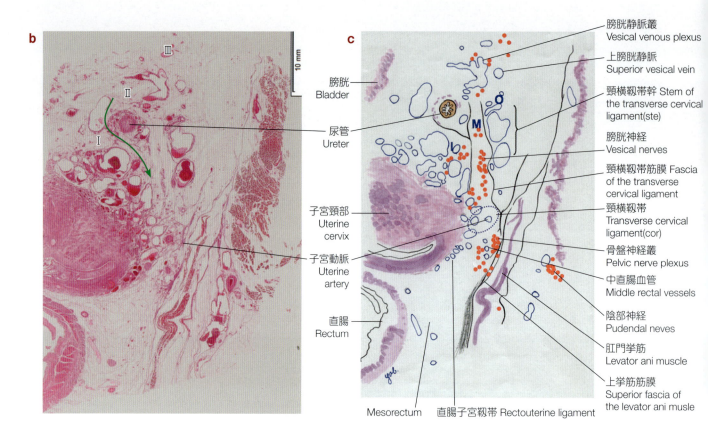

経束で，外側のグループが膀胱子宮靱帯深層からの膀胱枝であり，内側の神経節を含むグループが腟神経枝であることは，腟傍組織の解剖（142頁）で示す。いずれの神経も有髄・無髄線維を含む。尿管と外側の神経を結んだ斜めの走行が第Ⅱ列に相当する。

図37aは，前額面切片に膀胱側腔とLatzkoの直腸側腔下方部を作り，上骨盤隔膜筋膜（肛門挙筋と梨状筋筋膜を合わせた名称。肛門挙筋筋膜，上挙筋筋膜ともにTAにはない）を分離したものである。この骨盤隔膜筋膜は，Mackenrodtのshort fibrous bundleやUhlenhuthのportio cardinalis of levator aniとよばれた。伝統的なlateral parametrium（Mackenrodt靱帯）の原点となる形態であろう。

## 4. 基靱帯と頸横靱帯

図49から図51で子宮側方靱帯を考察する。図50から観察される子宮動脈の高さでの子宮外縁と骨盤側壁の間の距離は，非常に狭い。後で述べる図69bから計算される子宮と尿管の間は，実測で0.7cm（ホルマリン固定による縮小率30％とすると約1cm）である。図52は，子宮動脈の造影像であるが，尿管と骨盤側壁の間はさらに狭い印象を受ける。しかも尿管と交差する前の子宮動脈は，想像されるよりも頭側で分岐し，蛇行しつつ尿管と併走する。交差後はループを作り向きを変えて垂直に子宮へ侵入する。図48に示す広く展開された膀胱側腔と直腸側腔は，蛇行した子宮動脈を含む頸横靱帯を伸展して作られたものである。図37は肉眼/系統解剖学の所見であり，図48とこれから掲載される図53, 68aなどは，臨床解剖学上の所見である。図49, 50と図52をあわせて考えれば，子宮から尿管までが基靱帯であり，子宮から起始部までが頸横靱帯となる。想像以上に幅は狭い。

Querleu & Morrow（Lancet Oncology, 2008）によれば，基靱帯はfibrous connective tissueであり靱帯とよべるが，頸横靱帯はnon-fibrousであるために靱帯ではないと記載する（たぶん尿管より外側の部分）。確かに尿管より外側の疎性結合組織は，尿管の内側のそれよりもさらに疎であるが，靱帯と非靱帯と区別できる所見とはいえない。

## 第2章 子宮傍組織の臨床解剖学と組織学

図51a　腟最上部と膀胱底および直腸を通る前額面の肉眼解剖

Fig. 51a. The topographical anatomy of cadaveric tissue on a frontal plane through the uppermost section of the vagina, fundus of the bladder and rectum.

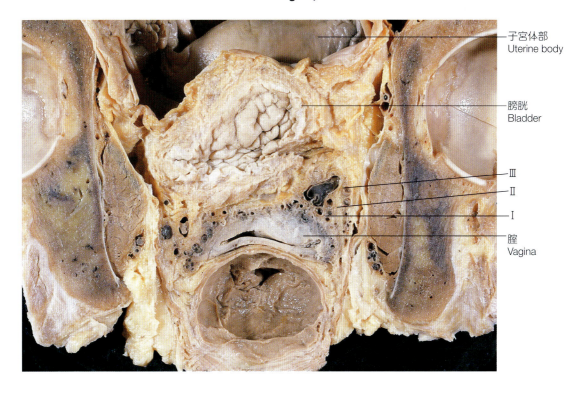

図51b/c　aの組織像と説明図

上挙筋筋膜は，肛門挙筋とともに直腸の背側に伸び，そしてretrorectal fascial structuresにつながる。paracolpiumと上挙筋筋膜の間をつなぐ結合組織が骨盤筋膜腱弓である（緑矢印）。右点線四角，腟神経が分布する領域，左点線四角は膀胱神経路と考えられる領域である。bは，アルデヒドフクシン染色。

Figs. 51b/c. Histological specimen (b) stained with aldehyde-fuchsin from cadaveric tissue in Fig. 51a, together with an illustration (c).

The superior levator fascia extends in a retrorectal direction with the levator ani muscle and connects to the retrorectal fascial structures. The connective tissue connecting the paracolpium and superior levator fascia was found to be the tendinous arc of the pelvic fascia. The area in the *right red frame* is possibly vaginal nerve innervation and the one in the *left red frame* for passage of the vesical nerve.

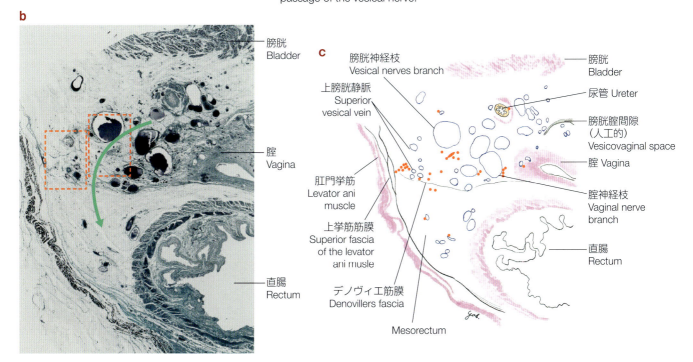

### 図52a/b　子宮動脈の走行

aは，neoadjuvant intra-arterial chemotherapyのために子宮動脈が造影されたもの。尿中に造影剤が排泄され，尿管が白く造影されている。子宮動脈は，大きく蛇行しループを作り子宮へ移行する。bは，右腸骨動脈造影。lateral TCL：尿管より外側の頸横靱帯，C：基靱帯の略。

### Figs. 52a/b. Passage of the uterine artery.

A contrast medium has been introduced into the uterine artery for neoadjuvant intra-arterial chemotherapy (**a**). Note that the contrast medium has drained into the urine imaged white. The uterine artery winds extensively, forms a loop and continues to the uterus. Lateral TCL indicates the transverse cervical ligament lateral to the ureter and C an abbreviation for the cardinal ligament. **b** shows an angiogram of the right iliac artery.

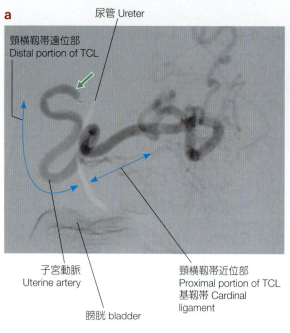
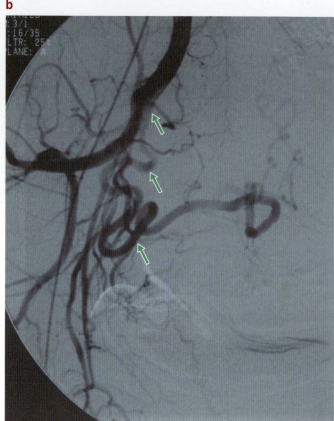

Goff(SGO, 1931)，Koster(AJOG, 1933)，Berglas & Rubin(SGO, 1953)，Range & Woodburne(AJOG, 1964)，Fritsch(Ann Anat, 1992)らにより，基靱帯/頸横靱帯は，真の靱帯(true sheath-like condensation)ではないといわれて久しい。彼らは，基靱帯と頸横靱帯を組織学的に区別していない。

## 5. Mesorectum, mesocystiumとmesometrium

図50と図51の肉眼解剖および組織像を比較して直腸傍組織pararectal tissue(mesorectum or paraproctium)と膀胱傍組織paravesical tissue(mesocystium)or paracystiumは，外見的に類似し，その間にある子宮傍組織parametrial tissue(mesometrium)のみが異質な構造を呈している。mesorectumとmesocystiumの側方は，血管が少なく大部分が脂肪組織で占められる。そこにはPeham-Amreichが図示(図33)した密性結合組織からなる膀胱脚と直腸脚はない。さらに血管や神経は，腟の側方に集中する。またmesorectumは，仙骨と左右の骨盤側壁でつながり，同じくmesocystiumは，恥骨と左右の骨盤側壁でつながる。それに対して子宮と腟は，当然だが側方でのみ骨盤側壁とつながることになる。機能的に膀胱と直腸が類似するのに対して，子宮腟がまったく異なった仕事をすることとも無縁でなかろう。外科的にもmesorectumとmesocystiumの切除が，比較的臓器の周辺で行われるのに対して，parametriumのそれが骨盤側壁の近くで行われることとも無関係ではなかろう(例：total mesorectal excisionと広汎子宮全摘術)。そして，小骨盤腔の骨盤臓器更に腹腔臓器の一部の支持には，脂肪組織が大きくかかわっているのであろう(62頁脂肪の機能：参照)

# 第3章
# 骨盤漿膜下組織の臨床解剖学
## "腔と靱帯"

　小骨盤腔の臓器と骨盤側壁を結ぶ結合組織を，Terminologia Anatomica，すなわち現代の肉眼/系統解剖学では，漿膜下組織subserous layerと総称する。漿膜下組織は，主に消化器系（胃，肝臓，胸膜，小腸など）と腹腔/骨盤腔の腹膜下組織に広く存在する。小骨盤の臓側腹膜下組織は，ひっくるめて靱帯とよばれる（Gray's Anatomy for Students，図5.57 A, 2005）。

　広汎子宮全摘術のための臨床解剖学は，この臓側腹膜下組織に手術的に腔を作成し，腔と腔の間に出現させた結合組織を各々靱帯と名づけた。

　この章は骨盤腹膜下組織の臨床解剖学を；1）骨盤腔or腔と，2）骨盤靱帯or靱帯に分けて述べることにする。しかし，腔と靱帯はペアをなすもので，諸処で説明や図が重複することもあるのでご勘弁願いたい。

## 骨盤"腔"の臨床解剖学

　人体における腔には，筋膜と筋膜の間に存在して筋膜同士のズレを生じさせる役目があると考えている。分娩時の産道形成は最もよい例であろう。肉眼解剖学で腔といえば，筋膜により仕切られた筋膜の隔室fascial compartmentを指す。骨盤腔pelvic cavityの隔室には腹膜後隙retroperitoneal spaceのような潜在腔potential spaceと，裂け目である筋膜隙fascial cleftがある。こうした腔は，すでに述べたように，弾力性や復元能力に富む多量の脂肪組織adipose tissueと少量の膠原線維により満たされて，subserous layerの一部を構成する。性器に関する臨床解剖学でpotential spaceに類するものは，膀胱側腔，膀胱子宮中隔（隙），直腸子宮中隔（隙）などが当たる。fascial cleftは，直腸側腔や第四腔が相当する。

　potential spaceに属する腔は，interareolar space（Range et al.）やavascular spaceとよばれる。しかし，広汎子宮全摘術で発掘される腔は，肉眼解剖学の腔に外科処理が施されたものである。すなわち真の"空（から）"である。これを便宜上，人工腔artificial spaceとよぶことにする。

## A　膀胱側腔

　図26，42，53，54で剖出された膀胱側腔paravesical spaceは，腹膜後隙retroperitoneal spaceに発掘される人工腔である。膀胱側腔に対し解剖学者からは，「腔に腔を作るとはなにごと」とのクレームもつく。

　膀胱側腔は，外側臍索を含む漿膜下筋膜を腹直筋後葉から外側に向けて剥離し，骨盤側壁へ移行する少し手前で現れる腹膜外隙extraperitoneal spaceに掘られるartifactである（図26，27）。言い方を変えれば，膀胱側腔は，膀胱前隙prevesical spaceまたは恥骨後隙（レチウスRetzius腔，cavum Retizii）の外側に潜在する後腹膜腔（腹膜後隙retroperitoneal space）に掘られた人工腔である。

　腹腔内からのアプローチは，閉鎖した臍動脈の線維性遺残である内側臍ヒダmedial umbilical fold（腹膜外からの名称は外側臍索で，臨床的には側臍靱帯lateral umbilical ligamentが使用される）の外側で，円靱帯と腹膜を切開して腔へ侵入する（図48，53）。無論泌尿器科のように恥骨後隙から入るのもよい。

　図49，50で見るsubserous layerの横幅は，想像以上に小さい。図53〜55の膀胱側腔は，子宮動脈の蛇行がもたらす尿管より外側のヒダ組織を人為的に拡大したものと考える。これらの図から観察される膀胱側腔の概略は：1）外側面は，内閉鎖筋筋膜と肛門挙筋腱弓に始まる上挙筋筋膜superior levator fascia（肛門挙筋筋膜の名はなく上骨盤隔膜筋膜superior fascia of pelvic diaphragmのうちに入る。臨床解剖学ではshort fibrous bundle，水平結合組織基束の呼び名がある）からなり，先端（尾側）で三角形をなし生殖裂孔に移行する。2）底部は，内背方へ延びた上挙筋筋膜で形成される。3）内側面は，膀胱外膜と側臍靱帯/膀胱下腹筋膜である。4）頭側面は，頸横靱帯前筋膜である。5）天蓋は円靱帯を含む臓側腹膜からなる。

## B　新膀胱側腔

　従来の膀胱側腔は，腹膜後隙と名付けられたpotential spaceに掘られるスペースを指す（図27）。しかし腹膜後隙は，直腸側腔の正面に位置しない。正確に頸横靱帯を分離するためには，直腸側腔の正面に位置する新しい腔の発掘が必要とされる（図27, 56, 57）。その腔は，腹膜後隙から側臍靱帯を越えてさらに内側へ向けて発掘される（図56, 58）。図58は，子宮動脈を挟んで直腸側腔の真向かいに掘られた新腔である（術中所見）。このスペースには，子宮動脈から分岐する膀胱枝，ときにはそれが上膀胱動脈あるいは腟動脈であったりする血管があるから要注意である。この新腔を新膀胱側腔new paravesical spaceと名付ける。腔の内側は，膀胱子宮靱帯深層で行き止まる（図57）。図59は新膀胱側腔と深子宮静脈であり，頸横靱帯前筋膜が残されている。言い換えれば，新膀胱側腔の発掘により側臍靱帯/膀胱下腹筋膜と尿管/膀胱子宮靱帯深層の分離がなされる。

　Peham-Amreich手術書の膀胱側腔の発掘に関して，次のような記載がある；The connective tissue leaf of the lateral umbilical ligament, the vesicohypogastric fascia, is thus broken at its thinnest part, between the (uterine) vessels and the upper vesical vessels.。Peham-Amreichの膀胱側腔は，筆者の新膀胱側腔と一致すると想像する。

　図57や図58で見る新膀胱側腔の概略は：1）外側面は，側臍靱帯/膀胱下腹筋膜，2）内側面は，尿管/膀胱子宮靱帯深層，3）頭側面は，頸横靱帯前筋膜，4）尾側面は，

| 図53 | 恥骨側から見た子宮と骨盤側方靱帯 |

新鮮遺体の解剖。子宮と一部剥離した膀胱を正面に見ている。膀胱側腔を大きく展開し，遺体左側（写真右）は，膀胱下腹筋膜（白点線で囲まれた部分）を除去し頸横靱帯のみにしてある。肛門挙筋腱弓と腟側壁（多分骨盤筋膜腱弓）を結ぶのが上挙筋筋膜（Mackenrodtのshort fibrous bundle）である。垂直面の頸横靱帯と水平面の上挙筋筋膜は，ほぼ直角に交わり，それらは子宮頸部と腟の外側縁に付着する。遺体右靱帯（写真左）は，前筋膜と上挙筋筋膜を除去して血管を露出してある。血管は，決して子宮枝だけではない。上挙筋筋膜の除去で直腸側方靱帯の一部が現れる。

**Fig. 53. The uterus and lateral pelvic ligament viewed from the pubis.**

Demonstrated is an anterior view of the uterus and partially separated bladder following dissection on a fresh cadaver. The paravesical space is extensively developed, and only the transverse cervical ligament of the left lateral pelvic ligament on the left side of the cadaver (right of the photograph) remains after the vesicohypogastric fascia (enclosed by a *white dotted* line) has been resected. The superior levator fascia, or short fibrous bundle of Mackenrodt, connects the paracolpium to the tendinous arc of the levator ani. The transverse cervical ligament on a perpendicular plane intersects the superior levator ani fascia on a horizontal plane at almost a right angle, both of which attach to the lateral margin of the cervix and vagina. Shown on the right side of the cadaver (left of the photograph), the anterior fascia and superior levator fascia have been resected from the right lateral pelvic ligament, and the blood vessels are exposed and found to consist of not only uterine branches. A part of the lateral rectal ligament emerges following resection of the superior levator fascia.

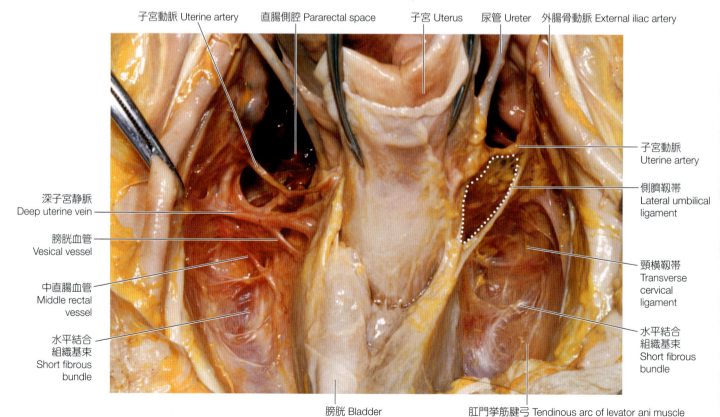

### 図54 左骨盤側方靱帯と膀胱側腔

新鮮遺体の解剖。左膀胱側腔を展開し，鉗子で挟鉗した子宮を挙上し，側臍靱帯を糸で上方へ牽引した写真である。側臍靱帯に始まる膀胱下腹筋膜と頸横靱帯は，連続体を形成している。頸横靱帯から上挙筋膜（short fibrous bundle）への移行部には直腸側腔下方部へ進入するための穴（矢印1）が掘られている。直腸側腔上方部と下方室の間に現れるのが，直腸側方靱帯である。陰部裂孔付近（矢印2）が本来の骨盤底である。

### Fig. 54. The left lateral pelvic ligament and paravesical space following dissection on a fresh cadaver.

This shows the uterus lifted with forceps, and the lateral umbilical ligament is upwardly retracted by a thread after development of the left paravesical space. The vesicohypogastric fascia and the transverse cervical ligament, both of which originate from the lateral umbilical ligament, form a continuum. A hollow (*arrow 1*) has been made in the transitional zone between the transverse cervical ligament and the short fibrous bundle, allowing access to the lower part of the pararectal space. The lateral rectal ligament can be seen emerging between the upper and lower parts of the pararectal space. The area around the genital hiatus (*arrow 2*) is the true pelvic floor.
(Reproduced from 'Yabuki, Y., et al: Discrepancies between classic anatomy and modern gynecologic surgery on pelvic connective tissue structure: harmonization of those concepts by collaborative cadaver dissection. Am J Obstet Gynecol 2005; 193: 7-15'.)

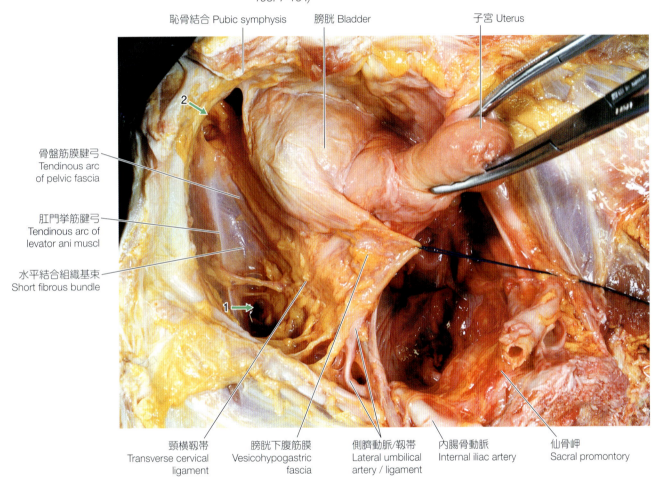

膀胱外膜である（図58）。なおこの腔は，手術の進行とともに形状の変化が著しい。5）底面は，深子宮静脈の高さで止める。

## C 直腸側腔

伝統的手術部で直腸側腔pararectal spaceの説明のために，筆者の見解をすでに述べてあるので重複する部分もある（図26，27，43，44）。

筆者の想定する直腸側腔（図48，54，60）は，1）頸横靱帯，直腸側方靱帯からなる複合体の頭側のsubserous layerに作成される人工腔である。ここにはLatzkoの直腸側腔下方部（40頁；図43）は含まれない。2）直腸側腔は，仙骨子宮靱帯と頸横靱帯（両靱帯を合わせてcommon pedicleとよばれる）を分離するために発掘された腔を原型とする（図10）。岡林とLatzko手術で発掘される直腸側腔は，場所的な違いがある。岡林手術では仙骨子宮靱帯を切離して直腸側腔が発掘される（44頁）。筆者は，この部位に発掘される腔に岡林式直腸側腔Okabayashi pararectal space（矢吹造語；Gynecol Oncol 2000）と名づけた（図61）。一方Latzko手術での直腸側腔は，内腸骨血管の血管鞘から続く頸横靱帯の後筋膜を本体から剥離するようにして作成される。筆者は，こ

### 図55　膀胱側腔と直腸側腔

膀胱側腔と直腸側腔：図54の子宮を膀胱側に牽引し，膀胱側腔をより大きく展開したものである。上挙筋筋膜と頸横靱帯の間に，直腸側腔（上方部）に通じる穴が掘られている。肛門挙筋はPeham-Amreichのcapsule（上挙筋筋膜）で覆われる。側臍靱帯の下の穴は頸横靱帯前筋膜の存在を示す。

### Fig. 55. The paravesical and pararectal spaces.

The same uterus as shown in Fig. 54 is seen pulled toward the bladder with the paravesical space extensively developed. A hole is visible between the superior levator fascia and transverse cervical ligament, which leads to the upper part of the pararectal space. The levator ani muscle is seen enveloped by a capsule (the superior levator fascia) of Peham-Amreich. A hole under the lateral umbilical ligament indicates the presence of the anterior fascia of the transverse cervical ligament.

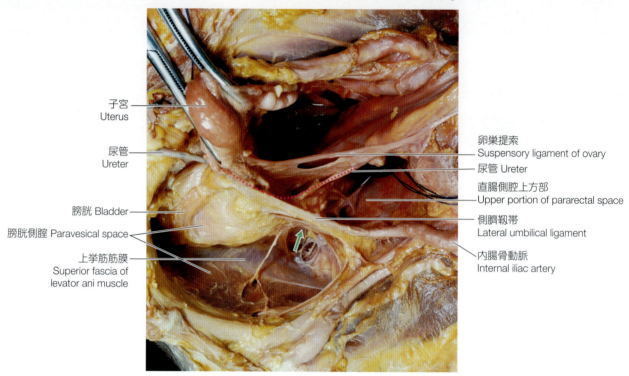

### 図56　新膀胱側腔の模型図

膀胱側腔は，本来は腹膜後隙である。広汎子宮全摘術には，頸横靱帯を挟み直腸側腔の真正面にくる新しい腔が必要である。新膀胱側腔と名付けた腔の内側は，膀胱子宮靱帯深層の外側面と接することになる。

### Fig. 56. Schematic illustration of the new paravesical space.

The paravesical space and retroperitoneal space are one and the same space. For radical hysterectomy a new space is required that lies directly in front of the pararectal space across from the transverse cervical ligament. The medial aspect of this space, or new paravesical space, adjoins with the lateral aspect of the deep layer of the vesicouterine ligament.

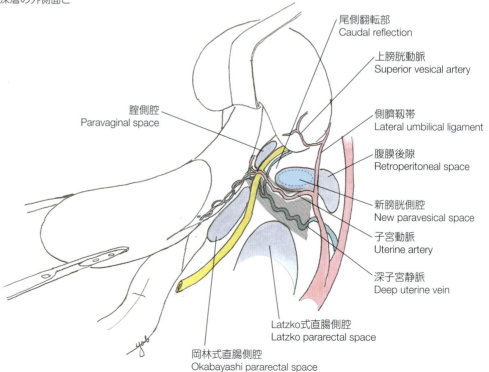

## 図57　新膀胱側腔の解剖

新鮮遺体の解剖。膀胱側腔，膀胱子宮靱帯深層そして第四腔が並ぶ。子宮動脈は，尿管とともに遺体の前外側に移動されている。

### Fig. 57. Anatomy of the new paravesical space.

Following dissection on a fresh cadaver, the paravesical space, deep layer of the vesicouterine ligament and fourth space lie transversely. The uterine artery and ureter can be seen manipulated in an anterolateral direction.

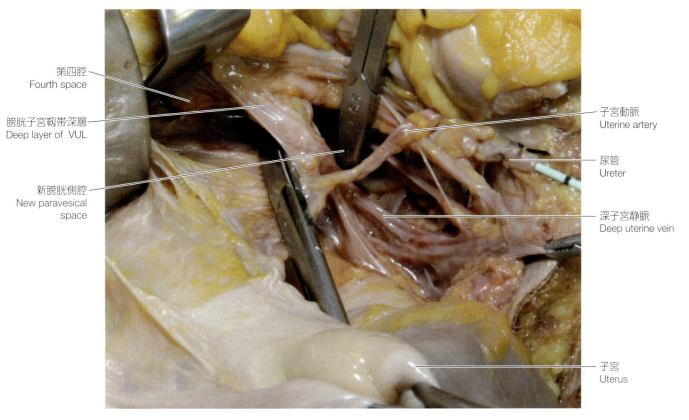

第四腔 / Fourth space
膀胱子宮靱帯深層 / Deep layer of VUL
新膀胱側腔 / New paravesical space
子宮動脈 / Uterine artery
尿管 / Ureter
深子宮静脈 / Deep uterine vein
子宮 / Uterus

## 図58　新膀胱側腔と直腸側腔

術中の所見。側臍靱帯靱帯を挟んで腹膜後隙と新膀胱側腔が向かい合う。頸横靱帯を挟んで新膀胱側腔と直腸側腔は相対する。（写真提供：富山県立中央病院，舟本寛博士）

### Fig. 58. Intraoperative findings on the new paravesical space and pararectal space.

The retroperitoneal space and new paravesical space are seen to face each other across the lateral umbilical ligament. The new paravesical and pararectal spaces face each other across the transverse cervical ligament. Dr. Hiroshi Funamoto, Toyama Prefectural Central Hospital, has provided this photograph.

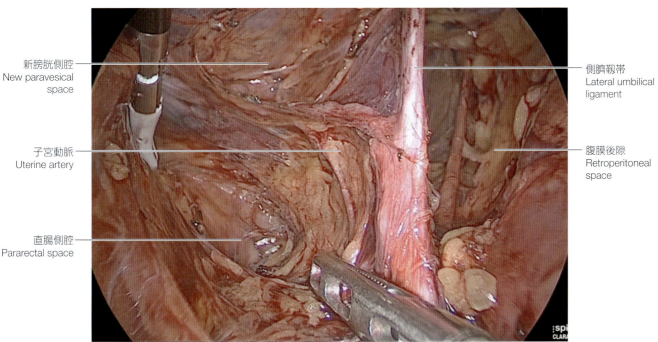

新膀胱側腔 / New paravesical space
子宮動脈 / Uterine artery
直腸側腔 / Pararectal space
側臍靱帯 / Lateral umbilical ligament
腹膜後隙 / Retroperitoneal space

■ 基礎編／第3部　筆者の臨床解剖学

**図59　新膀胱側腔と深子宮静脈**
新膀胱側腔と頸横靱帯の筋膜を切除して深子宮静脈を露出させたところ。

**Fig. 59. New paravesical space and deep uterine vein.**
Shown is the new paravesical space and the exposed deep uterine vein following excision of the fascia of the transverse cervical ligament.

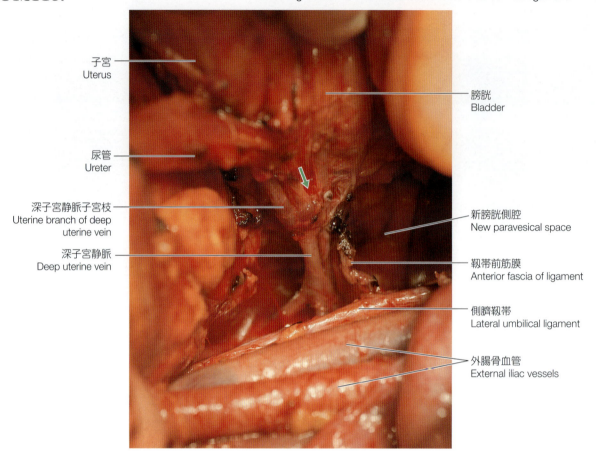

の腔にLatzko式直腸側腔Latzko pararectal space（矢吹；Gynecol Oncol 2000）と名付けた（**図61**）。最近，欧米では岡林式直腸側腔をmedial pararectal space，Latzko式のそれをlateral pararectal spaceともよばれる。

最終的に**図61**のように岡林式直腸側腔とLatzko式直腸側腔は，尿管の被膜と融合してできたlaminaを挟んで対比することになる。このlaminaは，下腹神経や尿管血管やリンパ管を通し，尿管板mesoureter or ureteral leafとよばれる（**図62**）。岡林は，尿管板を破り外側に向けて腔を拡大したが，Latzkoが岡林式直腸側腔に侵入した記載はない（むろん，尿管は遊離する）。なおLatzko式直腸側腔と岡林式直腸側腔は，筆者の造語であり，Latzkoや岡林の命名と誤解されるので注意していただきたい。そしてLatzko式直腸側腔は，直腸側腔上部室のみを指す。また，筆者の提案した神経温存広汎子宮全摘術での直腸側腔は，Latzko式直腸側腔上部室と岡林式直腸側腔を指す。

2つの直腸側腔の臨床解剖学と発掘方法，その意義について述べる。

## 1．Latzko式直腸側腔

Peham-Amreichが記載したLatzko手術の直腸側腔は，上方部upper port of the pararectal spaceと下方室lower port of the pararectal spaceを仕切り（隔壁）で分けられる（**図16**）。2つの部chamberは，術式（40頁）で述べたように仙棘靱帯の表面を上方部から下方部へ指先で穿孔させて1つのユニットとされる（**図19**）。しかしこの2室の間の組織（隔壁）については，何の説明もされていない。Peham-Amreichのアイデアに基づいて描かれた小林の**図29**も同様である。筆者は，この隔壁が頸横靱帯と直腸側方靱帯の連続体であると断定する。

筆者の提示するLatzko式直腸側腔は，上方部を指し，頸横靱帯の後方を被覆する臓側筋膜と仙骨前筋膜presacral fascia（漿膜下筋膜＝Peham-Amreichの矢状直腸脚**図13**と**図16**）との間に作られる人工の筋膜隙fascial cleftである（**図48，60，61**）。

具体的にLatzko式直腸側腔は，内腸骨血管鞘とそれが翻転して作る頸横靱帯/直腸側方靱帯の靱帯後筋膜を，本体から剥離して作成されるスペースである（**図61**）。その際，尿管は血管鞘/靱帯後筋膜とともに剥離

### 図60a/b 展開された直腸側腔（新鮮遺体）

aは図54の裏面（頭側）である。bはその説明図。骨盤側方靱帯の後筋膜の剥離により大きく展開された直腸側腔（Latzkoの直腸側腔上方部）を頭側から見た所見である。前筋膜と靱帯内血管を温存し，後筋膜のみを切除した骨盤側方靱帯を，仙骨岬側から撮影している。膀胱側腔には紙粘土を詰め込み，骨盤側方靱帯を緊張させている。剖出された骨盤側方靱帯は側臍靱帯から直腸側方靱帯 or 仙骨面まで1枚のプレートを形成する。プレートは膀胱下腹筋膜，頸横靱帯，直腸側方靱帯が連続体を形成する。その臓側端は，骨盤自律神経と交差する。深子宮静脈とS3骨盤内臓神経は，それぞれ黒い糸で牽引している。緑矢印は膀胱側腔に詰め込まれた紙粘土である。

### Figs. 60a/b. The developed pararectal space following dissection on a fresh cadaver.

a shows a reverse (cranial) aspect of that depicted in Fig. 54, and b an illustration. Following denudation of the posterior fascia of the lateral pelvic ligament, an extensively exposed pararectal space, or the upper part of the Latzko pararectal space can be observed. Viewed from the sacral promontory, the pelvic lateral ligament with its anterior fascia and intraligamental vessels has been preserved with only its posterior fascia being excised. The paravesical space is filled with paper clay, making the lateral pelvic lateral ligament taut. The dissected lateral pelvic ligament forms a plate from the lateral umbilical ligament to the lateral ligament of the rectum or an aspect of the sacrum. This plate forms a continuum consisting of the vesicohypogastric fascia, transverse cervical ligament and lateral ligament of the rectum. The visceral terminus of the continuum crosses the pelvic autonomic nerve. The deep uterine vein and pelvic splanchnic nerve (S3) are shown suspended by a black thread. A green arrow indicates paper clay filling the paravesical space.

(Reproduced from 'Yabuki, Y, et al: Discrepancies between classic anatomy and modern gynecologic surgery on pelvic connective tissue structure: harmonization of those concepts by collaborative cadaver dissection. Am J Obstet Gynecol 2005; 193: 7-15'.)

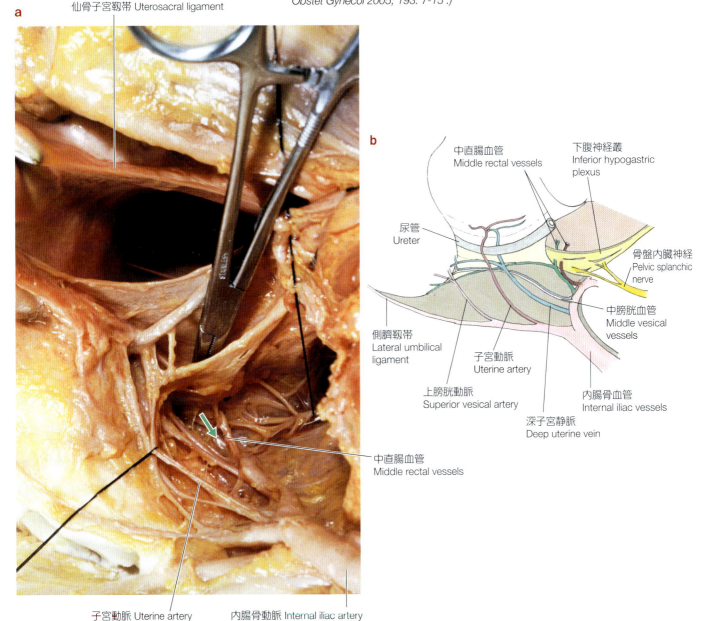

**図61　Latzko式直腸側腔上方部と岡林式直腸側腔を作成するための模型図**

a：腸骨窩腹膜を切開して尿管と内腸骨動脈を露出した図。両者の間は疎結合組織で満たされている。
b：内腸骨血管鞘を同動静脈から内方へ剥離してLatzko式直腸側腔を作成する。尿管は，血管鞘（臓側筋膜）に付着し移動することになる。
c：図は尿管を遊離して描いてある。広靱帯後葉を裏打ちする漿膜下筋膜を剥離して岡林式直腸側腔を作成する。剥離された広靱帯の漿膜下筋膜とbの内腸骨血管鞘は，癒合して1枚の膜を作り尿管から懸垂する。いわゆるmesoureterである。

**Fig. 61. Schematic illustrations showing development of Latzko and Okabayashi pararectal spaces.**

a : the peritoneum of the iliac fossa has been excised, exposing the ureter and internal iliac artery. The space between these two is filled with loose connective tissue.
b : The perivascular sheath of the internal iliac artery is loosened medially from this artery, and through this maneuver, Latzko pararectal space is developed. The ureter, which is attached to the perivascular sheath, is to be manipulated.
c : The ureter is not visible in this illustration. The subperitoneal fascia lining the posterior leaf of the broad ligament is separated, and Okabayashi pararectal space is developed. The separated subserous fascia of the broad ligament and perivascular sheath shown in b have amalgamated, becoming one membrane that hangs from the ureter, the so-called mesoureter.

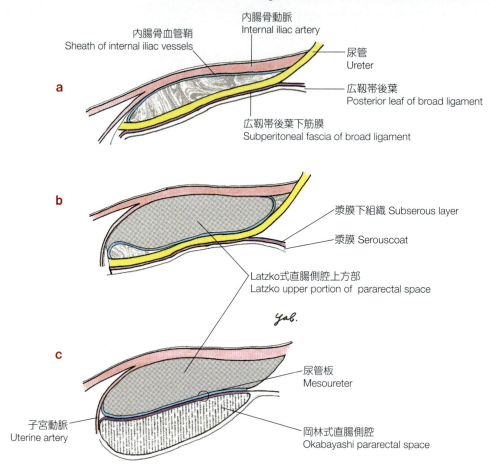

されて仙骨子宮靱帯の外側まで移動される。その腔（図60）は，1)外側面：内腸骨動静脈，2)前面(尾側)：上膀胱動脈，子宮動脈，深子宮静脈，中直腸動静脈などの内腸骨血管臓側枝からなるプレート，3)内側面：尿管板mesoureterの外側被膜（図49），4)底部：仙骨神経叢や尾骨筋や梨状筋の筋膜からなる。筆者の広汎子宮全摘術では，直腸側腔を仙骨神経叢に達するまで発掘することはしないが，2000年の段階でもPossover (Gynecol Oncol) などが行うヨーロッパの術式では，全腔の露出が行われていたようである。

ここでは超広汎子宮全摘術も視野に入れてLatzkoの直腸側腔下方室についても触れておく。直腸側腔下方部lower port or caudal chamber of the pararectal spaceは，上挙筋筋膜(上肛門挙筋筋膜)と肛門挙筋との間に作られるまったく人為的スペースである（図19，37，63，64）。Latzko手術で展開される下方室は，膀胱側腔の底部を形成する"connective tissue capsule (Peham-Amreich)"を破って作られるスペースと記載される。Peham-AmreichのOperative Gynecology, Fig.206に記載されたこのcapsuleは，上挙筋筋膜であり，下方部は肛門挙筋とその筋膜(上挙筋筋膜)の間に作られた人工腔であると推察される（図37）。そしてPeham-Amreichの手術では直腸側腔上方部と下方部をつなぐために，直腸側方靱帯の底部と骨盤筋膜腱弓－仙棘靱帯/尾骨筋靱帯の間に

## 図62 外科的人工物

手術によって作られる子宮傍組織parametriumを略図でまとめたものである。なお，尿管板と膀胱子宮靱帯深層とが頸横靱帯を横切る部分を含めた連続体を，尿管下腹筋膜とよぶ。

## Fig. 62. Schematic illustration of surgical artifacts

Shown is surgical development of the parametrium. Moreover, the author has named the continuum of the mesoureter, the deep layer of the vesicouterine ligament and the area where the mesoureter and deep layer of the vesicouterine ligament cross the transverse cervical ligament the ureterohypogastric fascia.

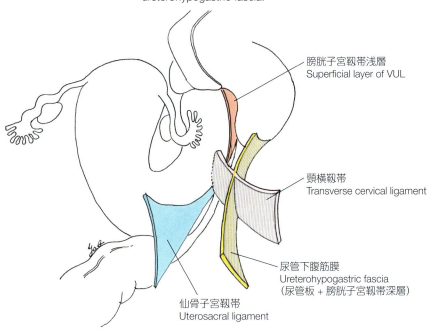

## 図63 上挙筋筋膜とLatzko式直腸側腔下方部

右膀胱側腔（膀胱下腹筋膜に穴が開き光が漏れている）と直腸側腔下方部の間に出現した架橋が，上挙筋筋膜である。この筋膜は，short fibrous bundle(Mackenrodt)，水平結合組織基束frontal connective tissue ground bundle(Peham-Amreich)などとよばれ，肛門挙筋の筋膜である。上挙筋筋膜の下に掘られたのがLatzko直腸側腔下方部である（図52）。Latzko式直腸側腔下方部は，上挙筋筋膜の一部を破り，肛門挙筋との間に作成された腔である。古典的広汎子宮全摘術では腟傍組織は，点線で切除される。1：膀胱側腔，2：Latzko式直腸側腔下方部

## Fig. 63. The superior levator fascia and lower part of Latzko pararectal space.

The superior levator fascia emerges as a bridge between the right paravesical space (1) (space in the vesicohypogastric fascia with light visible through it) and the lower part of the pararectal space. This fascia is that of the levator ani muscle and called the short fibrous bundle of Mackenrodt or the frontal connective tissue ground bundle of Peham-Amreich. The part excavated under the superior levator fascia is the lower part of the Latzko pararectal space (2) (Fig. 52) developed between the superior levator fascia and levator ani muscle following dissolution of part of the superior levator fascia. In classical radical hysterectomy the paracolpium is excised along the dotted line.
1: paravesical space; 2: lower port of Latzko pararectal space

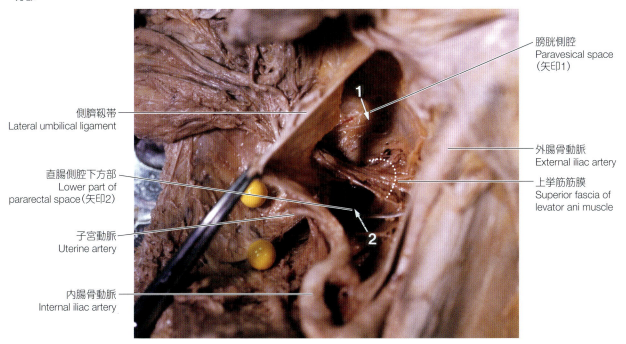

■ 基礎編／第3部　筆者の臨床解剖学

### 図64a/b　骨盤側方靱帯と肛門挙筋(固定遺体解剖)

左膀胱側腔から骨盤側方靱帯を見たもの。内腸骨動静脈の領域の前後筋膜が除去され子宮動脈と深子宮静脈などの臓側枝が分離されている。上挙筋筋膜は切除され，肛門挙筋が露出している(いわばLatzko式下部直腸側腔)。恥骨から延びる骨盤筋膜腱弓tendinous arch of pelvic fasciaは，仙棘靱帯/尾骨筋sacrospinous ligament/coccygeus muscleと一緒になり坐骨棘へ付着する。仙棘靱帯/尾骨筋/骨盤筋膜腱弓の複合体が，骨盤側方靱帯の底辺を形成する。

### Figs. 64a/b. The lateral pelvic ligament and levator ani muscle of a fixed cadaver.

Shown is a dissection (**a**), together with an illustration (**b**), viewed from the left paravesical space to the lateral pelvic ligament. Both the anterior and posterior fasciae in the region of the internal iliac vessels have been resected, isolating the visceral branches of the uterine artery and deep uterine vein. The superior levator fascia has been excised, exposing the levator ani muscle (or the lower part of Latzko pararectal space). Extending from the pubis the tendinous arc of the pelvic fascia merges with the sacrospinous ligament/coccygeus muscle and attaches to the ischial spine. This complex forms the base of the lateral pelvic ligament.

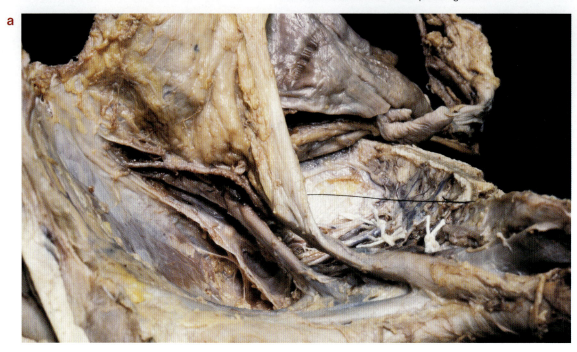

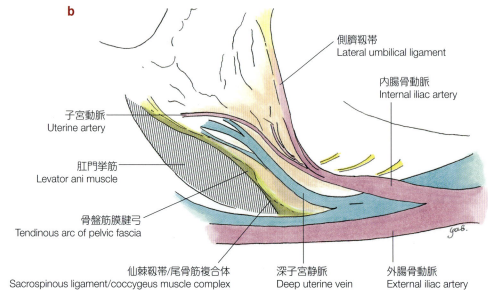

トンネルが発掘される(図43, 55, 64)。しかし，図45に見るようにこのトンネル付近の静脈を避けることは至難である(固定遺体のために静脈は拡張しているが)。この両直腸側腔を交通させる術式は，over resectionであり危険度がきわめて高い(図43, 64)。

さらに何度もいうが，Peham-Amreichは，上方部と下方部の間の隔壁について何の解剖学的説明をしていない。この時点でPeham-AmreichのLatzko手術は，過大切除による大出血の可能性や術後の臓器機能不全などの点において，後世に対して大きな負の遺産となったといわざるを得ない。Latzkoの時代から20世紀末まで(あえていわせていただくと，1991年の筆者の論文発表まで)この理論が継承されていたことも忘れてもらいたくない。

## 2. 岡林式直腸側腔

図65が，新鮮遺体に掘られた筆者の提唱する岡林式直腸側腔である。すでに図27, 60〜62にその概略は図示してある。岡林術式は，Wertheim手術の影響が強い。そのため仙骨子宮靱帯は，最初に仙骨面に沿うように骨盤底まで切離され，直腸側腔は，仙骨子宮靱帯の切離断端に沿うようにその外側縁に発掘されたと理解される(図22)。そして後部尿管の遊離後(無論，尿管板は術式にはない)，さらに腔は頸横靱帯の後筋膜に沿うように外側に向けて腔を拡大したと推察される。

筆者の岡林式直腸側腔の発掘は，仙骨子宮靱帯の切離に先立ち，まず子宮広靱帯後葉を裏打ちする腹膜下筋膜を外方へ向け尿管とともに剥離し，さらに仙骨子宮靱帯から直腸の脇まで展開する(図66)。剥離は，尿管および下腹神経が筋膜の外側に付着するようにして行う(図65, 66)。この剥離された膜が後の尿管板の内側の膜となる。このスペースを岡林式直腸側腔と名付ける(図27, 61, 65)。

分離された尿管，下腹神経を含む膜様結合組織(筋膜)は，岡林式直腸側腔とLatzko式直腸側腔の間に1枚の層板laminaを出現させる(図62, 65, 66)。このlaminaは，尿管板mesoureter, ureteral leafとよばれる。こうして作成される腔の内壁は仙骨子宮靱帯であり，外壁は尿管板mesoureterとなる。この尿管板を形成する2枚の被膜は，図50bのII列目の骨盤自律神経の内外を被覆する結合組織膜に相当すると推測する。しかし，こうして筆者が手術で作成する尿管板を覆う2枚の膜は，完全なarcifactであり，unofficial descriptionでもある。尿管の被膜ureteric capsule自体が，人工的に作られる筋膜であり，尿管板を形成する被膜と連続する。岡林式直腸側腔は，後で述べる第四腔(腟側腔)と頸横靱帯を挟んで対をなす(図67)。ただし，今回Terminologia Anatomicaで外科的artifactの一部も，解剖学と認められたことは，将来，尿管板もofficial descriptionとなるかも知れない。

## 3. Latzko式直腸側腔と岡林式直腸側腔の意義

両腔の発掘により，次のように手術的利点が生じる：1) Latzko式直腸側腔は，頸横靱帯の起始部を明確に露出するために有用であり，岡林式直腸側腔は頸横靱帯の臓側端の処理(臓側での子宮動静脈の遊離や尿管の分離，神経温存)に役立つ(図53)。2) 両腔の間に尿管板mesoureterを分離することで，尿管被膜の保護，下腹神経の発見，下下腹神経叢の把握や温存が容易になる(図66)。3) Latzko式直腸側腔の作成による頸横靱帯の後筋膜の除去と，岡林式直腸側腔による尿管トンネル入口の露出は，子宮動脈や深子宮静脈が起始部から臓側端まで全長に渡って分離されるのを容易にする。4) 仙骨子宮靱帯が正確に切離でき，その次の操作へのオリエンテーションを容易にする。尿管板が分離されないままに広靱帯広靱帯後葉が，仙骨子宮靱帯と一緒に挟鉗，切離されると，下腹神経の分離や尿管トンネルの入口の露出が難しくなる。そして中部尿管の分離や子宮動脈の臓側端での遊離が，手技的に困難になる(図53, 60)。膀胱側腔(新膀胱側腔を含む)と岡林式＆Latzko式直腸側腔に，次の第四腔(腟側腔)を加えて描いた略図が図67である。頸横靱帯を挟んで，第四腔と岡林式直腸側腔は対をなし，新膀胱側腔とLatzko式直腸側腔は対をなす。

■ 基礎編／第3部　筆者の臨床解剖学

**図65a/b　岡林式直腸側腔（新鮮遺体解剖）**

広靱帯後葉と尿管板の間に発掘された腔を岡林式直腸側腔と名付けた。側臍靱帯および尿管と下腹神経は，外側に圧排しており，骨盤内臓神経と骨盤神経叢が露出されている。

**Figs. 65a/b. Okabayashi pararectal space following dissection on a fresh cadaver.**

The space excavated between the mesoureter and posterior leaf of the broad ligament has been named by the author as Okabayashi pararectal space. The lateral umbilical ligament, ureter and hypogastric nerve have been manipulated laterally, exposing the pelvic splanchnic nerve and inferior hypogastric plexus.

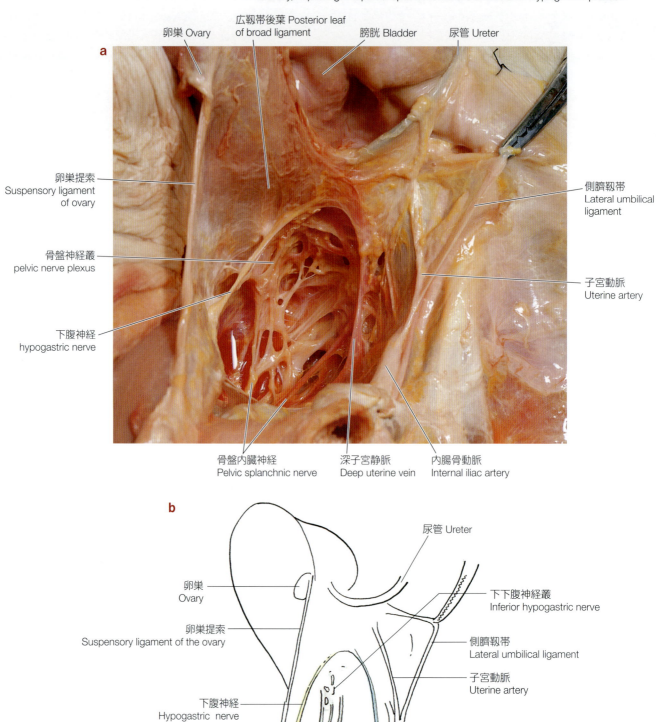

94

### 図66 尿管板と広靱帯後葉（新鮮遺体）

右骨盤腔である。子宮は尾側（左）に牽引してある。広靱帯後葉を裏打ちする筋膜を，尿管と下腹神経とともに，広靱帯から剥離して尿管板を分離した写真である。この剥離をさらに背方へ進めると岡林式直腸側腔が展開される。写真中央の尿管に続く膜様組織は，広靱帯後葉下筋膜と内腸骨血管鞘が融合して作られた尿管板である。その中を下腹神経（矢印）が下降する。

### Fig. 66. The mesoureter and posterior leaf of the broad ligament viewed from the right pelvic cavity.

The uterus is seen pulled caudally (left). The fascia lining the posterior leaf of the broad ligament has been separated from the serosa of the broad ligament, together with the ureter and hypogastric nerves, isolating the mesoureter. A further separation of this fascia in a dorsal direction results in reaching Okabayashi pararectal space. Seen in the center of this photograph is the membranous tissue that extends from the ureter and, by union of the subperitoneal fascia of the broad ligament and the vascular sheath of the internal iliac vessels, forms the mesoureter. The hypogastric nerve (small arrows) descends within the mesoureter.

*(Reproduced from 'Yabuki, Y, et al: Discrepancies between classic anatomy and modern gynecologic surgery on pelvic connective tissue structure: harmonization of those concepts by collaborative cadaver dissection. Am J Obstet Gynecol 2005; 193: 7-15'.)*

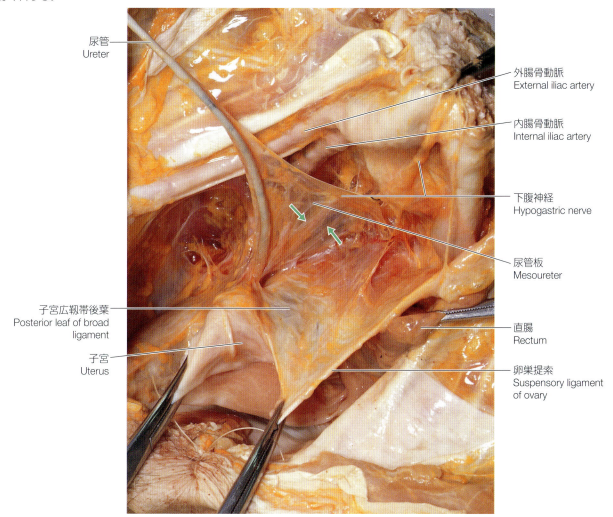

### 図67 広汎子宮全摘術で作成される手術的腔

広汎子宮全摘術で発掘される腔は，2方向（の種類）に分類される．子宮に垂直な腔（膀胱側腔，第四腔，Latzko式直腸側腔，岡林式直腸側腔）と子宮と腟に水平な腔（膀胱子宮/腟隙，直腸子宮/腟隙）である．前者の第四腔は図62のparametriumを作成するための腔である．

### Fig. 67. Schematic illustration of the spaces developed by radical hysterectomy.

Spaces to be excavated in the subserous layer fall into two categories of direction: **a)** the four spaces perpendicular to the uterus, which are comprised of the paravesical space, fourth space, Latzko pararectal space and Okabayashi pararectal space; and **b)** two spaces horizontal to the uterus and vagina, which are comprised of the vesicouterine/vesicovaginal spaces and rectouterine/rectovaginal spaces. The former four spaces (a) are required for development of the parametrium (Fig. 62).

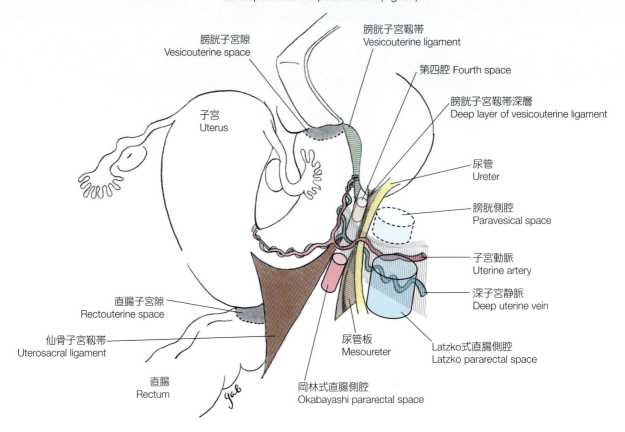

## D　第四腔（Yabuki fourth space；欧米）

　膀胱子宮靱帯の説明と前後するが，先に第四腔fourth spaceまたは腟側腔paravaginal spaceについて述べる．第四腔は，尿管トンネルと岡林の腟側腔を同時に作成する腔で，第四腔fourth spaceと名付けた（Gynecol Oncol, 2000）．現在欧米では，Yabuki fourth spaceとよばれている．

　まず，岡林術式で発掘される腟側腔について述べる．岡林は，膀胱子宮靱帯を前層と後層に分け，別々に切断した（拙書図23, 24，「岡村手術書，第24圖，第25圖，第26圖」．前層は，岡林の手術書から引用すれば：「子宮動脈断端を把持して尿管の通過する膀胱子宮靱帯内隧道（トンネル）にクーパー氏剪刀を挿入して隧道を開大する．そしてクーパー氏剪刀にて尿管を圧排し，膀胱子宮靱帯前層Anterior leaf of vesicouterine ligamentの膀胱端に膀胱旁鉗子を，同子宮端に小コッヘル鉗子を装着する」，次いで後層は，「膀胱靱帯前層を切離後，尿管の膀胱移行部の1cm手前で尿管下から膀胱下面にクーパー氏剪刀を仙骨方向へ挿入して腟側腔を展開する」，そして「腟側腔にクーパー氏剪刀を挿入し，之を開大して膀胱子宮靱帯後層post leaf of vesicouterine ligamentを遊離せしめんとす」とある．Yagi H（AJOG, 1955）は，岡林の膀胱壁，尿管，腟壁で作られる腟側腔への進入部をtriangular space三角陥凹部（Am J Obstet Gynecol, 1955）とよんだ．

　図68aは，筆者が行った新鮮遺体解剖である．子宮を頭方（図右）に牽引し，尿管カテーテルが挿入されている．膀胱子宮隙，腹膜後隙（膀胱側腔）とともに第四腔（メッツェンバイム剪刀が挿入されている）が発掘され，新膀胱側腔が白い点線で書き込まれている．第四腔は，膀胱子宮靱帯浅層と尿管の間に掘られるartifactであることがわかる．図68bは，略図である．展開された膀胱子宮隙，第四腔，新膀胱側腔（白点線楕円）そして腹膜後隙（本来の膀胱側腔）が描かれている．これらの腔が掘られることにより，図68cに図示するように，膀

胱子宮靱帯浅層/子宮血管下行枝（M-lamina），尿管/膀胱子宮靱帯深層（I-lamina），側臍靱帯/膀胱下腹筋膜（L-lamina）の3枚の薄板lamina（靱帯）が出現する（114頁に詳細）。

図69は，尿管を付けた子宮頸傍組織を5ブロックに水平断した組織標本のうちの3枚である。標本は，子宮動脈，尿管，下腹神経をランドマークにした3種類の切片に分類された。腹側から順にアルファベットの記号を付けてある。いずれの切片も子宮頸部と尿管の間にアステリスクで示した領域は，血管の少ない疎性結合組織で占められる（100頁参照）。ここに筆者の第四腔は発掘される。

図70aは，子宮頸部と尿管の間の組織（図69のavascular areaに相当する部分）をクーパー剪刀で垂直に発掘して作成した人工隙or腔（スペース）である。腔は容易に膀胱神経枝のレベルに達している。アリス鉗子で持ち上げた尿管の背側に岡林の膀胱子宮靱帯後層が続く。この腔は，岡林の膀胱子宮靱帯前層の外側と後層の内側の間を通して掘られるもので，第四腔Fourth spaceと呼称した。図70bは，図69bである。図70aの腔は，図69aの紺点線楕円の部分に相当する位置に発掘された。第四腔の解剖に関しては膀胱子宮靱帯の項でもう一度述べることになるので，併せて見ていただきたい（228頁）。

図68a 子宮頸側方靱帯の解剖（新鮮遺体）

図の左，内側から順に，膀胱子宮隙（紙粘土入り），膀胱子宮靱帯浅層，第四腔（クーパー挿入），尿管屋根（その下に尿管，膀胱子宮靱帯深層），新膀胱側腔（白点線），側臍靱帯（その下に膀胱下腹筋膜），および腹膜後隙（膀胱側腔）が，矢状面にほぼ平行に並ぶ。尿管から内側が基靱帯である。尿管トンネル屋根は，ほぼ基靱帯に一致する。頸横靱帯は，側臍靱帯の分岐部から子宮までになる。岡林の膀胱子宮靱帯前層は，膀胱子宮靱帯浅層と尿管トンネル屋根を合わせた概念をいう。略図の図89，99，110を参照されたい。

Fig. 68a. **Dissection of the lateral ligament of the uterine cervix on a fresh cadaver.**

Viewed in succession from the left (medial aspect) we can see the vesicouterine space embedded with paper clay, superficial layer of the vesicouterine ligament, fourth space with Cooper scissors inserted, ureteric roof with the ureter and deep layer of the vesicouterine ligament underneath, new paravesical space (*white dotted line*), lateral umbilical ligament with the vesicohypogastric fascia underneath and retroperitoneal space (or paravesical space). These tissues are almost in parallel. on a sagittal plane. The cardinal ligament lies on the medial aspect of the ureter. The roof of the ureteric tunnel almost corresponds to the cardinal ligament. The transverse cervical ligament lies between the bifurcation of the lateral umbilical ligament and uterus. Okabayashi anterior leaf of the vesicouterine ligament defines the concept of the superficial layer of the vesicouterine ligament amalgamating with the roof of the ureteric tunnel. Readers are directed to Figs. 89, 99, 110.

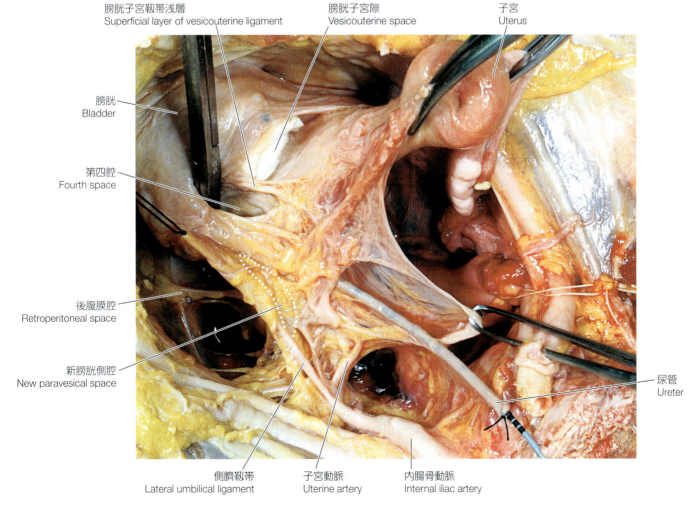

### 図68b 子宮頸側方靱帯の略図

展開された膀胱子宮隙，膀胱子宮靱帯浅層，第四腔，尿管，新膀胱側腔，側臍靱帯そして腹膜後隙が描かれている。これらは連続体である靱帯をイメージさせるものではなく，層が重なった構造からなる，例えば玉ねぎのような…。

**Fig. 68b. Schematic illustration showing the lateral ligament of the uterine cervix.**

Depicted are the developed vesicouterine space, superficial layer of the vesicouterine ligament, fourth space, ureter, new paravesical space, lateral umbilical ligament and retroperitoneal space. These structures are not the normal image of ligaments that constitute a continuum, but rather one of overlapping layers like that of an onion.

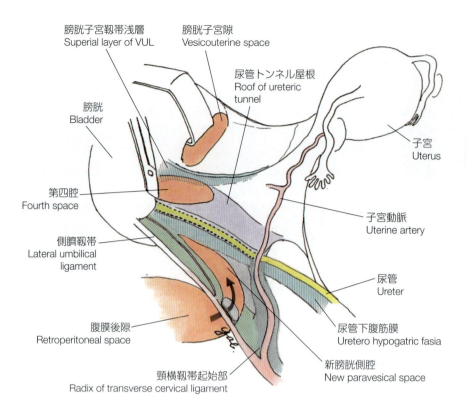

### 図68c 子宮頸側方靱帯の略図

図は，腔を発掘することで出現する3層の層板 laminae とその中を走行する血管と神経を描いた図。Medial lamina (M-lamina と略) は，膀胱子宮靱帯浅層とそれに続く neurovascular bundle (基靱帯 or 尿管トンネル屋根) からなり，子宮血管下行枝 descending branches of uterine vessels を通す。Intermediate lamina (I-lamina) は，尿管とそれに続く膀胱子宮靱帯深層からなり，膀胱静脈 (複数) と膀胱神経枝を通す。lateral lamina (L-lamina) は，側臍靱帯とその下に続く膀胱下腹筋膜からなり，上膀胱動脈を通す。これらの層板は，子宮頸部の矢状面と平行であり，膀胱に対し垂直に付着する。

**Fig. 68c. Schematic illustration of the lateral ligament of the uterine cervix.**

This figure shows, by the excavation of spaces, that three layers of laminae appear within which the blood vessels and nerves pass. The medial (M-) lamina consists of the superficial layer of the vesicouterine ligament from which the neurovascular bundle (the cardinal ligament of roof of the ureteric tunnel) extends and acts as a passage for the descending branches of the uterine vessels. The intermediate (I-) lamina consists of the ureter from which the deep layer of the vesicouterine ligament extends and acts as a passage for the vesical veins and vesical nerve branches. The lateral (L-) lamina consists of the lateral umbilical ligament from which the vesicohypogastric fascia extends dorsally and acts as a passage for the superior vesical artery. These laminae are parallel to the sagittal plane of the uterine cervix and attach perpendicularly to the bladder.

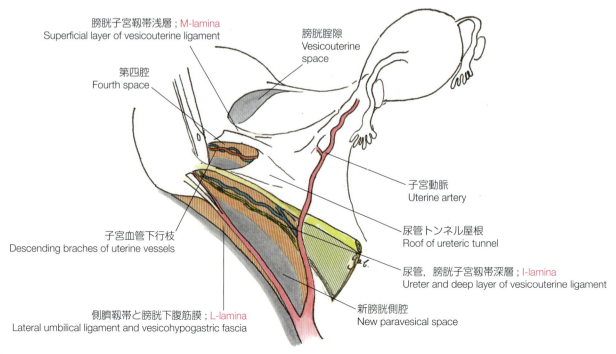

冒頭でも述べたが，岡林は，膀胱子宮靱帯前層を離断した後，尿管を遊離し，後層を分離するために岡林の腟側腔を発掘した．筆者の作成する第四腔は，前層と後層を通してその間に掘られるスペースで，岡林の腔と区別されてよいと考える（図201参照）．

図71は，尿管と子宮頸部の間にクーパー剪刀を挿入して第四腔を発掘する場面である．クーパー剪刀の先端は，膀胱側腔に出ている．ペアン鉗子でつかんでいるのは，側臍靱帯である．図68aとともに子宮頸傍組織の臨床解剖学の理解に役立てていただきたい．ただし図71は，手術的に外側から膀胱側腔－側臍靱帯/膀胱下腹筋膜－新膀胱側腔－尿管/膀胱子宮靱帯深層－第四腔が重層している．すなわちクーパー剪刀と側臍靱帯（ペアン鉗子の部分）の間にはもう一つ新膀胱側腔が掘られることになる（図68a,c）．詳細は，子宮頸傍組織（231頁）で述べる．

## E　膀胱腟中隔と膀胱腟隙

膀胱腟隙vesicovaginal spaceは，膀胱腟中隔vesicovaginal septumから外科的に疎性結合組織を切除したものである．膀胱腟中隔は，前後壁を膀胱外膜と子宮頸部/腟外膜（筋膜），左右を膀胱子宮/腟靱帯から成り立ち，綿飴のような疎性結合組織で満たされた腔である（図72，73）．septumの邦訳は中隔であるが，本質的には腹膜後隙と同類のpotential spaceである．

Terminologia Anatomicaでは，直腸腟中隔のみが用語として掲載され膀胱腟中隔はないが，臨床解剖学では膀胱腟中隔の用語も同様に必要である．また膀胱子宮中隔と膀胱腟中隔は，連続体と見なされる．膀胱子宮中隔と膀胱腟中隔の移行部には，多少密な結合組織がある．Peham-Amreichは，これを腟上部中隔とよんでい

### 図69　子宮頸側方靱帯の水平断

図は，図68から半切した右子宮頸部とその側方靱帯を摘出しホルマリン固定した．それを5ブロックに水平断して作成された組織標本の中の3ブロックである．aは，頸横靱帯の上端縁と側臍靱帯を通る水平断．bは，尿管のレベルの水平断．尿管内側と頸部外側の標本での幅は，7mm（約30％縮小）．cは，下下腹神経叢を中心にした水平断．3図に印した点線楕円領域は，血管の少ない疎性結合組織で満たされる．筆者は，この領域に掘られる腔に第四腔と名付けた．染色は，Elastica van Gieson stain．

### Fig. 69. Horizontal cross-sections of the lateral ligament of the uterine cervix.

From Fig. 68a, the right hemi-uterine cervix and its lateral ligament were excised and formalin fixed. These tissues were histologically divided into five horizontally cross-sectioned blocks and stained with Elastica van Gieson, of which three are shown. **a** is a horizontal cross-section through the upper edge of the transverse cervical ligament and lateral umbilical artery/ligament. **b** shows a cross-section at the level of the ureter. The width of the specimen between the medial aspect of the ureter and lateral aspect of the cervix is 7mm (with a reduction rate of approximately 30%). **c** is a horizontally sliced cross-section centered on the inferior hypogastric plexus. Each area in Figs. **a,b** and **c** surrounded with a *dotted oval circle* are filled with less-vascular areolar connective tissue named by the author as the fourth space.

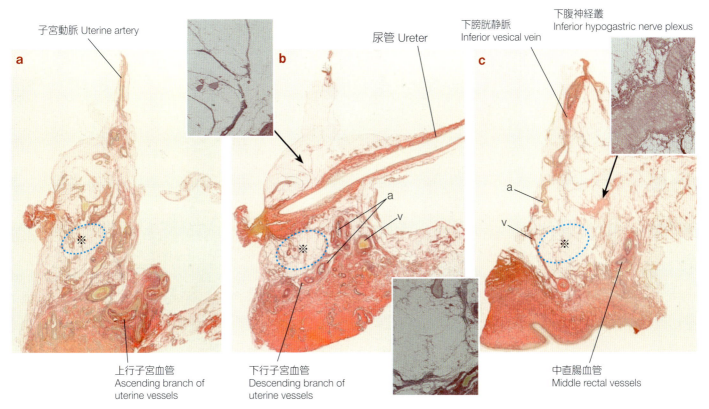

### 図70a/b 第四腔

aは，右骨盤腔の所見である。尿管と子宮をつなぐ結合組織は，Savage/Kocksの基靱帯に相当する。第四腔が子宮頸部と尿管の間に鉗子を挿入して発掘されている。腔の中には骨盤神経叢からの末梢枝が見える。bは図69の尿管をマーカーとするグループの1枚である。第四腔の掘られる場所は，less-vascular area。

### Figs. 70a/b. The fourth space

a shows findings from the right pelvic cavity. The connective tissue connecting the ureter and uterus corresponds to the cardinal ligament of Savage/Kocks. The fourth space has been excavated by insertion of forceps between the uterine cervix and ureter. A peripheral branch of the inferior hypogastric plexus is visible within this space. The image on b shows the ureter as a marker taken from a group of images in Fig. 69. The area of excavation for the fourth space can be seen as less vascular.

(Reproduced from 'Yabuki Y, et al: Discrepancies between classic anatomy and modern gynecologic surgery on pelvic connective tissue structure: harmonization of those concepts by collaborative cadaver dissection. Am J Obstet Gynecol 2005; 193: 7-15'.)

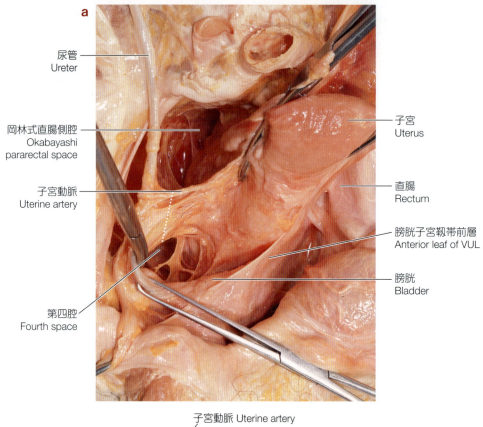

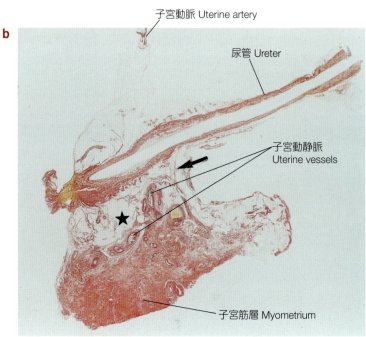

**図71 骨盤側方靱帯の尾側翻転部の分離（新鮮遺体）**

右骨盤腔を恥骨側から見た写真。剪刀を尿管と子宮頸部の間から挿入して，骨盤筋膜腱弓を貫いて先端を膀胱側腔に出している。分離された組織は，膀胱子宮靱帯深層と側臍靱帯である。剪刀の挿入されたところが第四腔であり，図68aに一致する。

**Fig. 71.** Separation of the caudal reflection of the lateral pelvic ligament on a fresh cadaver.

Shown is the right pelvic cavity seen from the pubis. Entrance into the fourth space is made by inserting scissors between the ureter and uterine cervix, piercing the tendinous arc of the pelvic fascia with the tip of the scissors protruding into the paravesical space. The separated tissues are the deep layer of the vesicouterine ligament and lateral umbilical ligament. The area with scissors inserted is the fourth space, which corresponds to that shown in Fig. 68a.
(Reproduced from 'Yabuki, Y, et al: Discrepancies between classic anatomy and modern gynecologic surgery on pelvic connective tissue structure: harmonization of those concepts by collaborative cadaver dissection. Am J Obstet Gynecol 2005; 193: 7-15'.)

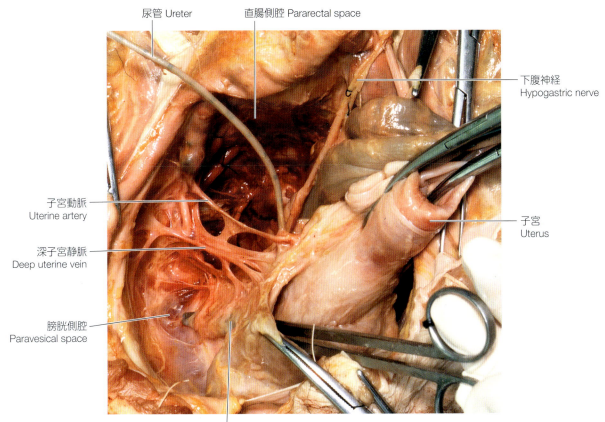

る。なお中隔と靱帯は，同義語として使用される。しかし，中隔のほうがより疎な組織の印象を受ける。

## F 直腸腟中隔と直腸腟隙

直腸腟隙rectovaginal spaceは，直腸腟中隔rectovaginal septumから外科的に疎性結合組織を切除したものである。直腸腟中隔は，前後壁を子宮頸部/腟外膜と直腸外膜，左右を直腸子宮/腟靱帯に囲まれた疎性結合組織を指す（図50a,b, 51a,b, 72, 73a,b）。直腸腟中隔は，支持機能のみでなく蓄便排便の機能を有し，産道の形成にも関与する。

直腸外科では，直腸と腟の間にデノビエ筋膜Denonvilliers fasciaと命名される筋膜が記載される。女性での説明に乏しく腟筋膜，直腸筋膜の合体組織を指すと考える。同じくmesorectum（mesentery of the rectum, 直腸間膜）は，直腸固有筋膜（直腸外膜or臓側筋膜）により被覆され，血管，リンパ管（上腸間リンパ系）を通すbundleと解釈される。しかし近年の直腸外科では，total mesorectal excisionとの手術名があるごとく，mesorectumは直腸全周の組織と解釈される。また直腸固有筋膜（臓側筋膜）と仙骨前筋膜（壁側膜）の間を下腹神経が通る。仙骨前筋膜の背側を仙骨正中血管が通る。Denonvilliers筋膜の仙骨面での続きが，下腹神経前筋膜or Waldeyer筋膜ではないかと推測する。婦人科と直腸外科用語には，その概念，定義も含めて統一されていないものが多い。理由は，手術的視点から見たartifactに付けた名前であるからであろう。

■ 基礎編／第3部　筆者の臨床解剖学

**図72　膀胱子宮中隔の分離**

膀胱子宮腹膜を切開し，膀胱筋膜と子宮頸部筋膜の間に張る綿のような疎結合組織（膀胱子宮中隔）を，電気メスで離断する。この操作で膀胱子宮隙が形成される。

**Fig. 72. Dissection of the vesicouterine septum.**

The vesicouterine peritoneum is incised, and the loose cotton-like connective tissue (vesicouterine septum) between the vesical adventitia and adventitia of the uterine cervix will be severed using monopolar surgery. This maneuver will create the vesicouterine space.

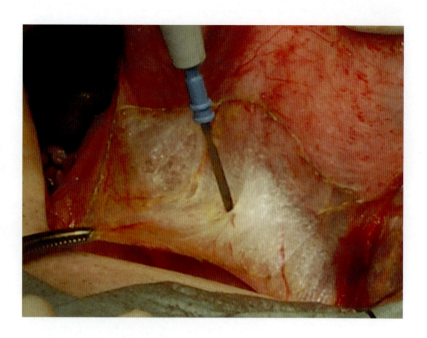

**図73a/b　膀胱子宮中隔の組織像**

aがAzan染色，bはelastica van Gieson染色で，a標本の中の四角の拡大像。collagen fiberはAzan染色によって青色に染まり，elastica van Gieson染色でオレンジ色に染まる。elastic fiberはelastica van Gieson染色で黒色に染まる。血管が筋膜下を横方向に走行している。42歳の経産婦。

**Figs. 73a/b. Histology of the vesicouterine septum.**

This histological specimen was from a 42-year-old parous woman. The one above shows Azan staining and, below, Elastica-van Gieson, with the latter being an enlargement of the image within *the red dotted frame* (**a**). The collagen fiber is stained blue by Azan, and orange by Elastica-van Gieson. The elastic fiber is stained black by Elastica-van Gieson. The blood vessels run transversely under the fascia.

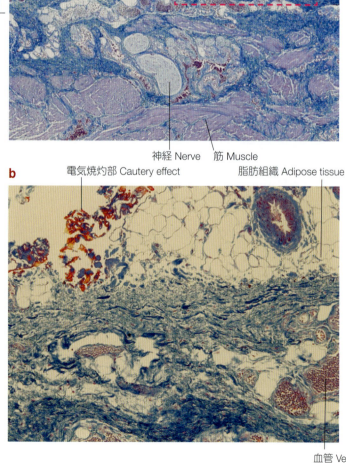

第3章 骨盤漿膜下組織の臨床解剖学 "腔と靱帯"

# 骨盤靱帯の臨床解剖学

## 骨盤靱帯は，areolar connective tissueに彫られる彫刻である

　広汎子宮全摘術の原理は，腔と腔の間に出現させたartifact，すなわち靱帯を根治的に切除するものである。そのために，これらのartifactは，Savage/Kocks(1870)の基靱帯，Mackenrodt(1895)の頸横靱帯を始めとし，retinaculum uteri(Martin, 1911)，Pelvic connective tissue ground bundle(Peham & Amreich, 1930)，neurovascular stalk(Pernkopf, 1943)，Hypogastric sheath(Uhlenhuth, 1948)，Web(Meigs, 1951)らで，術者の思惑により種々の名でよばれた。その理由のある部分は，術式が進歩の過程であった（現在もであるが）ことと，術式の基盤となる解剖学が，肉眼解剖学にあったことと考える。

　20世紀前半の靱帯は，壁側筋膜，すなわち密生結合組織であり，血管束とは切り離して考えられる傾向にあった。現代でも靱帯の定義が明確にされない要因の一つである。この章では，骨盤靱帯を筋膜と靱帯にわけて記載したいと考える。

　なお骨盤靱帯は，膀胱，性器（子宮/腟），直腸の支持結合組織を総称する。骨盤側方靱帯は，膀胱；側臍靱帯と膀胱下腹筋膜，性器（子宮/腟）；子宮傍組織（基靱帯と頸横靱帯）と腟傍組織，直腸；直腸側方靱帯の総称とする。

　古典的な靱帯は，壁側筋膜を指した。しかし図49〜51や図69で示したように，小骨盤内のsubserous layerには，ほとんど密性結合組織はない。だが，腹腔内臓器を支える骨盤支持体（靱帯）は，強靱なものであるという先入観は古典的な常識とともに，われわれのなかに強く存在するのも確かである（32項）。筆者は，骨盤靱帯から"areolar connective tissueに彫られる鳥の翼"をイメージしている（図74）。そうした意識で骨盤靱帯を述べてみたい。

### 図74　骨盤結合組織と腔の模型図

図62の骨盤結合組織と図67の腔を合わせて，subserous layerの分類を試みた模型図である。骨盤結合組織は，縦の筋性筋膜靱帯と横の筋膜血管靱帯に分けられる。後者の一部はさらに，頭側翻転部と尾側翻転部に分かれる。腔は，外側の4腔と中央の2腔からなる。

**Fig. 74.** Schematic illustration of the pelvic connective tissue and spaces.

Figs. 62 and 67 have been amalgamated for classification of the subserous layer. The pelvic connective tissue is classified as a longitudinal musculofascial bundle and transverse fasciovascular ligament. A part of the latter is further divided into cranially and caudally reflected parts. The spaces consist of four lateral and two central ones.
(Reproduced from 'Yabuki, Y, et al: Discrepancies between classic anatomy and modern gynecologic surgery on pelvic connective tissue structure: harmonization of those concepts by collaborative cadaver dissection. Am J Obstet Gynecol 2005; 193: 7-15'.)

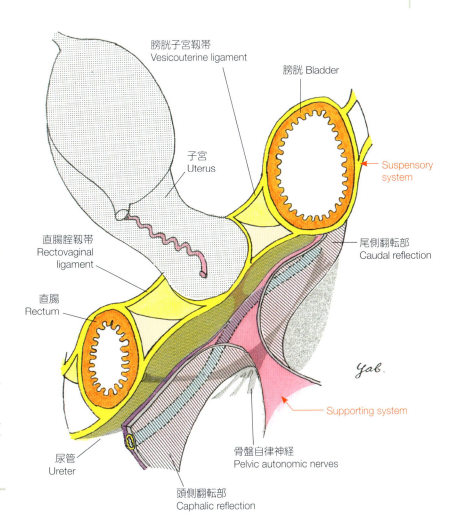

# I 臓側筋膜と骨盤靱帯

　骨盤靱帯は，Mackenrodtにより壁側筋膜が子宮頸部へ延長したものとされて以来，dense connective tissueとされてきた。しかし1930年代にはGoff(1931)，Koster(1933)，Berglas & Rubin(1953)，Range & Woodburne(1964)，Fritsch(1992)らが，靱帯を壁側筋膜あるいはskeletal ligamentであることを否定し始めた。一方Uhlenhuth E(SGO, 1948)は，壁側筋膜が近位(壁側)から遠位(臓側)へ向かってperivascular fascia→fascial capsule→proper fasciaへと変化し，骨盤靱帯は，fascial capsuleに被覆され血管や神経を通すvehicleであると述べている。fascial capsuleは臓側筋膜に等く，Range RL & Woodburne R(AJOG 1964)は，Ligament contained only loose areolar connective tissue enclosing blood vessels, nerves, and lymphatic tissue. と記載する。

　図75は，新鮮遺体の臓器を取り除いた小骨盤を矢状断し，骨盤側壁を内側から見た自験例である。骨盤壁から血管神経導板neurovascular stalkの起こるところを示す。図76は，Pernkopf E(1943)のLamina vasorum et nervorum pelvis(neurovascular stalk)を参考に描いた図である。このneurovascular stalkは，壁側筋膜により被覆されるとされる。図77は，病理解剖で作成したneurovascular stalkの組織標本である。これらの断面は，内腸骨血管の臓側枝が子宮枝のみでなく，膀胱枝や直腸枝さらに神経も含む導板であることを示す。すなわち，内

### 図75　血管神経導板の断面(新鮮遺体)

右骨盤壁を内側からの所見で，膀胱側腔と直腸側腔が大きく展開されてneurovascular stalk(Pernkopf)が分離されている。内腸骨血管の臓側血管の断面は，上から順に子宮動脈，深子宮静脈，中膀胱静脈，中直腸静脈。明確なneurovascular stalkを覆う膜様筋膜はない。

### Fig. 75. A cross-section of the neurovascular stalk following dissection on a fresh cadaver.

Shown is a view of the inner aspect of the right pelvic wall with the paravesical and pararectal spaces having been extensively developed, isolating the neurovascular stalk (Pernkopf). A cross-section of the visceral branches of the internal iliac vessels shows, from top to bottom, the uterine artery, deep uterine vein, middle vesical vessels and middle rectal vessels. No membranous fasciae could be identified covering the neurovascular stalk.

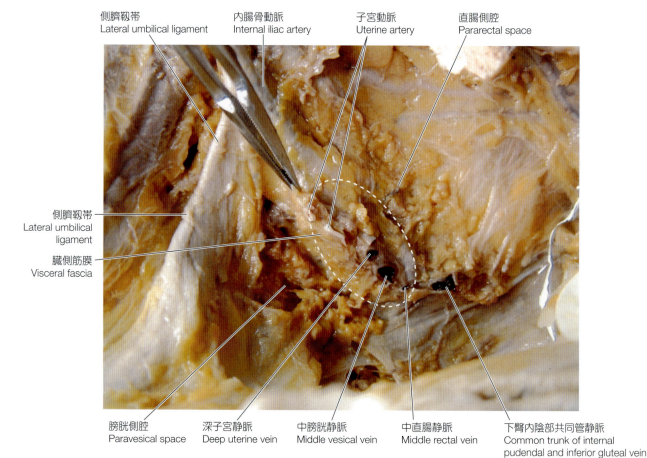

### 図76 骨盤の血管神経導板（略図）

小骨盤の正中矢状断。骨盤腔の壁を内側から見る。小骨盤の外側壁から2枚の壁側骨盤筋膜に覆われてneurovascular stalkの起こるところを示す。

### Fig. 76. Schematic illustration of the pelvic neurovascular stalk.

This shows a mid-sagittal section of the lesser pelvis with a view of the inner aspect of the pelvic wall. The neurovascular stalk originating from the lateral wall of the lesser pelvis can be seen covered with two parietal endopelvic fasciae.

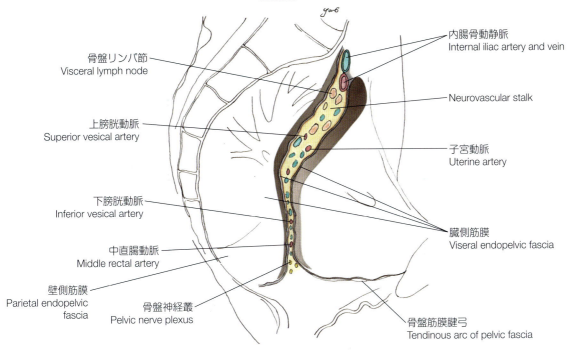

### 図77 血管神経導板の断面の組織像

膀胱側腔と直腸側腔を掘り摘出したbundleである。bundleは性器に平行でなく，垂直に摘出された。血管の断面は結合組織内を縦に並んでいる。さらに明確に筋膜と同定できるものはない。Elastica van Gieson染色。

### Fig. 77. Histology of a cross-section of the neurovascular stalk with Elastica-van Gieson staining.

Following excavation of the paravesical and pararectal spaces the bundle was excised perpendicularly, not parallel, to the internal genitalia. The vascular cross-sections can be seen aligned longitudinally within the connective tissue with no tissue being positively identified as fascia.
(Reproduced from 'Yabuki Y, et al: Dissection of the cardinal ligament in radical hysterectomy for cervical cancer with emphasis on the lateral ligament. Am J Obstet Gynecol 1991; 164: 7-14'.)

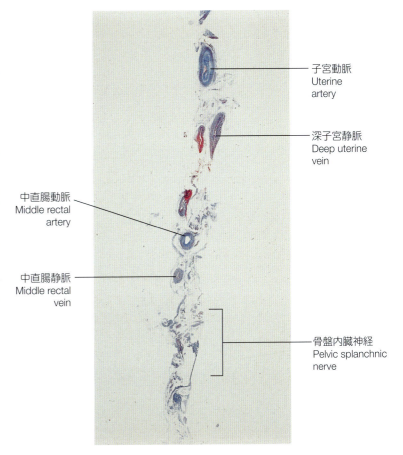

腸骨血管の前枝anterior trunkから分岐する臓側枝の断面に等しい（『手術編』で提示する図239（後述）や図243（後述）の臓側枝の切断端とともに図121（後述）や図128（後述）の略図を参照されたい）。しかし，StalkにはPernkopfの述べる壁側筋膜はなく疎性結合組織で覆われる。臓側筋膜は，密性結合組織ではないことは現代の見解であろう。

# Ⅱ　筋膜の臨床的存在

　手術はartifactである。岡林のハイハイコッヘルに見られるように，頸横靱帯は，直腸側腔と膀胱側腔の発掘後に一括挟鉗,切断される。この時代（1940〜50年代）の頸横靱帯の解剖は，血管よりも筋膜を主体とする発想に基づいていたと考えられる。

　筆者は，図41で示す岡林術式を経験した後の変化，進歩？（改良）として，CUSAを使用して靱帯の筋膜（fascial capsule）を切除する術式に移行した（AJOG 1991）。その過程で習得した筋膜は；頸横靱帯の起始部radixで，1）外腸骨血管鞘が内側へ翻転して靱帯前筋膜となり（図59, 95a参照），2）内腸骨血管鞘が内転して靱帯後筋膜を形成する（図174参照）。2枚の筋膜は，それぞれの末端で，3）子宮/腟の固有筋膜proper fascia（漿膜下筋膜）へ移行するものである。CUSAを用いるために密性か疎性結合組織の区別はつきかねるが，感覚的にはUhlenhuthの In the form of double layered perivascular sheaths, this fascia serves as a vehicle for important vascular and nervous structures. の記載に一致する。確かに臓側筋膜は不定形過ぎるが，外科的artifactすなわちpractical anatomyの特徴といえよう。

　その説明として，Range & Woodburneの「鳥小屋の金網」の理論（図40）のように，subserous layerには図39,図72, 73a,bに示すように綿のような疎性結合組織areolar connective tissueと血管鞘があり，手術で子宮を強く牽引することによりchicken wireが1カ所に集まるように，疎性結合組織のcondensationが生じる現象は否定できないと考えることもできよう。

　靱帯筋膜を次のように考える：まず図77では明確な筋膜あるいは鞘sheathをなす結合組織はなく，血管や神経の周辺には境界の不鮮明な疎性結合組織しか見出せない。確かに図39で示唆したように，subserous layerには密性結合組織はなく，大部分が脂肪組織からなる疎性結合組織であることと一致する。しかし，拡大して血管の周囲を観察すれば，血管鞘perivascular sheathは存在する（黒矢印）。こうした血管鞘の集合体が，支持体としての機能をもつと考えれば，膜としての形態は持たぬが筋膜としての存在はあるといえよう。

　図53では，血管鞘やそれらを被覆する疎性結合組織（いわゆる筋膜）と上挙筋筋膜の連続体（図右）と，その筋膜を外科的に剥離したもの（図左）を対比させた。臨床解剖学での筋膜の存在は，認めるべきであると考える。

# III 臓側筋膜の臨床解剖学

筆者は広汎子宮全摘術を，視覚的，触診的palpatoryさらに外科的に筋膜の存在を意識して構築した。図78と図79は，筆者の提案する子宮傍組織parametriumの筋膜の模型図である。漿膜下筋膜に属する臓側筋膜は，連続性でendlessであることを前提として考える。頸横靱帯筋膜を例にとれば，内外腸骨血管鞘から派生した頸横靱帯筋膜は，頸横靱帯前筋膜antenrior fascia of transverse cervical ligament（靱帯前筋膜と略）と頸横靱帯後筋膜posteror fascia of transverse cervical ligament（靱帯後筋膜と略）を形成する。さらにこれらの筋膜は，尿管の手前（外側）で頭側と尾側に分かれる（図78～80）。頭側へ翻転した後筋膜は，尿管板の形成に関与し，尾側へ翻転した前筋膜は，膀胱子宮靱帯深層と腟傍組織を被覆する筋膜の形成に関与する（図81，82）。尿管板および膀胱子宮靱帯深層は，ともに外科的に作られたartifactであり，2枚の筋膜に挟まれたlaminaである。尿管板と深層は頸横靱帯を介してつながり，尿管下腹筋膜ureterohypagastric fasciaを形成する。

最終的にこれらの筋膜は，各臓器の外膜adventitiaあるいは固有筋膜proper fasciaと融合し，小骨盤内の臓器を一つにパッキングすることになる（図83）。

### 図78 子宮傍組織の筋膜の模型図

子宮動脈の高さで水平断した頸横靱帯（supporting system，112頁）を推測した図。内腸骨血管鞘はまず頸横靱帯後筋膜となり尿管と骨盤神経叢の手前（外側）で頭方に翻転し，尿管板の外側筋膜を形成する。同様に外腸骨血管鞘は頸横靱帯前筋膜となり尿管と骨盤神経叢の手前（外側）で尾方に翻転し，膀胱子宮靱帯深層を形成する。頭尾に翻転する筋膜は尿管板の血管，結合組織の一部を伴う。

### Fig. 78. Schematic illustration of fascia of the parametrium.

Shown is an inferred illustration by the author of the horizontally severed transverse cervical ligament (supporting system; p.112) at the level of the uterine artery. The perivascular sheath of the internal iliac vessels initially changes into the posterior fascia of the transverse cervical ligament and then reflects cranially at the lateral aspect of the ureter and inferior hypogastric plexus, forming the lateral fascia of the mesoureter. Similarly, the perivascular sheath of the external iliac vessels initially changes into the anterior fascia of the transverse cervical ligament and reflects caudally at the lateral aspect of the ureter and inferior hypogastric plexus, forming the deep layer of the vesicouterine ligament. These reflected fasciae are accompanied by blood vessels and a part of the connective tissue of the mesoureter.
(Reproduced from 'Yabuki Y, et al: A new proposal for radical hysterectomy. Gynecol Oncol 1996; 62: 370-8'.)

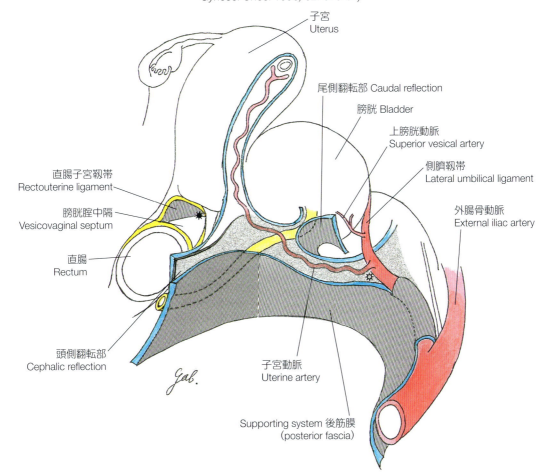

■ 基礎編／第3部　筆者の臨床解剖学

### 図79　子宮傍組織の立体的イメージ

図は，膀胱下腹筋膜（臍動脈索板lamina ligamenti umbilicalis）の下半分と頸横靱帯の上半分の疎結合組織を除去し，その部の血管のみにして描いてある。膀胱下腹筋膜，頸横靱帯と直腸側方靱帯は灰色の部分で，翻転部は横線で表してある。尿管は広靱帯，尿管板の間を通り，子宮動脈と交差し，そして頸横靱帯の翻転部を走行して膀胱に到達するところを示してある。

**Fig. 79. Schematic illustration of the parametrium.**

The lower half of the vesicohypogastric fascia (or lamina ligamenti umbilicalis) and upper half of the loose connective tissue of the transverse cervical ligament have been removed, exposing only the blood vessels of this area. The vesicohypogastric fascia, transverse cervical ligament and lateral rectal ligament are colored grey and the reflections marked with horizontal lines. This figure depicts the ureter traversing through the mesoureter, crossing the uterine artery, passing by the reflected part of the transverse cervical ligament, and finally reaching the bladder. (Reproduced from 'Yabuki Y: Gynecol Oncol 2000; 77: 155-63'.)

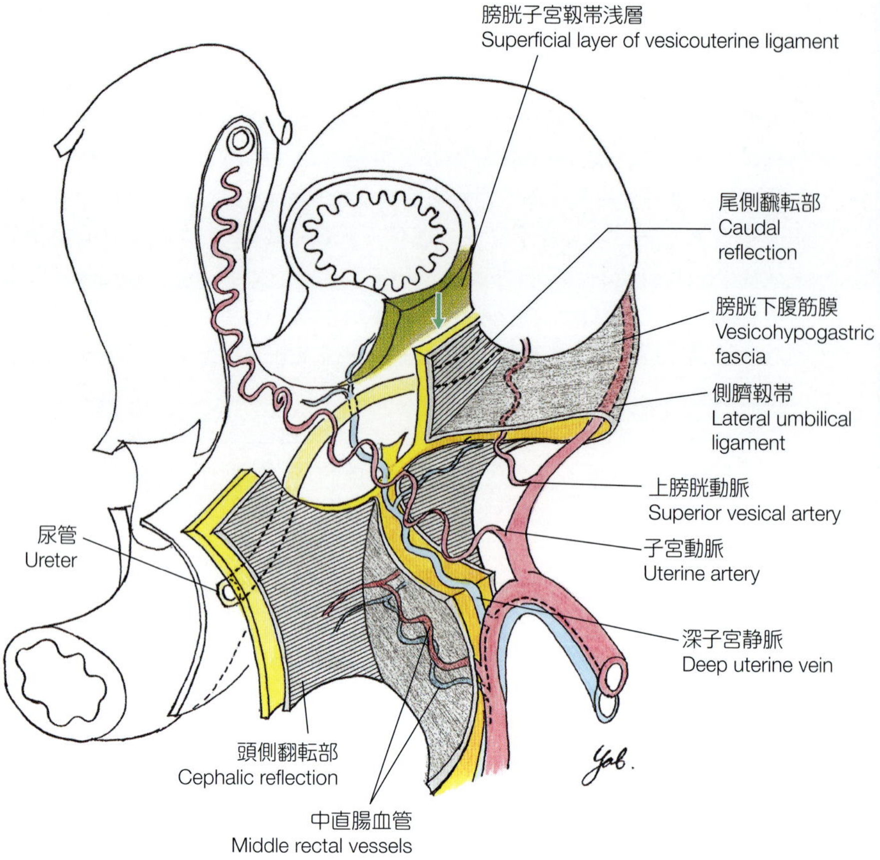

### 図80　頸横靱帯の翻転部

膀胱側腔と直腸側腔を大きく展開して右頸横靱帯を内側から見た模型図。尾側翻転部の筋膜と上挙筋筋膜は骨盤筋膜腱弓上で結合して腟を被覆する。頭側翻転部は尿管と直腸を覆う。頸横靱帯は子宮頸部に対して垂直でなければ，この理論は成立しない。直腸側腔を展開しない場合，頸横靱帯と子宮頸部の矢状面の作る角度はほぼ30°程度であろうか（図52）。ちなみに，赤矢印の方向に第四腔が掘られる。

**Fig. 80. Schematic illustration showing reflection of the transverse cervical ligament.**

This shows an inner view of the right transverse cervical ligament following extensive development of the paravesical and pararectal spaces. The fascia of the caudal reflection connects to the superior levator fascia on the tendinous arc of the pelvic fascia and envelops the vagina. The cranial reflection envelops the ureter and rectum. This theory is feasible if the relationship between the transverse cervical ligament and uterine cervix is perpendicular. Without development of the pararectal space, the angle of the transverse cervical ligament and uterine cervix is approximately 30 degrees(Fig.52) Incidentally, the fourth space is excavated in the direction of the *red arrow*.

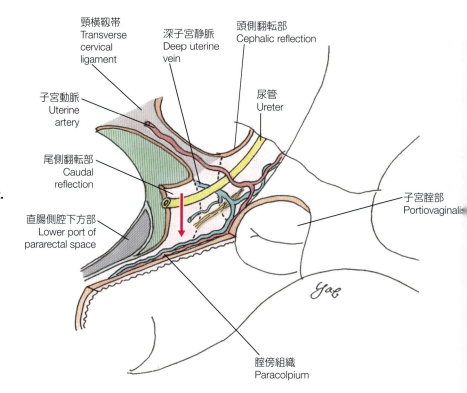

### 図81 頸横靱帯の尾側翻転部の筋膜

頸横靱帯前筋膜(ピンク)は，膀胱側腔底部で上挙筋筋膜へ移行する部分(褐色)と，子宮頸部と腟の外側縁を被覆する部分(灰色と青)に分かれる。膀胱へ翻転した筋膜(灰色)は，尿管と膀胱への血管神経叢を被い，膀胱子宮靱帯深層を形成する。子宮頸部と腟を被覆する筋膜(青)は，子宮腟部と腟傍組織を被う。腟傍組織は，骨盤筋膜腱弓と融合する。

**Fig. 81. Schematic illustration of fascia of the caudal reflection of the transverse cervical ligament.**

The anterior fascia of the transverse cervical ligament (*pink*) has been color-coded to show its divisions. The tissue colored brown merges into the superior levator fascia at the base of the paravesical space, and the tissues (*grey* and *blue*) envelop the lateral aspect of the bladder, vaginal part of the uterine cervix and vagina. The reflected fascia (*grey*) to the bladder envelops the ureter and neurovascular plexus and forms the deep layer of the vesicouterine ligament. The fascia (*blue*) enveloping the uterine cervix and vagina also envelops the paracolpium and portio vaginalis. The paracolpium fuses with the tendinous arc of the pelvic fascia.

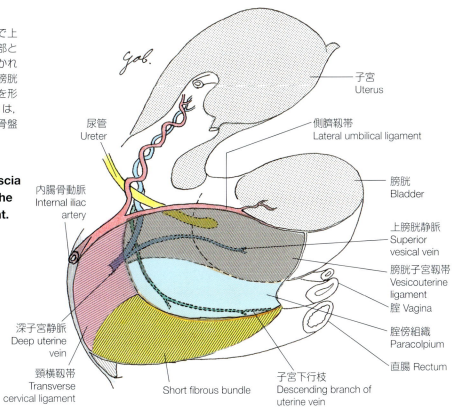

### 図82 頸横靱帯の頭側翻転部の筋膜

頭側翻転部は，尿管板の外側の筋膜となる。尿管板は図66で示唆されたが，尿管と骨盤自律神経をつなぐlaminaとして外科的に分離されるartifactである。尿管板は，尿管，下腹神経，尿管血管枝およびリンパ管が疎性結合組織でつながる構成からなる。図は，頸横靱帯の頭側翻転筋膜に付着する神経，血管，尿管を描いた。また，尿管板の内側の筋膜は描いてない。

**Fig. 82. Schematic illustration of fascia of the cranial reflection of the transverse cervical ligament.**

The cranial reflection of the transverse cervical ligament changes into the lateral fascia of the mesoureter. As suggested in Fig. 66, the mesoureter is a surgically isolated artifact, or lamina, that connects the ureter and pelvic autonomic nerves. It consists of the ureter, hypogastric nerve, ureteric blood vessels and lymphatics, all of which connect to the areolar connective tissue. Illustrated are the nerves, blood vessels and ureter that are attached to the cranial reflection of the transverse cervical ligament. However, the internal fascia of the mesoureter has been omitted.
(Reproduced from 'Yabuki Y, et al: Radical hysterectomy: an anatomic evaluation of parametrial dissection. Gynecol Oncol 2000; 77: 155-63'.)

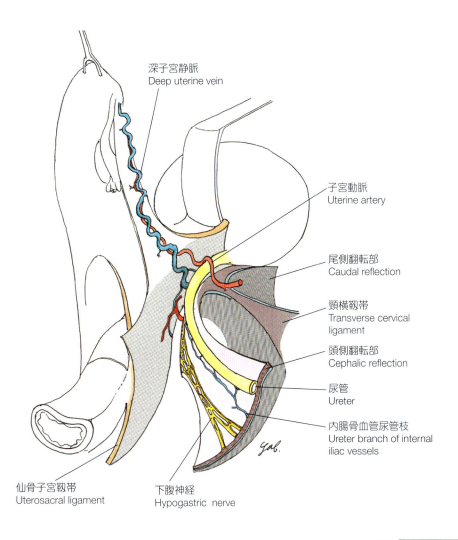

### 図83 骨盤臓側筋膜の模型図

この図は，手術を念頭に膀胱，腟，直腸の断面とそれらの固有筋膜をイメージして描いた。子宮，膀胱に垂直な頸横靱帯，腟と平行な上挙筋筋膜と腟傍組織とそれらを被覆する臓側筋膜の関係を示してある。また図は，手術によって作られる膀胱腟隙，直腸腟隙を描いてあり，多少誇張されている。図50と図53などを参照されたい。

### Fig. 83. Schematic illustration of the visceral endopelvic fascia.

To aid further surgical clarification, a schematic illustration shows a cross section of the bladder, vagina and rectum with their fasciae proper. Shown is the relationship between a) the transverse cervical ligament that is perpendicular to the uterus and bladder and b) the superior levator fascia and paracolpium that are parallel to the vagina with visceral fascia enveloping them. Furthermore, the vesicovaginal and rectovaginal spaces developed during surgery are depicted and somewhat exaggerated for clarification. Readers are directed to Figs. 50 and 53.

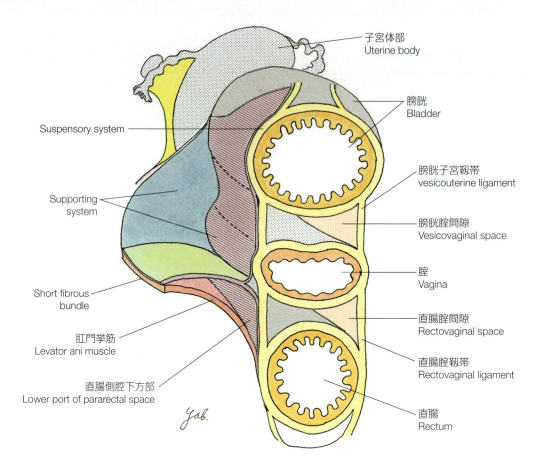

# 第4章
# 骨盤漿膜下組織の臨床解剖学
## "靱帯の分類"

　骨盤臓器の靱帯は，性器だけを支持するものではない。図85（図62＋図67）は，subserous layerに腔を作成することによって膀胱や直腸と共有の靱帯が出現する可能性を示唆したものである。

　膀胱，性器（子宮/腟），直腸を支持する結合組織は，膀胱傍組織paracystium，子宮傍組織parametrium，直腸傍組織paraproctiumとよばれる。まずこれらの支持体を骨盤靱帯pelvic ligamentと総称しようと考える。

　そのうち，側方膀胱傍組織lateral paracystium，側方子宮傍組織lateral parametrium，側方直腸傍組織lateral paraproctiumを一括して，骨盤側方靱帯lateral pelvic ligamentと仮称することにする。

　図85からも示唆されるように，これらの結合組織は，互いに連続体を形成している。ただし，この連続体は外科的操作によって作成されるartifactである（臨床解剖学）。肉眼/系統解剖学の視点から見れば，Netterが描くようにこれらの側方靱帯は，独立して臓器軸に平行が正しいとされよう（図15）。

　この章は，subserous layerを臨床解剖学から見た，性器を中心にした骨盤靱帯の分類を試みたいと考える。靱帯の構造に迫る。

　骨盤結合組織pelvic connective tissueの臨床解剖における分類は，20世紀初頭からフランスで始まったとされる。Bastian D & Lassau JP（Anat Clin 1982）の論文の記載を引用すれば，骨盤結合組織の系統化は，Farabeuf（1907）らによりフランスで始まり，イギリスやアメリカの多数の研究者が携わり，骨盤結合組織はanteroposterior system: sacro-recto-genito-vesico-pubic lamina of Farabeufとtransverse system: broad ligamentに分けられたという。

　Transverse systemは，初期には子宮広靱帯を指したが，SavageやMackenrodtの概念が加わり，現代では肛門挙筋筋膜につながる腟の側方靱帯も含むことになったと考える。

## 筆者の骨盤靱帯の分類

　34頁でGray解剖学（第30米国版, 1985）の"The cardinal ligament of Mackenrodt"を記載した。ここに書かれた靱帯は，子宮頸部と腟の筋膜がそれらの外側縁で接合してできたsheetが，骨盤底を横切って広がったものと解釈される。このsheetは，Savageの"the condensation"を含むものの，大部分が上骨盤隔膜筋膜との印象を受ける。すなわち基靱帯は，肛門挙筋，尾骨筋，梨状筋を覆う深筋膜の一部とされたと言えよう。Peham-AmreichのLatzko手術で述べたように，20世紀の広汎子宮全摘術は，Extended deep fascial resectionと言っても過言でない。それゆえ第30米国版のGray解剖学の基靱帯は，仙骨面に沿った二次元的形態であると解釈される。しかし，図86（図54＋図60）から観察される頸横靱帯は，深筋膜と垂直な関係にある（表紙の図はイメージを容易にするために2つの図をつないで作成した）。図86は，骨盤の支持体が疎性結合組織に覆われた血管神経からなる頸横靱帯と，密性結合組織である深筋膜からなることを示すものである。図85に描いたようにsubserous layerへの腔の発掘と，それで形成される靱帯には，2種類の構造体があると意識する；1）血管神経の走行路として横方向構造を主体とするtransverse neurovascular structure（pelvic lateral continuation）と，2）骨盤臓器の牽引支持組織としての縦方向構造をもつlongitudinal fascicular structure（condensation of fibroelastic and smooth muscle tissue or true ligament having musculofascial consistency）である（図37, 38, 44, 60）。そして前者にsupporting system（骨盤横系靱帯），後者にsuspensory system（骨盤縦系靱帯）と名前をつけ発表した（Yabuki Y, Gynecol Oncol 1996, 2000）。査読者からは，似たような名前で混同するという意見もあったが，変更はしていない（図85）。図84は，骨盤靱帯をsupporting systemとsuspensory systemに分類したものである。

# I　Supporting system 骨盤横系靭帯

　Supporting system（図84）は，膀胱下腹筋膜，基靭帯/頸横靭帯および直腸側方靭帯の連続体 or 複合体を指す。supporting systemは，図85（図62+図67）のように膀胱側腔，Latzko式直腸側腔，第四腔および岡林式直腸側腔の間のartifactである。図86（図54+図60）および図87（図48+図53）は，基靭帯，膀胱下腹筋膜，頸横靭帯，直腸側方靭帯，図88（図68a+図68b）は，尿管下腹筋膜に関する解剖をまとめて提示する。

## A　膀胱側腔からみる骨盤横系靭帯

　図86aと図87bは，新鮮遺体の膀胱側腔を大きく展開して骨盤横系靭帯を，左前方と正面（恥骨側）から観察した解剖である。図86aは，子宮を頭方に牽引し，側臍靭帯に糸をかけて引き上げ前筋膜に覆われた膀胱下腹筋膜と頸横靭帯を露出してある。大きく展開された骨盤底には，肛門挙筋腱弓，上挙筋筋膜（上骨盤隔膜筋膜），骨盤筋膜腱弓，そして腟傍組織が観察される。肉眼/系統解剖学をバックにした伝統的広汎子宮全摘術では，これらすべてを基靭帯とし切除の対象とした（Peham-AmreichのLatzko手術，Gray解剖学，第30米国版）。図87bでは尿管にはカテーテルが挿入され，子宮は腹頭方に牽引され，膀胱の中央が少し剥離されている。子宮広靭帯は，両側とも尿管を見せるために切除されている。図87bの遺体左（写真右）の膀胱下腹筋膜は，頸横靭帯を見せるために切除し，側臍靭帯のみにしてある（白点線枠）。子宮動脈，側臍靭帯，膀胱子宮靭帯浅層の枠に囲まれた窓から，頸横靭帯の前筋膜と上挙筋筋膜が連続して見える。図87bの遺体右（写真左）では，頸横靭帯の前筋膜が切除され，上挙筋筋膜の一部が切除され肛門挙筋が露出している。図87aでは，さらにはっきりとしている。露出された血管は，子宮動脈をはじめとする内腸骨血管前枝から出る臓側枝である（図60, 87b）。また図86aと図87bの所見から，上挙筋筋膜が，Mackenrodtのshort fibrous bundleであることが推測できる。

| 図84　骨盤結合組織の分類 | Fig. 84. Classification of the pelvic connective tissue. |
|---|---|
| supporting systemは膀胱，子宮，直腸のlateral ligamentの複合体の総称とする。そしてsuspensory systemは膀胱，子宮，直腸を恥骨から仙骨へつなぐlongitudinal ligamentの総称として用いる。 | The termi the supporting system is collectively named for a complex consisting of the lateral ligament of the bladder, uterus and rectum. The term the suspensory system is collectively named for the longitudinal ligament that connects the bladder, uterus and rectum from the pubis to the sacrum.<br>(Reproduced from 'Yabuki Y, et al: Radical hysterectomy: an anatomic evaluation of parametrial dissection. Gynecol Oncol 2000; 77: 155-63'.) |

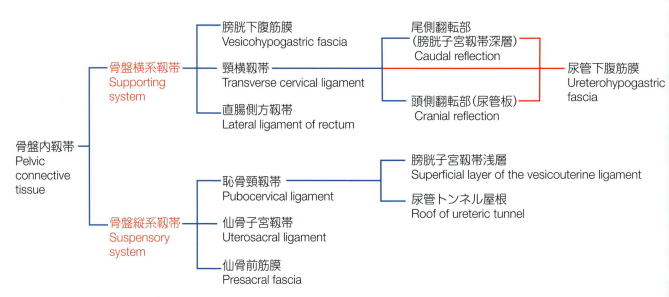

## 第4章 骨盤漿膜下組織の臨床解剖学 "靱帯の分類"

**図85a/b** Subserous layerに作成された artifact

図62と図67を再構成した図。
1.膀胱子宮隙, 2.直腸子宮隙, 3.第四腔, 4.膀胱側腔, 5.Latzko式直腸側腔, 6.岡林式直腸側腔, 7.仙骨子宮靱帯, 8.膀胱子宮靱帯浅層, 9.膀胱子宮靱帯深層, 10.尿管板, 11.尿管, 12.子宮動脈, 13.深子宮静脈

**Fig. 85a/b.** Schematic illustrations of artifacts in the subserous layer.

Figures are taken from Figs. 62 and 67.
1. vesicouterine space, 2. rectouterine space, 3. fourth space, 4. paravesical space, 5. Latzko space, 6. Okabayashi space, 7. uterosacral ligament, 8. superficial layer of vesicouterine ligament, 9. deep layer of vesicouterine ligament, 10. mesoureter, 11. ureter, 12. uterine artery, 13. deep uterine vein

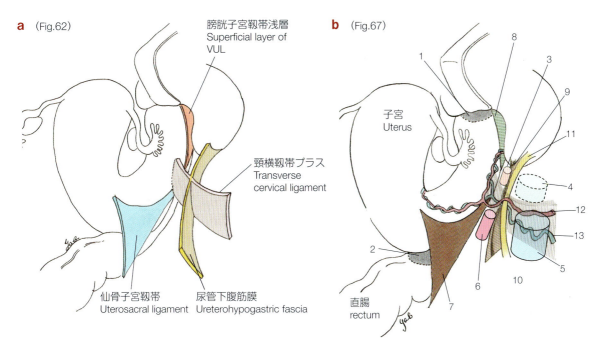

**図86a/b** Supporting systemを挟んだ膀胱側腔と直腸側腔

図54と図60を再構成した図。

**Figs. 86a/b.** Paravesical and pararectal spaces sandwiching the supporting system.

Figures are taken from Figs. 54 and 60.

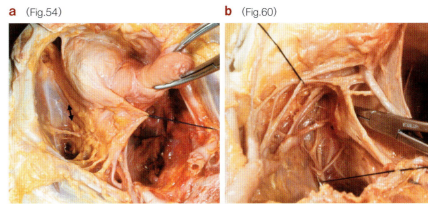

**図87a/b** 膀胱側腔と直腸側腔を大きく展開した図

図48と図53を再構成した図。

**Figs. 87a/b.** Extensively developed paravesical and pararectal spaces.

Figures are taken from Figs. 48 and 53.

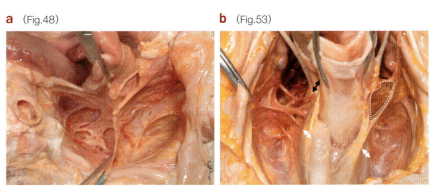

## B　直腸側腔からみる骨盤横系靱帯

　図86b（図60）は，直腸側腔を大きく展開して骨盤横系靱帯を岬方向から見たものである。それは図86aの裏側のもので骨盤側方靱帯の前筋膜を温存し，後筋膜と内腸骨血管鞘を切除し，内腸骨血管前枝から分離する臓側枝と骨盤自律神経を剖出してある。図は新鮮遺体であり，同様の操作を固定遺体で行ったのが図44である。遺体の膀胱側腔には紙粘土をつめて，靱帯を1枚の膜状に引き延ばしているために，靱帯の形状は生体そのままではない。剖出された血管は，上（腹側）から順に，側臍動脈/靱帯，上膀胱動脈，子宮動脈，深子宮静脈，中膀胱動静脈（教科書的には下膀胱動静脈），中直腸動静脈が並ぶ。それぞれの血管を被覆する結合組織に既存の用語を当てはめれば，1）膀胱下腹筋膜vesicohypogastric fascia；側臍動脈と上膀胱動脈を通す結合組織束，2）頸横靱帯transverse cervical ligament；子宮動脈，浅深子宮静脈を通す結合組織束，3）直腸側方靱帯lateral rectal ligament；中直腸動静脈を通す結合組織束，である。中膀胱動静脈は，従来は下膀胱動静脈とよばれたが，この動静脈の解剖は明確にされてはいない。これらの臓側枝を分岐した後の内腸骨動静脈前枝は，仙骨神経叢の方向に走行する（図90）。これらの血管が一枚のプレートを形成するように並ぶ所見は，骨盤側壁に沿って切断した図75（新鮮遺体）と，病理解剖で作成した組織像の図77とで裏付けされる。さらに図86bは，中直腸動静脈が骨盤神経叢を貫くことを示している。

## C　子宮頸傍組織の構成

　子宮傍組織parametriumの中の子宮頸部の傍組織は，子宮頸傍組織paracervixと名づけられる（Terminologia Anatomica）。Paracervixの側方構成は，尿管や側臍靱帯など泌尿器科系の組織が入るから子宮傍組織のように単純ではない。

　図88a（図68a）は，新鮮遺体を用いた広汎子宮全摘術の模擬解剖である。それぞれの模型図が図88bと図89である。子宮頸部cervix of uterusの解剖は，Terminologia Anatomicaに従い子宮頸腟上部（頸腟上部と略）supravaginal part of uterine cervicis（*Portio supravaginalis cervicis*）と子宮頸腟部（頸腟部と略）vginal part of uterine cervix（*Portio vaginalis cervicis*）に分けて各々の側方組織or靱帯を剖出したものである。斜体はラテン語。

### 1. 子宮頸腟部の側方組織

　図88a（詳細は図60a～cを参照）は，子宮を頭方に牽引し，頸腟部側方組織に1）膀胱子宮隙，2）第四腔，3）新膀胱側腔（白い点線の囲い），4）腹膜後隙（膀胱側腔）が掘られ，頭側には5）直腸側腔が発掘されている。図88bは，腔を発掘することで出現する3層の層板laminaeとその中を走行する血管と神経を描いた模型図である。この3層の層板は，頸腟部の側壁に沿った三日月状の断面を持つ形態の重なりに例えられる。また3層の被覆態の外側は，真綿のような疎性組織で満たされる腹膜後隙retroperitoneal spaceであるために，頸腟部の側方組織を靱帯とよぶことはできない（図88a）。3層を次のように分類する（図88b）。

a）Lateral lamina（L-laminaと略）：腹膜後隙（膀胱側腔）と新膀胱側腔に挟まれて出現するlaminaであり，このlaminaは側臍靱帯とその下に続く膀胱下腹筋膜からなり，上膀胱動脈を通す。しかしここには静脈系の通路はない。

b）Intermediate lamina（I-lamina）：新膀胱側腔と第四腔の間に作成されるlaminaである。これは尿管とそれに続く膀胱子宮靱帯深層からなり，膀胱静脈（複数）と膀胱神経枝を通す。詳細は後述するが，このlaminaが，膀胱のドレナージ系drainage systemを形成し，supporting systemへ還流する。このシステムをreflection翻転部と名づける（図78, 80, 82）。

　a），b）からL-laminaとI-laminaは，子宮頸腟部の純粋な構成物とはいえない。

c）Medial lamina（M-lamina）：第四腔と膀胱子宮隙の間に作成されるlaminaで，岡林の膀胱子宮靱帯前層の一部あるいは筆者の膀胱子宮靱帯浅層に相当し，子宮血管下行枝descending branches of uterine vesselsや神経枝の通路となる。

　総括すれば，これらの3プレートの層は，子宮頸部の矢状断面と平行であり，膀胱に対し垂直に付着する。そしてM-laminaのみが子宮の真の付着体である。

　最後に paracervix 子宮頸傍組織とは何か？　を定義しなくてはならない。Bastian D & Lassau JP（1982）やErcoli A, et al.（2005）は，paracervixがparacolpiumに含まれるという。Uhlenhuth（1948）の the portio cardinalis of the levator ani もそれを示唆するかもしれない。Querleu & Morrow（2008）は，paracervixを彼らの定義する基靱帯（尿管と頸部の間の結合組織）と同義と考える。

　筆者は子宮頸部を被覆する3層の laminae のうちで最も意義のあるlamina は，膀胱と supporting systemを結ぶ静脈系と下下腹神経叢と膀胱を結ぶ神経路を通すL-laminaと考える。IFAAも基靱帯，頸横靱帯，子宮頸

## 第4章 骨盤漿膜下組織の臨床解剖学 "靭帯の分類"

### 図88a/b 子宮頸傍組織の解剖と解説図

図68aと図68cを再構成した図。
1. 子宮, 2. 膀胱, 3. 尿管, 4. 側臍靭帯, 5. 子宮動脈, 6. 内腸骨動脈, 7. 膀胱側腔, 8. 第四腔, 9. 膀胱子宮隙, 10. 新膀胱側腔, 11. 直腸側腔, 12. 膀胱子宮靭帯浅層, 13. 膀胱子宮靭帯深層, 14. 膀胱下腹筋膜, 15. 上膀胱静脈, 16. 膀胱神経枝

### Figs. 88a/b. Anatomy of the paracervical tissue with a schematic illustration

Figures are taken from Figs. 68a and 68c.
1. uterus, 2. bladder, 3. ureter, 4. lateral umbilical ligament, 5. uterine artery, 6. internal iliac artery, 7. paravesical space (retroperitoneal space), 8. fourth space, 9. vesicouterine space, 10. new paravesical space, 11. pararectal space, 12. superficial layer of the vesicouterine ligament, 13. deep layer of the vesicouterine ligament, 14. vesicohypogastric fascia, 15. superior vesical vein, 16. vesical nerve branch

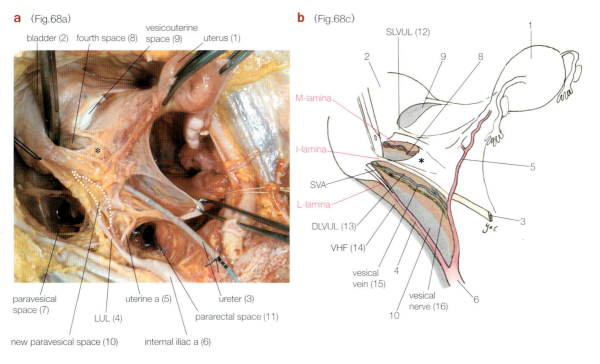

### 図89 子宮側方靭帯の模型図

基靭帯および頸横靭帯の関係を示した図。赤点線で囲まれた三角は，Savageの"the condensation in the base of the broad ligament"，すなわち基靭帯に相当する。頸横靭帯は，側臍靭帯/膀胱下腹筋膜および直腸側方靭帯と複合体を作る。直腸側方靭帯の前筋膜は，尾方へ翻転して上挙筋筋膜とつながり，後筋膜は，頭方へ翻転して梨状筋筋膜とつながる（図90参照）。

### Fig. 89 Schematic illustration of the lateral ligament of the uterine cervix.

Shown is the relationship between the cardinal and transverse cervical ligaments. A *red dotted triangle* corresponds to "the condensation in the base of the broad ligament" of Savage or the cardinal ligament. The transverse cervical ligament forms a complex consisting of the lateral umbilical ligament/vesicohypogastric fascia and lateral rectal ligament. The anterior fascia of the lateral rectal ligament reflects caudally, connecting with the superior levator fascia, and the posterior fascia reflects cranially, connecting with the fascia of the piriformis muscle. Readers are directed to Fig. 90.

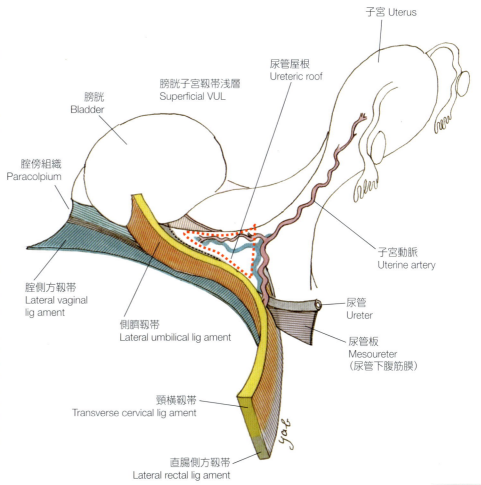

■ 基礎編／第3部　筆者の臨床解剖学

**図90　基靱帯と頸横靱帯の模型図**

骨盤側方靱帯の全体像の概要を示す。基靱帯は尿管の内側を占め，広靱帯，the condensation in the base of the broad ligament(Savage)と腟傍組織が頭尾の連続体を形成する。頸横靱帯は，膀胱下腹筋膜と直腸側方靱帯と腹背の連続体を形成する。直腸側方靱帯は，仙骨前筋膜と上挙筋筋膜の境に垂直に位置する。なお腟傍組織は側方で上挙筋筋膜とつながる。筆者は，子宮側方靱帯を尿管の内側にある基靱帯と，尿管の外側にある頸横靱帯に分けることを新しく提案する。

**Fig. 90 Schematic illustration of the cardinal ligament transverse cervical ligaments.**

Illustrated is the composition of the lateral pelvic ligament in its entirety. The cardinal ligament is positioned on the medial aspect of the ureter. Craniocaudally, the broad ligament, condensation in the base of the broad ligament (or cardinal ligament) and paracolpium form a continuum. The transverse cervical ligament ventrodorsally forms a continuum with the vesicohypogastric fascia and lateral rectal ligament. The lateral rectal ligament is located perpendicularly between the presacral and superior levator fasciae. Furthermore, the paracolpium is laterally connected to the superior levator fascia. The author proposes that the lateral uterine ligament be divided into the cardinal ligament that lies medial to the ureter and the transverse cervical ligament that lies lateral to the ureter.

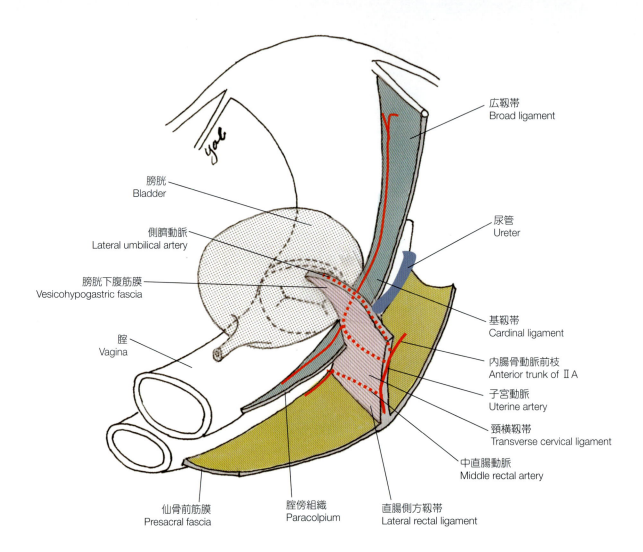

傍組織（paracervix）を同義語とする意図はなく，paracervix のもつ機能に着目したのに違いない。筆者は，真の pericervical tissue は，M-lamina のみと結論したが，形態的には子宮頸部（頸腔部と略）の3層のlaminaeの複合体とすべきと考える。

## 2. 子宮頸腔上部（頸腔上部と略）の側方靱帯

図89, 90は，図86〜88などから作成した子宮頸部の側方靱帯の総括図である。頸腔上部は，腔部へ曲がるL-lamina（側臍靱帯＋膀胱下腹筋膜）と，頸横靱帯遠位部と直腸側方靱帯の腹背連続体が，I-lamina（尿管＋尿管下腹筋膜）を挟んで，基靱帯のSavage's the condensationとつながる内外複合体である。さらにこのシステムは，

1）頸横靱帯は，内腸骨動静脈前枝から分岐する臓側枝（側臍動脈，上膀胱動脈，子宮動静脈，中膀胱動静脈，中直腸動静脈）の一部である子宮動静脈と深子宮静脈を中心に構成される靱帯である（図86b, 89〜92）。2）基靱帯は，尿管と頸部の間に存在する靱帯であり，図90で描いたように子宮に到達した子宮動静脈が，子宮軸に沿い上方枝と下方枝に分岐し，子宮体部と子宮頸部/腔へ走行，分布する。正確ではないが，基靱帯は頸横靱帯内側といえる。3）臨床解剖学上は，基靱帯は子宮軸に水平であり，頸横靱帯は垂直である。

こうした結論に達するには，数々のエピソードがある。

### a. 基靱帯と頸横靱帯は区別されるべきである

図15のNetterでの基靱帯［Netter原著ではcardinal (transverse cervical or Mackenrodt's) ligamentと書かれて

図91 頸横靱帯と腟傍組織

図は，図53, 54, 60, 68から得た印象を描いたもの。内腸骨血管前枝はほぼ垂直に梨状筋の下方で大坐骨孔を通り骨盤腔を出る。前枝から分岐する臓側枝は骨盤臓器に対し垂直な1枚のプレートを作る。このプレートと腟側方靱帯は，各々別の構造体と考えるべきである。

Fig. 91. **Transverse cervical ligament and paracolpium.**

Shown is an image derived from Figs. 53, 54, 56 and 68. The anterior trunks of the internal iliac vessels leave the pelvic cavity almost perpendicularly through the greater sciatic foramen inferior to the piriformis muscle. The visceral branches that bifurcate from the anterior trunk form a plate that lies perpendicular to the pelvic organs. This plate and the lateral vaginal ligament should be considered as separate structures.

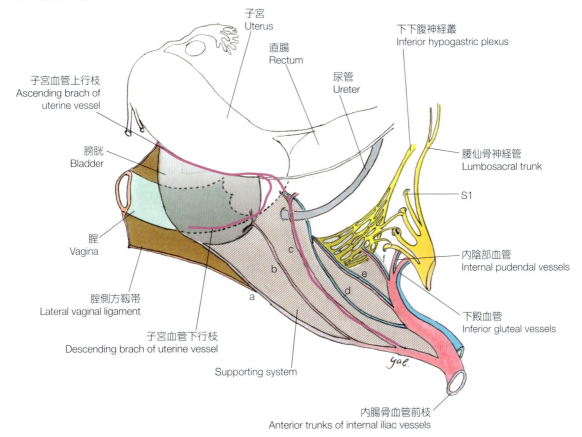

## 図92 頸横靱帯の構成

筋膜構成論；Goff (1931)らなどの否定的見解はあるものの、外科的には頸横靱帯の筋膜の存在は否定されていない。しかし、坐骨棘付近で靱帯前筋膜は前方へ翻転して上挙筋筋膜に接続する。ここで頸横靱帯は"double layered perivascular sheaths (Uhlenhuth)"でなくなり、骨盤底まで分離される理論的根拠を失う。後筋膜は後方へ翻転して梨状筋筋膜へ続く。この構造は頸横靱帯と腟傍組織の古典的連続性を否定する。また、伝統的手術が中直腸血管の存在を無視した理由にもなる。

血管構成論；自説である。頸横靱帯の切除は子宮動脈と深子宮静脈の切除が中心に行われる。血管を境界（ランドマーク）にした手術は過剰切除の防止や臓器の機能温存に有意義である。Peham-AmreichのLatzko手術で頸横靱帯と仙骨面（多分尾骨筋）の間にトンネルを掘る行為（図19, 29）は無意識の内に頸横靱帯が垂直方向に構成されることを示したと考えられる。

なお、赤と青の着色した血管は筆者の超広汎子宮全摘術の切除部位を示す。ⅡA：internal iliac artery

## Fig. 92. Schematic illustration showing composition of the transverse cervical ligament.

FASCIAL COMPOSITION THEORY: The presence of fascia in the transverse cervical ligament is surgically recognized, although negative opinions have been expressed on this fascia by Goff et al (1931). However, the anterior fascia of this ligament reflects in the vicinity of the ischial spine, connecting it to the superior levator fascia. Therefore, it is no longer "the double layered perivascular sheaths of Uhlenhuth", and its anatomical credibility has been lost in isolating it from the pelvic floor. In addition, the posterior fascia of the transverse cervical ligament reflects posteriorly and merges into the fascia of the piriformis muscle. Such a diverse structure nullifies the traditional concept of continuity of the transverse cervical ligament and paracolpium. This structural composition is also responsible for the traditional surgical procedure of disregarding the existence of the middle rectal vessels.

VASCULAR COMPOSITION THEORY (author's concept): Excision of the transverse cervical ligament is carried out with particular attention to the uterine artery and deep uterine vein. Using blood vessels as a landmark, this operative procedure is highly significant for prevention of over-resection and preservation of the adjacent organs' function. The excavation of a tunnel between the transverse cervical ligament and sacrum (possibly the coccygeus muscle) in the Latzko procedure by Peham-Amreich (Figs. 19 and 29) suggests that the transverse cervical ligament is structured in a perpendicular direction.

Red- and blue-colored blood vessels show the extent of resection for the author's super-radical hysterectomy.
ⅡA: internal iliac artery.

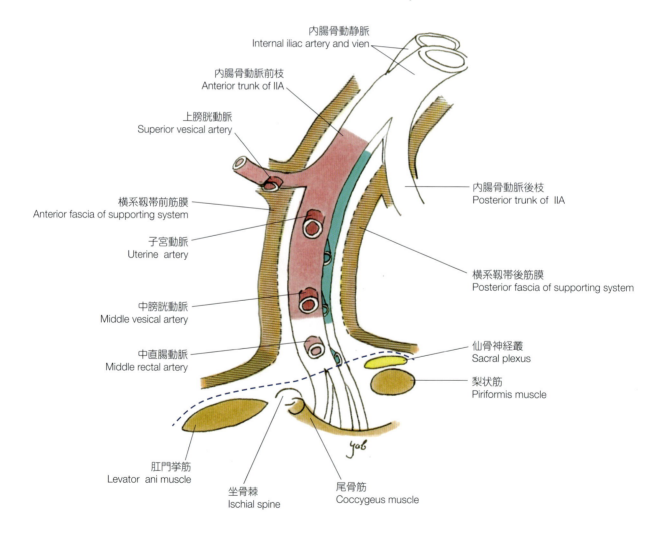

いる。]は，頸部の水平断面に平行な存在として描かれる。しかし丹念に図の尿管の走行を探すと，ここに描かれる子宮側方靭帯は，Savage/Kocksの基靭帯である。Netterの描くpotential spaceは，膀胱子宮隙と直腸腟隙を尿管まで広げたものであり，Wertheim手術の際のそれである。すなわち，後世の膀胱側腔や直腸側腔でない。現代の広汎子宮全摘術での頸横靭帯は，膀胱側腔と直腸側腔が尿管の外側にしかも仙骨方向へ向けて掘られる（赤矢印）。ここには頸横靭帯は正確に描かれていない。

#### b. 頸横靭帯と直腸側方靭帯の連続性の証明

手術での頸横靭帯と直腸側方靭帯が連続体をなすことを証明しようとした。そのために筆者は，進行性直腸癌の手術に参加してMiles手術に広汎子宮全摘術を併用した。図93は，頸横靭帯のリンパ節に累々と転移した直腸癌である。図94aは，子宮と直腸の摘出物で，中直腸動脈鞘へ転移したリンパ節が深子宮静脈の背側に見られる。図94bは，深子宮静脈と中直腸動脈に造影剤を注入し両血管の関係を見たものである。これらは広汎子宮全摘術で膀胱側腔と直腸側腔の間に分離される靭帯は，頸横靭帯と直腸側方靭帯であることを示す。potential spaceが，尾骨方向あるいは尿生殖裂孔へ向けて発掘されるのはWertheim手術までであり，膀胱側腔と直腸側腔が尿管の外側でS3付近に向けて発掘される現代の術式には適応されない。

#### c. 頸横靭帯は，骨盤側壁とは垂直である

図95a/bは，筆者の1980年代後半に岡林術式を行った術中写真である。手術のたびに観察する膀胱側腔と直腸側腔の間に出現する靭帯は，S3付近の仙骨を向いていた（図95a）。その骨盤側壁での切断端が図95bであり，その断端は壁面に対して垂直であった。図96は，1991年のAm J Obstet Gynecolに図95とともに掲載した手術で得た印象の略画である。図97は，1996年にGynecologic Oncologyに骨盤臓器の側方靭帯が複合体を作り臓器に垂直に付着することを描いた略図である。くどいようだが，この筆者の提案の賛成者は，少なかった。その理由は，1998年までの解剖学or解剖学者（IFAA）が臨床解剖学の存在を認めなかったからと想像される。筆者は，IFAAが1998年に公認した臨床解剖学とは，外科的に作成されたartifactと解釈する。その結果，最も手術に影響を与える時点の形態を図にした基靭帯と頸横靭帯が図90の略図である。最終的に手術では，基靭帯に第四腔と岡林式直腸側腔が掘られるが（図85），手術のハイライトは図90である。

#### d. Morrowの示唆

1995年にC. Paul MorrowからCME Journal of Gynecologic Oncology（An International Journal for Continuing Medical Education on Basic and Clinical Gynecologic Oncology）での子宮頸癌手術の誌上シンポジウムへの参加を依頼された。筆者は，この誌上シンポジウムに先立ちAm J Obstet Gynecol（1991）で新しい頸横靭帯の解剖学と，Gynecol Oncol（1996）で神経温存広汎子宮全摘術を発表した。シンポジウムでは，これらをまとめて論文にした。その誌上シンポジウム（1997）で，オーストリア・グラーツ大学のTamussino教授が発表した論文の中の

---

**図93　直腸と子宮の合併切除**

腹会陰式直腸切断術と広汎子宮全摘術が同時に行われた。直腸は手術後に切り離した。子宮後面からの撮影。右骨盤側方靭帯に累々と転移したリンパ節が見える。左転移リンパ節は外直腸側方靭帯とともに切除された。この所見は頸横靭帯と直腸側方靭帯が連続することを示す。症例は38歳，直腸癌R3，腹会陰式直腸切断術に広汎子宮全摘術を併用。

**Fig. 93. Combined ablation of the rectum and uterus as seen from the posterior aspect of the uterus.**

Abdominoperitoneal severance of the rectum and radical hysterectomy were carried out simultaneously on a 38-year-old patient with R3 rectal cancer. The excised rectum was further separated following surgery. Masses of metastasized lymph nodes can be seen on the right lateral pelvic ligament. The left metastatic lymph nodes have been excised together with the lateral rectal ligament. These findings indicate that the transverse cervical and lateral rectal ligaments are surgically a continuum.

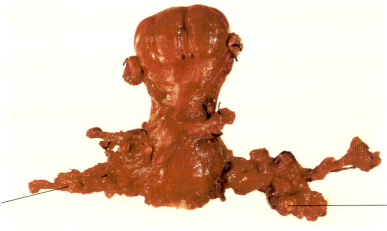

Surgically, the cardinal ligament seems to consist more of veins than anything else. の記載に対して，Morrowは，Editor's note: See Yabuki for discussion of the uterine veins. なるアドバイスをした。これは，筆者の頸横靱帯の深部の直腸側方靱帯の存在に賛成してくれるものと解釈できた。しかし，いまだに筆者の子宮側方靱帯の垂直説よりも，Netterの理論の信仰者のほうがはるかに多い。

### e. 子宮側方靱帯の三次元性

PernkopfのGafäβ-Nervenleitplatte, neurovascular stalkやUhlenhuthのhypogastric wings (superior hypogastric wing, inferior hypogastric wing, presacral wing)は，膀胱，性器，直腸の側方靱帯が連続体をなし，臓器と垂直な関係あることを示唆すると判断させる。それに対して，Netterの図に見られる側方靱帯が，子宮/腟の水平軸に平行であるというWertheim信仰は根強く，2011年のGynecol Oncolに掲載されたMagrina et al.の論文にも同じ意図で図示される。しかし，いずれも間違いといえない。1998年のTerminologia Anatomicaの発表以来，前者(Pernkopf, Uhlenhuthの見解)は手術的観察の過程で生まれた臨床解剖学の要素が強く，後者(Nutter, Magrina)は肉眼/系統解剖学を基盤とした見解であると考えられる。だが，従来の基靱帯の形態は，二元的である。それに対して筆者の図90は，基靱帯と頸横靱帯が交差した立体性を有する形態を表現したものである。基靱帯の概念が適用されるのは，尿管の内側で靱帯を切除するWertheim手術までである。

### f. 付記

Fernerの編集によるAtlas版で使用されるGafäß-Nervenleitplatte(独)の英訳はneurovascular trunk(初版)，lamina vasorum et nervorum pelvis(2版)，neurovascular stalk(3版)などと訳語が固定しない。邦訳では血管神経導板が医学書院版(2版)で使用されているが，日本の婦

図94a/b　直腸と子宮の合併切除

腹会陰式直腸切断術と広汎子宮全摘術が同時に行われた。**a**は，子宮と直腸の摘出物で，深子宮静脈の背側にリンパ節に転移した直腸側方靱帯が見られる。**b**は，深子宮静脈と中直腸動脈に造影剤を注入し両血管の関係を見たものである。

Figs. 94a/b. **Combined ablation of the rectum and uterus**

Abdominoperitoneal severance of the rectum and radical hysterectomy were carried out simultaneously. Shown is a gross specimen of the uterus and rectum. Metastasized lymph nodes of the lateral rectal ligament can be seen on the dorsal aspect of the deep uterine vein (**a**). The relationship between the deep uterine vein and middle rectal artery is shown following injection of a contrast medium into the blood vessels (**b**).
(Reproduced from 'Yabuki Y, et al: Dissection of the cardinal ligament in radical hysterectomy for cervical cancer with emphasis on the lateral ligament. Am J Obstet Gynecol 1991; 164: 7-14'.)

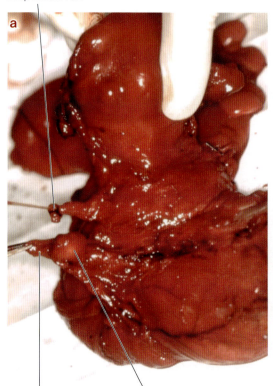
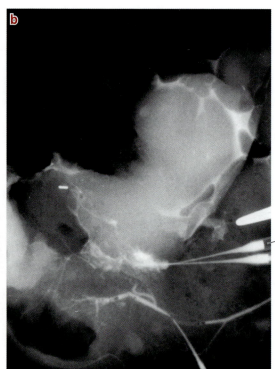

人科手術書に登場することはない。土屋周二の著書『直腸癌手術』にはその存在が紹介されている。

骨盤壁と骨盤臓器を結ぶ靱帯の名称は，**表2**でまとめた。

## D 基靱帯と頸横靱帯

1998年に編纂されたTerminologiaでは，基靱帯（**図3**）と頸横靱帯（**図10**）が同義語とされた。しかし，Savage/Kocksの基靱帯とMackenrodtの頸横靱帯は，発表の年代も概念も明らかに違う。**図19**や**図36**でのPeham-Amreichあるいは手術書の担当画家は，頸横靱帯と基靱帯を明確に描き分けている。彼らは，基靱帯を尿管の内側でSavageのthe condensation in the base of the broad ligamentと類似の形態で描いている。そして頸横靱帯は，尿管の外側で膀胱側腔と直腸側腔の間に描いている。しかしPeham-Amreichの手術書の間違いは，Wertheim手術で掘られるpotential space（**図14**）とLatzko手術で掘られる

**図95a/b** supporting systemとその起始部

術中撮影。aは膀胱側腔と直腸側腔を発掘後，supporting systemを被覆する靱帯筋膜を切除し，血管と結合組織を露出する。血管は子宮静脈だけではない。子宮動脈はすでに離断されている。bはsupporting systemの骨盤壁切断端である。頸横靱帯と直腸側方靱帯は1枚のlaminaを形成することを示す。2枚の写真はsupporting systemが仰臥位で骨盤側壁に対してほぼ垂直であることを示す。

**Figs. 95a/b.** Intraoperative findings of the supporting system.

Shown in **a** the fascia covering the supporting system already excised following excavation of the paravesical and pararectal spaces, exposing the connective tissue and vessels that include not only the uterine artery/vein. The uterine artery has already been severed. Seen in **b** are the severed ends of the supporting system on the pelvic sidewall with the transverse cervical and rectal lateral ligaments forming a lamina. The two photographs show that, in the supine position, the supporting system is approximately perpendicular to the lateral pelvic wall.
(Reproduced from 'Yabuki Y, et al: Dissection of the cardinal ligament in radical hysterectomy for cervical cancer with emphasis on the lateral ligament. Am J Obstet Gynecol 1991; 164: 7-14'.)

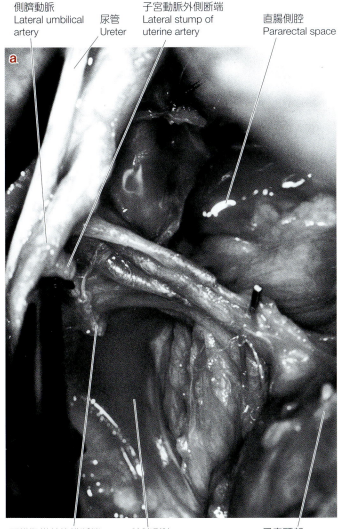
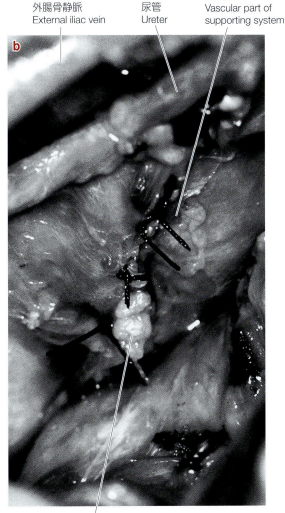

側臍動脈 Lateral umbilical artery / 尿管 Ureter / 子宮動脈外側断端 Lateral stump of uterine artery / 直腸側腔 Pararectal space / 外腸骨静脈 External iliac vein / 尿管 Ureter / 血管部 Vascular part of supporting system

頸横靱帯前筋膜断端 Stump of anterior fascia / 膀胱側腔 Paravesical space / 子宮頸部 Uterine cervix / 仙棘靱帯，骨盤筋膜腱弓断端 Medial stump of tendinous arc of pelvic fascia and sacrospinous ligament complex

膀胱側腔と直腸側腔が，同一方向に発掘されると判断したことである（図47）。Wertheim手術のそれら（potential space）は，基靱帯の腹背側に平行，すなわち仙骨面と平行に発掘される（図47）。Latzko/岡林/Meigs/…手術のそれらは，尿管の外側で仙骨へ向け垂直に掘られる（図95a, b）。しかし，2つの靱帯は同義と考えられ，尿管の外側の靱帯も仙骨面に平行に掘られるようになった。Peham-Amreichの図19, 20, 21に見る腔の発掘方向と靱帯の挟鉗方向は，決して同一ではない。そもそも頭方と尾方に2つの直腸側腔を掘らなければならない手技は納得のいくものでない。われわれは，基靱帯と頸横靱帯を水平面として処理しようとした矛盾，すなわち外科的artifactを肉眼解剖学で解釈（理屈付け）しようとした矛盾に長い間苦しめられた（図41）。

　Peham-Amreichの間違いは，ほぼ全世界で間違いと認められない傾向にある。その問題の解決へは，基靱帯と頸横靱帯を明確に区別して術式を構築することであろう。図98に集めたスライドは，頸横靱帯を子宮動脈と尿管の交差点を基準に，尿管の外側と内側に分ける妥当性を示すものである。特に筆者の提案する広汎子宮全摘術では，図67に描くように新膀胱側腔，第四腔，Latzko式直腸側腔および岡林式直腸側腔の4つの腔を発掘するために頸横靱帯は，骸骨化 skeletizationされる。それを考慮して頸横靱帯 TCL を，尿管より外側を distal portion of TCL頸横靱帯遠位部（LTと略），内側を proximal portion of TCL頸横靱帯近位部（MTと略）とすることを提案したい。図99は，尿管の近傍を想定して描いた図であるが，基靱帯と頸横靱帯は本質的に違うが，臓側端では一部が重複する。現代の"いわゆる基靱帯"は，distal TCLと基靱帯を合体させたものである（cardinal ligment of Mackenrodtという迷言を思い出してほしい）。

　混乱を避けるために，4つの腔を作成した状態での基靱帯と頸横靱帯（LT+MT）を箇条書きにしておきたい。

*a. 頸横靱帯遠位部*

1）上限（腹側）；子宮動脈（上膀胱動脈との境界），子宮動静脈は，極度に蛇行するし，膀胱および直腸へ分枝して複雑である（図52, 98）。
2）下限（底部）；深子宮静脈，その背部には中膀胱血管，中直腸血管がある（図45, 60）。深子宮静脈と子宮動脈の距離は，思ったより大きい。
3）尾側（前方）；新膀胱側腔に面する（図56, 58, 59）。
4）頭側（後方）；Latzko式直腸側腔に面する（図53, 60）。

**図96** 頸横靱帯と直腸側方靱帯

1991年にAm J Obstet Gynecolに投稿した図。頸横靱帯と直腸側方靱帯が連続体を形成することを示した。

Fig. 96. **Line drawing of transverse cervical and lateral rectal ligaments.**

This demonstrates that the transverse cervical and lateral rectal ligaments form a continuum.
*(Reproduced from 'Yabuki Y, et al: Dissection of the cardinal ligament in radical hysterectomy for cervical cancer with emphasis on the lateral ligament. Am J Obstet Gynecol 1991; 164: 7-14'.)*

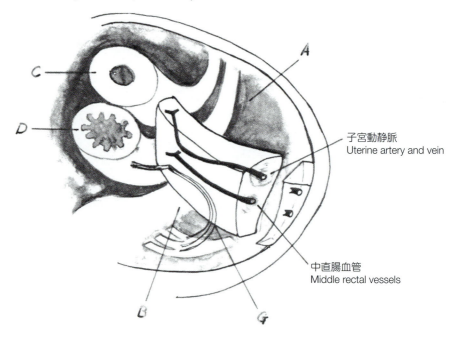

子宮動静脈
Uterine artery and vein

中直腸血管
Middle rectal vessels

5）外側：頸横靱帯の壁側端であり，起始部radix, originとよばれる。起始部は，腸骨坐骨窩と内腸骨血管鞘の領域（Peham-Amreichは，大仙坐骨窩great sacrosciatic foramenと記載）である。より臨床的には内腸骨動静脈の子宮枝が分岐，還流する付近に相当する周辺領域を指す（図53，60）。
6）内側：尿管下腹筋膜。

b. 頸横靱帯近位部
1）上限（腹側）：子宮動脈。2）下限（底部）：深子宮静脈。深子宮静脈は直腸腟靱帯を這い上がるようにして，子宮動脈よりやや腟寄りに子宮に達する（図192参照）。3）尾側（前方）：第四腔に面する（図67, 69）。4）頭側（後方）：岡林式直腸側腔に面する（図67, 69）。5）外側：尿管下腹筋膜。6）内側：子宮。

c. 基靱帯
1）上限（腹側）：子宮動脈と尿管トンネル屋根（図68a）
2）下限（底部）：尿管トンネル屋根
3）尾側（前方）：paracolpiumへ続く。
4）頭側（後方）：子宮広靱帯へ。
5）外側：尿管。
6）内側：子宮頸部。

## E Supporting system 翻転部（膀胱子宮靱帯深層）

広汎子宮全摘術で最も重要な課題が，神経温存である。図85, 88に描いたように，そのカギを握るのがsupporting systemの翻転部reflection of supporing system（以下翻転部）である。図84の分類からするとsupporting systemとその翻転部を同列に扱うことには矛盾があろうが，その重要性ゆえに此処で述べる。図62, 74, 78, 82, 83などでsupporting systemの筋膜が，尿管の外側で頭側と尾側へ翻転するのに伴い，systemの血管と神経の一部も疎性結合組織とともに翻転するとの見解を図示してきた（図102参照）。

**図97 骨盤側方靱帯の模型図**

頭側から見た図。骨盤側方靱帯は，膀胱下腹筋膜（臍動脈索板lamina ligamenti umbilicalis），頸横靱帯および直腸側方靱帯からなり，骨盤側壁と膀胱，子宮，直腸の骨盤臓器をつなぐ1枚の導板laminaである。

**Fig. 97.** Schematic illustration showing a cranial view of the pelvic lateral ligament.

This ligament is composed of the vesicohypogastric fascia (or lamina ligamenti umbilicalis), transverse cervical and lateral rectal ligaments. They form a lamina, connecting the pelvic sidewall and pelvic organs. (Reproduced from 'Yabuki Y, et al: A new proposal for radical hysterectomy. Gynecol Oncol 1996; 62: 370-8'.)

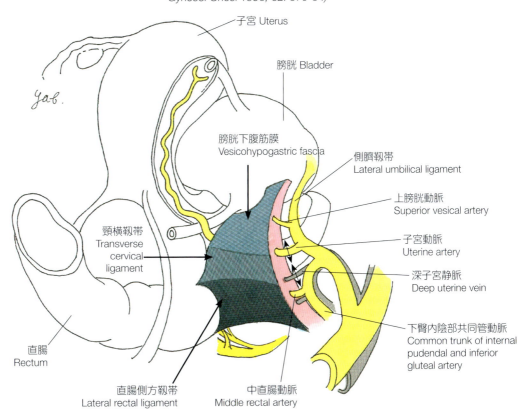

■ 基礎編／第3部　筆者の臨床解剖学

**図98　基靭帯と頸横靭帯**

尿管と子宮動脈の走行でlateral parametriumを頸横靭帯近位部proximal portion of TCLと，頸横靭帯遠位部distal portion of TCLに分けた。図52a, 68a, 70b, 71を再構成した。

**Fig. 98. Cardinal ligament and transverse Cervical ligament.**

The lateral parametrium is divided into the lateral portion of the transverse cervical ligament (LT) and medial portion of the transverse cervical ligament (MT) or cardinal igament (C) by the ureter and passage of the uterine artery. Figures taken from Figs.52, 69a, 70 and72.

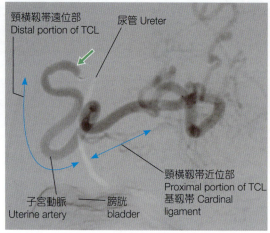
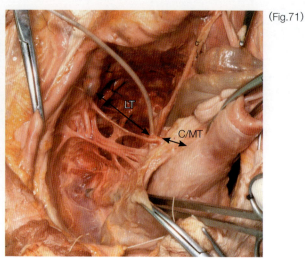
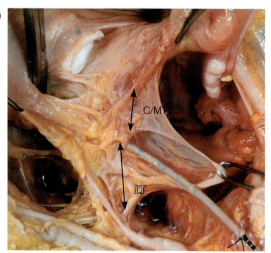
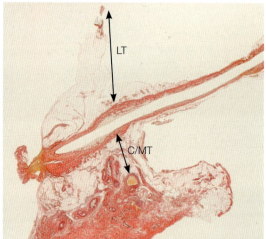

第4章　骨盤漿膜下組織の臨床解剖学 "靱帯の分類"

尾側へ翻転したlaminaは，図68aとその略図68bで示した新膀胱側腔と第四腔の間を走行して膀胱，腟に至る（l-lamina）。一方，頭側に翻転したlaminaは，岡林式直腸側腔とLatzko式直腸側腔の間を走行する（図99）。図100は，固定遺体を用いた解剖であり，supporting systemの血管が，骨盤神経叢からの神経の一部を伴い尾側へ翻転する所見である。翻転部を被覆する側臍靱帯/膀胱下腹筋膜 L-laminaは，切除されている。

尾側へ翻転する部分を尾側翻転部，手術では膀胱子宮靱帯深層 deep layer of the vesicouterine ligament，頭側へ翻転する部分を頭側翻転部あるいは尿管板mesoureterとよぶ（図100）。深層と尿管板が，頸横靱帯を介してつながったのが尿管下腹筋膜である。

翻転部は，生体では図49b, c, 61から推測されるように2枚の薄い筋膜double layered sheathで被覆される。この薄膜についてはすでに図61, 68aなどで述べてある。この薄膜に覆われた尿管，血管と自律神経を入れるlamina（あるいはseptum）とsupporting systemとの交差部分を含めて尿管下腹筋膜ureterohypogastric fascia（佐藤達夫，骨盤外科解剖序論）とよばれる。この薄膜は，すでに図49d, 62, 66, 74, 82らのなかで構造の一部として描いてきた。

ここでもう一度，翻転部は外科的に作成されるartifactであり，肉眼/系統解剖学にはまったく存在しない概念であり，臨床解剖学の中に入れる用語であることを確認しておきたい。2つの翻転部の詳細を述べる。

### 図99　基靱帯と頸横靱帯の略図

基靱帯は，子宮の外側縁に平行に付着する広靱帯，Savageの "the condensation in the base of the broad ligament" およびparacolpiumの連続体を形成する。頸横靱帯は，膀胱下腹筋膜，および直腸側方靱帯と連続体を形成し，その一部が頭尾に翻転する。頸横靱帯と直腸側方靱帯は，仙骨に向けて掘られる膀胱側腔と直腸側腔の間に形成されるために，子宮軸に対して垂直な関係となる。青の両矢印がSavage/Kocksの基靱帯，赤と青の両矢印がMackenrodtの頸横靱帯。筆者は，頸横靱帯を外側部（lateral portion of TCL）と内側部（medial portion of TCL）に分けることを提案する。

### Fig. 99. Schematic illustration of the cardinal and transverse cervical ligaments.

The so-called cardinal ligament is a continuum of the broad ligament, Savage's "the condensation in the base of the broad ligament" and paracolpium, all of which attach parallel to the lateral aspect of the uterus. The transverse cervical ligament forms a continuum consisting of the vesicohypogastric fascia and lateral rectal ligaments, a part of which reflects craniocaudally. A perpendicular relationship exists between the transverse cervical and lateral rectal ligaments in relation to the uterine axis. This is because they form between the paravesical and pararectal spaces that are excavated toward the sacrum. The *double-headed blue arrow* denotes the cardinal ligament and double-headed *red* and *blue arrow* the transverse cervical ligament. The author proposes that the transverse cervical ligament be divided into lateral portion of the transverse cervical ligament (lateral Portion of TCL) and medial portion of the transverse cervical ligament (medial portion of TCL).

*(Reproduced from 'Yabuki Y: Clinical anatomy of the subserous layer: an amalgamation of gross and clinical anatomy. Clin Anat 2016; 29: 508-15'.)*

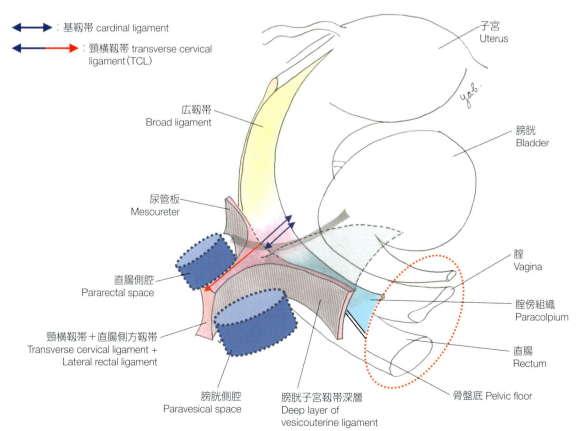

■ 基礎編／第3部　筆者の臨床解剖学

#### a. supporting system尾側翻転部（膀胱子宮靱帯深層）

このシステムは，岡林術式の膀胱子宮靱帯後層の切除の説明として，非常に重要である．筆者の尾側翻転部caudal reflection of supporting systemの理論（解剖）は，神経温存手術のための存在と言って過言でない．尾側翻転部と膀胱子宮靱帯深層deep layer of vesicouterine ligament（筆者）は，同意語として使用する．

図56，62，74の略図と図68aや図71の解剖で指摘したごとく，尿管を巻きこむように尾側に翻転したsupporting systemは，神経と血管（リンパ系は少ない）を中に入れて膀胱，腟そして直腸の外膜（筋膜）と融合する（図78，83）．尾側翻転部は，尿管下腹筋膜の前（尾側）部を形成する．

尾側翻転部の確認or発見の過程と意義は次のようである：筆者は，膀胱子宮靱帯後層を分離（図101）の際に，常に膀胱と深子宮静脈を結ぶかなり太い静脈の存在に気づいた．静脈は1本でなく深部に向けて数本存在した．そこで病理解剖で膀胱子宮靱帯後層を剖出して標本を作成した（図102a,b）．図102aでは静脈（膀胱と深子宮静脈を結ぶ静脈で上膀胱静脈superior vesical veinと名付けた）の背部に神経節を含む神経の断端部が観察された．図102bでは尿管の周辺や静脈の断面とともに深部

**図100　supporting systemと翻転部（固定遺体）**

尿管を子宮動脈が乗り越える．supporting systemの血管の一部と骨盤神経の一部が頭尾側に翻転する．頭側翻転部は尿管と下腹神経とをつなぐ組織（尿管板mesoureter）に連続する．尿管/尿管板と頸横靱帯に境界された腔がLatzko式直腸側腔（上方部）と岡林式直腸側腔である．尿管/膀胱子宮靱帯深層と頸横靱帯/直腸側方靱帯に境界された腔が第四腔と膀胱側腔である．上挙筋筋膜を一度剥がして肛門挙筋を露出した後，再度虫ピンで留めてある（白矢印）．そのため直腸側腔下方部（Latzko）は，わずかしか見えていない．赤両矢印：頸横靱帯外側部，青両矢印：頸横靱帯内側部あるいは基靱帯の領域．

**Fig. 100. Fixed cadavers demonstrating supporting system and its reflections from a fixed cadaver**

Shown is the uterine artery lying over the ureter. Part of the vessels and nerves of the supporting system and of the pelvic nerve reflect in a crariocaudal direction. The cranial reflection continues in the tissue (or mesoureter), connecting the ureter and hypogastric nerve. The spaces bordering on the ureter/mesoureter and supporting system are the upper part of Latzko pararectal space and Okabayashi pararectal space. The space bordering on the ureter/deep layer of the vesicouterine ligament and transverse cervical /lateral rectal ligament is the fourth space. Following denudation from the levator ani muscle, the superior levator fascia is seen pinned to its origin (*white arrow*). Therefore, only the lower part of the pararectal space (Latzko) is visible. A *double-headed red arrow* shows the area of the lateral portion of transverse cervical ligament and a *double-headed blue arrow* medial portion of transversecervical ligament or cardinal ligament the cardinal ligament.

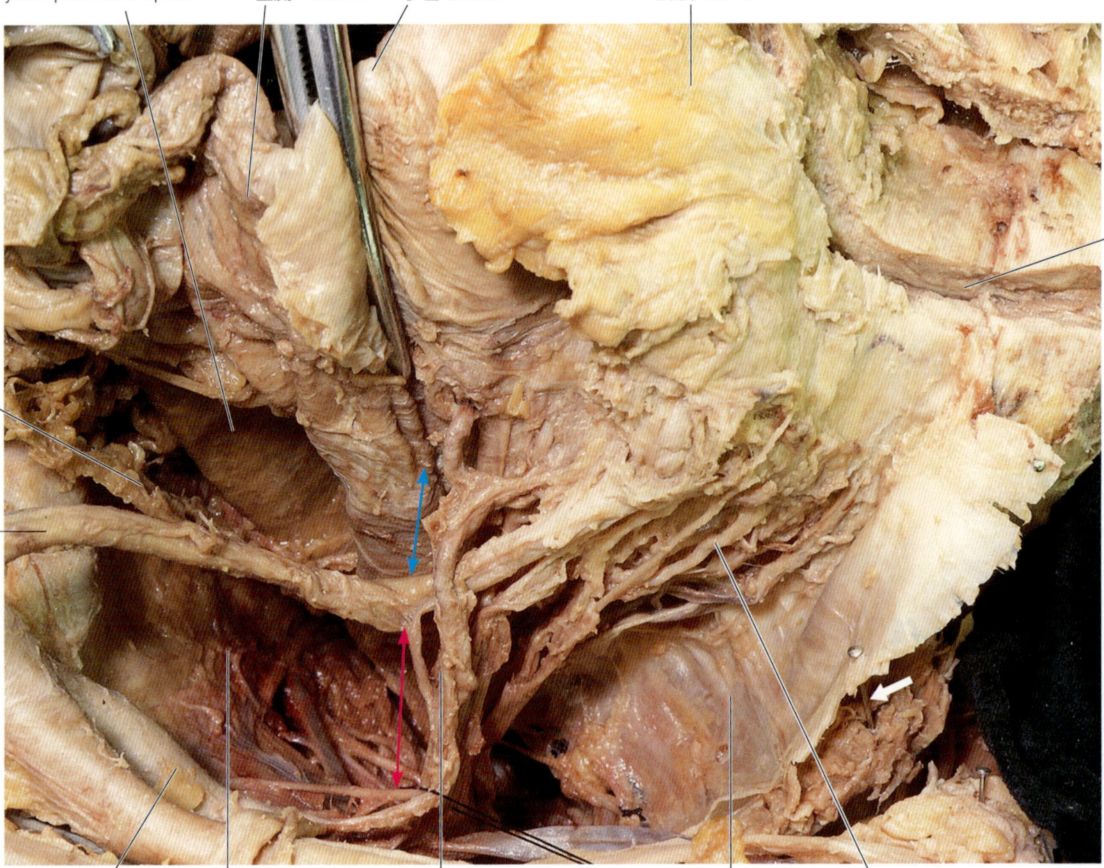

にまで多くの神経の断端が見えた。図103は，新鮮遺体で膀胱子宮靱帯深層を裸出し，上下（腹背）を膀胱静脈に挟まれた膀胱神経枝を剖出した図である。側膀靱帯は，深層の外側にあり図68の新膀胱側腔の必要性を示唆する。長鑷子が腟側腔に挿入されている。

岡林の膀胱子宮靱帯後層は，基靱帯との関係のみを意識した概念であったが，尾側翻転部には，膀胱，直腸をつなぐ神経や血管が存在したために，その概念を拡大して岡林の膀胱側腔後層に対して膀胱子宮靱帯深層（矢吹）と呼称し区別した。同時に翻転部の解剖は，膀胱子宮靱帯深層が膀胱とsupporting systemを結ぶ血管路と，骨盤神経叢から膀胱への神経搬送路を形成する重要なsystemであることを知った（神経温存手術の第一歩，Gynecol Oncol 1996）。まず血管路（図104aの赤点線円の1本で代表させた）は，次の3路がある。1）膀胱－頸横靱帯路；膀胱から深子宮静脈への還流枝（上膀胱静脈 superior vesical veinと命名），2）膀胱－内腸骨血管路；膀胱から直接内腸骨静脈への枝（中膀胱静脈 middle vesical veinと命名），3）膀胱－直腸側方靱帯路；膀胱から中直腸静脈への枝（下膀胱静脈 interior vesical veinと命名）括弧内の名称は，筆者がつけたものである。上膀胱静脈は，上膀胱動脈とペアをなすのでこの名前を当てた。中膀胱静脈は，一般解剖書や手術書では下膀胱静脈とよばれる。拙書では中直腸静脈への還流枝を下膀胱静脈と名付けることにしたので，膀胱－内腸骨静脈は中膀胱静脈とよぶことにする。しかし中膀胱静脈は，同名動脈が併走することが多い。それに対して中直腸動脈は欠損することが多く，存在は12％から30％程度といわれる。そのため下膀胱動脈も剖出される機会も少なかったのであろう。しかし中直腸静脈の存在率は

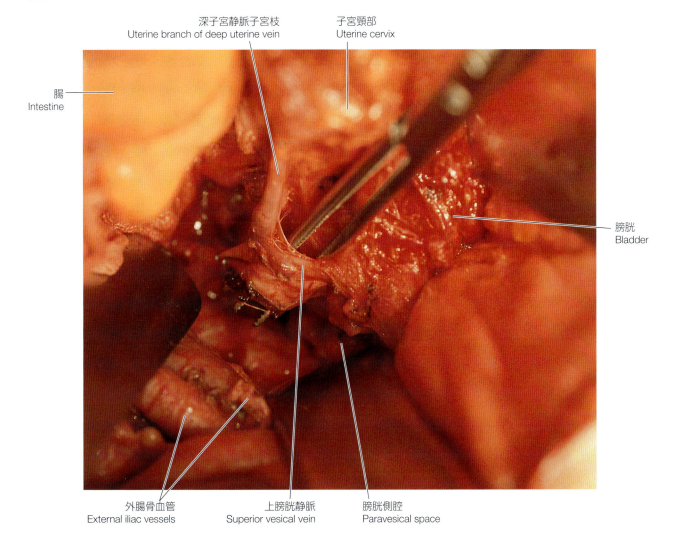

**図101** 岡林の膀胱子宮靱帯後層の分離（術中所見）

第四腔からケリー鉗子を挿入して，右上膀胱静脈の下縁へ貫通させて膀胱子宮靱帯後層を分離したところ。上膀胱静脈は深子宮静脈へ還流する。尿管は遊離して外側へ避けてある。

**Fig. 101.** Separation of the posterior leaf of Okabayashi vesicouterine ligament: intraoperative findings.

The posterior leaf of Okabayashi vesicouterine ligament has just been separated using Kelly forceps inserted through the fourth space, perforating behind the right superior vesical vein. The superior vesical vein drains into the deep uterine vein. The ureter has been isolated laterally.

高い。膀胱癌が，中，下膀胱静脈の領域に浸潤，転移する症例を経験した(図105)。Gray解剖学には，下膀胱静脈は男性での呼び名で，女性では腟静脈(深子宮静脈)であると記載される。しかし，臨床的にはもっと複雑である。

これら三搬送路vehicleには，図102から推測できるように下下腹神経叢から膀胱への神経枝が併走する(図106)。筆者は，神経をα神経枝 α nerve branch, β神経枝, γ神経枝の3グループに分類した(図107, Yabuki Y, Gynecol Oncol, 1996)。α枝は主に尿管に分布する神経枝(図102b), β枝は上膀胱静脈に沿って分布する神経枝(図102a), γ枝は中膀胱静脈と下膀胱静脈に沿って分布する神経枝(図103)と概略した。広汎子宮全摘術においてα枝の切除はほぼ必然であるが, β枝を温存すれば, γ枝は自然に残り80％程度の膀胱機能が温存される(Yabuki Y, Gynecol Oncol, 2000)。γ枝は，膀胱側下部，尿道へ主に分布すると考えられる。McCrea LEのaccessory nerve(Am J Surg, 1952)やBall(J Urol, 1997)が指摘した腟下部や尿道の神経の一部は, γ枝ではなかろうかと推測する。

神経温存手術で問題となる膀胱神経枝と上膀胱静脈の走行関係は, 図107bで示すように，翻転分岐部付近では内側にある神経束が徐々に外側に移行して，血管と交差するケースが多い。in situにおける膀胱神経枝の走行について述べたKatahira A et al.(Int J Gynecol Cancer, 2008)によれば膀胱神経の分布は，上膀胱静脈の内側48.4(％), 外側13.0(％), 静脈間19.2(％), そして背側19.8(％)であると述べている。残念なことに，膀胱子

### 図102a/b　膀胱子宮靱帯深層の横断組織像

elastica van Gieson 染色, ×2.5.
**a**：膀胱子宮靱帯深層の横断面組織像：第四腔と新膀胱側腔を発掘して出現する膀胱子宮靱帯深層を摘出し組織標本を作成した。上膀胱静脈の深部に神経節を含む膀胱神経枝が集中する。
**b**：膀胱子宮靱帯深層の矢状断面組織像；膀胱子宮靱帯後層を尿管の長軸に沿って切開した組織像である。点線の楕円で囲まれたのが膀胱神経枝である。尿管や血管の周辺に広く神経の断面が観察される。図の左が腹側。

### Figs. 102a/b. Histological cross-sections on transverse and sagittal planes of the deep layer of vesicouterine ligament.

**a**: This cross-section, with Elastica-van Gieson staining, X2.5, on a transverse plane was resected following excavation of the fourth and new paravesical spaces. The vesical nerve branches including the ganglia can be seen concentrated deep to the superior vesical vein.
(Reproduced from 'Yabuki Y, et al: A new proposal for radical hysterectomy. Gynecol Oncol 1996; 62: 370-8'.)
**b**: This cross-section on a sagittal plane was severed along the longitudinal axis of the ureter. The vesical nerve branches can be seen surrounded by smudged elliptical rings. Cross-sections of nerves can be widely observed on the perimeter of the ureter and blood vessels.
(Reproduced from 'Yabuki. Y: Clinical anatomy of the subserous layer: an amalgamation of gross and clinical anatomy. Clin Anat 2016; 29: 508-15'.)

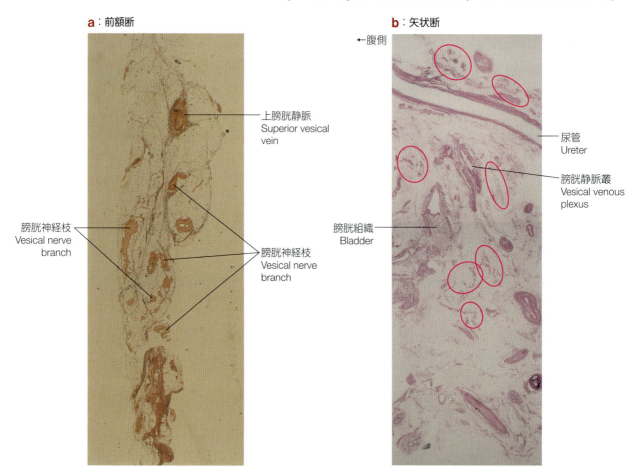

### 図103a/b 膀胱子宮靱帯深層の解剖（新鮮遺体）

aは，子宮を強く岬方向へ牽引し，剥離した膀胱を鈎で恥骨方向に圧排している．骨盤神経叢を直腸腟靱帯から剥がし，膀胱子宮靱帯深層の膀胱神経枝を分離してある．同時に内腸骨動脈から側臍動脈，子宮動脈さらに上膀胱動脈を分離し，そして，深子宮静脈へ還流する上膀胱静脈を裸出してある．鑷子が挿入されている隙間が第四腔である．膀胱子宮靱帯深層は，第四腔と新膀胱側腔の間に分離される．bは略図．

### Figs. 103a/b. Dissection of the deep layer of vesicouterine ligament using a fresh cadaver with schematic illustration.

The uterus is seen drawn sharply toward the promontory of the sacrum with the bladder isolated and held toward the pubis. The pelvic nerve plexus can be seen separated from the rectovaginal ligament with its vesical branch separated from the deep layer of the vesicouterine ligament. Consecutively, the lateral umbilical artery/ligament, uterine and superior vesical arteries are isolated from the internal iliac artery, and the superior vesical vein that drains into the deep uterine vein is denuded. The space in which the forceps is inserted is the fourth space. The deep layer of the vesicouterine ligament is to be separated between the fourth and new paravesical spaces.

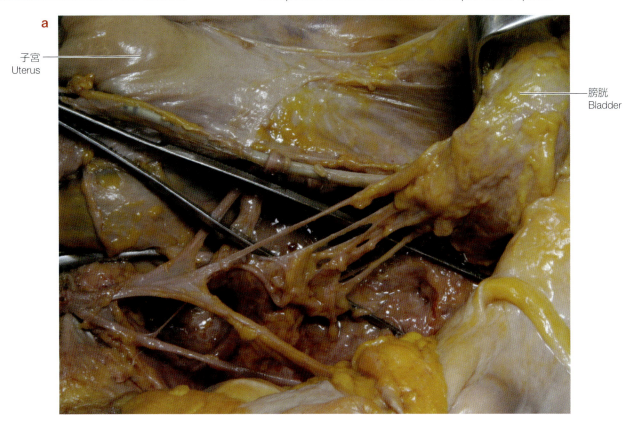

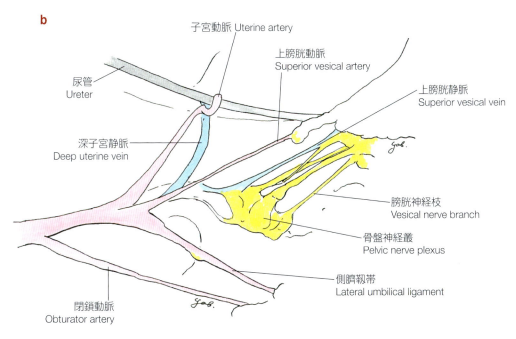

■ 基礎編／第3部　筆者の臨床解剖学

### 図104a　膀胱静脈と膀胱神経枝

右前方からsupporting systemの血管と神経の臓器への分布を描いた図。膀胱静脈と膀胱神経枝は、赤点線丸で示した。複数ある静脈は、1本の静脈で表現した。

### Fig. 104a. Schematic illustration of vesical vein and vesical nerve branch.

Right frontal view of the vessels and nerves of the supporting system, seen distributing to the organs. The vesical vein and vesical nerve branches are shown within a *red dotted circle*. Although there are multiple veins, only one is demonstrated in this figure.

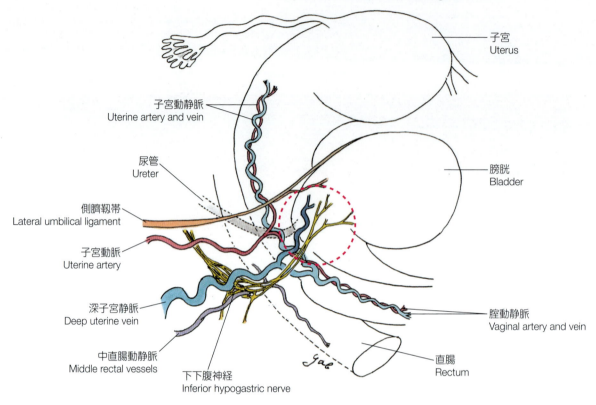

### 図104b　膀胱のドレナージシステム

supporting system尾側翻転部へは、次の3静脈が還流する。上膀胱静脈；深子宮静脈と膀胱をつなぐ静脈、中膀胱静脈；下臀内陰部共同管静脈と膀胱をつなぐ静脈、および下膀胱静脈；中直腸静脈と膀胱を結ぶ静脈。

### Fig. 104b. Schematic illustration demonstrating drainage system of the bladder.

The three veins that drain into the caudal reflection of the supporting system are demonstrated as follows: 1) the superior vesical vein that connects to the deep uterine vein and bladder; 2) the middle vesical vein that connects to the anterior trunk of the internal iliac vein and bladder; and 3) the inferior vesical vein that connects to the middle rectal vein and bladder.

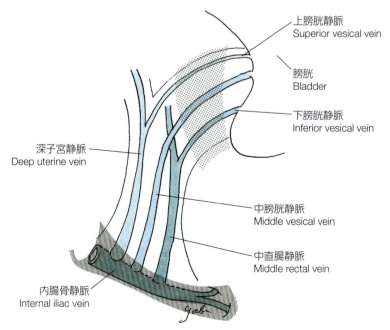

宮靱帯深層のどの部分で横切断されたか書かれていない。

なお，筆者が上膀胱静脈の存在を発表した後に藤原敏郎先生(『子宮頸癌手術』(医学図書出版)著者)から，天理よろず相談所病院の田内閏彦博士が，1989年(J Jpan Soc Cancer Ther)に筆者と同じ静脈(筆者の上膀胱静脈)の存在を指摘されていることを知らされた。博士の論文には神経に関する記載はなかった。

付記，膀胱子宮靱帯浅層，深層の命名について：わが国には岡林博士の膀胱子宮靱帯前層，後層の用語があるにもかかわらず，あえて筆者が膀胱子宮靱帯浅層，深層の用語を使用した理由をまとめて述べておきたい。筆者は，図84で分類したごとく骨盤結合組織を神経血管組織neurovascular tissueを主とするsupporting systemと，筋性筋膜の硬さの組織(いわゆる靱帯)musculofascial consistencyを主とするsuspensory systemに分類した。そして膀胱子宮靱帯浅層は後者(suspensory system)に，膀胱子宮靱帯深層は前者(supporting system)に相当すると考えたのが第一の理由であった。本書「手術編」で詳しく述べることになるが，岡林術式における膀胱子宮靱帯前層の切離は，尿管トンネルを発掘して行われる。筆者は，図68a，69と図70で示したように，前層と後層を区別せずに表層から直接腟側腔(第四腔)を発掘する。そのために岡林の膀胱子宮靱帯前層は，「膀胱と子宮頸部をつなぐ組織」と「子宮頸部と尿管を繋ぐ組織」に2分されることになる(図68)。そのため，前者を膀胱子宮靱帯浅層と，後者を尿管トンネル屋根とよんだ。また，後者は筆者の考える基靱帯に相当するのもであったのも理由である。次に，岡林の膀胱子宮靱帯後層は，頸横靱帯の翻転部に相当すると推測する。supporting systemの翻転部を想定するとき，それは図104のように上中下膀胱静脈とそれに併走する神経枝からなるbundleと範囲を拡大して，膀胱子宮靱帯深層とよぶことにした。図108は，岡林の膀胱子宮靱帯後層に膀胱静脈と膀胱神経を書き入れた筆者の解釈である。

### b. supporting system頭側翻転部(mesoureter)

supporting systemの頭側翻転部cranial reflectionの主体は，Reiffenstuhlや笠森の論文やKäser & Iklé手術書で記載されるLamina ureteris, ureteral leaf(Ureterblatt,独)，mesoureter，邦語では尿管板である。拙書では，mesoureterあるいは尿管板の用語を用いる。尿管板と膀胱子宮靱帯深層は，supporting system幹を介してつながり，尿管下腹筋膜ureterohypogastric fasciaを形成することは述べた(図62, 66, 74, 82)。

尿管板と膀胱子宮靱帯深層は，腔と腔の間に形成さ

**図105** 膀胱癌の骨盤リンパ節転移

膀胱全摘術に広汎子宮全摘術を併用したが，半年後に直腸側方靱帯の根部に転移した症例。中直腸血管領域のリンパ経由と考えられた。

**Fig. 105. Metastasized pelvic lymph nodes of the bladder.**

This patient underwent total cystectomy together with radical hysterectomy. However, half a year later, metastasis was discovered in the radix of the lateral rectal ligament. The route of the metastasis may have been through the lymph nodes around the middle vesical vessels.

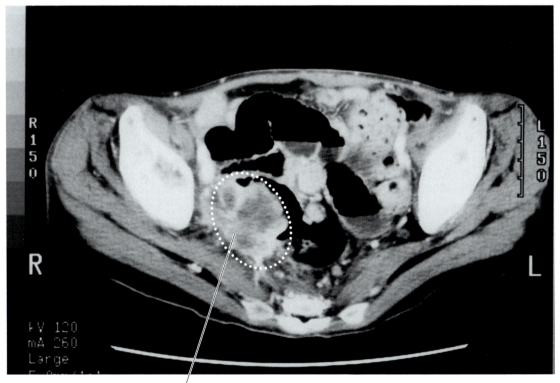

転移癌 Metastatic cancer

### 図106　尾側翻転部の模型図

supporting systemの後筋膜を取り除き血管と神経を裸出した状態で，尾側翻転部を内面から見た図。尾側翻転部は膀胱とsupporting systemの血管をつなぎ，骨盤神経叢からの膀胱枝の通路を形成する。中膀胱静脈は描かれていない。

**Fig. 106. Schematic illustration of the caudal reflection of the supporting system.**

Shown is the caudal reflection from the inner aspect following removal of the posterior fascia of the supporting system and denudation of the blood vessels and nerves. This reflection connects the bladder and blood vessels of the supporting system and acts as a vehicle for the vesical branch from the inferior hypogastric plexus. The middle vesical vein is not drawn.
(Reproduced from 'Yabuki Y, et al: Radical hysterectomy: an anatomic evaluation of parametrial dissection. Gynecol Oncol 2000; 77: 155-63'.)

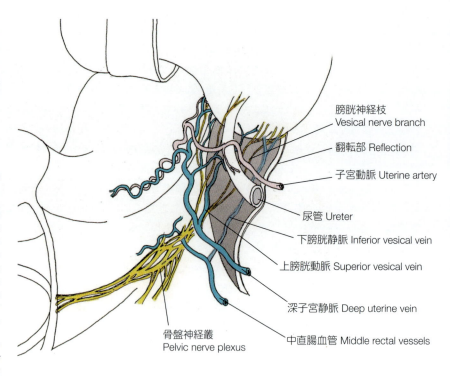

れるartifactで，構造的にはほぼ同一である。尿管板に対して筆者の行う分離操作は，「直腸側腔」の項（90頁）ですでに述べた。尿管板は，尿管と神経，脈管が2枚の薄い筋膜で被覆される。1）外側面；Latzko式直腸側腔を発掘するときに，内腸骨血管鞘と頸横靱帯後筋膜をそれぞれの本体から内側へ向けて剥離して生じる膜（漿膜下筋膜）である（図61）。その際尿管は，膜の内側に付着するようにして剥離される。膜は，尿管の外側被膜capsuleに続く（図26）。2）内側面；岡林式直腸側腔を作るために広靱帯後葉を裏打ちする漿膜下筋膜を剥離した時に生じる膜である（図61, 64, 66）。その際，下腹神経も疎性結合組織とともに膜に付着して剥離される。尿管のcapsuleに続く内側被膜といえよう（図66）。その結果，内外側面の膜は，疎性結合組織，骨盤自律神経と血管およびリンパ管などとともに1枚のlaminaを形成する（図65, 66）。尿管板は，下腹神経，内腸骨動静脈からの尿管枝や下腹大動脈域へのリンパ管を通し，頭方はGerota筋膜前葉，尾方はsupporting systemを経て，その尾側翻転部（膀胱子宮靱帯深層）と連結する（尿管下腹筋膜の形成）。

なおReiffenstuhlは，尿管板をThe ureteral leaf is a continuation of the sagittal rectal pillar cranially.と記載する。これは，尿管板が骨盤側壁の漿膜下筋膜（矢状直腸脚）につながることを示唆すると解釈できる。笠森は，尿管板（Lamina ureteris, Urterblatt）を直腸子宮靱帯から骨盤壁に向かって放出される繊維と述べる。Mesoureterなる用語は，Käser & Ikléが手術書で，Separating the ureter and mesoureter from peritoneum of pouch of Douglas.（Fig. 515 in Gynecologic Operation）と記載されている。とにかく，膀胱子宮靱帯深層と尿管板の正確な分離は，神経温存広汎子宮全摘術を成功させるカギの一つである。

## F　側臍靱帯と膀胱下腹筋膜

図54と図68で示したように，側臍靱帯lateral umbilical ligamentと背面に続く膀胱下腹筋膜vesicohypogastric fasciaの特徴は，次のようである；1）側臍靱帯/膀胱下腹筋膜は，図68にあるように尿管/膀胱子宮靱帯深層と平行な面をなす。手術的に2つの面の間に作成されるのが新膀胱側腔である（84頁）。伝統的な名称は表3にまとめてある。2）側臍靱帯/膀胱下腹筋膜は，脂肪に埋没して膀胱の外側に付着し，ジャバラのようで，外科的に引き伸ばすと膀胱と子宮動脈に囲まれた三角形を呈する（図45, 54, 55）。構造的には外郭を薄い結合組織で覆われ，中に上膀胱動脈やリンパ管などを通す導板laminaである（図79）。3）分離された側臍靱帯は自由縁を持ち，膀胱下腹筋膜は頸横靱帯とつながる（図45, 64）。4）過去においては，子宮動脈も膀胱下腹筋膜の中に入れられることが多く，今でも頸横靱帯と部分的に重複して考えられる。5）膀胱下腹筋膜は，Peham-Amreichの膀胱脚の膀胱矢状脚に相当するものであろうが，膀胱上

### 図107a 膀胱神経枝の神経走行，矢状面

supporting systemの静脈は，深子宮静脈を中心とした静脈ネットワークを造る。特に膀胱からの血液は，翻転部を通り深子宮静脈や中直腸静脈へ流入する。尾側翻転部内の膀胱神経叢の神経走行は，血管の走行に従い3つに分けることができる。各々は，子宮動脈と尿管に沿い膀胱移行部に至る枝（α枝），深層の腹側または腹縁を走行する上膀胱静脈に沿う枝（β枝），背側を走る中および下膀胱静脈に沿って走行する枝（γ枝）が想定される。図には，中膀胱静脈は描いてない。

### Fig. 107a. Schematic illustration demonstrating the passage for the vesical nerve branch on a sagittal plane.

The supporting system is composed of a network of veins with the deep uterine vein as its main component. In particular, the blood from the bladder flows into the deep uterine vein and middle rectal vein through the caudal reflection. The passage for the vesical nerve plexus within this reflection can be subdivided into three branches: a) α branch that may reach the bladder along the uterine artery and ureter; b) β branch that possibly passes along the superior vesical vein on the ventral aspect of the deep layer of the vesicouterine ligament; and c) γ branch that may pass along the middle and inferior vesical vein running along the dorsal aspect of the deep layer of the vesicouterine ligament. The middle vesical vein has not been included in this figure.
*(Reproduced from 'Yabuki Y, et al: A new proposal for radical hysterectomy. Gynecol Oncol 1996; 62: 370-8'.)*

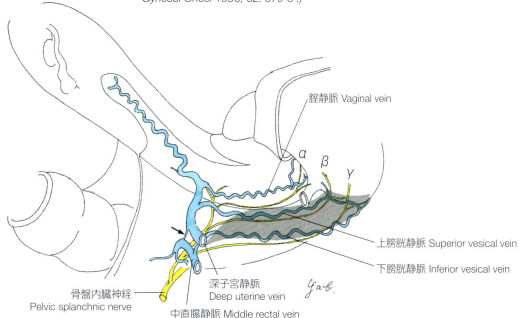

### 図107b 膀胱神経枝の神経走行，横断面

骨盤神経叢からの膀胱枝が，上膀胱静脈より少し背部を内側から外側へ向けて走行するのを図示。略図は膀胱側腔を展開して描いてある。

### Fig. 107b. Schematically illustrated cross-section of the passage of vesical nerve branch.

This illustration depicts the developed paravesical space. Shown is the vesical nerve branch from the inferior hypogastric plexus running in close proximity behind the superior vesical vein in a medial to lateral direction.

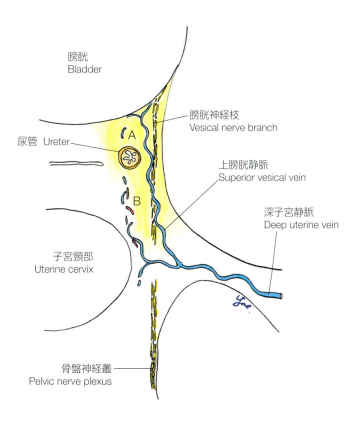

■ 基礎編／第3部　筆者の臨床解剖学

行脚との関係も明確でなく，彼らの手術書で最も不明瞭な箇所でもある。しかし膀胱脚bladder pillerは，欧米の論文には時折登場するので無視できない。6）側臍靱帯/膀胱下腹筋膜の外側面は，腹膜後隙（膀胱側腔）を発掘することで露出される（図54, 68a）。

## G　直腸側方靱帯

むろん，直腸側方靱帯 lateral rectal ligamentも膀胱側腔と直腸側腔の発掘により出現するartifactである（図109）。直腸側方靱帯は，骨盤側壁と直腸外側縁を結び中直腸血管を通す血管神経束である。婦人科手術学においては，長い間（何時ごろかは知る由もない）頸横靱帯の中に組み込まれ，臨床的にその存在は，まったく知られていなかった。

Gray解剖学（第36英国版，1980）から引用すれば，「直腸側方靱帯は，ほぼ第3仙椎の高さで骨盤側後壁から直腸側方へ至り，外側を筋膜で覆われ，中に中直腸動静脈middle rectal artery & veinを通すlamina（導板or板層）」と記載される。筆者の直腸側方靱帯に関した観察所見は，1991年と2005のAm J Obstet Gynecolで発表した（図60, 96）。そのほか直腸側方靱帯は，図53, 60, 92〜94らで観察された。

しかし，直腸側方靱帯は，1908年のMiles EEのLancetへの記載以後，直腸外科の手術書や論文に登場することは稀有であった。理由の一つは，直腸癌が主に上直腸脈管系経由で肝臓に転移するために，骨盤側方郭清が重要視されないことにある。現代の直腸癌手術は，直腸傍組織paraproctium（図51）を下下腹神経叢（骨盤神経叢）の内側で切離するtotal mesorectal excisionが主流を成す。それゆえに直腸側方靱帯が，話題に上ることもほとんどなく，情報も少ない。さらに，Gray解剖学第39版英国版（2005）では，mesorectumのみが強調され，第36版にある直腸側方靱帯の記載は後退してしまった。そもそもmesorectumは，胎児期の腸管終末部を支え，内部に血管を持つものに使用された用語である。成人体では，直腸後面の組織を指すものであったが，1996

**図108　膀胱子宮靱帯後層の分離**

岡林著『子宮頸癌根治手術』の原図（図24, 46頁）に，筆者が上膀胱静脈と膀胱神経枝を書き加えた。

Fig. 108. Schematic illustration showing separation of the Okabayashi posterior leaf of vesicouterine ligament.

Shown is Fig. 24 (p.46) taken from the textbook 'Radical Operation for Cancer of Uterine Cervix' authored by Okabayashi, with additions of the superior vesical vein and vesical nerve branch.

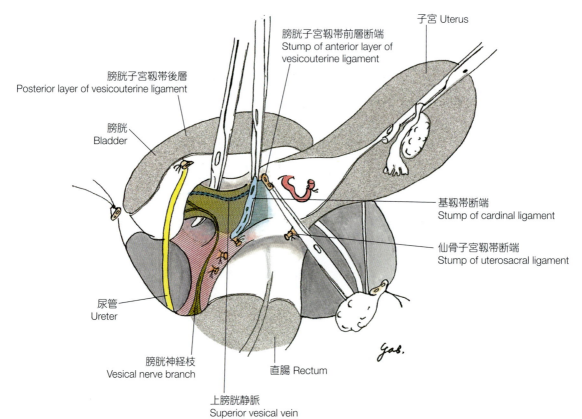

## 図109 直腸傍組織

直腸傍組織paproctiumには次の靭帯が含まれる；1)性器と矢状面で結合する仙骨子宮靭帯/直腸子宮靭帯/直腸腟靭帯，2)頸横靭帯と連続する直腸側方靭帯と，3)直腸脚とよばれる直腸の長軸に水平な靭帯がある。この3靭帯の定義は明確でない。直腸脚は矢状直腸脚と下行直腸脚がある。矢状直腸脚は前仙骨筋膜と上挙筋筋膜であることは間違いないが，下行直腸脚は分離されない仙骨子宮靭帯と尿管板と想像する。

## Fig. 109. Paraproctium.

The paraproctium is composed of the following ligaments: 1) the uterosacral, rectouterine and rectovaginal ligaments, all of which coalesce with the genital organs on a sagittal plane; 2) the lateral rectal ligament that is a continuum from the transverse cervical ligament; and 3) the ligament (rectal septum) that lies horizontal to the longitudinal axis of the rectum. However, a clear definition for these three ligaments remains ambiguous. The rectal septum consists of the sagittal and descending rectal septa. The sagittal rectal septum is definitely composed of presacral and superior levator fasciae, but the descending rectal septum is possibly composed of the unseparated uterosacral ligament and mesoureter.

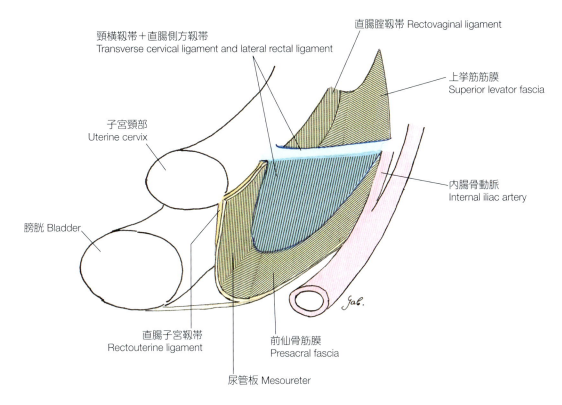

のHeald RJの論文では，完全に直腸全周囲を意味する用語として使用されるようになった。しかも，彼らは下腹神経，下下腹神経叢(骨盤神経叢)より外側は，ほとんど解剖学的にも興味を示さなかった。

子宮頸癌手術でも直腸側方靭帯の存在は，見過ごされた。Peham-Amreichは，paraproctiumをdescending rectal septumとsagittal rectal septumに分け，2つの中間にintermediate septumの存在を指摘した。しかし彼らは，intermediate septumを重要でないとした。筆者の独断的解釈を言えば，図109で示すようにdescending rectal septumは上挙筋筋膜(＋直腸腟靭帯)，sagittal rectal septumは仙骨前筋膜(＋直腸子宮靭帯)であり，intermediate septumが直腸側方靭帯であるとの考えもできる。

図109のごとく直腸側方靭帯と直腸との臨床解剖学での関係は，垂直である。その上限(腹側境界)は，中直腸動静脈である。中直腸動静脈の腹側を，深子宮静脈あるいは中膀胱動静脈が併走する(図49b，50b，60)。下限は，骨盤筋膜腱弓あるいは仙棘靭帯/尾骨筋筋膜複合体との接合点である(図64)。直腸側方靭帯の中直腸血管は，内腸骨血管前枝から分岐し，骨盤神経叢を貫通した後直腸へ分布する(図60)。中直腸動脈は欠損することが多く，存在は12％から30％程度といわれることはすでに述べたが，筆者の印象ではもっと多いのではと思う。

中直腸動静脈には，膀胱と連結する血管がある。筆者は，それを下膀胱動静脈inferior vesical artery & veinと名づけた(268頁，図245参照)。なお一般解剖学書の下膀胱血管は，内腸骨血管前枝と膀胱とを直接結ぶ血管を指す。この血管に相当する血管は，筆者の中膀胱動静脈である。

伝統的広汎子宮全摘術のように，頸横靭帯のなかに直腸側方靭帯を所属させることは，誤りであり術式の進歩を妨げたと考える。

# II suspensory system骨盤縦系靱帯

suspensory systemは，膀胱，子宮，直腸を頭尾方向へ牽引結合させる筋性筋膜複合体（恥骨頸部靱帯/膀胱子宮靱帯浅層，仙骨子宮靱帯/直腸子宮靱帯/直腸腟靱帯）を指す筆者の命名である（図38，79，82，83）。恥骨筋膜に固定された恥骨頸部靱帯は，膀胱筋膜や腟筋膜と癒合しつつ膀胱子宮靱帯浅層superficial layer of vesicouterine ligamentとなり子宮頸部に付着する。膀胱子宮靱帯浅層と融合した子宮頸部筋膜は，頭背方へ延びて仙骨子宮靱帯/直腸子宮靱帯/直腸腟靱帯と一緒になり仙骨前筋膜に固定さる。このシステムは，章の冒頭で述べた基靱帯が深筋膜であるという古典的な解釈の部分に相当し，あたかも骨盤臓器を鎖状に尾側から頭側へ吊り下げ，固定する機能を主体とする。図49dの青色で印をつけた点線は，比較的密な結合組織からなるsuspensory systemと推測できる。

岡林の膀胱子宮靱帯前層は，筆者の膀胱子宮靱帯浅層と尿管トンネル屋根と合わせたものを指す（図68）。また筆者の尿管トンネル屋根は，SavageとKocksの基靱帯に相当する考え，膀胱子宮靱帯深層とともにsupporting systemに分類する。

## A 膀胱子宮靱帯浅層

膀胱子宮靱帯を前層と後層に分けたのは岡林秀一である。岡林は，1921年のSugery, Ggynecology and Obstetrics，1928年のJap J Obstet Gynec（ドイツ語），そして1951年の「手術」に論文を発表しているが，まだ「前層，後層」は明確な形（用語）としては出てこない。この名の正式な登場は，1952年に上梓された『子宮頸癌の根治手術』と，筆者は理解している。

図23は，岡村手術書の「第24圖（ず），前層の切断」として描かれた図の引用である。子宮動脈の断端を前上方に牽引して尿管トンネル入口部を発見し，トンネルを拡大しつつ前層を膀胱まで分離，切断する場面である。この操作で岡林の提案する前層は，尿管トンネル入口から膀胱までの結合組織であることが理解できる。実際の岡林手術における前層は，まず「尿管が靱帯内を通過するトンネルの屋根」が切開され，次いで「膀胱と子宮頸部をつなぐ結合組織」をトンネル屋根の切開線とほぼ直角に内側へ向けて穿孔，挟鉗，離断される。

膀胱子宮靱帯深層の説明（図68）で述べたが，筆者は，岡林の膀胱子宮靱帯前層（岡林の前層と略）を図68の所見を基に図91で描くように1)膀胱と子宮頸部をつなぐ筋性筋膜の膀胱子宮靱帯浅層superficial layer of vesicouterine ligament（浅層と省略）と，2)尿管トンネルの天蓋をなす尿管トンネル屋根roof of ureteric tunnel（図110）に分けた。

膀胱子宮靱帯浅層は，恥骨頸部靱帯の一部であり，図68aで紙粘土を詰めた膀胱子宮隙と腟側腔の間に出現する靱帯である。欧米での膀胱脚に一致するものであろう。

尿管トンネル屋根は，新鮮遺体の図68aを例にとれば，発掘された第四腔へ続く尿管トンネルの天蓋に相当する（図208参照）。また，図70の組織標本の尿管と子宮頸部の間の疎性結合組織もまたこれに相当する。さらにSavage Hの図（図3）とClark JGの手術の図（図4，図5）を参考にしつつ図68aを観察すれば，尿管トンネル屋根が，the condensation in the base of the broad ligament，すなわち"基靱帯cardinal ligament（頸横靱帯ではない）"に相当することがわかる。Savageの解剖に基づくWertheim手術が，尿管屋根の切離が主操作であることを容易に理解できる。さらに，基靱帯と尿管トンネル屋根を解剖学的に同一と見なすことにより，Savage & Kocksの基靱帯（頸横靱帯ではない）が，子宮の外側縁に平行に付着する靱帯という古典的概念を理解することができる。蛇足だが，Virchow のparametrium（Virchow's Archiv Path Anat Physiol, 1862）は，子宮広靱帯のみを指し，この尿管トンネル屋根は構想されてはいなかったと推定される。尿管トンネルの解剖を図にしたのが図110である。尿管トンネルは，尿管/膀胱子宮靱帯深層と子宮頸部の間の疎性結合組織に満たされた potential space or fascial cleft といえる。こうした理由で，膀胱子宮靱帯浅層のみをsuspensory systemに分類し，尿管トンネル屋根はsupporting systemに入れる。

## B 仙骨子宮靱帯

仙骨子宮靱帯uterosacral ligamentは，頸横靱帯や腟傍組織と同様に解剖学的に見解が統一されていないところが多い。その理由の一つは，靱帯に境界を求める傾向が強いことにある。言うまでもないことだが，人も

第4章　骨盤漿膜下組織の臨床解剖学"靱帯の分類"

成長に順応できる構造をもつ。人の筋膜は，筋膜腔potential space，筋膜隙fascial cleftさらには滑液包bursaなどを伴い，成長に適応している。そのために靱帯が，骨に直接結合することはない。仙骨子宮靱帯も同様であり，壁側筋膜や臓側筋膜と連続するのみで名前のように仙骨に直接付着することはないとの意見が多い。さらに臨床解剖学では，そうした潜在的な仕組みに人工的な操作を加えた形態を仙骨子宮靱帯として評価する。その点からいえば仙骨子宮靱帯の「定義や構成」が不確実であることは，やむを得ないことであろう。たぶん仙骨子宮靱帯は，肉眼解剖学では仙骨ヒダの漿膜下筋膜と定義，解釈されるのであろう。

　手術で直腸側腔が発掘されない場合（すなわちClark-Wertheimの時代）は，仙骨子宮靱帯と頸横靱帯は，一続きの組織とみなされた。図111は，筆者の考える仙骨子宮靱帯と頸横靱帯の関係である。1840年のCurtis AHの論文を引用したBastian Dら（1982）は，… the uterosacral ligament and paracervix lie in direct continuity with each other and together form a common pedicle. と記載している（図38）。さらに，Otcenasek M（Obstet Gynecol 2008）らの論文では，the uterosacral part of the septum has three subdivisions - the vascular part, the neural part, and the true uterosacral ligamentとある。vascular partは，図52で見る子宮動脈と尿管が交差後の頸横靱帯内側-部or基靱帯を指している。Otcenasekの主張は，主にCampbell RM（1950）の論文を基にしている。図38のCurtisの図にCampbell説を書き加えてある。1895年のMackenrodtの論文の略図には，直腸側腔を想像させるスペースの作成により仙骨子宮靱帯と頸横靱帯が分離された様子が描かれている。Höckel Mら（2009）は，仙骨子宮靱帯はミュラー管に由来する組織であり，子宮頸癌は，仙骨子宮靱帯や子宮広靱帯を中心に進展すると主張している。彼らによれば子宮頸癌手術（FIGO ⅠB〜ⅡB）は，Wertheim術式でよいとされて，頸横靱帯ではなく基靱帯の切除範囲で行われる。Höckelの解剖理論は共同研究者のFritsch Hの主張であろうが，子宮頸癌のリンパ流の考察がない。また，Höckelの手術は，基靱帯が子宮外側縁に平行である概念を基本としている（Am J

**図110　子宮頸傍組織の構成**

図67，68の別視点からのイラスト。図の内側から子宮下行枝，尿管トンネル屋根，尿管/深子宮静脈/上膀胱静脈/膀胱神経枝と子宮動脈/深子宮静脈の関係が描かれている。トンネル屋根は，ほぼ基靱帯に相当する。

**Fig. 110. Schematic illustration of the structure of paracervix.**

An illustration from an alternative perspective of that in Figs. 67 and 68 to show the relationship, from a medial to lateral direction, among the descending uterine branch, roof of ureteric tunnel, ureter/deep uterine vein/superior vesical vein/vesical nerve branch and uterine artery/deep uterine vein. The ureteric roof roughly corresponds to the cardinal ligament.

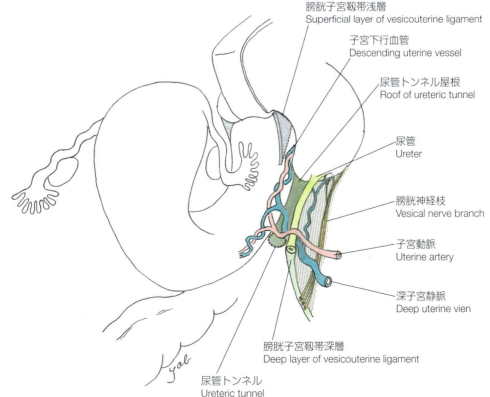

Obstet Gynecol, 1998)。彼のtotal mesometrial resectionに従えば，WertheimやLatzko手術のように仙骨面に沿った郭清が必要とされ，下腹神経は無論，下下腹神経叢や骨盤内臓器神経の損傷の可能性も出てくる。

　直腸と子宮/腟は，仙骨子宮靱帯/直腸子宮靱帯/直腸腟靱帯で連続的に連結される。仙骨ヒダという用語からすると，仙骨子宮靱帯，直腸子宮靱帯は肥大した漿膜下筋膜であり，仙骨前筋膜や上骨盤隔膜筋膜（肛門挙筋筋膜と梨状筋筋膜）とつながる筋膜と推察できよう。筆者は発生学の知識には乏しいが，Wertheimらの古典的術者が仙骨子宮靱帯の切除を，仙骨面までにこだわった理由が理解されるような気がする。Höckelの論文にも仙骨子宮靱帯の切除の重要性を主張している，彼はmesometriumを直腸周囲の3時と9時まで描いている仙骨/直腸子宮靱帯の遠位付着部（仙骨面付近）を考えると，多少の違和感もある。

　仙骨子宮靱帯に関する表現は，Curtis（1942）やCampbell（1950）らが述べたようにin situでの仙骨子宮靱帯と頸横靱帯は，融合体common pedicle（Basisら，1982）として観察される。Mackenrodt（1895）の図では直腸側腔と思しき陥凹が描かれて2つの靱帯は区別されている。DeLancy JOLの一派（2012）のMRI-3Dを用いて解析でもまた，頸横靱帯と仙骨子宮靱帯を区別して色分けされている。筆者も頸横靱帯をsupporting system，仙骨子宮靱帯をsuspensory systemに分類して区別した所以でもある。

　Terminologia Anatomica（1998）では，uterosacral ligamentとrectouterine ligamentとが同義語として扱われている。Gray解剖学15版（1901）には，sacro-uterine ligamentとのみある。岡林は仙骨子宮靱帯を浅層と深層に分けた。手術書からは，前者が仙骨子宮靱帯で，後者が直腸子宮靱帯と直腸腟靱帯を指すと解釈できる。筆者は，臨床家の立場から仙骨子宮靱帯，直腸子宮靱帯と直腸腟靱帯は連続性の組織と見なすが，記載は，切除する部位の名称を使用している。

注釈：仙骨子宮靱帯と直腸側腔：直腸側腔の発掘の有無で病理，組織診断の表現に差が生じる。直腸側腔が発掘されない時は，尿管は骨盤側壁付着し，多量の骨盤自律神経が頸横靱帯内の存在とされる。一方Latzko式直腸側腔が発掘される場合，尿管や下腹神経は仙骨子宮靱帯に付着すると表される。

**図111　in situでの仙骨子宮靱帯と頸横靱帯の略図**

直腸側腔が掘られない状態（生体）では，仙骨/直腸子宮靱帯と頸横靱帯は臓側部では接して存在する。またOtcenasek, et al（Obstet & Gynecol, 2008）らの論文にみられるように，uterosacral partは"vascular part"，"neural part"および"true uterosacral ligamentから構成されるとの見解もある（図38）。筆者は，仙骨子宮靱帯は腹膜で覆われた直腸子宮靱帯と理解している。

**Fig. 111. Schematic illustration of uterosacral and transverse cervical ligaments *in situ*.**

In a living body, the uterosacral/rectouterine and transverse cervical ligaments exist side by side at their respective visceral parts where excavation of the pararectal space cannot be considered. Furthermore, Otcenasek et al. (Obstet Gynecol, 2008) states that the uterosacral part of the septum has three subdivisions: a vascular part, neural part, and the true uterosacral ligament(Fig.38). The author himself believes that the uterosacral ligament corresponds to the rectouterine ligament that is covered with the peritoneum.

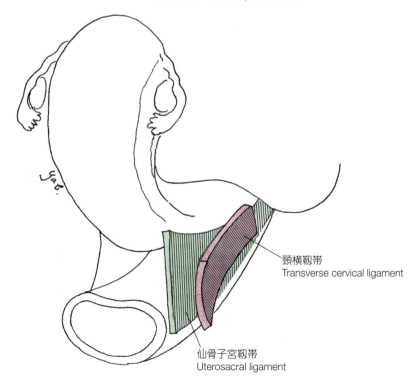

## C 古典的臨床解剖学の矛盾への回答

　68～72頁で伝統的臨床解剖学をベースにした広汎子宮全摘術の矛盾について述べた．まとめも兼ねて，これらの矛盾に対する筆者の回答を試みた．

ⅰ．直腸側腔の発掘は，Latzkoの直腸側腔上方部のみでよい．その深さは，一般的な広汎子宮全摘術では，深子宮静脈の背側レベルでよい（図45，53，60）．

ⅱ．膀胱側腔の発掘は，腸骨尾骨筋筋膜のレベルでよい（図53，54，64）．

ⅲ．頸横靱帯底部は，深子宮静脈である（図45，60）．

ⅳ．Latzko手術の直腸側腔上方部と下方部の間を形成する隔壁は，頸横靱帯である（図42，43，60，91）．しかし，頸横靱帯の切除には仙骨表面での操作は不必要であり，直腸側腔下方部の展開も必要ない．

ⅴ．広汎子宮全摘術で適応される臨床解剖的骨盤底は，梨状筋と腸骨尾骨筋の範囲で仙骨面を指し，恥骨尾骨筋-恥骨直腸筋を中心とする肉眼解剖の骨盤底とは区別とすべきである（図42，48，53，54，64）．すなわち，骨盤底（生殖裂孔）までの展開は必要ない．

ⅵ．頸横靱帯の血管とされ切除された血管には，膀胱や直腸の内腸血管骨臓側枝が混じる（図60，71，94）．特に中直腸血管の切除は無用であるが，従来の手術書にはその記載がない（図21，23，29）．

ⅶ．仙骨面までを頸横靱帯の領域としないことで，出血量は減少させることができる（Yabuki Y, et al.：AJOG，1991）．

ⅷ．直腸側方靱帯の認識は，頸横靱帯の過剰切除を防止させる（Yabuki Y, et al.：AJOG，1991）．

ⅸ．仙骨面まで直腸側腔を発掘しないことで，左右の直腸側腔が交通することはなくなる（図26，37，48，51a,b）．

ⅹ．膀胱子宮靱帯深層の分離は，膀胱神経枝の温存手術を可能にする（図102．Yabuki Y, et al.：Gynecol Oncol，1996 & 2000）．

ⅺ．頸横靱帯の三次元性の解明は，手術を安全性に通じる．すなわち頸横靱帯は，膀胱下腹筋膜と直腸側方靱帯と連続体を形成し，各臓器とは垂直な関係にある．それに対して腟の側方靱帯（Peham-AmreichのHorizontal connective tissue ground bundle）は，腟に対して水平である（図90，112，115）．これらのことは，Am J Obstet Gynecol（1991），Gynecol Oncol（1996,2000）に順次発表し，Te Linde's Operative Gynecology（8th ed.1997）にも掲載された．

ⅻ．頸横靱帯の前筋膜は上挙筋筋膜につながり，後筋膜は梨状筋筋膜につながる．頸横靱帯の底部の構造はdouble layered perivascular sheaths（Uhlenhuth）であることに矛盾する（図92）．

# 第5章
# 腟傍組織の解剖学

腟傍組織paracolpiumは，1998年に新編纂されたTerminologia Anatomicaには採用されていない。理由は，腟傍組織の臨床解剖学の不明瞭さが第一に挙げられよう。また腟傍組織は，子宮頸傍組織paracervixの一部と考えられるために，独立した組織から除外されたのかもしれない。

古来，腟傍組織paracolpiumと頸横靱帯は，性器の外側縁と骨盤側壁を結ぶ連続性のconnective tissue sheathと解釈されてきた。Mackenrodtは，肛門挙筋腱弓と腟を結ぶsheathをshort fibrous bundle (inferior continuation of the transverse cervical ligament)とよんだ。そうした解剖から生まれたのが，Latzkoの腟傍組織の切除法であり，彼の術式は上挙筋筋膜切除術と考えられる。筆者は，short fibrous bundleが上挙筋筋膜superior levator fasciaに相当すると考え，上挙筋筋膜は腟傍組織とは区別されるべきとの見解をもつ。

広汎子宮全摘術で，腟を長く切れば切るほど膀胱機能障害は大きいとの言い伝えも残る。この伝説がまだ解明されていない理由の一つは，腟傍組織の臨床解剖学が，まだ解明されていない領域であることを示す。

ここでは，腟傍組織の臨床解剖学と，腟傍組織の腟神経と膀胱神経枝の走行と分布について述べる。古典的な腟の側方組織とLatzko，岡林の腟傍組織切除法については56〜58頁を参照していただきたい。

# I 腟傍組織の臨床解剖学

## A 腟傍組織の臨床解剖学

伝統的な臨床解剖学は肉眼解剖学を基本とした。そのため図35のイラストや図47の解説部などで描いたように，頸横靱帯と腟傍組織は，ともに骨盤側壁を起始部(肛門挙筋腱弓tendinous arch of levator ani muscle)とし，それが内方に伸びて性器の外側縁に付着するプレートを形成すると説明されてきた。またPeham HV & Amreich Jは，腟脚を水平結織基幹の構成の一つとした(図13, 15)。それに基づいて説明されたLatzko手術では，腟脚の外側は肛門挙筋腱弓付近で切除された(図21, 37, 38)。

図112は，図51aと同様に腟の最上部の前頭断面での組織像である。ここには図13や図33に相当する膀胱脚や直腸脚は見当たらず，厚い脂肪組織が膀胱や直腸の側方に存在し，内閉鎖筋筋膜に続く上挙筋筋膜が腟の側方を通ると直腸の背側に回り込む。この所見は，図51bでも確かめられる。

それに対して腟の周囲は，図112に見られるかなり強靱な前腟筋膜と後腟筋膜が外側縁で合流し，そこから側方に伸びる比較的密な結合組織を介して上挙筋筋膜と結合する。図50bに見る内閉鎖筋筋膜と上挙筋筋膜superior fascia of levator ani muscleの移行部が，肛門挙筋腱弓tendinous arc of levator ani(TALA)である。また図64の骨盤筋膜腱弓tendinous arc of pelvic fascia(TAPF)は，腟傍組織と上挙筋筋膜の間で矢状方向に存在する。すなわち腟傍組織の筋膜と上挙筋筋膜の移行部，図54からの学習を踏まえれば，図51bから上挙筋筋膜と腟筋膜に介在する結合組織は，骨盤筋膜腱弓と考えられる。この腱弓は，経験的にも真の密性組織ではなくやや密度の高い結合組織からなる。図113は，図69, 70a,bのavascular zone(第四腔)を腟傍組織の脇まで拡大延長した術中所見である。それで露出された腟傍組織をケリー鉗子で挟鉗した術中所見が図113aで，略図が図113bである。組織像は図114に示す。

これらの腟側方組織の所見を図示したのが図115である。骨盤臓器の主な側方支持は，脂肪組織の弾力・復元機能により維持される(62頁)。膀胱は脂肪組織を介して内閉鎖筋筋膜および恥骨骨膜につながる。恥骨頸部靱帯や骨盤筋膜腱弓は，組織的には強靱(密)結合組織ではない。直腸も同様に脂肪組織を介して仙骨前面に向かう上挙筋筋膜により保持される(図50, 51)。それに対して腟の支持は，腟前後筋膜の側方合流体が腟傍組織paracolpiumを形成し，そこから外方に伸びて骨盤筋膜腱弓を介して上挙筋筋膜につながってなされる(図112)。腟傍組織と肛門挙筋腱弓を繋ぐbundleは，密性結合組織に近い。膀胱側方組織paracystiumと直腸側方組織

paraproctiumの2つが構造的にも機能的にも類似するのに対して，間に挟まれたparacolpiumが，独立した構造と機能をもつ．妊娠，分娩に関与すると想像される．

## B　腟傍組織の神経走行

Avascular spaceである第四腔は，尾方および背方に容易に延長することができる．手術編でもう一度述べることになるが，図113は，子宮頸傍組織で掘られた第四腔（図68〜71）を腟の側方まで延長し，露出させた腟傍組織をケリー鉗子で挟鉗した術中の1コマである．内側から腟側腔，新膀胱側腔，腹膜後隙（膀胱側腔）が発掘されることにより腟傍組織，上膀胱静脈＋膀胱神経枝vesical nerve branch（膀胱子宮靱帯深層，図102），そして側臍靱帯＋膀胱下腹筋膜が剖出される．図114は，摘出した腟傍組織（図113の白点線枠）の組織像である．膀胱神経枝は，第四腔の発掘で上膀胱静脈とともに外側に移動しているので，腟の筋層に沿って剖出される神経節を含む神経束は，腟神経枝vaginal nerve branchと判断される．

図116は，図51bとその点線枠の拡大図である．肛門挙筋は，上挙筋筋膜を伴い直腸の背面につながる．上挙筋筋膜から分かれた結合線維が，腟を取り囲む結合組織（腟傍組織）につながる．そして図には，2群の神経束が見られる．上述の所見から内側の神経節を含むグループ（えんじ色の楕円）は，腟神経枝に相当する．外側のやや散乱した神経を含むグループ（青色の楕円）は，腟側腔により外方へ分離された膀胱神経枝である．この位置での膀胱神経枝は，すでに大部分が膀胱に移行したものと考えられる．そして2つのcircleの間の結合組織は骨盤筋膜腱弓であり，赤両矢印の方向に作成されるのが腟側腔（第四腔）である．

**図112　腟傍組織paracolpiumの解剖**

腟上部の前頭断面の組織像（eosin and hematoxylin染色）．かなり強靱な前腟筋膜と後腟筋膜が，腟の外側縁で一緒になり，厚い結合線維を介して壁側筋膜（上挙筋筋膜or骨盤隔膜筋膜）に結合する．図の青線で囲んだ部分がparacolpiumを示す．上挙筋筋膜は，直腸の背側に伸び，そしてretrorectal fascial structureにつながる．paracolpiumと上挙筋筋膜の間をつなぐ結合組織が骨盤筋膜腱弓である（緑矢印）．

**Fig. 112. Anatomy of paracolpium.**

Histology of a frontal section of the uppermost vagina stained with Hematoxylin and Eosin (H&E). It demonstrates that the rather tough anterior and posterior vaginal fasciae converge at the lateral aspect of the vagina via thick connective tissue, connecting to the parietal pelvic fascia (superior fascia of the levator ani muscle or superior fascia of the pelvic diaphragm). The paracolpium can be seen in the area partially enclosed within a blue dotted curved line. The superior levator fascia is seen extended in a retrorectal direction and connecting to the retrorectal fascial structure. The connective tissue connecting the paracolpium and superior levator fascia corresponds to the tendinous arc of the pelvic fascia.
*(Reproduced from 'Yabuki Y. Clinical anatomy of the subserous layer: An amalgamation of gross and clinical anatomy. Clin Anat 2016; 29: 508-15.')*

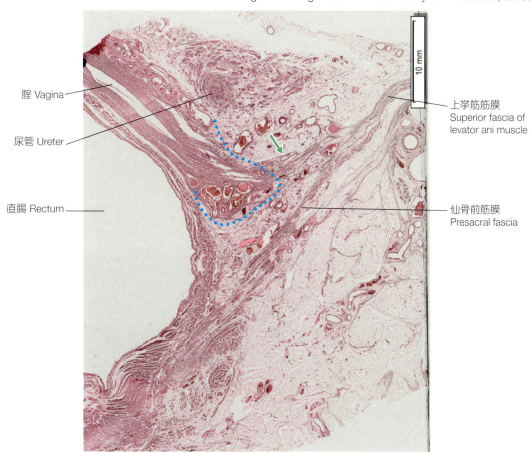

### 図113a/b　腟傍組織の分離

術中の写真（**a**）と説明図（**b**）。**a**は，第四腔を腟の脇まで展開した術中所見であり，中央から右へ向けて：ケリー鉗子で挟鉗された腟傍組織，第四腔，上膀胱静脈（その下に膀胱神経枝がある），新膀胱側腔，側臍靱帯，膀胱側腔（腹膜後隙 retroperitoneal space）のすべてが露出されている（**b**）。

### Figs. 113a/b. Separation of paracolpium with schematic illustration.

**a** depicts the intraoperative findings of the fourth space that has been developed close to the vagina. From the center of the figure toward the right, the following structures are seen exposed: the paracolpium held with Kelly forceps; paravaginal space; superior vesical vein with the vesical nerve branch lying underneath; new paravesical space; lateral umbilical ligament; and paravesical space (retroperitoneal space). This is further demonstrated in schematic illustration (**b**).

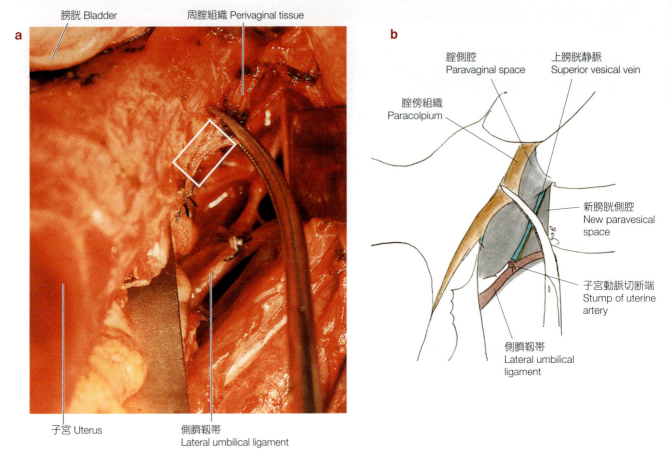

### 図114　paracolpiumの組織像（HE染色）

図は，図113aの白点線枠の部分の組織像。筋層に沿ってガングリオンganglionを有する神経が観察される。膀胱神経枝は上膀胱静脈とともに外側に分離されているから，この標本の神経は腟神経枝である。

### Fig. 114. Histological specimen of the paracolpium with hematoxylin and eosin staining.

Demonstrated is a histological section taken from the area in the *white dotted frame* in Fig. 113a. The nerves, together with their ganglia, can be observed along the muscular layer. Further, because the vesical nerve branch is separated laterally together with the superior vesical vein, the vaginal nerve branch can be observed.

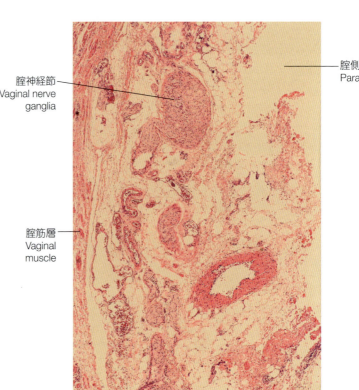

### 図115 腟側方支持体の模型図

腟側方支持体の局所解剖の略図。前腟筋膜と後腟筋膜が腟の外側縁で一緒になり，paracolpiumを形成する。さらにそれは，骨盤筋膜腱弓を介して上挙筋筋膜or骨盤隔膜筋膜に結合する。paravesical tissue (paracystium) とpararectal tissue (paraproctium) に対してparacolpiumは異なる支持構造をもつ。paracystiumとparaproctiumには，paracolpiumにみられたdenser connective tissueで構成される支持体はない。

### Fig. 115. Schematic illustration of lateral vaginal support: topographical anatomy.

Shown is the anterior and posterior vaginal fasciae merging at the lateral margin of the vagina and forming the paracolpium. The paracolpium further connects to the superior levator fascia or superior fascia of the pelvic diaphragm via the tendinous arc of the pelvic fascia. However, it possesses a different supporting structure compared to that of the paravesical (paracystium) and pararectal tissues (paraproctium). Unlike the paracolpium, these tissues have no supporting structure consisting of dense connective tissue.

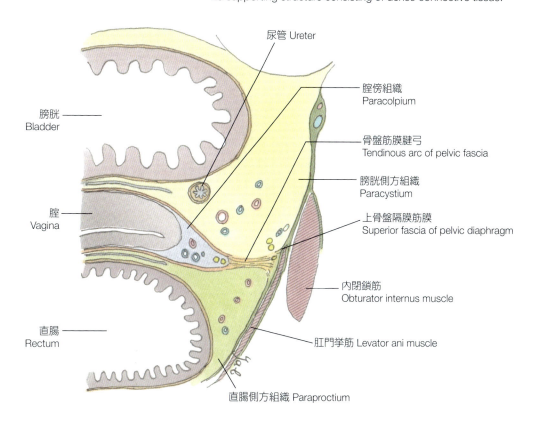

## C　腟傍組織と伝統的切除法

　筆者の腟側方靱帯の臨床解剖学に沿ってLatzkoと岡林の切除法について，図49～51および図110～116を中心に述べる。

　まずLatzko手術で切除されたthe connective tissue capsule of the paravesical fat (Peham-Amreich；Operative Gynecology，346頁，図36)は，上挙筋筋膜と推測される。手術での腟側方組織の遠位切断端は肛門挙筋腱弓となる。Latzkoの腟側方靱帯切除 (筆者；腟傍組織＋上挙筋筋膜切除) は，肉眼解剖学理論が優先的に適応されたので，拡大骨盤筋膜切除extended endopelvic fascial resectionといえよう。しかし上挙筋筋膜には血管，リンパ管も少なく，単なる過剰切除であり，手術的効果からしても非現実的である。

　岡林秀一は彼の手術書の中で，図25に描かれたように，膀胱子宮靱帯後層を切除すると腟傍組織が現れると述べている。この所見は，Open the book (岡林秀一；子宮頸癌の根治手術，第28圖，35頁) とよばれる。図25で切断された後層の両断端をつなげる (元に戻す) 状況を仮想してみると，後層の内側に腟側腔が作られ，さらにその奥 (内側) に腟傍組織が存在することが理解できる。この所見からも岡林術式の腟傍組織切除は，骨盤筋膜腱弓より内側で，真の腟傍組織の切除が行われたと推測される (図37b)。

### 図116a/b　腟側方靱帯の神経分布

aは図37の反対側（左半分）に相当する腟側方靱帯の組織像。肛門挙筋は上挙筋筋膜を伴い直腸の背面につながる。bはaの四角青点線に相当する拡大組織像である。この図には2群の神経束が見られる。内側の神経節を含むグループ（えんじ色のcircle）は図112の腟神経枝に相当する。外側のやや散乱した神経を含むグループ（青色のcircle）は，第四腔の展開により分離された上膀胱静脈-膀胱神経枝との考えから，膀胱神経枝と推察できる。そして2つのcircleの間に作成されるのが第四腔（赤両矢印）である。写真は，アルデヒドフクシン染色aldehyde-fuchsin stain。

### Figs. 116a/b. Innervation of lateral vaginal ligament.

**a** shows a histological section stained with aldehyde-fuchsin of the lateral vaginal ligament corresponding to the cadaveric tissue in the left half of Fig. 37. The levator ani muscle connects to the dorsal aspect of the rectum accompanied by the superior levator fascia. **b** demonstrates a magnified view of a histological section in the *blue dotted panel* **a**. Two groups of nerve bundles can be observed. One group of nerve bundles is indicated by a *pink circle* and contains ganglia that correspond to the vaginal nerve branches also shown in Fig. 112. Based on the concept of the superior vesical vein/vesical nerve branches being separated by development of the fourth space (*blue circle* in **b**), the group of nerve bundles containing randomly scattered nerves peripherally may constitute the vesical nerve branch. Created between the two circles in **b** is the fourth space indicated by a *double-headed red arrow*.

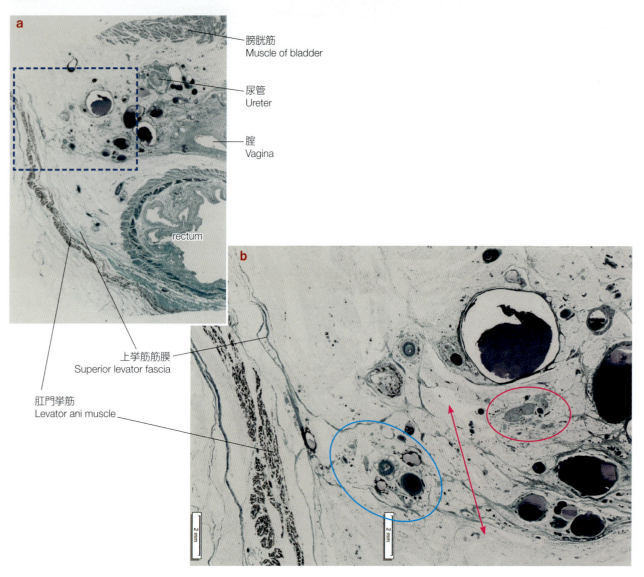

## Ⅱ　腟傍組織と子宮頸傍組織

　腟傍組織 paracolpiumは，Bastian & Lassau（Anat Clin, 1982），Ercoli, et al.（Am J Obstet Gynecol, 2005）などにより子宮頸傍組織 paracervixの一部との見解が示されてきた。しかし，普段の腟傍組織と子宮頸傍組織は，形態的に共通点を見出すことは難しい。だが分娩時の産道の形成に関しては，共通の構造性があるはずである。両者の臨床解剖学的な関係について述べる。同系統の名が多いので子宮頸傍組織は，paracervixを用いる。

### A　腟傍組織と子宮頸傍組織の関連性

　Paracervixは，Terminologia Anatomica（1998）で新しく採用された用語である。国際解剖学会議（IFAA）は，Uhlenhuth（Surg Gynecol Obstet, 1948）やReiffenstuhl（Clin Obstet Gynecol, 1982）などによって使用されて以来汎用される the cardinal ligament of Mackenrodt を強く意識したものと推測する。しかしIFAAは，この見識が疑われる用語を，基靱帯と頸横靱帯を同意語とすることにより曖昧にし，それに代わるより広域な意味をもつ用語として paracervix を登場させたのではなかろうか。そこにparacolpiumが採用されなかった理由も想像される。
　Paracolpiumとparacervixの関係について羅列する。
1. Bastian D & Lassau JP（Anat Clin 1982）の論文にある：This is the paracervix or paravagina（paracolpos）which extends downwards as far as the pelvic muscular diaphragm. との文言は，paracervixとparacolpiumを同義とし，骨盤側壁につながるより広域な結合組織の用語として把握しようとする意志がくみ取られる。Ercoli A, et al.（2005）が提示するparacervixにも同様な意図がうかがわれる。
2. Querleu D & Morrow CPは，Lancet Oncol（2008）のなかで paracervix は基靱帯と記載している。
3. 図68aで剖出されたparacervixは，膀胱子宮隙，第四腔，新膀胱側腔，腹膜後隙の4つの腔を掘ることで，図68bと図117（図68c, 89a）の略図で描いたように3枚の層板laminae（M-, I-, L-laminae）として区分される。
4. 図118a/b（図50, 51）のように，基靱帯はM-laminaと尿管の間の結合組織である。第四腔は緑の線に沿って掘られる。図3で紹介したSavageのthe condensation in the base of the broad ligamentすなわち基靱帯は，広汎子宮全摘術では尿管トンネル屋根である。
5. 図89で子宮頸部の側方靱帯は，腟上部の側方靱帯を構成する頸横靱帯と基靱帯（図52にあるように基靱帯と近位部頸横靱帯は重複する），および腟部の側方靱帯の構成も基靱帯からなることを示す。側臍靱帯/膀胱下腹筋膜（L-lamina）および尿管/膀胱子宮靱帯深層（I-lamina）は，純粋な子宮頸部の側方構成組織ではなく，paracolpiumと直接的な連結はない。
6. Paracervixのうちでparacolpiumにつながるのは，M-laminaのみである。

### B　腟傍組織と子宮頸傍組織の機能性

　Querleu D & Morrow C（Lancet Oncol, 2008）はsubserous layerを，尿管を境にして内側をfibrous tissueの靱帯（基靱帯）と外側をnon-fibrous tissueの非靱帯に分割する。彼らがnon-fibrous tissue とした場所は，膀胱側腔と直腸側腔が発掘される areolar connective tissueの領域である（図69）。この領域は，図51あるいは図112, 118bを総括した図115で示すparacystiumとparaproctiumと連続する。
　すでに腟側方靱帯（paracolpium + 上挙筋筋膜）と子宮頸部側方靱帯（頸横靱帯 or paracervix）の見かけ上の形態的類似性について述べた。すなわち，Uhlenhuthの言葉を借りれば，double layered perivascular sheathで被覆されvascular and nervous structuresである頸横靱帯/基靱帯と腟側方靱帯の形態は，"基靱帯とparacolpium"と"頸横靱帯遠位部の前筋膜と上挙筋筋膜"でのみ連続性があることを再度確認しておく（図50〜51, 70, 85, 112〜116, 118および「手術編」：図218）。
　多少，形態的な違いがあろうが構造的には，基靱帯/頸横靱帯遠位部とparacolpium/上挙筋筋膜からなる連続プレートと，主に脂肪組織の弾力性と複元性で構成されるparacystium と paraproctium は，骨盤臓器の支持と産道の形成に最大の機能的意義をもつと考えられる。そうした意味でもsubserous layerは，小骨盤内の第四の臓器とよぶことができよう。

## 図117a/b 子宮頸側方靱帯の略図
図68cと図89を再構成させた図。

## Fig. 117a/b. Schematic illustration of the lateral ligament of uterine cervix.
Figures are taken from Figs. 68c and 89.

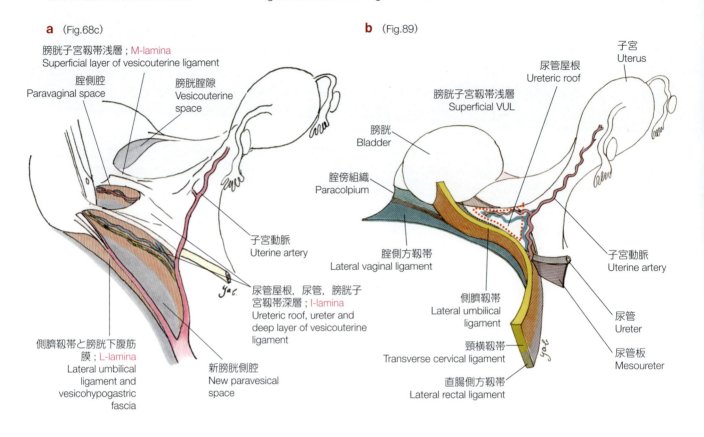

a (Fig.68c)
- 膀胱子宮靱帯浅層；M-lamina / Superficial layer of vesicouterine ligament
- 腟側腔 / Paravaginal space
- 膀胱腟隙 / Vesicouterine space
- 子宮動脈 / Uterine artery
- 尿管屋根，尿管，膀胱子宮靱帯深層；I-lamina / Ureteric roof, ureter and deep layer of vesicouterine ligament
- 側臍靱帯と膀胱下腹筋膜；L-lamina / Lateral umbilical ligament and vesicohypogastric fascia
- 新膀胱側腔 / New paravesical space

b (Fig.89)
- 尿管屋根 / Ureteric roof
- 子宮 / Uterus
- 膀胱子宮靱帯浅層 / Superficial VUL
- 膀胱 / Bladder
- 腟傍組織 / Paracolpium
- 腟側方靱帯 / Lateral vaginal ligament
- 側臍靱帯 / Lateral umbilical ligament
- 頸横靱帯 / Transverse cervical ligament
- 直腸側方靱帯 / Lateral rectal ligament
- 子宮動脈 / Uterine artery
- 尿管 / Ureter
- 尿管板 / Mesoureter

## 図118a/b 子宮頸腟部と腟最上部の組織像
図50bと図51bを再構成させた図。第四腔は緑の線に沿って発掘される。

## Fig. 118a/b. Histologies of the cervical vaginal part and uppermost of the vagina.
Figures are taken from Figs. 50b and 51b. The fourth space is excavated along the green arrow.

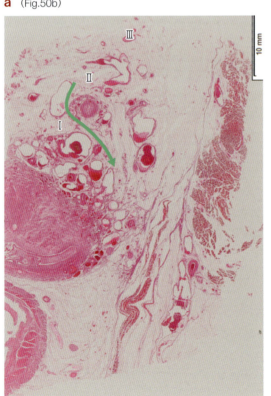

a (Fig.50b)

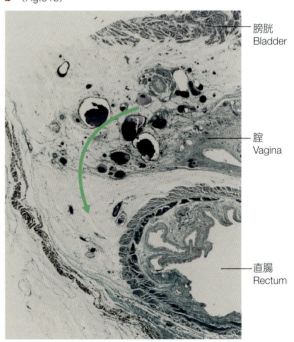

b (Fig.51b)
- 膀胱 / Bladder
- 腟 / Vagina
- 直腸 / Rectum

# 第6章 骨盤内の血管系

Subserous layerは，筋膜，神経，脈管と疎性結合組織areolar connective tissue（脂肪組織を含む）で構成される。neurovascular bundleとの用語があるように，骨盤内の末梢では神経，脈管と筋膜が束，すなわち靱帯を形成する。靱帯と筋膜についてはすでに述べたので，それに続き，骨盤内の神経，脈管の臨床解剖学について述べる。

## I 骨盤内の血管系

骨盤結合組織は，臨床的には脈管，神経とそれらを被覆する結合組織からなる靱帯と，脂肪組織で満たされる腔（avascular space or potential space）で構成されている。そのために，血管の所在には一定の規則がある。広汎子宮全摘術では，出血量の減少が使命の一つであり，血管の臨床解剖学に基づいた正確な血管の把握が必要となる。

内腸骨動静脈は，前枝と後枝に分けられる。前枝から分岐する臓側枝については，すでに靱帯の解剖とともに大部分の記載が行われたが，内腸骨動静脈から分岐する臓側枝とそれを被覆する靱帯の関係を図119で総括した。

supporting systemの中を通る血管は，内腸骨動静脈前枝anterior trunks of internal iliac vesselsからの臓側枝visceral branchである（図120，121）。骨盤の静脈は，臍動脈と腸腰動脈を除く内腸骨動脈のすべての枝と伴行する。広汎子宮全摘術ではこれらの臓側血管visceral

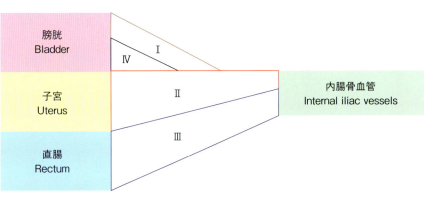

**図119　内腸骨血管臓側枝の分布**
内腸骨血管臓側枝は，4靱帯の中を分かれて通る。

**Fig. 119. Diagram showing distribution of the visceral branches of internal iliac vessels.**
The internal iliac vessels divide into four visceral branches and each passes into one of the four ligaments.

| 靱帯 | 動脈 | 静脈 |
|---|---|---|
| I：膀胱下腹筋膜 | 上膀胱動脈 | なし |
| II：頸横靱帯 | 子宮動脈 | 浅・深子宮静脈 |
| III：直腸側方靱帯 | 中直腸動脈 | 中直腸静脈 |
| IV：膀胱子宮靱帯深層 | 中膀胱動脈 | 上・中・下膀胱静脈 |

branchを，1)側臍靱帯の支流：上膀胱動脈，2)内腸骨血管前枝の支流：子宮動脈，浅および深子宮静脈，中膀胱動静脈，中直腸動静脈，3)膀胱ドレナージシステム：上膀胱静脈，中膀胱静脈，下膀胱静脈，に筆者は分類する（図104a,b）。なお子宮動脈は，側臍動脈から分岐するほうが多い。中膀胱静脈は，中膀胱動脈と併走して直接内腸骨静脈に還流するが，機能上膀胱ドレナージシステムとしてまとめる。これらの血管は，図60を中心に図44，53，74，75，79，89，104，106，120，121，128などの解剖や略図で示した。

内腸骨動静脈は，第5腰椎と第1仙椎の間で総腸骨血管から分岐する。そして仙骨神経叢の方向に進み，上下臀動静脈と内陰部動静脈となり骨盤を出/入る（静脈は"出る"とすべきか）。図121，128も参照いただきたい）に描いたように，上臀動静脈 superior gluteal artery & veinは，腰仙骨神経幹とS1(前枝)の間（梨状筋上孔：この用語はTAにはない）を抜ける。下臀動静脈 inferior gluteal artery & veinは，S2～S3の間を通過し，梨状筋の下縁（梨状筋下孔：TAにはない）で大坐骨孔を通り骨盤を出入りする。内陰部動静脈は，梨状筋の下縁で大坐骨孔を通って骨盤腔を出る。その内側に陰部神経を伴い，坐骨棘の内側（この付近がAlcock管），尾骨筋，肛門挙筋の下を通り，小坐骨孔から会陰に出る（図50）。

なお，手術編で分離された血管の状態にも注目されたい。

問題は，いずれの解剖学書や手術書には内腸骨血管から分岐する臓側枝 visceral branch の明確な記載がないことである。はなはだしいのは，TeLinde's Operative Gynecology（8版，1997）では Middle vesical artery, Inferior vesical artery, Uterine artery が，すべて側臍動脈/靱帯か

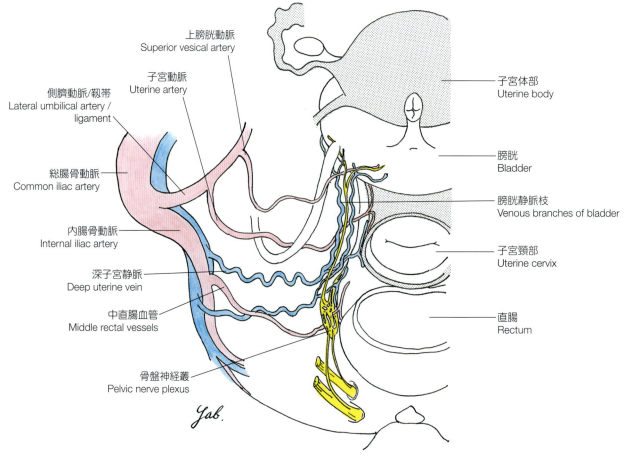

**図120** 前額面から見た膀胱，子宮，直腸への血管走行の模型図

動脈は比較的分散的に膀胱，子宮，直腸へ達する。一方，静脈は各臓器から直腸腟靱帯のレベルに集合した後，比較的に束になって靱帯中を走行する。特に膀胱静脈の走行にはその特徴が強い。膀胱ドレナージシステムについての詳細は図104b，図107を参照されたい。また従来の広汎子宮全摘術では，内腸骨血管前枝から分岐する中直腸動静脈は認識されていなかった。ここでは中膀胱静脈は描かれていない。

Fig. 120. Schematic illustration demonstrating the blood supply to the bladder, uterus and rectum on a frontal plane.

The arteries reach the bladder, uterus and rectum in a relatively divergent manner, whereas the veins from each organ meet at the level of the rectovaginal ligament and, then, pass within the ligament as a bundle. Especially, the vesical vein has such a characteristic. Readers are directed to Figs. 104b and 107 for details on the drainage system of the bladder. The middle rectal artery/vein that bifurcating from the anterior trunks of the internal iliac vessels were not previously recognized in traditional radical hysterectomy. The middle vesical artery/vein are not depicted in this figure.
(Reproduced from 'Yabuki Y, et al: A new proposal for radical hysterectomy. Gynecol Oncol 1996; 62: 370-8'.)

第6章　骨盤内の血管系

ら分岐するイラストが引用されている．これは，すべての内腸骨血管の臓側枝が骨盤底（生殖裂孔/恥骨尾骨筋付近）へ向かって分岐することを示している．

## A　子宮動脈

子宮動脈uterine artery（解剖および略図：図48，52，53，56，60，67，68，71，75，78，79，120，128）は，経験的に側臍動脈，内腸骨動脈幹，内腸骨前枝からの順で分岐する頻度が高い．子宮動脈は，上膀胱動脈とともに膀胱下腹筋膜の中を走行することが多く，これは手術的にも重要である．そのために子宮動脈を頸横靱帯の中に入れない手術書もある．そして子宮動脈からは，尿管の手前で尿管や膀胱への枝を分岐することが多い．Clemente解剖学では，子宮動脈の分岐は内腸骨動脈前枝からの頻度が一番高いと記載されている（人種の違い？）．なお内腸骨静脈には側臍動脈に相当する血管がない．その代わりに膀胱子宮靱帯深層に膀胱からの還流システムが発達する（図104a, b）．

図52は，子宮動脈沿走行の特徴をよく表している．尿管と交差するまでの子宮動脈は，大きく蛇行しながら尿管に沿うように走行する．交差後は，ループを作り方向を変え子宮にほぼ垂直に付着する．この垂直な部分が基靱帯である．

付記：小林の下臀内陰部共同管：小林隆は，内腸骨動脈が側臍動脈を分岐し内陰部動脈と下臀動脈に分かれるまでを下臀内陰部共同管とよんだ．静脈も同様である．Gray's Anatomy for studentsの内腸骨血管前枝に相当する．

## B　子宮静脈

子宮静脈uterine veinには，浅子宮静脈superficial uterine

**図121　内腸骨静脈の模型図**

骨盤の静脈は臍動脈と腸腰動脈を除く内腸骨動脈のすべての枝に伴行する．内腸骨静脈前枝から内側に分岐する臓側枝は，図に描いたよりももっと内側に向かう．そのために子宮動静脈や中直腸動静脈，言い換えれば，頸横靱帯と直腸側方靱帯は，決して骨盤底（恥骨直腸筋）の方向は向かない．

**Fig. 121. Schematic illustration of internal iliac vein.**

Pelvic veins follow the course of all branches of the internal iliac artery except for the umbilical and iliolumbar arteries. The visceral branches are illustrated bifurcating medially from the anterior trunks of the internal iliac vessels and travel even further medially than depicted in the figure. Because of this fact, the uterine and middle rectal vessels, or the transverse cervical and lateral rectal ligaments, never face the pelvic floor, or the puborectalis muscle.

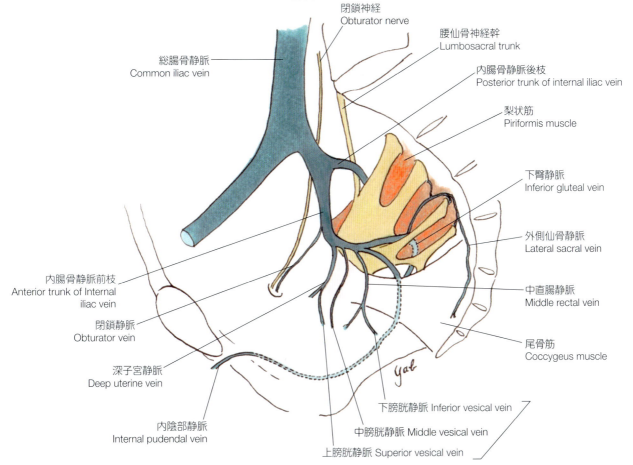

veinと深子宮静脈deep uterine veinがある。Terminologia Anatomicaにはこの分類はない。WertheimからMeigsに至る手術書には，深子宮静脈としての記載はない。

a．浅子宮静脈：浅子宮静脈は，一般的に細く子宮動脈と併走して尿管の腹側を乗り越えて子宮へ入る。過去には子宮静脈イコール浅子宮静脈であった。浅子宮静脈は，子宮静脈叢とよばれる子宮体部の血液を集めて頸横靱帯の表層を通り閉鎖静脈へ還流することが多い。また，最も多くみられるのが尿管枝である。膀胱からの血液が還流することも多い。Cervicovesical vessels（Fujii, 2007）との呼び名があるが，これは膀胱静脈と子宮静脈をつなぐ交通枝を指す。

b．深子宮静脈：深子宮静脈（解剖と図譜：**図53, 57, 60, 79, 80, 94～96, 101, 106, 120, 121**）は，Terminologia Anatomicaの子宮静脈叢uterine venous plexus, 腟静脈叢 vaginal venous plexusとよばれるものに相当するのであろう。古い解剖学書では腟静脈とよばれた。Gray解剖学（2005）には，女性の腟動脈は，男性の下膀胱動脈に相当するとの記載があるが，静脈に関しては歯切れが悪い。筆者は，腟や膀胱からの血流が深子宮静脈へ還流するとの見解を述べた。深子宮静脈は臨床解剖学用語で，official descriptionは腟静脈vaginal veinと理解すべきである。一方で腟静脈/深子宮静脈は，1919年のLatzko（1931年のPeham-Amreich），1950年代のMeigsの論文には出てこない。1952年の岡林の手術書には明確に記載されている。腟静脈あるいは深子宮静脈の存在が明確にされなかったことが，頸横靱帯の定義と切除法を曖昧にした原因とも考える。

深子宮静脈は，閉鎖静脈obturator veinとほぼ同じ場所で内腸骨静脈幹に還流することが多く，内腸骨静脈前枝への頻度は比較的低い（**図122**）。腟を上行する静脈が作る腟静脈叢は，子宮頸部，腟および膀胱からの豊富な血液を集め，子宮腟部あるいは腟上端で深子宮静脈へ還流する。そのために子宮動脈より尾側で還流する

**図122** 骨盤内臓神経と下下腹神経叢

正中で矢状断した左側骨盤。向かって左が頭側。直腸は仙骨から剥離して尾側方向へ強く牽引してある。下腹神経と骨盤内臓神経S2～S4が集まり下下腹神経叢（骨盤神経叢）を形成する。解剖は村上らによる。

Fig. 122. Pelvic splanchnic nerve and inferior hypogastric plexus.

Shown is a mid-sagittal section through the pelvis with a view of the left half. The cranial aspect is to the left of the figure. The rectum is seen peeled from the sacrum and tightly pulled in a caudal direction. The inferior hypogastric plexus is formed by convergence of the hypogastric nerve and pelvic splanchnic nerve (S2-S4). The dissection was performed by Dr. Murakami, et al.

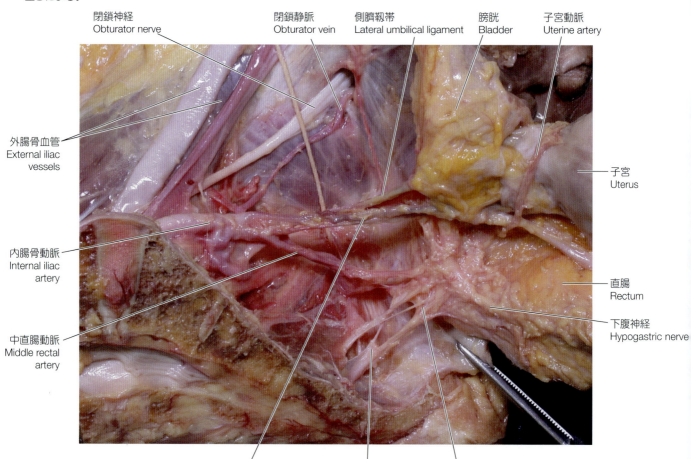

ため，肉眼解剖学で腟静脈とよばれる所以であろう。しかも深子宮静脈は，子宮動脈から明らかに深部を走行する（手術編）。

子宮動脈と深子宮静脈は，尿管を挟んで位置する。さらに深子宮静脈には，上膀胱動脈が分布する領域の膀胱からの静脈枝が合流する（図103）。筆者はこの静脈枝を上膀胱静脈と名付けた。この静脈の発見が筆者の膀胱神経温存につながった（Gynecol Oncol，1996）。

浅子宮静脈が主静脈で，深子宮静脈を欠く固体も稀ではない。そうしたときの腟静脈血は，中膀胱静脈を経て下臀内陰部共同管に還流することが多く，走行も複雑で手術時の出血の原因ともなる。

## C　膀胱動静脈

### 1．膀胱動脈

上，中，下膀胱動脈があることはすでに述べた。上膀胱動脈superior vesical arteryは，原則的に側臍動脈lateral umbilical arteryから分岐する。ときに子宮動脈から分かれることもある。Pernkopfを始めとする解剖学書の膀胱動脈は，上膀胱動脈と下膀胱動脈に分けられる。筆者は，中直腸動脈から分岐する膀胱動脈枝を確認したので，この血管を下膀胱動脈とよんだ。そのため内腸骨動脈前枝から直接分岐する膀胱動脈には中膀胱動脈middle vesical arteryとの名を付けた（図60）。

### 2．膀胱ドレナージシステム

膀胱から還流する静脈系は，バリエーションが多い。静脈は主に3本あり（剖検と図譜：図60, 102～104, 106, 121），膀胱から深子宮静脈への合流枝（上膀胱静脈superior vesical vein），膀胱から内腸骨静脈前枝への枝（中膀胱静脈middle vesical vein），および中直腸静脈への枝（下膀胱静脈inferior vesical vein）である。この静脈系は，動脈系が比較的単純で欠損も多いのに対して，一大静脈ネットワーク，複雑な静脈叢を形成する。特に上膀胱静脈は，膀胱神経温存手術の目安として重要である。ドレナージシステムと子宮上行静脈への吻合枝も手術的には注意すべきである。また，膀胱ドレナージシステムへは尿管や子宮頸部静脈叢からの枝も還流する。藤井（Gynecol Oncol 104, 107; 2007）は，cervicovesical vesselsあるいは上膀胱静脈と名づける静脈枝の存在を記載している。しかし，臓器と臓器を直接つなぐ静脈は，原則的に存在しない。

## D　中直腸動静脈

上，中，下直腸動静脈のうち，広汎子宮全摘術に関係するのは中直腸動静脈middle rectal artery & vein（図44, 60）である。一般的に中直腸動脈の存在は，20～30％といわれる。しかし中直腸静脈は，経験的に欠如することがほとんどない。この中直腸静脈へは膀胱頸部付近からの静脈（下膀胱静脈と名付けた）が合流することが多い。また，中直腸静脈と深子宮静脈との間には頻繁に連絡枝がある。

なお，中直腸動静脈が通る直腸側方靱帯は，直腸側方のリンパ流の主体をなすはずであるが，直腸癌手術ではほとんど注目されない。

## E　下臀内陰部血管

内陰部動静脈internal pudendal artery & veinは，梨状筋の下方で大坐骨孔から骨盤を出て，陰部神経を伴い仙棘靱帯の外側を通り，小坐骨孔から会陰に入る。下臀動静脈inferior gluteal artery & veinは，内腸骨動静脈の前枝の終枝の一つである。大坐骨孔から骨盤を出て，臀部に入る。これらの動脈は，図121の静脈の対として体性神経の説明図に描いてあるので，それを参照されたい（図128）。これらの血管の走行は，三林超広汎子宮全摘術に際して重要とされる。

## E　尿管動脈

1つは，内腸骨動脈から直接尿管に分布する動脈である。尿管が内腸骨動脈を越える少し下流で尿管へ分布する。この動脈は，Latzko式直腸側腔が発掘されると尿管板に沿って内側へ移動する。損傷すると止血に手間取る。もう1つは，子宮動脈から分枝する。藤原（敏郎）は，尿管機能を温存するために子宮動脈の尿管枝を温存するために，子宮動脈は根部ではなく尿管枝が分岐した臓側（内側）で切除した（Gynecol Oncol, 1977）。

■ 基礎編／第3部　筆者の臨床解剖学

# 第7章
# 骨盤内の神経系

　広汎子宮全摘術において術者と患者の悲願ともいうべきものが，膀胱直腸機能の温存であった。筆者は，岡林の膀胱子宮靱帯後層の中に上膀胱静脈に沿うようにしてその解決の糸口を発見して1996年のGynecol Oncolに発表した。原理はいたって単純なもので，後層の中に膀胱神経枝vesical nerve branchの走行があり，その温存にあった。まず骨盤内の神経支配について以下にまとめる。

　神経系は，構造的には中枢神経系central nervous systemと末梢神経系peripheral nervous systemに分けられる。機能的には体性神経somatic nerveと臓性神経visceral nerve（自律神経autonomic nerve）に分けられる。小林隆が，植物神経神経温存として使用しているように，体性神経系は動物神経系，自律神経系は植物神経系ともよばれる。いずれの神経系も，運動線維と感覚線維からなる。

　臓性運動神経は，自律神経系とよばれ，交感神経系sympathetic nervous system，副交感神経系parasympathetic nervous systemの2つからなる。

　交感神経は，T1～L2の脊髄から出る。前枝→交感神経幹→交感神経節→白交通枝→脊椎傍神経節paravertebral ganglia（交感神経幹下端部）を作り末梢へ分布する。

　副交感神経のうちの脳神経X（迷走神経）は，胸部内臓と大部分の腹部内臓器を支配する。脊髄神経S2～S4は，下腹部内臓器，骨盤内器官，および勃起組織に関する動脈を支配する。

　腹大動脈の前面から骨盤の側壁に伸びる脊椎前神経叢 prevertebral plexus（図123）は，遠心性線維（交感神経と骨盤副交感神経）と求心性線維を含む。

　この項は，主にGray's Anatomy for Students（第1版，2005）を参考にした。

**図123** 脊椎前神経叢prevertebral plexusの骨盤内分布

上下腹神経叢は，上方から下行する交感神経と上行する骨盤副交感神経からなる。上下腹神経叢の線維が左右の束に分かれて各1本の下腹神経が形成される。下腹神経はS2～S4からの骨盤内臓器神経および仙骨内臓器神経と合流して下下腹神経叢（骨盤神経叢）を作る。

Fig. 123. Schematic illustration demonstrating intrapelvic innervation of the prevertebral plexus.

The superior hypogastric plexus consists of the descending sympathetic and ascending pelvic parasympathetic nerves. Fibers in the superior hypogastric plexus divide into right and left bundles, forming one hypogastric nerve. The hypogastric nerve merges with the pelvic and sacral splanchnic nerves, forming the inferior hypogastric plexus (pelvic nerve plexus).

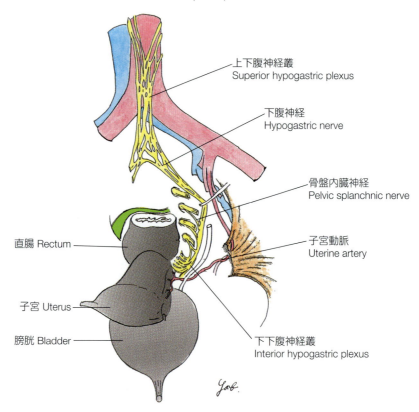

## A 臓性神経（自律神経）

### 1. 下腹神経

上下腹神経叢superior hypogastric plexus（大動脈分岐部から岬角の間に位置する）から左右へ分岐した下腹神経hypogastric nerveは，直腸後面から側面に回り，外科的表現では尿管板mesoureter内を下行する（図66, 123～125）。

交感神経線維は，下腹神経と仙骨内臓器神経を通る。機能は，1)血管の神経支配，2)生殖路と生殖器系付属腺に関連する平滑筋を収縮させる。しかし，女性において手術で下腹神経が損傷されても，明確な影響を認めることは少ない。

### 2. 骨盤内臓神経

副交感神経系parasympathetic nerveはS2～S4前仙骨孔を出て，骨盤内臓神経pelvic splanchnic nerve（図48, 64, 122, 124, 126）となる。梨状筋筋膜に張り付く結合組織を取り除けば強靱なこれらの神経線維が白く出現する。副交感神経線維の機能は，1)血管拡張性，2)膀胱を収縮させる，3)大腸の腸管神経系の活動の調節である。

**図124　脊椎前神経叢，固定遺体解剖**

上下腹神経叢は第5腰椎の前方で，仙骨岬角と大動脈分岐部の間にある。

**Fig. 124. Dissection on a fixed cadaver showing the prevertebral plexus.**

The superior hypogastric plexus is seen situated anterior to the 5th lumbar vertebra between the promontory of the sacrum and bifurcation of the aorta.

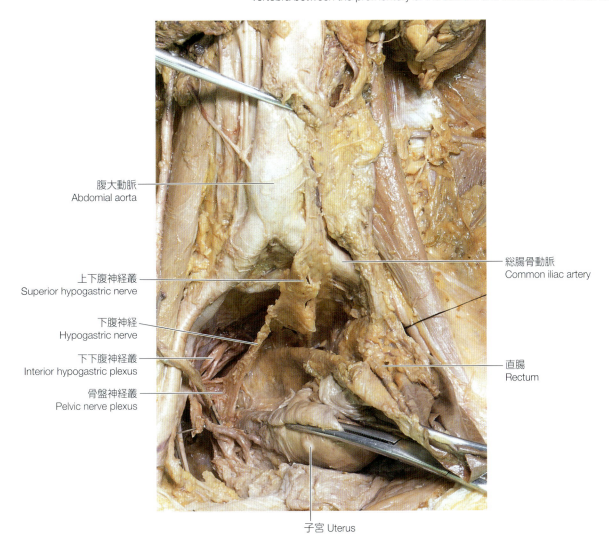

## 3. 下下腹神経叢（骨盤神経叢）

　下腹神経，骨盤内臓神経，そして仙骨神経節から分枝する仙骨内臓神経（sacral splanchnic nerve:sympathetic nerve）の3つが一緒になり下下腹神経叢inferior hypogastric plexus（図127）を作る。図60では下下腹神経叢を中直腸動静脈が貫いている。広汎子宮全摘術では，原則的に下下腹神経叢を"掘り出す"ことはしない。露出されることでも何らかの膀胱に障害を残すことが多い。S2～S4から出る骨盤内臓神経は，比較的密な結合組織に覆われ，それを神経と見誤ることがある（図125）。下下腹神経叢（骨盤神経叢）を温存するレベルの手術ならば，骨盤内臓器神経の分離，温存は無意味である。有名な小林隆の植物神経温存手術は，下下腹神経叢について一切触れていない。さらに仙骨内臓神経となれば，臨床的に見ることはまずない。

　下下腹神経叢（図103，127）は，3～4cmの扁平，比較的強靭な構造で，Douglas窩腹膜反転部下の高さ（Lazothes；反転部から尾側，山本；反転部から頭側，の諸説がある）に始まり直腸の長軸に沿い直腸子宮/腟靭帯に接して存在する。下下腹神経叢は，上縁（腹側端）が深子宮静脈よりやや深部（背側）で，ほぼ直腸側方靭帯の臓側端に一致して付く。そしてその中心部を中直腸動静脈が貫通する（図60）。広汎子宮全摘術を深子宮静脈のレベルで行うときは，あえて下下腹神経叢を展開する必要はない。

　下下腹神経叢からは，骨盤内臓器を支配する次の副次的神経叢が生じる。
　　1）直腸神経叢 rectal plexus
　　2）子宮腟神経叢 uterovaginal plexus（図116）
　　3）膀胱神経叢 vesical plexus（図102，103）

である。広汎子宮全摘術においては，下下腹神経叢が障害されなければ直腸神経叢は自然に温存される。問題は膀胱神経枝/叢をいかに温存するかにある。この問題については，膀胱子宮靭帯深層と腟傍組織ですでに述べた（105，132，141頁）。また，下下腹神経叢の終枝は，深会陰隙を貫通して勃起組織に分布するとされる。

**図125　臓性神経叢（自律神経），新鮮遺体解剖**
下腹神経は内腸骨動静脈の内側で小骨盤に入る。骨盤内臓器神経（副交感神経節前神経）とともに下下腹神経叢を形成する。

**Fig. 125. Dissection on a fresh cadaver showing the visceral nerve plexus (autonomic nerves).**

The hypogastric nerve can be seen entering the lesser pelvis medially to the internal iliac vessels. The inferior hypogastric plexus is formed with the pelvic splanchnic nerve (preganglionic parasympathetic fibers).

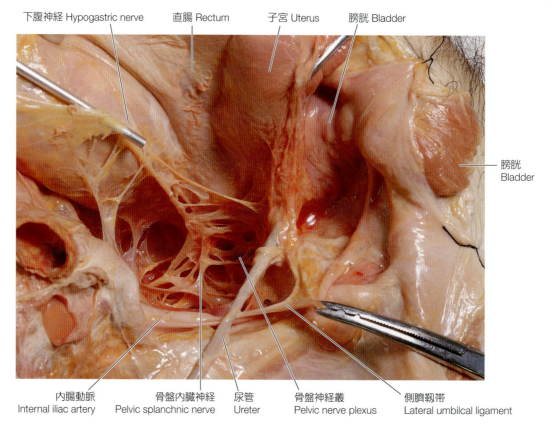

### 図126　骨盤内臓神経，新鮮遺体解剖

下下腹神経S2〜S4由来の骨盤内臓神経は，交感神経を下下腹神経叢（臓性神経叢の脊椎傍交感神経鎖）へ運ぶ。

### Fig. 126. Dissection on a fresh cadaver showing the pelvic splanchnic nerves.

The pelvic splanchnic nerves originating from S2 to S4 deliver parasympathetic fibers to the inferior hypogastric plexus (paravertebral sympathetic chain of the visceral nerve plexus).

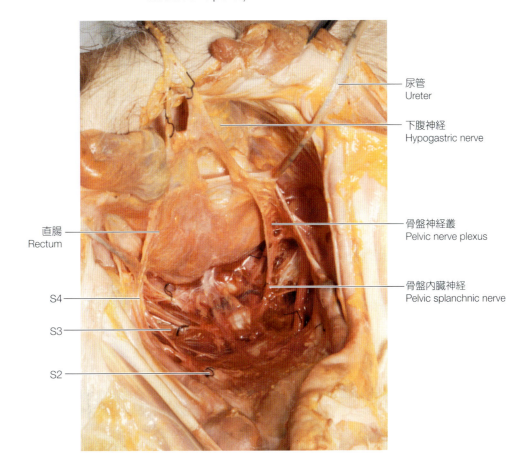

### 図127 下下腹神経叢

下下腹神経叢は体性神経の内側を骨盤壁に沿って下行する。写真の神経叢は骨盤壁から剥離し伸展させてある。

Fig. 127. Dissection on a fresh cadaver showing the inferior hypogastric plexus.

The inferior hypogastric plexus descends along the medial aspect of the somatic nerves. This nerve plexus can be seen freed from the pelvic wall and extended.

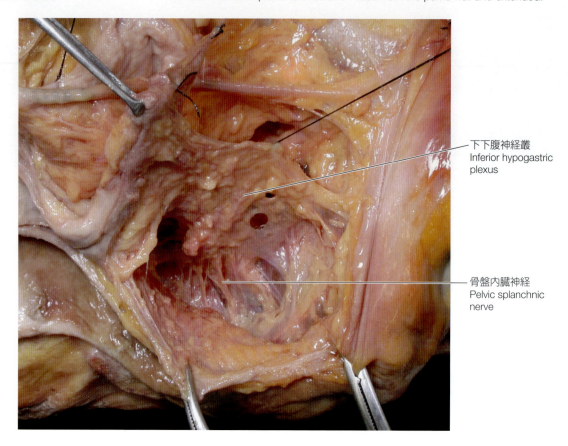

下下腹神経叢
Inferior hypogastric plexus

骨盤内臓神経
Pelvic splanchnic nerve

## B 体性神経

骨盤内の体性神経somatic nerveは，仙骨神経叢sacral plexusと尾骨神経叢 coccygeal plexusからなる（図128）。広汎子宮全摘術でも関係のある腰神経叢 lumbar plexusは，腹部の神経叢に分類される。腰神経叢は，脊髄神経L1～L3の前枝とL4の前枝の一部によって形成される。そしてL4の前枝の残りとL5の前枝が合流して腰仙骨神経幹lumbosacral trunkを作る。腰仙骨神経幹は骨盤腔に入り，S1～S3の前枝およびS4の前枝の一部と合流して仙骨神経叢となる。腰仙骨神経叢から起こる神経には，大腿神経（L2～L4前枝），閉鎖神経（L2～L4前枝），坐骨神経（L4～S3），上殿神経（L4～S1），下殿神経（L5～S2）などがある。

仙骨神経叢は，梨状筋の前面に位置する。S2～S4由来の副交感神経である骨盤内臓神経は，自律神経系の下下腹神経叢へ合流する。陰部神経は，全長にわたり内陰部動静脈と伴行する。末梢への血管と神経枝は，大坐骨孔から骨盤外に出て，仙棘靱帯の下を通り小坐骨孔を経由して会陰に入る（図50, 128）。

付記：supporting system内の血管と神経の走行関係

In situでの臓器と，手術のために操作された臓器とは，当然ながら肉眼解剖学と臨床解剖学の違いがある。図60に示されたように大きく直腸側腔を展開し，側臍靱帯を吊り上げ伸展させ，後筋膜を切除してsupporting system（主に頸横靱帯）を露出させた状態で子宮頸癌手術は行われる。

そこに見られる血管（内腸血管骨臓側枝）と神経の走行は，小林隆のいう上段の子宮血管層，下段の植物神経層の関係ではない。骨盤の外頭側から尾内側にsupporting system内を走行する血管群と，suspensory systemに平行な神経群は，上下関係にあるのではなく，直腸側腔の展開の度合いにより異なるが，むしろ平行で頭尾の関係にある（図60）。両群は，臓器の外縁で交差する。

神経温存手術には，尿管と下腹神経-下下腹神経叢（骨盤神経叢）と，その末梢分枝と尿管下腹筋膜 ureterohypogastric fascia内の血管と神経走行の関係に熟知することが必要であろう（図82, 100, 102, 103, 121, 128など）。

## 図128 骨盤体性神経と動脈

仙骨神経叢は，S1〜S4神経の前枝と腰仙骨神経幹（L4とL5）により形成される。仙骨神経叢は，梨状筋の前面に形成される。S2〜S4由来の骨盤内臓神経は，副交感神経を下下腹神経叢（臓性神経叢の脊椎傍交感神経鎖）へ運ぶ。陰部神経は，全長にわたり内陰部動静脈と伴こうする。腰神経叢と仙骨神経叢から起こる神経には大腿神経，閉鎖神経，坐骨神経，陰部神経，上臀・下臀神経などがある。

## Fig. 128. Schematic illustration of the pelvic somatic nerves and arteries.

The sacral plexus is formed by the anterior rami of S1 to S4 and lumbosacral trunk (L4 and L5). This plexus is formed in relation to the anterior aspect of the piriformis muscle. The pelvic splanchnic nerves originating from S2 to S4 deliver parasympathetic fibers to the inferior hypogastric plexus (paravertebral sympathetic chain of the visceral nerve plexus). The pudendal nerve (somatic nerve plexus) is accompanied throughout its course by the internal pudendal vessels (Fig. 118). The branches of the lumbar and sacral plexus include: the femoral nerve, obturator nerve, sciatic nerve, pudendal nerve, and superior and inferior gluteal nerves.

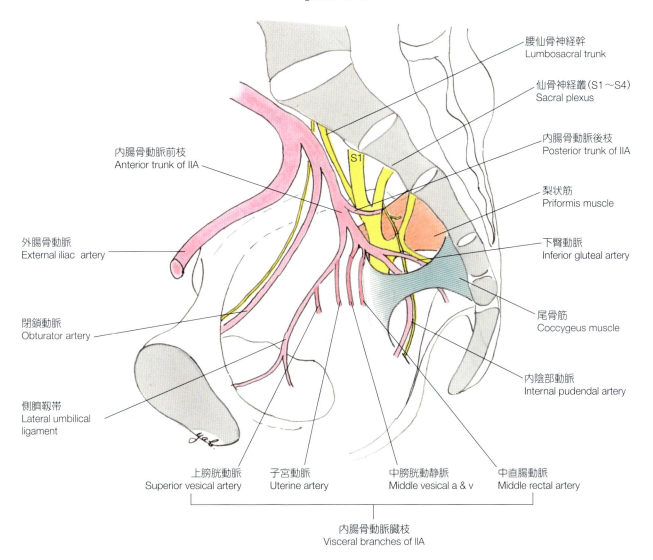

# 第8章
# 尿管

　前腎筋膜に沿って下降し，総腸骨血管と交差した尿管ureterは，図66, 68, 70, 71のように，尿管板meso-ureterを形成しながら走行する（後部尿管posterior portion of ureter）。次いで尿管は，頸横靱帯の尿管トンネル入口部へ達し，子宮動脈の下で交差して頸横靱帯内を通過する（中部尿管middle portion of ureter：図68a, 100）。さらに筆者の称する尿管トンネル屋根に覆われ尿管膀胱移行部へ達する（前部尿管anterior portion of ureter：図68a）。下部尿管の周囲構造は，原則的に上部尿管のそれと同じであり，新膀胱側腔と第四腔の間に神経や血管などとともに尿管/膀胱子宮靱帯深層が形成される。

　尿管のカプセルの存在については，血管のような鞘sheathを持つというよりも，靱帯を被覆する筋膜と同じく周辺臓器とつながる膜状の疎性結合組織と考えるほうがよいであろう。しかし，古くから尿管膀胱移行部uterovesical junctionには，尿管全周を囲むWaldeyer's sheath（Verhandl d anat Gesellsch 1852）とよばれる筋線維組織が存在する。この periureteral sheathは，尿管裂孔の上方1〜2cmから始まり膀胱三角部粘膜下に終わるとされる。小林隆の手術書には，尿管カプセルを損傷すると，閉腹後に尿管が移行部で折れ曲がり仙骨面に癒着し，その結果尿管瘻を作るとある。Waldeyer's sheathの存在を示唆するものと考えられる。たぶん尿管カプセルは，Waldeyer's sheathを覆った後に膀胱外膜と融合するのであろう。とにかく尿管カプセルには，はっきりとした境界がなく，取り扱いはより丁寧に愛護的に行わなくてはならない。

# 第9章
# 骨盤内のリンパ系

　骨盤リンパ系の分類には，Reiffenstuhl Gの研究が引用されることが多い（**図129**）。現代は簡略化された分類が使用されるが，外科医の基礎知識としては知っておく必要がある。付記としてReiffenstuhlの分類を追加しておく。詳細は明石勝英（臨床産婦人科手術全書8巻，現代産婦人科学大系IB）の総説を参考にされたい。しかし，Reiffenstuhlの子宮頸部の所属リンパ節で，最も転移頻度の高いものとして上臀，内陰部および下臀リンパ節が挙げられている。これは，現代の評価とは異なる。

　Terminologia Anatomica（1998）では，骨盤リンパ節 pelvic lymph nodesは，側壁リンパ節parietal nodesと臓側リンパ節visceral nodesに分けられている。特徴は，総腸骨と外腸骨のリンパ節の連続性に注目した分類との印象が強い。

**1）側壁リンパ節parietal nodes**：総腸骨リンパ節（内側，中間，外側，大動脈下，岬角リンパ節），外腸骨リンパ節（内側，閉鎖，内側裂孔medial lacunar node，中間，腸骨動脈間，中間内側裂孔，外側，外側裂孔リンパ節）内

**図129　子宮頸部の所属リンパ節**
子宮頸部のリンパ流れは必ずしもReiffenstuhl説（1957）のごとくではない。

**Fig. 129.** Schematic illustration of the regional lymph nodes of uterine cervix.
The lymphatic drainage of the uterine cervix does not necessarily correspond to the theory put forward by Reiffenstuhl in 1957.

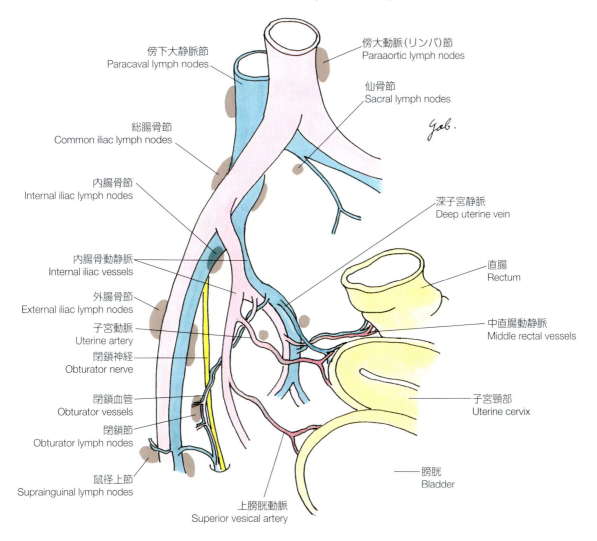

腸骨リンパ節(大殿，仙骨リンパ節)に分類される。
2)臓側リンパ節visceral nodes：膀胱傍，子宮傍，腟傍，および直腸傍リンパ節である。

　筆者には使用経験がないが，基靱帯節などは臓側リンパ節に分類されるのであろう。

　近年では，放射性同位元素(radioisotope；RI)や色素のリンパ節への取り込みを見る検査法，Sentinel lymph node(SLN)mappingが，手術で実用化され始めている。Cibula D & Abu-Rustumの総説(2010)によれば，SLNの75〜88％が閉鎖窩や外腸骨領域に集まるとされる。仙骨前リンパ領域と総腸骨領域は，各々5％とされる。

　Reiffenstuhlの分類で，最も転移頻度の高い子宮頸部の所属リンパ節が，上臀，内陰部および下臀リンパ節とされるのは，現代のデータと明らかにズレがある。正確なリンパ領域が定義できないことは当然であろうが，子宮頸癌が，子宮傍組織節parametrial nodesや起始部のリンパ節よりも，閉鎖節や外腸骨節により転移率が高いのは不思議といわざるを得ない。

　子宮頸部から排出するリンパ流は，下肢から骨盤側壁を経由して傍下大静脈−腹部大動脈節に至るリンパ系に流入する。これらのリンパ系は，2つの本幹からなるとされる。図130は，Cibula D & Abu-Rustumの論文をヒントに筆者が描いたものである。第1のルート(右側)は，浅在性リンパ幹superficial lymphatic trunkとよばれ，大腿管から骨盤に入り外腸骨血管の腹側で子宮傍組織からのリンパ流を受けて，総腸骨動脈の腹側を通り上行し，前下大静脈領域(左側では傍大動脈領域)や大動静脈間領域に至るchannelである(赤)。第2のルートは深在性リンパ幹deep lymphatic trunkとよばれ，同じく大腿管から骨盤に入り外腸骨血管の内側，閉鎖神経の周囲の脂肪内を走行し，そこで子宮傍組織深部からのリンパ流を受ける。次いで上臀血管と腸腰筋psoas muscleの隙間に出てから二手に分かれる。一方は，腰筋と総腸骨静脈の間を走行する総腸骨深部リンパ管deep common iliac branchとなり，さらに上行して傍下大静脈の領域に達する。他方は，総腸骨血管の下を潜り抜けて血管の内側に出た後に仙骨前領域を通り，対側の同幹と合流し，大動脈間領域と前腹部大動脈領域に達する(青)。さらに，この深在性リンパ幹へは，内腸骨血管領域からのリンパ流が合流する。

　筆者の経験を軸にまとめれば：子宮頸癌のリンパは，早期癌では子宮動脈周辺のリンパ管を経由して浅在性リンパ幹に入る。進行癌は深子宮静脈周辺のリンパ管を経由して深在性リンパ幹に入る。

　筆者は，広汎子宮全摘術における直腸側方靱帯の温存を提唱した。その温存のリスクは，杉原健一らの直腸癌(RaRb+Rb癌)の側方リンパ節転移が，内腸骨動脈外側で6％，内腸骨動脈内側で9％，仙骨前面で0.9％のデータを参考にすれば，かなり低いと推測できる。しかし，仙骨前面リンパ節転移に関すれば，Cibula D & Abu-Rustumの5％は直腸癌のそれよりも高い。仙骨前面リンパ節は，二次リンパ節として無視できないと考えられる。

　すでに述べたが，Höckel(Lancet Oncology, 2005)やQuerleu & Morrow(Lancet Oncology, 2008)のように，実質的な子宮側方靱帯は，尿管から内側の基靱帯とする論文がある。しかし子宮頸部からのリンパ流には触れていない。しかもHöckelの子宮頸癌手術は，Wertheim手術に近い。

付記：Reiffenstuhlの分類
a)大動脈リンパ節(腰リンパ節)
b)腸骨リンパ節common lymph iliac
　ⅰ.外側総腸骨リンパ節：浅在性と深在性に分けられる
　ⅱ.内側総腸骨リンパ節
　ⅲ.外側外腸骨リンパ節：浅在性と深在性に分けられる
c)腸骨間リンパ節：
　ⅰ.内側外腸骨リンパ節
　ⅱ.閉鎖リンパ節
　ⅲ.大腿輪節
　ⅳ.上臀リンパ節
　ⅴ.内陰部部リンパ節
　ⅵ.下臀リンパ節
d)仙骨リンパ節　presacral lymph nodes
e)大動脈下リンパ節
f)直腸リンパ節：上直腸リンパ節と肛門リンパ節に分ける。中直腸動脈の領域は含まれない
g)子宮傍リンパ節parametrial and paracervical nodes lymph nodes
h)膀胱リンパ節：外側膀胱節(側臍靱帯に沿って存在)と前膀胱リンパ節(膀胱前隙に存在)
i)浅鼠径リンパ節
j)深鼠径リンパ節

なお，腸骨間リンパ節interiliac LNは，外内動静脈の作る三角部や内腸骨動静脈に入る閉鎖動脈の周辺のリンパ節を指す。

## 図130 骨盤リンパ流

図はCibula D & Abu-Rustum(Gynecol Oncol, 2010)の論文を参考にし，筆者の考えを加えた。
1：浅在性リンパ幹（赤）は，鼠径管を通り骨盤に入る。それは外腸骨血管の腹側を通り，子宮傍組織parametriaからのリンパ流を受け，そして総腸骨動脈の腹側を上行して前下大静脈と大動静脈間領域へと続く。
2：深在性リンパ幹（青）は，同様に鼠径管を通り骨盤に入る。それは外腸骨動静脈の内側と閉鎖神経の周囲を通り，lateral parametriumから多くのリンパ流を受ける。それらからのリンパ流は，頭方の上臀血管と腸腰筋の間に二手に分かれる；a）一つは総腸骨リンパ枝となり，腸腰筋と総腸骨静脈の間を走行し，傍下大静脈へ続く。b）もう一つのチャンネルは総腸骨血管の下をくぐり，その内方に出て，頭方の仙骨前領域へと続く。そして対側のチャンネルと合流し大動静脈間と前腹部大動脈領域に至る。またbチャンネルには内腸骨血管領域からのリンパ流が合流する。筆者は経験的に浅在性リンパ幹には子宮動脈領域のリンパ流が，深在性リンパ幹には深子宮静脈領域のリンパ流が入ると考える。

## Fig. 130. Schematic illustration demonstrating pelvic lymphatic drainage.

This is the author's concept following referral to an article written by Cibula D & Abu-Rustum(Gynecol Oncol, 2010).
1) Superficial lymphatic trunk (*red*): Upon entering the pelvis through the inguinal canal, this lymphatic trunk passes along the ventral aspect of the external iliac vessels, receiving lymphatic flow from the parametria, ascending along the ventral aspect of the common iliac artery and reaching the precaval and interaortocaval regions.
2) Deep lymphatic trunk (*blue*): Upon entering the pelvis through the inguinal canal this lymphatic trunk passes along the medial aspect of the external iliac vessels and the area surrounding the obturator nerve, receiving large lymphatic flow from the lateral parametrium. The lymphatic duct bifurcates into two in the area between the cranially-situated superior gluteal vessels and iliopsoas: a) one duct becomes the common iliac lymph branch that passes in an area between the iliopsoas and common iliac vein; and b) the other duct passes under the common iliac vessels and moves to the medial aspect, reaching the cranially-located presacral region. It, then, unites with the opposite duct and, finally, reaches the interaortocaval and preaortic regions. Furthermore, b-duct receives lymph from the area of the internal iliac vessels. The author contends that the superficial lymphatic trunk receives lymph from the region of the uterine artery, and the deep lymphatic trunk receives lymph from that of the deep uterine vein.

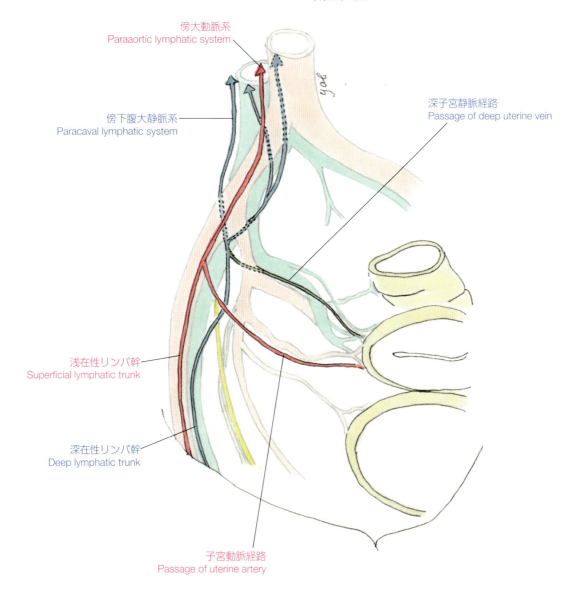

# 手術編

第1部 筆者の子宮頸癌手術
第2部 超広汎子宮全摘術

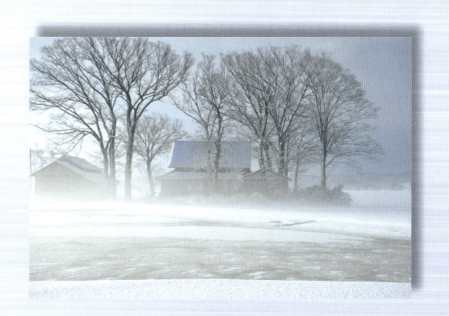

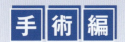

# 第1部
## 筆者の子宮頸癌手術

　筆者は，手術は生体を肉眼/系統解剖学descriptive anatomyから臨床解剖practical anatomyへ移行させる手技であると考える。そして肉眼解剖学から臨床解剖学へ移行させる手段の主たるものが，外科的な腔と靱帯の作成であると結論する。

　筆者が行う子宮の広汎摘出は，**図131**，**図132**で示すように骨盤のareolar connective tissue(欧米ではavascular spacesとよばれる)に腔を掘る。それにより分離された靱帯を，選択的に骨盤壁に接して切除する方法を基本とする。

**図131　子宮頸傍組織の解剖(新鮮遺体)**

内側から膀胱子宮隙，膀胱子宮靱帯浅層，第四腔，膀胱子宮靱帯深層，そして新膀胱側腔である。頸横靱帯の頭側には直腸側腔が掘られている。

**Fig. 131. Dissection of the paracervical tissue on a fresh cadaver.**

Shown from a medial to lateral direction are the vesicouterine space, superficial layer of the vesicouterine ligament, fourth space, deep layer of the vesicouterine ligament and new paravesical space. The pararectal space is seen excavated on the cranial aspect of the transverse cervical ligament.

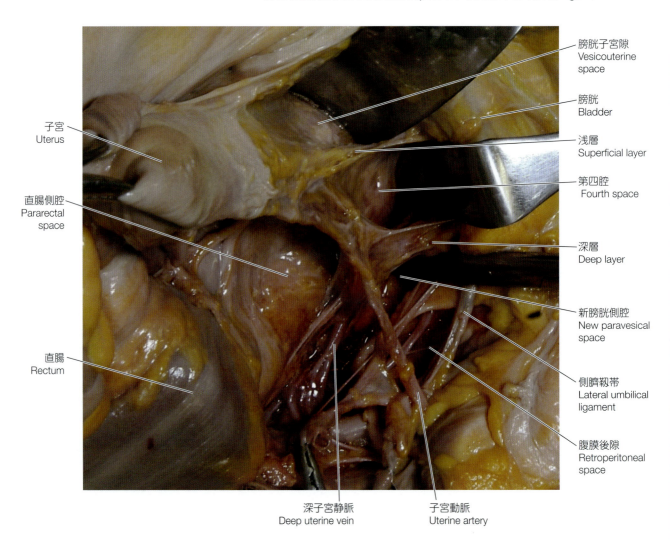

第1章　手術の関連事項

　筆者が，基礎編で懸命に訴えたことは，肉眼解剖学gross anatomyを基本とした20世紀の解剖学からの脱却と，外科的な人工形態も解剖学と見なそうとする21世紀的解剖学の導入であった。

　基靱帯/頸横靱帯などの臨床用語が，解剖学用語として国際解剖学会議IFAAで採用されたのは，1998年である。このことは，外科的な操作が加えられたヒトの形態も解剖学として容認されることである。すなわち解剖学者が臨床解剖学を正式に認めたことを示す。20世紀の臨床解剖学は，常に肉眼/系統解剖学というフィルターを通して解釈，定義がなされてきた。そのために腔というartifactが作成されるLatzko-岡林-Meigs手術は，教科書では術式の三次元性を二次元的に表現する必要があった。例えば図131や図132で臓器に垂直に発掘される腔は，図15や図47で示されるように性器の長軸に平行なものとして表示された。そのために生じる実際（手術）と理論（解剖）の間の乖離に臨床家は苦しめられた。

　放射線治療や化学療法のない19世紀半ばから始まった子宮頸癌手術は，根治性を求め術式の拡大を重ねてきた。それに反して相変わらず肉眼/系統解剖学に準拠する手術理論は，出血の危険性，技術の至難性などの増加や隣接臓器の機能障害を招いた。

　Terminologia Anatomicaでの臨床用語の導入は，外科的artifactも解剖学的範疇に入れることを可能にした。これは理論と実際の乖離の減少に確実に貢献する。そのため現代のわれわれの仕事は，術式を必要最小限の切除範囲にデザインし，出血の減少と機能温存にある。

### 図132　広汎子宮全摘術で作成される腔（模型図）

1) 臓器に平行に発掘される腔；膀胱子宮隙，直腸子宮隙，
2) 臓器に垂直に発掘される腔；第四腔，新膀胱側腔/腹膜後隙，岡林式直腸側腔，Latzko式直腸側腔。

### Fig. 132. Schematic illustration of the spaces developed in abdominal radical hysterectomy.

1) Spaces excavated parallel to the organs; the vesicouterine and rectouterine spaces.
2) Spaces excavated perpendicular to the organs; the fourth space, new paravesical/retroperitoneal and Okabayashi/Latzko pararectal spaces.

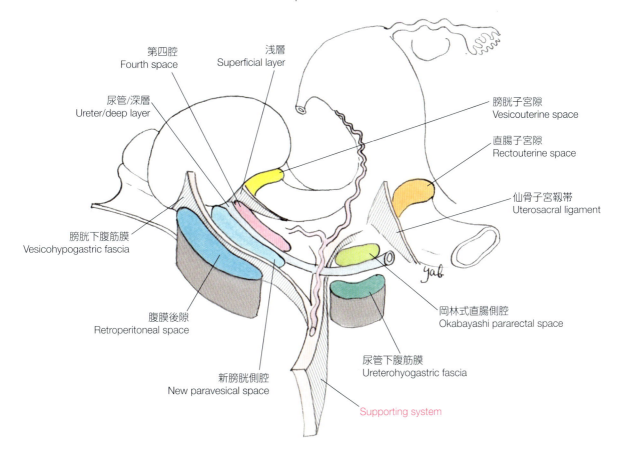

筆者は，「基礎編」で示した古典的な臨床解剖学の矛盾と修正を含めて，以下のような新しい理論の広汎子宮全摘術を提示する。
　1)子宮の側方靱帯は，基靱帯と頸横靱帯からできている。2)膀胱側腔と直腸側腔は，子宮の長軸に対して直角に掘られる。3)その結果，頸横靱帯と子宮の関係は垂直になる。4)尿管を挟んで新膀胱側腔の反対側(内側)に掘られるのが，第四腔(腟側腔)である。2つの腔に挟まれて膀胱子宮靱帯深層が存在する。5)直腸側腔は，尿管を挟んでLatzko式直腸側腔と岡林式直腸側腔に分けられる。2つの腔に挟まれて尿管板がある。6)頸横靱帯が切除される上端は子宮動脈，底部は深子宮静脈，外側は起始部である。7)膀胱子宮靱帯深層のうち，上膀胱静脈のみを切除して，膀胱神経枝を温存する。8)第四腔の発掘を腟の脇まで進め，腟傍組織と上挙筋筋膜を分離させて，前者を切除する。
　拙書は腹式開腹術を中心に述べることになる。近年，新しいデバイスの改善とともに，腹腔鏡下の広汎子宮全摘術や傍大動脈リンパ節郭清術の高度な発達には，目を見張るものがある。ロボット支援手術も含めて，これからの婦人科癌手術は，腹腔鏡下手術が主流になることは間違いない。しかし，広汎子宮全摘術に関する臨床解剖学や基本的な術式が廃れるわけではない。むしろ狭視野で行われる腹腔鏡下手術には，全体的な術野を考察する機会が減少する。そうした時代の流れで失われるであろう基本を，拙書が補うことを期待する。

# 第1章
# 手術の関連事項

## I　術式の種類

　子宮頸癌手術には，超広汎子宮全摘術，広汎子宮全摘術と準広汎子宮全摘術，そして単純子宮全摘術がある(**図133**)。
　筆者は，内腸骨動静脈とその臓側枝の切離レベルで，各術式を次のように整理する。

### 1.単純子宮全摘術

　子宮上行下行血管枝の外側に沿って切離が行われる。

### 2.準広汎子宮全摘術

　Wertheim手術に相当する術式，すなわち膀胱側腔，直腸側腔は発掘せず，尿管を外側にずらして基靱帯(頸横靱帯ではない)を露出して，それを切除する方法である(29頁)。この術式は，主に子宮動脈と浅子宮静脈および，その周辺の組織が切離対象となり，深子宮静脈を露出することはしない。しかし，筆者の術式は，Wertheim手術のように仙骨子宮靱帯を執拗に仙骨面で切離するものではない。膀胱側腔と直腸側腔を発掘する。

基靱帯(頸横靱帯というべきか)は，深子宮静脈へ上膀胱静脈が還流する場所から内側(子宮側)で切離する。

### 3.広汎子宮全摘術

　頸横靱帯を子宮動脈から深子宮静脈の範囲で，これらの動静脈が内腸骨動静脈へ分岐or還流する場所(起始部)までの切離が行われる。

### 4.超広汎子宮全摘術

　壁側の切離が，内腸骨動静脈後枝の分岐部の下流から下臀血管と内陰部血管が分岐する上流までの領域となる。臓側血管の摘出範囲は，側臍靱帯から癌浸潤の度合いによって，深子宮静脈から直腸側方靱帯までの深さが選択される。
　すでに述べたが，子宮側方靱帯の切離を，Latzkoと岡林の広汎子宮全摘術は骨盤底(彼らの骨盤底は，真の骨盤底ではなく仙骨面と解釈)で，Meigsや真柄は深子宮静脈のレベルで行った公算が強い。三林の超広汎子

宮全摘術は，膀胱，性器そして直腸の側方靱帯が，互いに平行で独立した存在というヨーロッパの古典的解剖学に従い構築されたゆえに（図15），内腸骨血管から分枝する膀胱や直腸への血管の存在は，まったく考慮されていない。もっともLatzkoや岡林手術も同じで，彼らの切除する頸横靱帯が，直腸側方靱帯を包含しているこ とを意識することはなかったと推測する。筆者の広汎子宮全摘術は，子宮，膀胱そして直腸の側方靱帯（すなわち，膀胱下腹筋膜，頸横靱帯，直腸側方靱帯）が1枚のプレートをなす複合体であるという観点から構築され，頸横靱帯が選択的に切除される（図97）。

**図133** 各子宮頸癌手術の頸横靱帯の切除範囲

A：単純子宮全摘術；子宮上行下行血管のレベルの切除。
B：準広汎子宮全摘術；Wertheim手術にほぼ相当。尿管から内側の組織（基靱帯）の切除。筆者は，上膀胱静脈から内側組織の切除とする。(254頁)。
C：広汎子宮全摘術；深子宮静脈が内腸骨静脈へ還流する直前までの切除（頸横靱帯）。伝統的術式では，直腸側方靱帯も切除された。
D：超広性子宮全摘術；内腸骨血管前枝の分岐から下臀内陰部血管の分岐までの摘出。伝統的手術では，子宮動静脈以外の臓側枝（膀胱血管や中直腸血管）の記載はない。

**Fig. 133.** Range of dissection of the transverse cervical ligament in four surgical procedures for hysterectomy.

A : Simple hysterectomy: Dissection of tissues up to the level of the ascending and descending uterine arteries.
B : Semi-radical hysterectomy: Dissection of tissues (the cardinal ligament) that lie medial to the ureter, which corresponds to Wertheim's surgery. However, the author dissects tissues that lie medial to the superior vesical vein (p.254).
C : Radical hysterectomy: Dissection of tissues (the transverse cervical ligament) lying immediately before the deep uterine vein that drains into the internal iliac vein. The lateral rectal ligament also used to be excised in this traditional surgical procedure.
D : Super-radical hysterectomy: Dissection of tissues encompassing an area ranging from bifurcation of the anterior branch of the internal iliac vessels to bifurcation of the internal pudendal and inferior gluteal vessels. In the traditional surgical procedure, no mention is given to the visceral branches such as the vesical and middle rectal vessels.

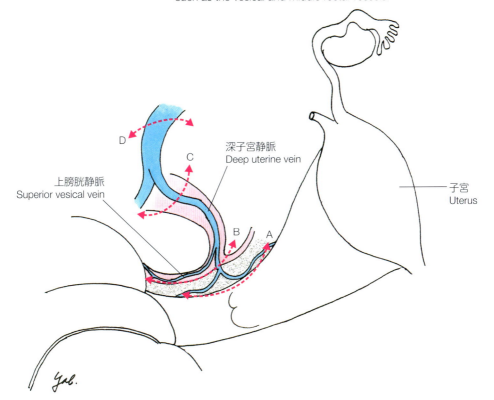

# II　広汎子宮全摘術に関する準備事項

## A　手術前処置

　筆者は次のような基準で行っている。食事は前日の朝から無残渣食にし，夕食後から絶食とする。直腸の切除が予測される場合は3日前から無残渣食とし前日から絶食にする。前日にはマグネシウム製剤を服用させ，当日の早朝には浣腸を行う。感染症のない場合は，手術中から抗生物質を投与するが，病巣の感染が疑われるとき（なんらかの病原菌が検出されるとする報告が多い）は，2日前から開始する。

　さらに当日，尿管カテーテルureteral catheterを挿入する。尿管カテーテルは2〜5日留置するため膀胱バルーンカテーテルretention balloon catheterに固定しておく。バルーンカテーテルは術後7〜10日に抜去する。抜去前の膀胱訓練は行わない。

## B　使用器具

　2002年の拙手術書初版時から最も変わったのが，ベッセルシーリングシステムや超音波凝固切開装置などのデバイスの実用である。ある程度の太さの血管は，無結紮で切断できるメリットは大きい。拙書の写真に結紮糸が目立つ理由は，時の流れの記憶でもある。一方，手術での結紮糸は，術後の切離箇所の判断によい目印になる。

　腹腔鏡下手術と開腹手術では，パワーソースの選択もデバイスの形態も異なるのは無論である。まず筆者が開腹手術に汎用する器具について述べる。リンパ節の郭清に使用する剪刀は，細身で長め（18〜20cm）の彎型メッツェンバウム剪刀を用いる。自己流であるが，分離した外腸骨動静脈の牽引には好んで尿管鈎を使用

する。尿管の把持にはアリス鉗子の使用が便利である。膀胱側腔，直腸側腔の展開に用いる直腸鈎は，遠藤の考案した直腸鈎（遠藤式直腸鈎Endo's rectal retractor）を使用する（**図134**）。臓器に当たる面に凹凸が付けられた幅2.4cm，深さ15.5cmの鈎で，非常に使いやすい。脂肪を除去し，血管からリンパ節を発掘するには，金属性の吸引嘴管（サンリツsuction tube）を用いた藤原の吸引法が手軽で有効である。さらに徹底したリンパ節の郭清や頸横靱帯の血管の分離にはCavitron社製超音波破砕機Cavitron Ultrasonic Surgical Aspirator（CUSA）を用いる。操作は振動vibration：出力パワー30〜50%／300μ，吸引aspiration：吸引圧200mmHg，洗浄irrigation：流量30〜50mL/分で行う。最近のCUSAはCavitron社以外でも発売されており，使用書を吟味されたい。

　電気メスmonopolar electronsurgeryはむろんであるが，Bipolar scissor（Ethicon, Power Star）は，重要な戦力であることは変わりない。低電圧高電流を流して組織をシーリングさせるベッセルシーリングシステム（LigaSure, EnSeal）や，先端に超音波振動を加えることにより組織を凝固，切断する超音波凝固切開装置（Harmonic AC, Sonicision）なども重宝される。最近では両者を一台に納めたデバイス（Thunderbeat）や，コードレスの超音波凝固切開装置（Sonicision）も出現した。こうしたエネルギーデバイスの進歩は目覚ましいものがあり，明日にも新しいテクノロジーが発表されるかもしれない。しかし，新しい手術器具の出現により忘れられていく貴重な技術があることも認識しなくてはならない。過去に筆者が手術した患者の骨盤X-Pには無数の止血クリップHaemostatic clipが写っている。先輩には深部の結紮技術の消失と嘆かれたものである。括弧内の名称は，商品名を示す。ロボットについては，ここで語る術もない。

**図134　遠藤幸三博士の考案による直腸鈎**

鈎の裏面にメッシュ状の溝を掘ってあるのが特徴で，先が20cmと15.5cmのものがある。骨盤底まで展開しない筆者には，小型の後者が使いやすい。また溝で組織を損傷する懸念はまずない。

**Fig. 134. Rectal retractor invented by Dr. Közö Endö.**

This retractor has mesh grooves on its back with two tip sizes: one is of 20cm and another 15.5cm in width. The author, who does not excavate to the pelvic floor, prefers the latter because it is less likely to damage tissue with the grooves.

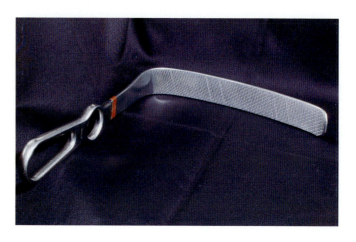

# Ⅲ　筆者の神経温存広汎子宮全摘術の目標

1) すべての手術操作には，臨床解剖学的意義をもたせるように意図する。基靱帯と頸横靱帯は区別する（121頁）。
2) 岡林式直腸側腔，第四腔（腟側腔），膀胱側腔-新膀胱側腔，Latzko式直腸側腔，および膀胱腟隙（間隙）と直腸腟隙の6腔を展開する（図132）。腔と腔の間に出現する膀胱子宮靱帯浅層，膀胱子宮靱帯深層，頸横靱帯，仙骨子宮靱帯，直腸子宮/直腸腟靱帯（広靱帯などのその他の子宮傍組織parametriumも加える）を分離し，各靱帯を独立して切離する。
3) 子宮は，子宮傍組織の領域で切離する。そのために古典的手術のように直腸側方靱帯は切離の対象としない。すなわち，i) lateral parametriumの切離の深さ（底部base）；頸横靱帯と直腸側方靱帯の間。ii) 仙骨子宮/直腸子宮/腟靱帯の切離端；下腹神経の走行を目印とし，神

図135a/b　岡林術式と筆者の術式による摘出物

a：筆者が行った岡林手術；岡林術式で切除された頸横靱帯（直腸側方靱帯を含む）は，起始部で切り落とされたように離断されることになる。そのために起始部に大きな切断端を残す懸念がある。症例は子宮頸部腺癌Ⅰb期adenocarcinoma of uterine cervix FIGO stage Ib，10カ月後に再発した。
b：筆者の方法；筆者の術式によって切除された頸横靱帯は，子宮動脈と深子宮静脈に分離して，各々を内腸骨動静脈の分岐部で離断した。頸横靱帯起始部の郭清は超音波破砕機を用い徹底的に行った。子宮頸部偏平上皮癌Ⅱb期，neoadjuvant chemotherapyを併用，5年以上再発なし。

Figs. 135a/b. Specimens removed during two different surgical procedures by the author.

a : Okabayashi procedure ; Specimen showing dissected transverse cervical ligament (including the lateral rectal ligament). This ligament, although severed at its origin, still has the possibility of leaving a large stump. This patient presented with adenocarcinoma of the uterine cervix FIGO stage Ib and relapsed ten months later following surgery.
b : Author's procedure: The transverse cervical ligament is divided into the uterine artery and deep uterine vein, each of which is severed at the bifurcation of the internal iliac vessels. An ultrasonic surgical aspirator is used to thoroughly clear its origin. This patient with squamous cell carcinoma of the uterine cervix FIGO stage IIb underwent neoadjuvant chemotherapy and was in remission five years later.

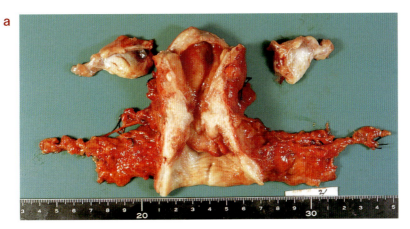

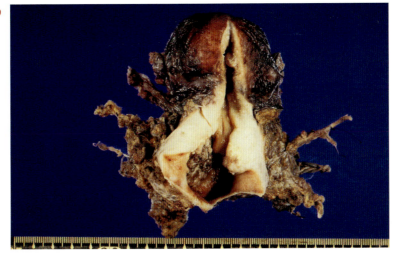

経の上縁付近を切離の境界とする。iii)直腸側腔は仙骨表層までは展開しない(図17, 29, 45, 48, 60, 64, 95)。
4)頸横靱帯の切離は，一括挟鉗Massenligature, ligature en masseによる切離を避け，可能な限り筋膜と脈管に分離する。まず筋膜を切除した後に血管を1本1本に分離，切離する(図95a,b)。その際，場所を選び超音波破砕機を使用するとよい。なお筋膜は，臓器や組織を牽引することにより，人為的に束状，板状になった疎性結合組織areolar connective tissueの可能性もあることを意識して手術する。
5)伝統的解剖学との比較をしつつ骨盤自律神経の温存手術をデザインする(図48～51, 60, 66, 82, 100～107)。
6)過剰な切除を避け，膀胱や直腸の機能を温存するように努める。岡林術式と筆者の方法で行った提出物(術者は筆者)を図93, 135a,bに示す。図135aは，岡林術式による摘出物である。骨盤底(実際は仙骨面)まで掘り下げて頸横靱帯を一括挟鉗，切離する従来法では，直腸側方靱帯をも含む。図135bは，頸横靱帯の切除を深子宮静脈で止める筆者の方法である。図93の摘出物は，下部直腸癌(中分化腺癌)で，腹会陰式直腸切断術に広汎子宮全摘術を併用した例である。右側の直腸側方靱帯は直腸に付着させ，左直腸側方靱帯は頸横靱帯とともに切除してある。なお，図135aのように摘出物を写真のごとく板の上に広げた場合は，頸横靱帯と腟傍組織は同一平面に並んで，立体性は失われて図47のような図が描かれるのであろう。

## Ⅳ　術式の順序

1) 開腹
2) 子宮円靱帯離断
3) 腸骨窩腹膜の切開
4) 膀胱側腔の開放(腹膜後隙の発掘)
5) 骨盤リンパ節郭清
6) Latzko式直腸側腔の開放，尿管の移動
7) 新膀胱側腔の発掘，頸横靱帯前筋膜切除(CUSAの使用)
8) 膀胱の暫定的剥離
9) 子宮動脈の分離と離断(尿管から外側での操作)
10) 岡林式直腸側腔の開放
11) 尿管板の作成，後部尿管の遊離，尿管板の開窓，尿管トンネル入口部試掘
12) 頸横靱帯後筋膜切除，深子宮静脈の分離，結紮(離断はしない)
13) 骨盤漏斗靱帯の切離
14) ダグラス腹膜の切開と直腸子宮中隔の分離(直腸子宮隙の作成)
15) 仙骨子宮靱帯と直腸子宮靱帯の切離
16) 膀胱窩腹膜の切開，膀胱子宮中隔を切離し，膀胱を外方に膀胱子宮靱帯浅層が現れるまで剥離
17) 子宮動脈の遊離(尿管から内側)
18) 第四腔の発掘
19) 尿管トンネル屋根(基靱帯)の逆行性切開(頭側へ切開)，中部尿管の分離
20) 前部尿管の遊離(尿管転がし→下部組織からの切離)
21) 膀胱子宮靱帯深層の分離
22) 上膀胱静脈の離断，深子宮静脈の下部組織からの剥離
23) 第四腔の尾側への延長，腟傍組織の露出，膀胱腟靱帯と直腸腟靱帯の切離
24) 腟傍組織の切離
25) 腟切断，縫合
26) ドレーン設置
27) 閉腹

# 第2章
# 神経温存広汎子宮全摘術（開腹術）

## Ⅰ　開腹と子宮の把持

　術者は，患者の左側に立つ。腹壁は，恥骨結合直上から臍の左横を通り臍上約2横指までとする正中切開を行う。切開創が大きすぎると腸が脱出し，かえってやり難くなる。臍の左側を切開するのは肝円索の損傷を避けるためとされるが，習慣的行為であることが多い。

　癌の進行度，癒着，尿管の走行（**図136**）など腹腔内を観察後，開創鉤を装着する。大ガーゼやスポンジなどで腸を上方へ圧排する。子宮の牽引は，子宮底を双鉤で把持するか，または卵管角に沿い円靱帯と付属器を一緒に直コッヘル鉗子で挟鉗する。コッヘル鉗子の先のツメで子宮静脈上行枝を損傷すると，術中この場所からの出血に悩まされ，しかもかなりの出血量になってしまう。

**図136　子宮後面と卵巣窩腹膜**
子宮の両脇を，子宮静脈上行枝の外側で直コッヘル鉗子にて挟鉗し，恥骨側に引っ張っている。腹膜を透して尿管の走行が見える。

**Fig. 136. The peritoneum of the ovarian fossa and the posterior aspect of the uterus.**
Both sides of the uterus are seen held and pulled toward the pubis with straight Kocher's forceps at the lateral aspect of the ascending branch of the uterine vein. The passage for the ureter is visible through the peritoneum.

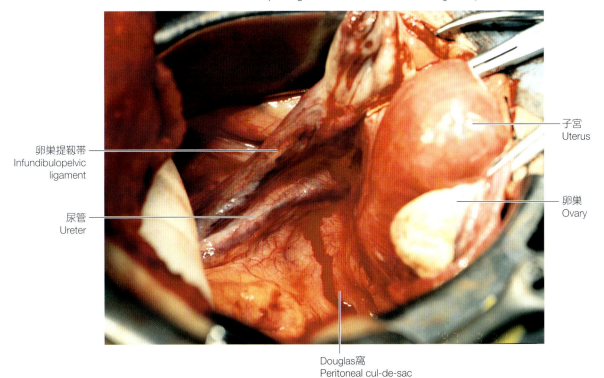

## II 子宮円靱帯の離断

　円靱帯round ligamentを引き上げて，できるだけ骨盤壁に接して挟鉗，離断，結紮する（図137）。骨盤漏斗靱帯の切離は，なるべく後（例えば後方操作に移る前）で行う。そのほうが術野への腸の脱出が少なく，また尿管の保護にもなる。

**図137　円靱帯の離断と腸骨窩腹膜の切開の模型図**
可能な限り円靱帯の外側でそれを離断し，その外側の結紮糸を引き上げ，切開部から指を挿入して腹膜と腸腰筋との間を剝離し，腸腰筋に沿って腹膜創を頭方へ延長する（矢印）。三角形の卵巣前窩が出現する。

**Fig. 137. Schematic illustration showing severance of the round ligament of uterus and incision of the peritoneum of the iliac fossa.**
The round ligament of uterus can be seen severed as near to the lateral aspect as possible with a lateral thread pulling it upward. Fingers are inserted into the incision, separating the peritoneum from the iliopsoas, extending the scar of the peritoneum cranially along this muscle (arrow). The triangular preovarian fossa is then exposed.

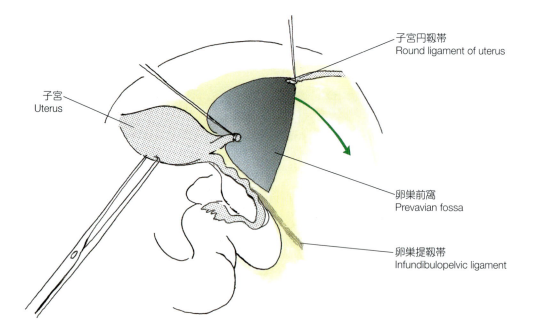

# Ⅲ　腸骨窩腹膜の切開と剥離

　腸骨窩腹膜pelvic peritoneum of the iliac fossaは，離断した子宮円靱帯の外側の縁に沿い骨盤壁の方向に，次いで腸腰筋に沿って頭方へ総腸動脈と尿管の交差する付近まで切開する（図137）。次に外腸骨動脈の上に両手の第2指を置き，それを左右に広げるようにして，漿膜下筋膜とその下部組織（腸骨動脈と腸腰筋）の間の疎な結合組織を分離する。この操作により，血管鞘に被覆された外腸骨動脈と腸腰筋が露出してくる（図138）。

**図138　骨盤壁血管の露出と膀胱側腔の展開**

骨盤側壁と側臍靱帯の間に発掘された膀胱側腔（腹膜後隙）。その外側には比較的蜜で疎な結合織で覆われた外腸骨動静脈が見える。点線は腸腰筋と外腸骨動静脈血管鞘の分離点を示す。

**Fig. 138. Exposure of the pelvic blood vessels and development of the paravesical space.**

Shown is the paravesical space (retroperitoneal space) excavated between the pelvic wall and lateral umbilical ligament. On the lateral aspect of this space lie the external iliac artery/vein that are covered with comparatively dense connective tissue. The dotted line indicates the point for separation of the iliopsoas muscle and vascular sheath of the external iliac artery/vein.

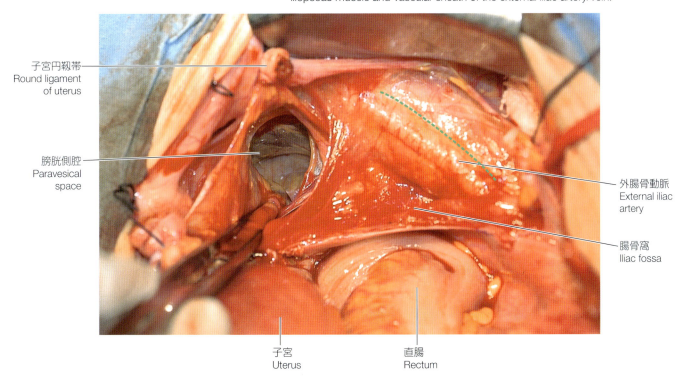

# Ⅳ　膀胱側腔の開放

　膀胱側腔paravesical spaceは，肉眼解剖学では腹膜後隙retroperitoneal space（潜在腔potential spaceである）をいう。腸骨窩腹膜が切開されると，腹膜後隙の一部は自然に露出される。そのareolar connective tissueを切開して作られる人工腔が，膀胱側腔である。その侵入口は，外腸骨血管の内側で膀胱の背外側にあたる抵抗の少ない疎な結合組織（綿のような脂肪組織）の部分である（図138）。そこに置いた第2，3指を前後，交互に動かしながら真綿のような感触を頼りに，恥骨の下に潜り込ませるような気持ちで，侵入を開始する。途中で多少感触が密になるところが，ほぼ坐骨棘ischial spineの高さに一致する。

　これより深部は必要に応じて発掘し，従来法のように肛門挙筋筋膜（上挙筋筋膜あるいは上骨盤隔膜筋膜）が見えるまでは開放する必要はない。ときに膀胱側腔を横切る静脈（図54）があるので，ときどき指を抜いて

■ 手術編／第1部　筆者の子宮頸癌手術

確認しながら発掘を進める。最後に鉤を恥骨方向に掛けて露出させた腔の内外側の脂肪を軽く除去すると，腔は拡大されるとともに内に側臍靱帯や外に閉鎖神経が現れることが多い。その際，閉鎖血管の損傷には注意をはらわなければならない。

膀胱側腔の開放は，目視的感覚を覚えるためにはクーパー剪刀を使用するほうが有利であろう。一方areolar tissueの密度の感覚を知るには，指のほうがよいと思う。

基礎編で述べたが，膀胱側腔は腹膜後隙に掘られる。図27で描いたように腹膜後隙に位置する膀胱側腔は，直腸側腔とは正面で向き合わずに，かなり外側の位置に展開されることになる。手術で必要とされる膀胱側腔は，子宮動脈を挟んで直腸側腔と向かい合う腔（新膀胱側腔）である（図56〜58）。この腔については新膀胱側腔の項で述べる。

## V　直腸側腔の試掘（卵巣前窩腹膜の切除）

直腸側腔pararectal spaceは，膀胱側腔のような潜在腔potential spaceを展開するのではなく，人工的に作る筋膜隙fascial cleftに近い。Peham-Amreichの矢状直腸脚or仙骨前筋膜は，漿膜下筋膜を指す。頸横靱帯の後筋膜はこの漿膜下筋膜を指し，直腸側腔は漿膜下筋膜を剥離し，梨状筋筋膜に達する腔と解釈できる。これは，卵巣前窩preovarian fossa（Waldeyer）の漿膜下組織の展開ともよべる。卵巣前窩（卵巣窩ovarian fossaともいう）は，卵巣を入れる浅い腹膜の陥凹部で外側を尿管が走行する。

直腸側腔の試掘は，腸骨窩腹膜（腹膜＝漿膜＋漿膜下筋膜）の剥離の際に，膀胱側腔，頸横靱帯，内外腸骨動脈との関係を把握するために行う（図139〜140）。

操作は，先に腸腰筋に沿って切開した腸骨窩腹膜を把持しつつ，内腸骨動脈のレベルで頸横靱帯の方向へ回り込むよう剥離する。その際尿管は，漿膜下筋膜に包まれて内側へ剥離されていく。本格的な直腸側腔（図60）へのアプローチは，リンパ節郭清の後で行う。試掘は省略してもよい。

**図139　膀胱側腔と直腸側腔**

左骨盤腔。卵巣前窩において試掘された直腸側腔と腹膜後隙が延長された膀胱側腔である。直腸側腔と膀胱側腔は，頸横靱帯の起始部の頭側と尾側に発掘される腔である。右が頭側。

Fig. 139. **The paravesical and pararectal spaces viewed from the left pelvic cavity.**

Shown is the paravesical space with the posterior layer of the peritoneum extended together with the pararectal space that has been preliminarily excavated in the preovarian fossa. Both spaces are excavated on the cranial and caudal aspects of the origin of the transverse cervical ligament.

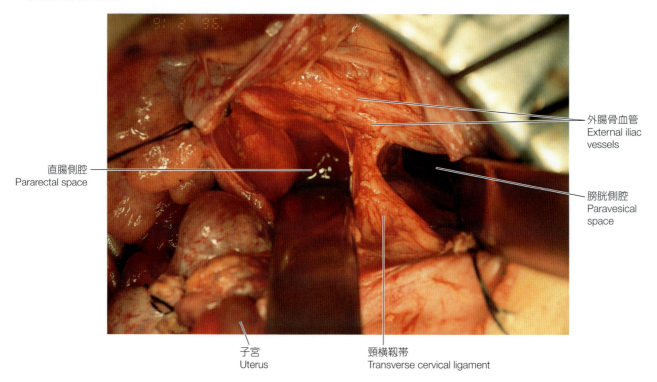

図140　外腸骨血管とその血管鞘

血管鞘に被覆された外腸骨動静脈が露出されている。腸腰筋との間はすでに剝離され，ヘラが挿入されている。直腸側腔が試掘され，内腸骨動脈が現れている。内腸骨血管の血管鞘と頸横靱帯後筋膜をそれぞれの本体から剝離していくと自然にLatzko式直腸側腔（矢吹の造語）が展開される。

Fig. 140. **The external iliac vessels and vascular sheaths.**

Shown is the external iliac artery/vein with their vascular sheaths. A spatula can be seen inserted between the iliopsoas muscle and external iliac artery/vein. The pararectal space has been preliminarily excavated, and the internal iliac artery appears. When the vascular sheaths of the internal iliac vessels and posterior fascia of the transverse cervical ligament are separated from their corresponding body, the Latzko pararectal space named by the author spontaneously emerges.

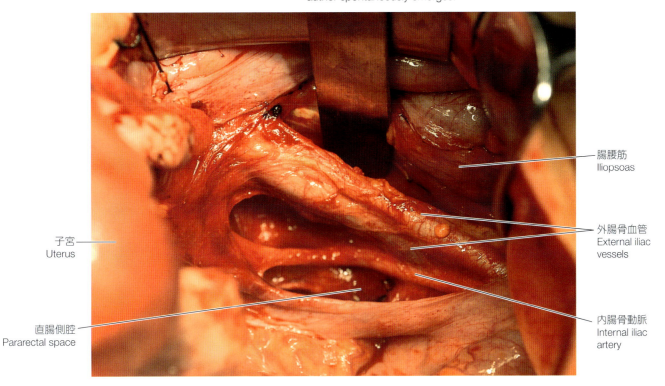

子宮　Uterus
直腸側腔　Pararectal space
腸腰筋　Iliopsoas
外腸骨血管　External iliac vessels
内腸骨動脈　Internal iliac artery

# VI　骨盤リンパ節郭清

## A　リンパ節郭清 pelvic lymphadenectomy の解剖学と切除領域

　伝統的広汎子宮全摘術（Latzko－岡林手術）の切除対象には，直腸側方靱帯が加えられていたことは幾度も述べた。しかし，頸横靱帯が腟傍組織と連続する従来説（図35，47）では，直腸側方靱帯の存在は否定されることになるが，そもそもこの靱帯に触れた腸骨外科や婦人科の論文を筆者は見ていない。従来の広汎子宮摘術では，直腸傍リンパ節も子宮傍リンパ節/腟傍リンパ節の中に組み込まれていたことになる。もしそうならば直腸側方靱帯へ癌が浸潤した子宮頸癌は，FIGO Ⅱ期癌とみなされる。しかしそれはⅢ期癌と見なすべきではなかろうか？　むろん，直腸側方靱帯へ浸潤した子宮頸癌の側方リンパ節への転移率や転移リンパ節についての婦人科でのデータはない。

　直腸癌の側方リンパ節の転移率は，杉原健一ら（Dis colon Retum, 2006）によれば，腫瘍下縁が腹膜翻転部にかかるa1以深の低位進行癌において，18.4％との報告がある。欧米では，直腸癌の側方郭清は予後への寄与がほとんどないとの理由で行われていないためにデータはない。杉原らの郭清範囲は，閉鎖節，上膀胱動脈分岐部（膀胱下腹筋膜）までと，内腸骨血管幹からAlcock管入口までと記載される。彼らは，仙骨前リンパ節や下臀内陰リンパ節については触れていない。160頁に引用したCibula D & Abu-Rustumによれば，子宮頸癌の仙骨前領域の転移は5％前後であり，総腸骨領域の転移は5％である。下臀内陰リンパ節の転移は稀とされる。Reiffenstuhl G（1957）が最も転移頻度が高いとしたのは，腸骨間リンパ節と上・下臀リンパ節である。

　経験的にFIGO Ⅰ期頸癌は，Cibula D & Abu-Rustumの分類での浅在性のリンパ節転移が多い（Reiffenstuhlの見解は異なる）。これは子宮動脈の領域を経由しての転移

と，筆者は考える（図130）。それに対してFIGO ⅠB2期やⅡ期頸癌は，深在性のリンパ節転移が多い。これは深子宮静脈の領域を経由しての転移が考えられる。

Cibula D & Abu-Rustumが，2010年の総説で取り上げた6論文のデータを参照されたい（表12）。また山下らや新倉らの初期子宮頸癌（≒Ⅰb1期）のリンパ節転移率は，16～20％と報告される。そのうちsentinel lymph node（SLM）の75～88％が，閉鎖窩と外腸骨血管領域に集まるとされる。

筆者は，Cibula D & Abu-Rustum（2010）の骨盤リンパ流を基に描いた図（図130）を中心に，郭清範囲を，次の2つのタイプに分けることを提案したい。

タイプⅠ郭清（初期癌）：閉鎖リンパ節と外腸骨リンパ節を主体にした郭清である。閉鎖リンパ節を切除することで深在性外腸骨リンパ節の一部も切除される。頸横靱帯の起始部の郭清は，深子宮静脈の内腸骨静脈の合流部を中心に行う。

タイプⅡ郭清（進行性癌）：従来の系統的リンパ節郭清である。SLN陽性例に選択される郭清である。Cibula D & Abu-Rustumのsuperficial lymphatic trunkとdeep lymphatic trunkに沿う郭清が行われる（160頁）。総腸骨リンパ節は，外腸骨リンパ郭清の延長として深在リンパ領域の郭清が行われることは従来から多い。傍大動静脈リンパ節らの二次リンパ節も，試験切除の準備を計画に入れる。外鼠径上節，内鼠径上節も二次リンパ節とされ郭清の対象から外されるが，傍大動静脈リンパ節と同様の取り扱いが必要であろう。

内外腸骨血管の分岐部裏面を含むいわゆるinteriliac regionでの血管裸出skeletonizationは，難しく事故にもつながる。また，転移率も低いので非切除でよいと判断されるケースが多い。この部分の郭清は，内視鏡操作が確実であろう。

センチネルナビゲーション手術sentinel node navigation surgeryが行える施設の整備も検討されなければならない。しかし件数の増加は，医療従事者の被爆が問題となる。

リンパ節摘出の順番は，癌の進展度にもよろうが，多くの教科書では内外腸骨リンパ節から行うことが多い。Terminologia Anatomica, Cibula & Abu-Rustum, Reiffenstuhlらの骨盤リンパ節分類については，159～161頁を参考にしていただきたい。

## B　リンパ節郭清の基本的な考え

リンパ系は血管を取り巻く血管鞘perivascular sheath（図140）の表層に沿って発育しており，リンパ節の郭清は血管から血管鞘を剥離denudingして，en blocに切除する手技が基本となる（図141）。

血管鞘は，血管や骨盤内臓器をパッキングする支持体としての機能をもつ骨盤臓側筋膜（visceral endopelvic fascia）に属し，fascial capsule（いわゆる骨盤靱帯の筋膜）ともよばれる。内腸骨血管などの血管鞘は，臓側筋膜で

**表12　センチネルリンパ節の分布**

SN: sentinel nodes
LN: lymph nodes

| Region | Distribution of SN | Positive SN | Positive LN in % |
|---|---|---|---|
| Common iliac | 5 | 5～7 | 7～36 |
| Presacral | 5 | 5 | — |
| External iliac | 5～47 | 39～46 | 4～45 |
| Obturator | 35～70 | 41～46 | 18～86 |
| Internal iliac | 3～8 | 0 | 9～15 |

（Cibula D & Abu-Rustumの総説（Gynecol Oncol, 2010）より引用）

**図141　リンパ節切除の方法**

図は外腸骨動静脈からの血管鞘の剥離方法を示す。**a**：動脈の血管鞘に割（矢頭）を入れる。**b**：動脈を全周から剥離。次いで静脈の血管鞘に割（矢頭）を入れる。**c**：動脈血管鞘を付けたまま静脈を全周から剥離する。

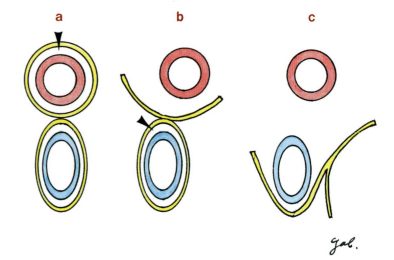

Fig. 141. **Schematic illustration showing dissection of lymph nodes.**

This figure depicts how the vascular sheath is separated from the external iliac artery/vein. **a** split is made in the vascular sheath of the artery. **b**: The whole artery is separated, and a split is then made in the vascular sheath of the vein. **c**: The whole vein is separated, but the vascular sheath of the artery remains intact.

は唯一密性結合組織dense connective tissueとの説が強い。

　血管鞘の分離操作は，血管の長軸に沿い切開した血管鞘を鉗子で固定し，間の疎結合組織を剪断，剝離しつつ血管軸と直角の方向に行う。長軸方向に血管鞘を剝ぎ取るように行う方法は，静脈に関しては壁側枝を引き抜き，本管に亀裂を生じさせる危険がある。しかし，腹腔鏡下手術では気腹圧やデバイスの関係もあり，鞘を剝ぐ操作が多くなる。血管鞘の剝離の際，表面の栄養血管は，血管に付着させるように意識し，なるべく傷つけないようにする。さもないと寸断された血管からのoozingには悩まされる。下手をすると血腫を作ることもある（図152：後述）。

　血管鞘に固着したと思われる転移リンパ節も血管へ浸潤することは少なく，周囲から血管鞘とともに丁寧に剝離すれば案外容易に切除される場合が多い。早々に諦める必要はない（切除の意義は別として）。さらに，超音波破砕機を使用してリンパ節周辺の組織から破砕分離する方法を導入すれば，より安全で根治的に目的を達することができる。その際，超音波と発熱による血管の損傷や腫瘍細胞の散乱に注意するのは無論である。特に静脈に使用する際は，超音波による壁損傷に注意しなければならない。

　リンパ節郭清で最も重要な事項は，血管損傷による不慮の出血に対応できる万全の準備であろう。そのためには，まず骨盤内血管を立体的に捉え（図142），内腸骨血管系の走行とバリエーションを熟知することが肝要である（図143）。もう一つは，血管と臓器の立体性を意識して作業を進めることである。不幸にして血管を損傷した場合を想定して，修復操作が余裕をもってできる環境を意識しつつ，手術が進められていることが重要である。

　そのために意識することは，1）血管の露出操作を均等な深さで進め，常に良好な視野が得られる状況で手術を行う。2）血管鞘の剝離は一方向からの操作に固執せずに，容易な方向から行う臨機応変さが大切である。しかし，落ち着きなくあちこち場所を変えるのは感心できない。3）損傷部の縫合には，血管の周囲で血管鞘が十分剝離され，損傷血管が露出されていることが必要であることを認識して作業を進める。しかし，腹腔鏡下手術では拡大映像のために視野が狭くなることも念頭に置かなければならないが，その深部到達能と拡大映像は，より緻密で完全な郭清を可能にする。さらに，気腹圧による止血効果により，oozingが抑えられて視野が良好となり出血量の減少が期待できる。

**図142　裸出された小骨盤内血管**
右骨盤腔の血管を示す。右が頭側。

**Fig. 142. The denuded blood vessels within the lesser pelvis viewed from the right pelvic cavity.**
The right side indicates the cranial aspect.

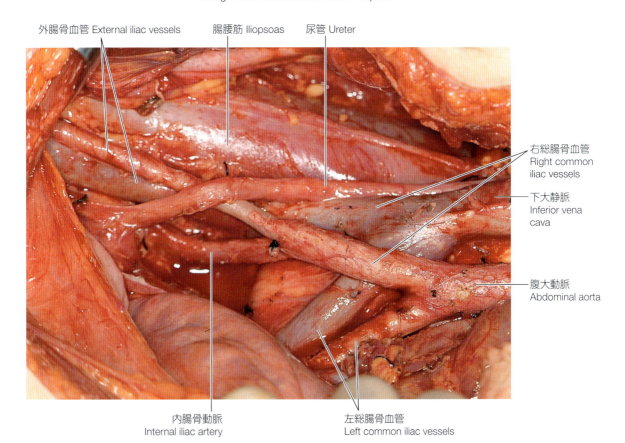

**図143 頸横靱帯起始部と深子宮静脈との関係（真柄ら）**

内腸骨静脈系へ還流する深子宮静脈は、3タイプに分類される。Ⅰ型（内腸骨静脈前枝anterior trunk of internal iliac veinへ還流するタイプ）が75.0％、Ⅱ型（内陰部静脈へ還流するタイプ）が18.8％、Ⅲ型（下臀静脈へ還流するタイプ）が6.3％を占めるといわれる。点線部は基靱帯起始部（産婦人科の実際，287-91,21,1972より引用）。筆者の経験では深子宮静脈は、閉鎖静脈と近傍で内腸骨静脈に還流することが多い。

**Fig. 143. The relationship between the origin of the transverse cervical ligament and deep uterine vein (Magara, et al.).**

The deep uterine vein that drains into the internal iliac vein can be classified into three types: a) Type I (draining into the anterior trunk of the internal iliac vein) may account for 75.0％; b) Type Ⅱ (draining into the internal pudendal vein) 18.8％; and c) Type Ⅲ (draining into the inferior gluteal vein) 6.3％. The areas with dotted lines indicate the origin of the cardinal ligament. (Reproduced from 'Practice of Gynecology 1972, 21: 287-91'.) According to the author's experience, the deep uterine vein is more likely to drain into the internal iliac vein in the proximity of the obturator vein.

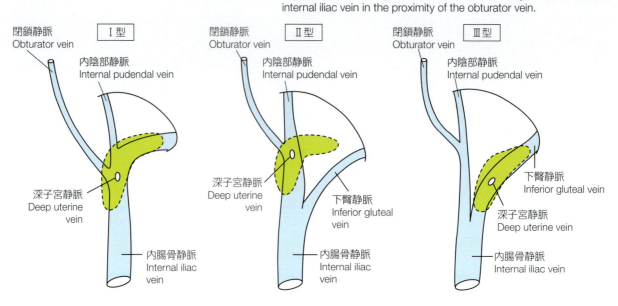

## C　リンパ節郭清手技

子宮頸癌手術でも二次リンパ節とされるリンパ節も、外陰癌や子宮体癌では切除の適応となるので述べておく。ここで述べるのは開腹での手技であるが、基本的には腹腔鏡下手術でも同じと考える。

### 1. 外腸骨動静脈の腸腰筋からの分離

ランゲンベック筋鉤を鼠径部に、子宮翻転鉤を内外腸骨動脈分岐部に掛けてそれぞれを頭尾に引いて、血管鞘に被覆された外腸骨動脈の全長を露出する。そして外腸骨動脈external iliac arteryと腸腰筋psoas muscleの間を指先で擦るようにして両者の分離境界を定める。次に血管鞘と腸腰筋筋膜との間の疎結合組織に小切開を加え、血管に沿って頭尾方向に切開を延長する（図140）。次いで腸腰筋と外腸骨動静脈血管鞘の分離を、深部へ向けて図144の矢印の方向に開始する。片手の指で血管を手前に引き、その感覚を頼りに、利き手に持ったメッツェンバウム剪刀Metzen-Baum's operation scissorや電気メスで、腸腰筋との間の疎結合組織を離断しつつ閉鎖神経が出現するまで進める（図145，146）。鼠径部に近づくにつれ結合組織が多少密にはなるものの、全体的に疎で作業は容易である。もしも結合が密で危険が予測される箇所は、鑷子の開閉時の弾力を応用しながら分離するのが、非常に有効で安全である。要は、常に良好な視野を確保するために血管の全長にわたり同じ深さのレベルで行わずに、1カ所だけを深く堀下げていくと、方向性を見失うし、血管を損傷した時もよい視野を得ることが容易でないと思う。

腸腰筋への動静脈枝；腸腰筋枝iliolumbar branchには2カ所で出合うことが多い。一つは、外腸骨血管が分岐する少し尾方で脂肪に埋もれているところ、もう1カ所は鼠径部より2〜3cm頭方であることが多い。総腸骨動静脈からの枝にも気を付けなければならない。血管鞘と腸腰筋の分離を行わずに、いきなり血管鞘の剥離を始めると、これらの壁側静脈を血管壁から引き抜く危険があるので、血管鞘と腸腰筋との分離は省かないことを勧める。なお内腸骨動脈後枝から分岐する腸腰動脈iliolumbar arteryはあるが、同類の静脈はない。

この壁側枝；iliolumbar branchを超えた深さのレベルから閉鎖神経までの間には、他に壁側血管枝は少ないので、球ツッペルで脂肪を頭尾方向に払うようにして

**図144　腸腰筋から外腸骨動静脈の分離方向を示す模型図**

腸腰筋と血管鞘の間を矢印の方向へ閉鎖神経に達するまで剥離する。褐色部は，剥離により作成されるスペースを表す。

**Fig. 144. Schematic illustration showing the direction for separation of the external iliac artery/vein from the iliopsoas muscle.**

This procedure for separation of the external iliac vein is carried out between the iliopsoas muscle and its vascular sheath up to the obturator nerve in a direction shown by the arrow. The area colored brown shows the space formed by the separation.

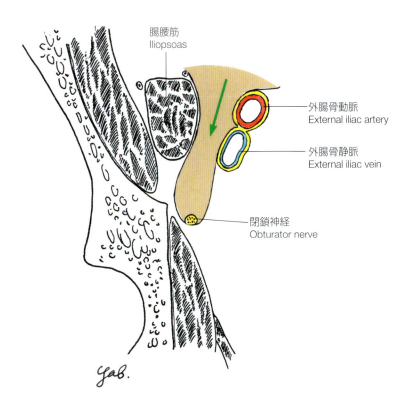

**図145　腸腰筋と外腸骨動静脈との分離の模型図**

外腸骨動静脈と腸腰筋の間を展開し，脂肪を除去しながら閉鎖神経と併走する閉鎖動静脈を露出する。内腸骨静脈や閉鎖動静脈からの壁側貫通枝への注意が必要である。CUSAで仕上げる。

**Fig. 145. Schematic illustration showing the separation of the iliopsoas muscle and external iliac artery/vein.**

An opening is first made between the external iliac artery/vein and iliopsoas muscle by removing the adipose tissue and exposing the obturator artery/vein that follow the course of the obturator nerve. Attention should be given to the perforating branches that are derived from the internal iliac vein and obturator artery/vein. The procedure is concluded with the use of USA.

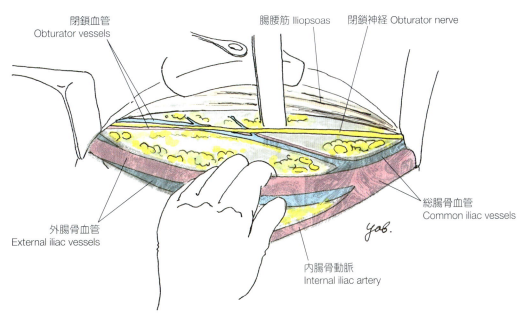

**図146 腸腰筋と外腸骨動静脈の分離**

腸腰筋から分離した外腸骨動静脈を手前に引き，幅2～3cmの腸ベラで腸腰筋を圧排する。外腸骨動脈と腸腰筋との剥離を頭尾方向と同時に深部へも進める。写真では閉鎖神経はまだ脂肪の中に埋もれている。球ツッペル鉗子を払う要領で頭尾に動かし脂肪を除去する。神経が発見できないときは，発掘が往々にして骨盤壁に寄り過ぎた傾向にある。内側に膀胱側腔が大きく展開されて見える。

**Fig. 146. Separation of the iliopsoas muscle and external iliac artery/vein.**

The external iliac artery/vein, which have been separated from the iliopsoas muscle, are seen pulled toward the operator with the iliopsoas muscle pressed by a 2-to-3cm-wide malleable retractor. A cranial, caudal and in-depth separation of the external iliac artery and iliopsoas muscle is, then, carried out. In this photograph, the obturator nerve is still buried in the adipose tissue that will be removed by brushing in a cranial to caudal direction with a small sponge held by forceps. When this nerve cannot be identified, the excavation may have taken place too close to the pelvic wall. The paravesical space can be seen developed extensively on the medial aspect of the external iliac vessels.

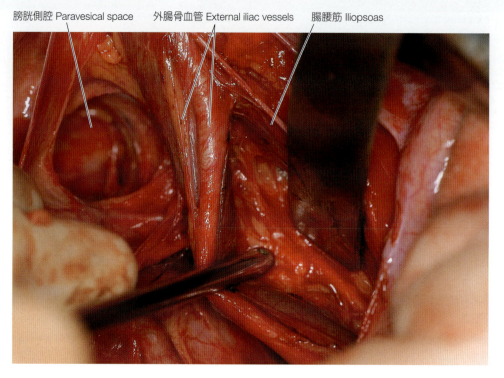

膀胱側腔 Paravesical space　外腸骨血管 External iliac vessels　腸腰筋 Iliopsoas

両者間の剥離を進めて閉鎖神経へ到達する。閉鎖神経が発見できないときは後回しにするが，そうしたときは往々にして発掘が骨盤壁により過ぎていることが多い。

鼠径部付近では外腸骨静脈が外側へせり出してくるために，骨盤壁（腸腰筋）との剥離がためらわれることも少なくないが，剥離することで深部外腸骨リンパ節の郭清が容易になる。頭方での総腸骨動静脈と腸腰筋の分離は，深追いせずにリンパ節の腫大など状況を見ながら行うとよい。

## 2. 外腸骨動脈血管鞘 superficial lymph nodes of external artery の剥離：浅部外腸骨リンパ節の切除

Superficial lymphatic trunk に属するリンパ節である。頭尾に鉤を掛け外腸骨動脈を露出し，総腸骨動脈の分岐部で外腸骨動脈血管鞘を無鉤ピンセットでつまんで持ち上げて割を入れ，細身の剪刀で大腿輪にまで漸次切開する（図147，148）。外腸骨動脈を乗り越えて静脈へ入る深腸骨回旋静脈 deep iliac circumflex vein に注意し，これを裸出しておく。さらに末梢への操作は，鼠径部に掛けたランゲンベック筋鉤と開創鉤を助手に持ち上げてもらい，外腸骨動脈下端を十分露出して行う。その状態でスウェーデン鑷子と細身の剪刀を用いて鋭的に血管鞘の剥離を全周性に行う。剥離というよりも血管と血管鞘の間の疎結合組織を緊張させ切断する感覚である。まず外腸骨動脈の中ほどの全周囲で血管鞘を剥離し，血管に尿管鉤を掛けて吊り上げながら全長にわたって操作を進めるのがよい。鼠径上節の切除をしないときは，臨機応変に対応すればよい。また，気腹圧を利用する鏡下手術では血管鞘を頭側から尾側へ漸次血管から剥ぎ取るように進める仕法もよく行われる。

内外腸骨動脈が分岐する裏面の血管剥離は，壁側枝 R. iliolumbaris の分岐や内腸骨静脈への閉鎖静脈や深子宮静脈の合流があり，静脈損傷のリスクが高い。必要なときは外腸骨動脈と総腸骨動脈の剥離操作を，分岐部に向けて末梢と中枢方向から少しずつ進めるほうがよいだろう。むしろこうした部分の剥離は，高いガス圧を用いることができる腹腔鏡下の操作のほうが適している。最後に外腸骨動脈の中枢端で，血管鞘の輪状

## 図147 外腸骨動脈の血管鞘切開の模型図

血管鞘を縦方向に切開し、剪刀を用いて血管から剥離している場面。この操作は深腸骨回旋静脈を越えて鼠径部に達するまで行う。

## Fig. 147. Schematic illustration showing incision of the vascular sheath of the external iliac artery.

Shown is a longitudinal incision of the vascular sheath, followed by its separation with scissors from the vessel. This separation is continued until it extends beyond the deep circumflex iliac vein and reaches the inguinal region.

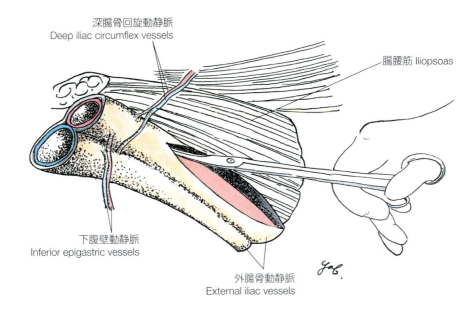

## 図148 外腸骨動脈の血管鞘の剥離

切開した血管鞘の一方を助手に把持してもらい、剥離、切開、剥離を繰り返し行う。栄養血管を損傷するとoozingに悩まされる。術者が、主に彎型メッツェンバウム剪刀あるいはケリー鉗子を用いて剥離を行い、助手が、電気メスあるいはbipolar scissorsを用いて切開する。

## Fig. 148. Separation of the vascular sheath of the external iliac artery.

While one end of the vascular sheath is held by an assistant, repeated separation and incision of the vascular sheath of the external iliac artery are carried out. Any damage to nutrient vessels will cause oozing. The principal operator engages in the separation using Metzenbaum scissors or Kelly forceps, while the assistant incises using monopolar surgery or bipolar scissors.

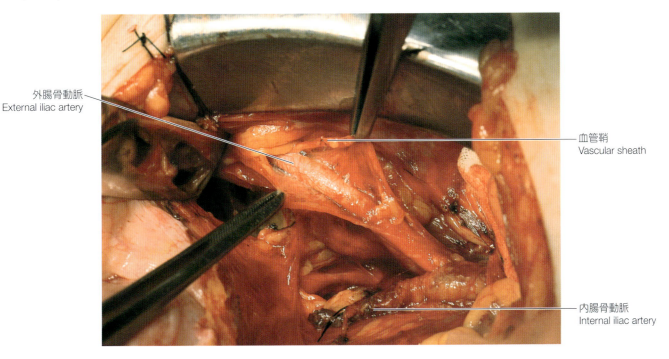

## 3. 外鼠径上リンパ節 lateral suprainguinal lymph nodes の切除

開創鉤を腹壁とともに持ち上げ，ランゲンベック筋鉤を円靱帯が鼠径部へ侵入する付近に掛けて，助手に外足方へ強く牽引してもらうと，多量の脂肪に包まれた外鼠径上節が露出してくる(図149)。すでに分離してある外動脈血管鞘とともにこの脂肪塊を粘膜(リンパ)鉗子で把持し手前に引き，他方の手に持った剪刀で周囲の骨盤壁組織から削ぐようにして切除する。開腹手術の際は，粘膜鉗子を左手掌に載せ，第1と3指で軽く保持しながら，第2指を脂肪リンパ節塊が付着した血管鞘の下に滑り込ませて，血管を保護する要領で作業を進めるのがよい(図149, 150)。切除後に小血管から出血があるが，ガーゼを当て上からランゲンベック筋鉤で圧迫しておけば必ず止血する。たとえ常用する操作でなくても経験しておくことは大切である。外陰癌手術では避けて通れない処置である。

切除したリンパ節は，深部の外腸骨静脈鞘と一緒に摘出するために腸腰筋との間に落とし込んでおくとよい。このリンパ節は，切りっぱなしにせず，リンパ嚢胞の予防のために尾側断端を結紮する。

## 4. 外腸骨静脈血管鞘 deep lymph nodes of external iliac vessels の剝離：深部外腸骨リンパ節の切除

Deep lymphatic trunk に属するリンパ節の切除である。裸出された外腸骨動脈を尿管鉤 ureter retractor で吊り上げて術野からはずし，外腸骨静脈 external iliac vein の血管鞘の切開を，内腸骨静脈の分岐部より1～2cm下(尾)方から始めて，鼠径部まで延長する(図151)。

まず，静脈の内側の血管鞘を剝離することから始める。切開した血管鞘の内側縁を把持し，細身の剪刀で血管を外側に押しやる要領で血管との間の剝離を進める。副閉鎖静脈 accessory obturator vein の分岐に注意する(図154参照)。また鞘と血管の結合が強いときは，鑷子の開閉時の弾力を用いるとよい。次いで助手に外側血管鞘の縁を把持してもらい，術者は剪刀の凹面でそっと血管を手前(内側)に圧排する要領で外側鞘からの剝離を行う(図152)。内外側からの血管鞘の剝離が終われば血管の裏面で両者の間隙を交通させ，静脈を尿

**図149** 外鼠径上節の切除の模型図

剝離した血管鞘とともにリンパ脂肪塊を粘膜鉗子で挟鉗し，鉗子の下に入れた示指で血管を保護しながら，リンパ脂肪塊を深鼠径輪の周囲の筋膜から剪刀で削ぎ落とすようにして切離する。

**Fig. 149.** Schematic illustration showing excision of the lateral suprainguinal lymph nodes.

The separated vascular sheath and a mass of adipose tissue around the lymph nodes are held with a Babcock clamp, while the vessels are protected by an index finger inserted underneath the clamp. This mass of adipose tissue around the lymph nodes is to be sliced off from the fascia surrounding the deep inguinal ring.

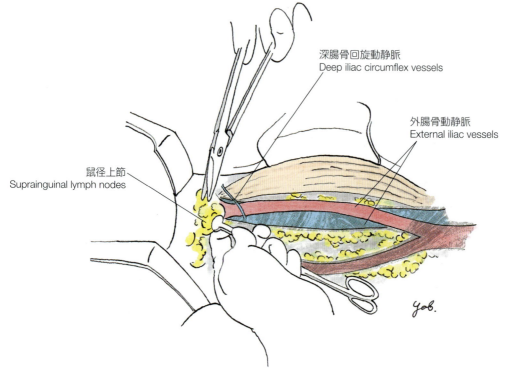

## 図150 外鼠径上節の切離

ランゲンベック鉤を強く腹側へ引き上げ，郭清しようとする場所を十分に露出する。外腸骨動脈と腸腰筋との間が鼠径部まで十分に分離され，深腸骨回旋静脈が露出され，外腸骨動脈鞘が全周囲で剝離されていることが，作業を容易にする。リンパ節を脂肪塊とともに鉗子で挾鉗し，腸腰筋膜から剝ぎ取るようにして集め，結紮，切除する。

## Fig. 150. Excision of the lateral suprainguinal lymph nodes.

A sufficient area has been exposed for the excision of the lateral suprainguinal lymph nodes by firm ventral traction with a Langenbeck retractor. This procedure can be carried out smoothly when the area between the external iliac artery and iliopsoas muscle is sufficiently separated, the deep circumflex iliac vein is exposed, and the vascular sheath of the external iliac artery has been separated in its entirety. The lateral suprainguinal lymph nodes and a mass of adipose tissue are seen held with a clamp. They are, then, to be stripped from the iliopsoas muscle, combined, ligated, and finally excised.

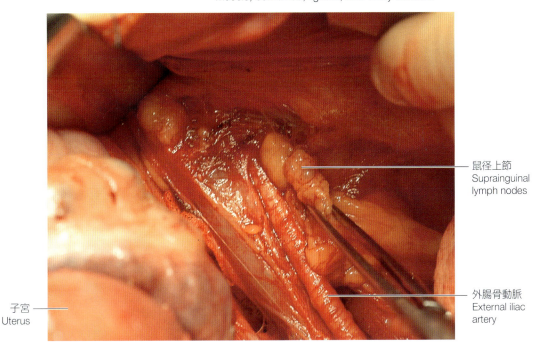

## 図151 外腸骨静脈鞘の剝離の模型図

先に剝離した外腸骨動脈鞘を付着させた状態（図141b）で，静脈血管鞘の腹内側寄りに割（図141b，矢頭）を入れて，それの剝離と切開を繰り返して頭尾へ延長する。動脈の血管鞘との結合に比べ静脈のそれは疎であり，分離は容易である。剝離は，頭方が血管三角部の手前まで，尾方が閉鎖孔付近まで全周で行う。外腸骨動脈は，尿管鉤 ureter retractor（vein retractorともよばれる）で外側へ外しながら静脈鞘の剝離作業を進めるとよい。

## Fig. 151. Schematic illustration showing separation of the vascular sheath of the external iliac vein.

Leaving the previously separated vascular sheath of the external iliac artery attached as shown in Fig. 141b, a slit is then made on its ventromedial aspect (*arrow head*). This is followed by repeated separation and incision, until finally extending it both cranially and caudally. This separation can be carried out smoothly because the union is loose compared to that of the vascular sheath of the artery. Separation of the cranial part of the vascular sheath is carried out in its entirety up to the anterior aspect of the vascular triangular fossa and its caudal part near to the obturator foramen. For separation of the vascular sheath of the external iliac vein, a ureter retractor (vein retractor) should be used to laterally retract the external iliac artery.

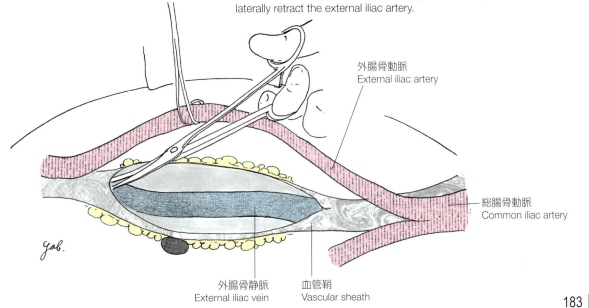

管鈎で吊り上げながら，さらに頭尾に剝離作業を進める．頭側の剝離は分岐部の手前まで，尾側のそれは副閉鎖静脈までの全周で遂行する．この剝離操作を，吸引嘴管を用いて行うのもよい．

ときにはこの深部外腸骨リンパ節の作業よりも，内鼠径上節の操作を先行するほうが都合のよいこともあり，適応症例では考慮すべきである．また，静脈と血管鞘の結合は，動脈のそれよりも疎で剝離は容易であるが，非薄な静脈壁が対象ゆえにより慎重さを要する．ときに栄養血管を破綻させて血腫を作ったり，薄くなりすぎた壁が盛り上がることもある（図152）．それでも大抵は大事には至らない．

内外腸骨血管分岐部での静脈性損傷は，止血が容易でないことが想像されるので，剝離に手こずるときは深追いせずに，後で全体の状況を見すえて対処したほうがよい．

## 5. 内鼠径上リンパ節の切除

内鼠径上節medial supra-inguinal lymph nodesは，血管を挟んで外鼠径上節と対称の位置にあり，手術的には外腸骨静脈との関わりがより強い（図149）．血管同士が立体的で面倒な部分であるが，適応症例には備える必要がある．

尿管鈎で外腸骨動脈を持ち上げ，内鼠径上節は，それを含む脂肪塊をリンパ節鉗子で把持し手前に牽引しながら，外腸骨静脈の血管鞘を全周にわたり剝離し，鼠径部で離断，結紮する（図153）．その際，剝離した血管鞘を引きながら切断することで，血管裂孔内のリンパ節や脂肪も一緒に付いてくることが多い．

切離された内鼠径上節は，副閉鎖静脈を覆って閉鎖孔に続く．副閉鎖静脈は閉鎖孔から出て外腸骨静脈へ還流する静脈枝で，骨盤壁に張り付いて見つかる（図154）．

#### 図152　外腸骨静脈の裸出

血管鞘は，切開の一側を助手に把持してもらい，ケリー鉗子を用いて頭尾方向へ剝離し，切開する．静脈からの剝離は，把持した血管鞘から血管を剪刀の先で前方へ押し転がすように行う．結合の強いところは鑷子の開閉力を利用して行う．栄養血管を傷付けると，薄くなった血管組織内へ血腫を作ってしまうことがある．大事に至ることはまずない．静脈の裏面や大腿輪の移行部の剝離にはさらに慎重を要する．

#### Fig. 152. Denudation of the external iliac vein.

The vascular sheath of the external iliac vein is separated using Kelly forceps in a cranial and caudal direction with one side of the incised sheath being held by the assistant. The separation of the vein is carried out using the tip of the scissors to push and roll forward the vessel from the vascular sheath being held. Where cohesion is strong, a maneuver using the built-in opening/closing power of tissue forceps should be employed. Damage to nutrient vessels within the thinned vascular tissue causes hematoma, but does not prove fatal. However, caution is required for the separation on the posterior aspect of the vein and the transitional part of the femoral ring.

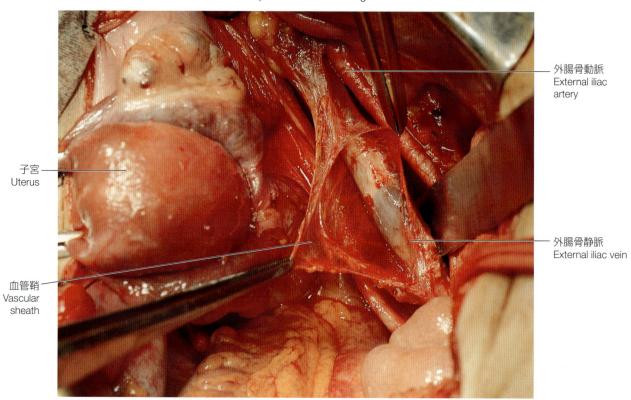

## 図153 内鼠径上節切除の模型図

剥離が済んだ外腸骨動脈を尿管鉤で吊り上げ，外腸骨静脈裏面の血管鞘の剥離を鼠径部まで進める。静脈周囲から剥離したリンパ脂肪塊は，粘膜鉗子で把持して鼠径管内より引き出すようにして先端を切離，結紮する。また図には外腸骨静脈鞘と内腸骨動脈鞘の連続性が描かれている（星印）。外腸骨静脈と内腸骨動脈はほぼ同じ高さにあり，内腸骨動脈鞘の切開（矢印）を外腸骨静脈の剥離に連動させる。

## Fig. 153. Schematic illustration of the medial suprainguinal lymph nodes.

The separated external iliac artery is lifted using a ureter retractor, while advancing the separation of the vascular sheath from the dorsal aspect of the external iliac vein to the inguinal region. The lymphatic mass of adipose tissue that has been separated from the surroundings of the vein is held with a Babcock clamp, and its tip is severed with a pulling-like motion from the inguinal canal and ligated. Continuity of the vascular sheath of the external iliac vein and vascular sheath of the internal iliac artery is also sketched in this illustration (☆). The level of the external iliac vein and internal iliac artery are almost equal. Therefore, an incision in the vascular sheath of the internal iliac artery (arrow) can be in combination with separation of the external iliac vein.

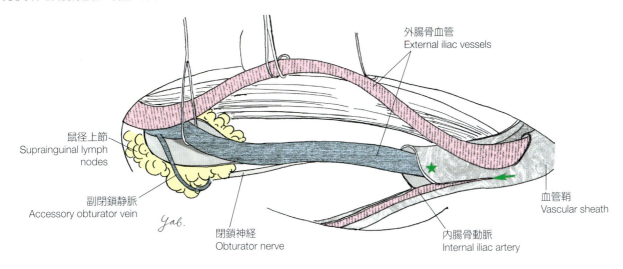

## 図154 内鼠径上節の切除

図は，内鼠径上節の郭清がほぼ終了したところ。副閉鎖静脈（矢印），深腸骨回旋静脈が現れている。外鼠径上節の郭清はまだ行われていない。静脈の栄養血管は可能な限り温存する。

## Fig. 154. Excision of the medial suprainguinal lymph nodes.

Shown is a surgical site following excision of the medial suprainguinal lymph nodes. The accessory obturator vein (arrow) and deep circumflex iliac vein are seen emerged. The excision of the lateral suprainguinal lymph nodes has not yet been carried out. The nutrient vessels to the veins must be spared as much as possible.

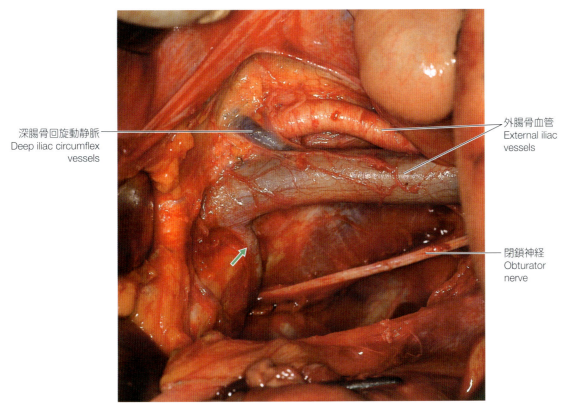

■ 手術編／第1部　筆者の子宮頸癌手術

リンパ脂肪塊は，副閉鎖静脈の下を潜らせて(潜らせることにこだわる必要はない)，先に郭清した外鼠径上節や外腸骨節とともに閉鎖孔付近に集める。その際，閉鎖神経の外側を走行する閉鎖動静脈は脂肪に包まれ意外に損傷しやすいので，閉鎖神経を露出しておき，その走行を目標にして作業を進めれば安全性は増す。

内鼠径上節の遠位端は，切断結紮する。また恥骨坐骨枝骨膜に直接付着する脂肪やリンパ節は，結合がいたって疎であり簡単に剥離できるが，その部分の郭清を徹底させ骨膜を露にすればするほど，リンパ囊胞ができるのでジレンマが残る。リンパ囊胞とその後の下肢浮腫の予防は，腹膜無縫合で対処するのも一つの方法であるが，まだ完全には解決されない問題である。とにかくリンパ管の切断端の結紮を行う。最終的に外腸骨動静脈リンパ節は，閉鎖節とともに腸骨窩に集められることになる。

## 6. 閉鎖リンパ節obturator lymph nodesの切除

閉鎖窩は，閉鎖神経の走行を中心に，外側は内閉鎖筋膜，内側は膀胱側腔，尾側は閉鎖孔，頭側は靱帯起始部すなわち内外腸骨血管分岐部(血管三角部triangle of iliac vessel)に連続するやや陥凹した領域である。閉鎖窩には血管，リンパ系，神経の繁走と豊富な脂肪からなり，術中かなりの集中力と精力を要求される場所である(図155, 156)。

操作は，外腸骨動静脈を内側に引き，助手に，腸腰筋を細い腸ベラ(3cm程度)で軽く外方(側方)に圧排してもらい，外腸骨血管と腸腰筋の間を広く展開する。そのスペースから坐骨骨膜および内閉鎖筋筋膜に付着する脂肪/疎結合組織，リンパ節を，細身の剪刀で剥離して内方に寄せる。要領は，リンパ節を含む脂肪組織などをスウェーデン鑷子で把持し，先を少し開き気味にした剪刀を外側から内側へ閉鎖神経に沿って動かすようにして行う。頭尾方向の動きはなるべく控える。それは内腸骨静脈や閉鎖動静脈からの側壁貫通枝を損傷させないためである。壁側枝の離断を要するときはヘモクリップや，種々のデバイスが使用される。無論，操作は吸引嘴管も併用すればことはよりスムーズにいく。

次に，閉鎖神経より内側の郭清を行う。外腸骨静脈を尿管鈎で外上方へ引き上げ，閉鎖窩を十分に露出させて，閉鎖神経を閉鎖窩の全長にわたり脂肪の中から掘り出す。閉鎖神経の外側には閉鎖動静脈が内腸骨動静脈につながり，その走行に沿い，小リンパ節が豊富な脂肪にくるまれてある。閉鎖節は，先ほど閉鎖孔付近に集められた脂肪，リンパ節とともに閉鎖動静脈か

**図155** 閉鎖窩のリンパ切除

一括切除した外腸骨節，内外鼠径上節，閉鎖節，内腸骨節を側臍靱帯の根元に集めた場面である。閉鎖動静脈やそれらの壁側貫通血管は，まだ脂肪に埋もれている。

Fig. 155. Excision of the lymph nodes in the obturator fossa.
The external iliac lymph nodes, medial and lateral suprainguinal lymph nodes, obturator lymph nodes and internal iliac lymph nodes have been excised en bloc and collected at the root of the lateral umbilical ligament. The obturator artery/vein and their parietal perforating branches remain buried in the adipose tissue.

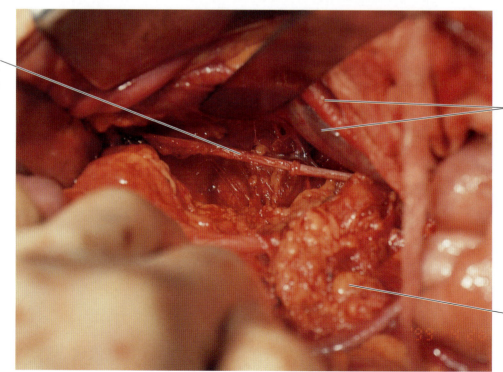

閉鎖神経 Obturator nerve

外腸骨血管 External iliac vessels

側臍靱帯の根元に集められたリンパ, 脂肪組織 En bloc lymph-atic adipose tissue

## 図156 郭清された閉鎖窩の展望

画面の中央を閉鎖神経と同動静脈が横切る。閉鎖動脈は内腸骨動脈から分岐する。閉鎖静脈と深子宮静脈はお互いに近くで内腸骨静脈へ還流する。内外腸骨静脈の間（血管三角部iliac triangle）に腰仙骨神経幹が見えている。これが郭清の深さのメルクマールになる。側臍靱帯は根元で切除されている。

## Fig. 156. A view of the dissected obturator fossa.

The obturator nerve/artery/vein traverse the center of the operative field. The obturator artery bifurcates from the internal iliac artery. The obturator and deep uterine veins drain into the internal iliac vein in close proximity to one another. The lumbosacral trunk is visible in the area between the internal and external iliac veins (iliac triangle; *green arrow*) and acts as an indicator for the depth of excision. The lateral umbilical ligament has been excised at its base.

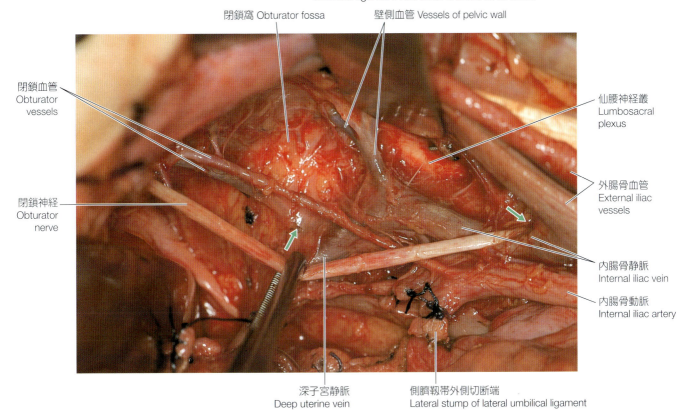

ら分離し，閉鎖神経の下を潜らせて先に切除した外腸骨血管鞘とともに頸横靱帯起始部へ集める（図155）。

閉鎖動脈は内腸骨動脈から分枝することが多いが，内腸骨動脈前枝や後枝からの分岐する枝とさまざまである。閉鎖静脈は，原則的に動脈と並走し，多くは内腸骨静脈の根元に還流する（図156）。その付近は深子宮静脈も還流する場合が多い。閉鎖静脈は，深子宮静脈を探す目印になる一方，変異も多く，直接頸横靱帯内の静脈や内腸骨静脈前枝とつながるものもある。また，その周辺には壁側からの静脈も還流するので細心の注意が必要である（図157）。この付近の郭清は，内外腸骨血管三角部の郭清（頸横靱帯起始部origin of transuerse cervical ligament）と重複することにもなる。

さらに閉鎖窩内の血管の間に張り巡らされたリンパ管と小さなリンパ節の処理は，頸横靱帯の切除のときに超音波破砕機を用いて同時に切除する。

## 7. 内腸骨リンパ節internal iliac lymph nodesの切除

内腸骨リンパ節への転移そのものは多くはないが，

血管三角部とよばれる外腸骨動静脈と内腸骨動静脈の分岐部は，閉鎖リンパ節や頸横靱帯の起始部などの領域と重なる部分である（図156～159a,b）。血管三角部の郭清は，外腸骨節や閉鎖節の郭清時に併用されることが多い。いずれにしても，静脈を損傷すれば修復が著しく困難であると想像され，郭清には神経を使う箇所である。血管の位置関係に注視しながら進める（図159b）。

まず腸腰筋を細い腸ベラで外側に，外腸骨動静脈を指で内側へ圧排しながら，血管腸腰筋間の剥離（図160，161）を行い，それを頭方に進めておく。内腸骨静脈との分岐部が見えたら慎重に周囲の脂肪とともにリンパ節を除去する（図157，159a）。しかし，内腸骨静脈後枝やその分枝枝である上臀静脈などで骨盤壁に固定されるために，三角部静脈裏面（背面）を完全に骨盤壁から遊離することは至難である（図161）。案外この部分のリンパ節転移に出合うことは少なく，sentinel nodesの分布度も低い。周辺を超音波破砕機の使用で細部にわたり郭清して，腫大リンパ節が見つかれば，切除する。一方，腹腔鏡下で超音波破砕機を使用すれば，成功の

■ 手術編／第1部　筆者の子宮頸癌手術

**図157　頸横靱帯起始部と裸出された内腸骨血管**

図での内腸骨動脈からは，前枝anterior trunkと閉鎖動脈が分岐している。側臍動脈は切離してある。内腸骨静脈へは，深子宮静脈，閉鎖静脈，太い壁側枝が1つになって還流する。右骨盤腔を内側から見た写真。

**Fig. 157. The origin of the transverse cervical ligament and denuded internal iliac vessels.**

Shown is an inner view of the right pelvis with the anterior trunk and obturator artery bifurcating from the internal iliac artery. The lateral umbilical artery has been severed. The deep uterine vein, obturator vein and thick parietal branch drain en bloc into the internal iliac vein.

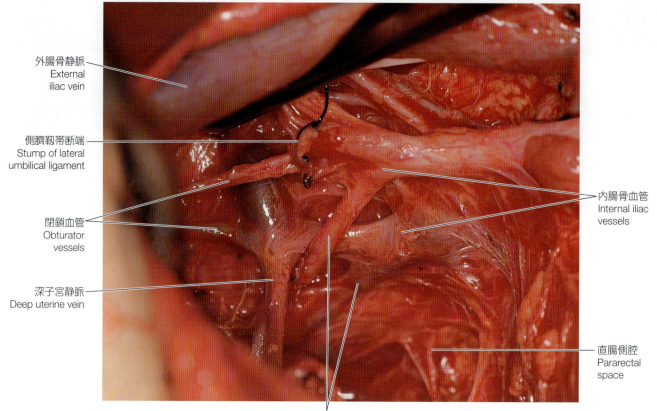

**図158　血管三角部の郭清**

腸骨血管三角の郭清は，はるかに腹腔鏡下手術が適している。

**Fig. 158. Dissection of the triangles of the iliac vessels.**

Laparoscopic surgery is an excellent means of dissection for the triangle of this highly concentrated vascular area.

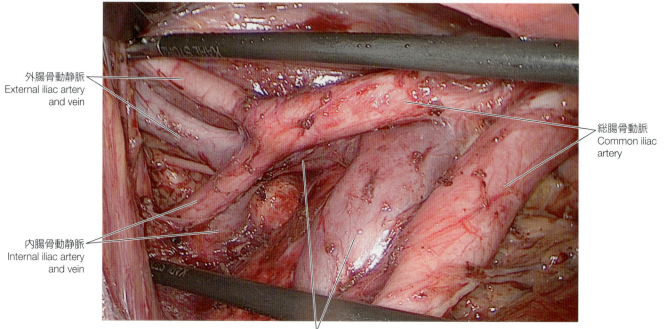

## 図159a/b 腸骨静脈三角

aは内側から見た静脈三角部と郭清前の動脈三角部を示す。bは内腸骨動脈と外腸骨静脈が，ほぼ同じ高さにあることを図示した。図153も参照いただきたい。

## Figs. 159a/b. Triangle of the iliac vein.

**a** shows an inner view of the triangle of the iliac vein and the still-to-be-excised triangle of the iliac artery. **b** schematically demonstrates the internal iliac artery and external iliac vein being almost on the same level. Readers are also directed to Fig.153.

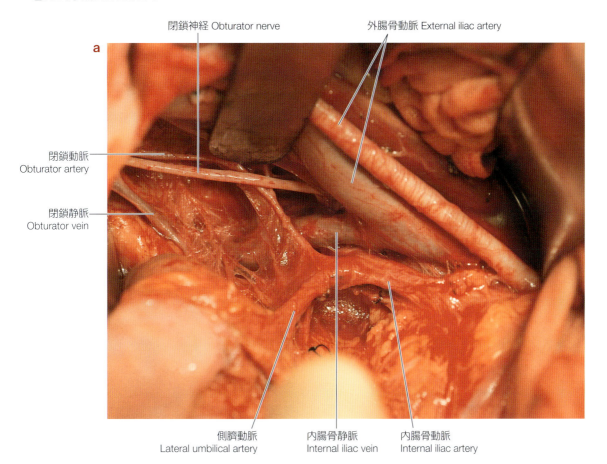

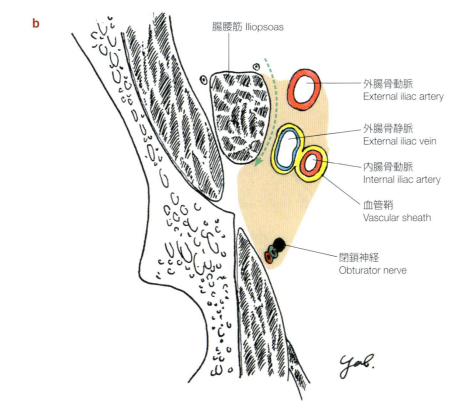

**図160 総腸骨静脈/外腸骨静脈と腸腰筋の分離**

内腸骨動静脈の分岐部付近から腸腰筋の間は，案外脂肪が多いうえ，中を壁側枝が通っている。深いところは超音波破砕機を用い，脂肪，疎結合線維を破砕してリンパ節を分離する方が安全である。写真の右が頭側。

**Fig. 160. The separation of the common iliac and external iliac veins and iliopsoas muscle.**

The right side of the photograph indicates the cranial aspect. Contrary to expectations, there is abundant adipose tissue within which the parietal branches pass between the iliopsoas muscle and area of bifurcation of the internal iliac artery/vein. However, it is safe to use an ultrasonic surgical aspirator to break up adipose and loose connectives tissues in the deep area, thereby enabling separation of the lymph nodes.

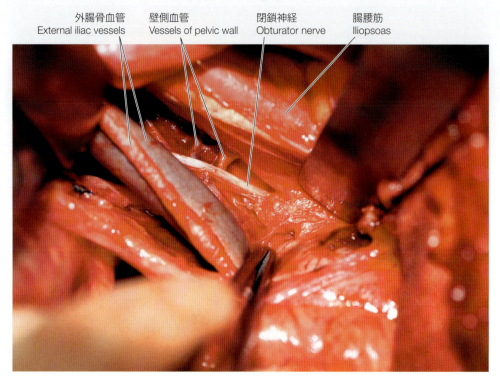

**図161 総腸骨静脈と腸腰筋の分離**

腹腔鏡下手術。多くの壁側枝が存在する。

**Fig. 161. The separation of the common iliac vein and iliopsoas muscle during laparoscopic surgery.**

Many parietal branches can be seen.

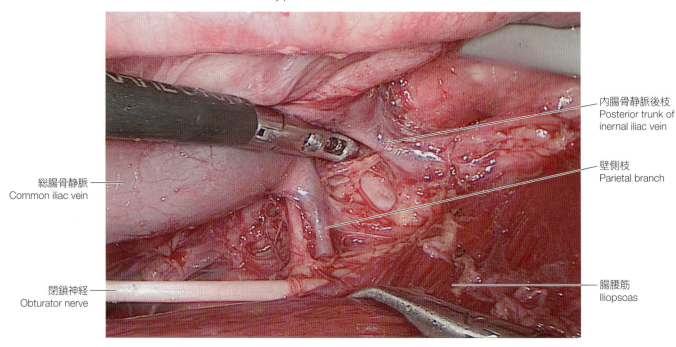

## 第2章 神経温存広汎子宮全摘術（開腹術）

可能性はより高くなる（図162）。

すでに外腸骨動脈から総腸骨動脈への血管鞘は剝離，離断されているが，三角部の外腸骨静脈鞘の分離を完全に行うには困難なことが多い。図159bで描くように三角部では外腸骨静脈と内腸骨動脈がほぼ同じ高さにあり，互いの血管鞘は結合組織で密に連結されている。そのため三角部の郭清は，外腸骨静脈鞘と内腸骨動脈鞘の剝離を互いに関連させつつ進めるとよい（図153, 159b）。例を示せば，分岐直後の内腸骨動脈鞘に縦に割を入れて，それを末梢へ切開の延長をする（鞘が薄いため結合が強固で剝離されない場合が多い）その外側の血管鞘を把持して血管から剝離し，先に剝離してあった外腸骨静脈血管鞘とつなげて一緒に切除する。その際，内腸骨動脈から三角部の脂肪の中へ細い枝が出ており，乱暴な操作で出血を見ることが往々にある。また内腸骨動脈から尿管動脈が分岐することはよく知られる。往々にして損傷して出血させる。

内腸骨動脈の血管鞘を末梢に追跡すれば，側臍動脈（靱帯）に到達する。そしてこの壁側筋膜である血管鞘は，内側へ翻転し頸横靱帯後筋膜（この時点で臓側筋膜とよばれる）へ続く。また膀胱下腹筋膜の筋膜は薄く，肉眼的には発見できないことが多い。この壁側筋膜（内腸骨血管鞘）の所見は，頸横靱帯の分離に非常に重要である（図58, 図174参照）。内腸骨リンパ節は，閉鎖節とともに側臍靱帯の根元に集めてen blocに切除する。

### 8. 血管損傷と止血

大血管に接して操作を行うため血管損傷vessel-woundのリスクがある。小出血はモノポーラあるいはバイポーラで止血可能であるが，ある程度大きな損傷ではまずガーゼあるいはリンパ組織そのもので圧迫止血を試みる。3分程度で止血しない場合は，縫合が必要となることが多い。縫合中の出血のコントロールのため血流遮断を要すことがある。この場合は，血管鉗子vascutar clampや血管のテーピングなどが必要となる。縫合にはプロリン糸を用いる。小さな孔ならZ縫合1回で止血可能である。

先にも述べたように，損傷部の縫合には血管の周囲で血管鞘が十分剝離され，損傷血管が露出されていることが必要である。そのためには血管の露出操作を均等な深さで進め，常に良好な視野が得られる状況で手術を行うことが大切である。

**図162 骨盤側方郭清**

腹腔鏡下手術。腸骨窩iliac fossaが展開され，頸横靱帯の起始部の血管が分離されている。閉鎖静脈と深子宮静脈が内腸骨静脈に合流する。

Fig. 162. **Lateral dissection of the pelvis during laparoscopic surgery.**

The iliac fossa is seen developed with vessels at the origin of the transverse cervical ligament having been separated. The obturator and deep uterine veins can be seen to join the internal iliac vein.

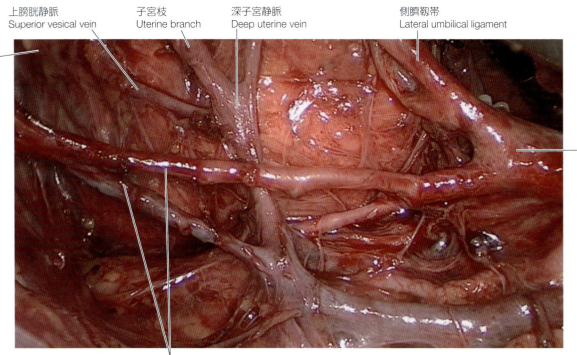

## D 傍大動静脈リンパ節と総腸骨リンパ節の切除

広汎子宮全摘術の開腹創を，上腹部に延長して腹大動脈abdominal aorta周辺のリンパ節生検を行った後，放射線照射による小腸の障害に難渋させられた記憶は生々しい。

傍大動静脈リンパ節paracaval and paraaortic lymph nodesと総腸骨リンパ節common iliac lymph nodesの切除には，術後のイレウスの発症の頻度からいえば，腹腔鏡手術laparoscopic surgeryがはるかに適している。特に腹膜外傍大動脈および総腸骨リンパ節郭清術の低侵襲でqualityの高さは，開腹に比べまさに隔世の感がある。今回は，石川県立中央病院の干場勉博士の術中記録を中心に，前改訂版（改訂新版 新広汎子宮全摘術）でご協力いただいた倉敷成人病センター院長の安藤正明博士との共同記載を基にして述べる。

成書には，傍大動脈リンパ節なる用語が使用される。

これは，腹大動脈abdominal aortaおよび下大静脈inferior vena cava周辺に分布するリンパ系を指すと解釈する。グレイ解剖学書では，外側大動脈リンパ節lateral aortic nodeと大動脈前リンパ節preaortic lymph nodeに分けられる。そして卵巣動脈に伴行するリンパ管を通って直接外側大動脈リンパ節，ときには大動脈前リンパ節へ流入すると記載がある。大動脈前リンパ節へは腹部消化管や脾臓，肝臓，膵臓からのリンパ流が多い。

### 1. アプローチ法

内視鏡による後腹膜リンパ節郭清には2つのアプローチ法：経腹膜アプローチ(＝腹腔鏡下laparoscopic approach)と腹膜外アプローチ(＝後腹膜鏡下extraperitoneal approach)がある。両者を合わせて体腔鏡celioscopyとよぶ。

経腹膜アプローチは，1990年初頭にフランスのQuerleu D(Am J Obstet Gynecol, 1991, Cancer, 1994)や米

**図163** 後腹膜腔の解剖図
深筋膜と腹膜の漿膜下筋膜の間に作られるスペースが後腹膜腔である。この腔に気体を満たすことにより腸を圧排し，後腹膜腔の臓器を内視鏡で直視することができる。

**Fig. 163.** Schematic illustration showing anatomy of the retroperitoneal space.
The space between the deep fascia and subserous layer of the peritoneum is defined as the retroperitoneal space. Filling this space with gas presses the intestine, so that the organs in the retroperitoneal space can be directly observed with an endoscope.

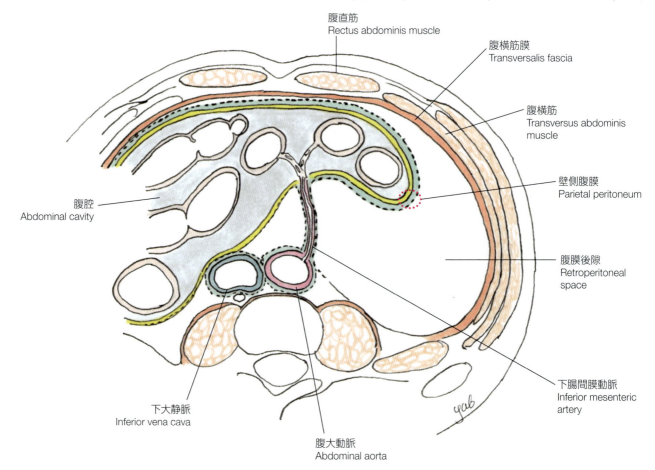

国Nezhat CR（J Gynecol Surg, 1993）が報告した。腹膜外アプローチは，Vasilev SA（Gynecol Oncol, 1996）やフランスのDargent D（Mars Provideo, 1997）により始められた。その後安藤正明（Surgical Endoscopy, 2003）は，5mm visual access cannula（Endotip®：Karl Storz, Tuttlingen, Germany）を用いたより低侵襲な腹膜外アプローチ法を確立し，郭清範囲を広げた。

## 2．後腹膜腔の解剖

すでに述べたが，人体の筋膜は，皮下筋膜subcutaneous fascia，深筋膜deep fasciaおよび漿膜下筋膜subserous fasciaに分けられる。腹膜腔peritoneal cavityと腹膜外腔extraperitoneal spaceを境界する組織である腹膜peritoneumは，漿膜serosaと漿膜下組織subserous layerに分けられる。真に面倒な話だが，深筋膜の内被包層internal investing layerと体腔を覆う腹膜の漿膜下組織（筋膜）が合わさり，その間に筋膜腔potential spaceができる（Gray解剖学，第30米国版）。筋膜腔の代表的なものが腹膜後隙retroperitoneal space（なぜか日本解剖学会では後腹膜腔ではない）である。腹膜外アプローチは，図163のように腹横筋筋膜や大腰筋の内側を覆う壁側筋膜（深筋膜）と漿膜下筋膜subserous fasciaの間に形成される筋膜腔を利用する手技である。

## 3．後腹膜鏡下手術

### a．方法

左腹膜外アプローチleft extraperitoneal approach

### b．腹膜外アプローチ法の利点と弱点

骨盤高位が不要（水平仰臥位）。腸管の圧排回避，低侵襲。腹膜自体が自然のリトラクターとして働き良好な視野獲得。弱点は，ガスによる後腹膜腔の形成を利用するために，子宮が摘出される前に行われなければならないことである。また筆者は，気後腹膜pneumoretroperitoneumによる気胸を経験している。

### c．器具類

モノポーラフック付き吸引注水管，アドバンストバイポーラ鉗子（リガシュア，エンシールなど），超音波切開装置（ハーモニック），ハサミ鉗子，腸鉗子，血管クリップ，回収バッグ，出血対応セット（腹腔鏡用血管鉗子，10mm吸引管，圧迫あるいは牽引用細長ガーゼ）

### d．腹腔内観察（経腹膜アプローチ）

まず臍底を切開して腹腔に入り，5mmまたは10mmの臍部トロッカー挿入，気腹，腹腔内観察。腹腔からの観察下に腹膜外アプローチを開始。

### e．後腹膜スペースの形成

左上前腸骨棘3〜4cm内側に，第1トロッカーポート用の小切開を加え，コッヘル鉗子で皮下組織を鈍的に剥離して漿膜下組織に達する（図164）。操作は，腹腔鏡下に行う。次いでポート内に鉗子を挿入し周囲の漿膜下組織と壁側筋膜を十分剥離し，第2トロッカーによる腹膜の損傷を防止する。第2トロッカーの挿入がすめば，ここから鉗子を入れて筋膜間の剥離を進めて，後腹膜スペースの形成をする。さらに第1ポートからKidney型のPDBTMバルーン（Covidien社）を挿入して，付属のポンプで約15回送気して広範囲に後腹膜腔を作成する。

**図164** トロッカー設置場所

臍と左鎖骨中線がおおよその基準とされる。

**Fig. 164.** Line drawing showing placemens for trocars.

The placement for the trocar is generally in the left mid clavicular line in relation to the umbilicus.

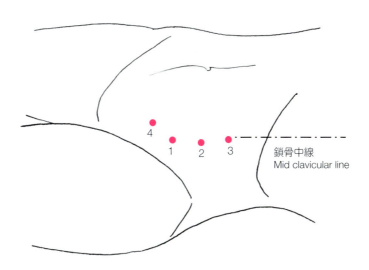

f. 気後腹膜pneumoretroperitoneum：腹腔鏡のトロッカーから脱気しつつ，第1トロッカーから炭酸ガスを後腹膜腔内に注入を開始。

g. 後腹膜腔の拡大

第1トロッカーから光学視管を挿入し，これをディセクターとして使用しながら，腔を背側へ向かい拡大する。腹腰筋，陰部大腿神経，外腸骨血管，腹横筋を観察できる。

h. ガス圧

トロッカー挿入までは15mmHg，後腹膜操作は8mmHg。

i. トロッカーの設置：(図164)

第1トロッカー：左上前腸骨棘内側3cm。第4トロッカー挿入後にメインカメラポートとする。

第2トロッカー：第1トロッカーと臍高の中間付近。

第3トロッカー：臍高あるいはそれよりやや頭側に設置。

第4トロッカー：鼠径部，助手用補助ポート。

第1～3トロッカーは，中腋窩線midclavicular line上に並ぶ。4本のトロッカーの配置は，ほぼ等間隔になる。

j. 腹膜外腔の展開(術野の確保)

1) 後腹膜腔：この手技で利用する後腹膜腔は，腹横筋筋膜や大腰筋の内側を覆う壁側筋膜と，漿膜下筋膜subserous fasciaの間に形成されるpotential spaceである(図163)。この腔は，解剖学的にも分離が容易である。しかし，部分的には脂肪の蓄積により不規則な層を形成することもある。

2) 剥離操作1：左側で腸腰筋，外腸骨動脈，尿管の順での確認から始める。尿管と外腸骨動脈の間の疎な結合組織を分離して，尿管を腹側に持ち上げながら頭方に進む。尿管カテーテルの挿入は，その発見を容易にし，かつ安全である。またカテーテルの挿入により，尿管が剥離された腹膜をテント状に持ち上げて操作を容易にする。次いで尿管枝を凝固切断しつつ左総腸骨動脈と腹膜(漿膜下筋膜)の剥離を進め，腹大動脈分岐点を確認する。そこで仙骨前面の漿膜下筋膜を剥離し，さらに右側に展開し右総腸骨動脈と右尿管を確認する。左右の尿管が郭清の外側端となる。右尿管を助手の鉗子で挙上させ，右腸腰筋と陰部大腿神経を確認すれば，骨盤上部の視野も露出される。

3) 剥離操作2：腹大動脈の領域でも左尿管を指標に，尿管を腹側に持ち上げつつ背面から脂肪組織を剥ぎ落すように頭側に剥離を進める。そにより左卵巣静脈と次いで左腎静脈が露出される。さらに大動脈右側方向すなわち下大静脈前面の漿膜下筋膜を，両大動静脈の血管鞘との間で剥離してスペースを拡大していく。その際，下腸間膜動脈が邪魔となるが，この動脈を回り込

図165 傍大動脈領域

左リンパ側鎖，腹大動脈前面と下大静脈前面領域の郭清がなされた。第1～3腰動静脈や下腸間膜動脈が露出された。

Fig. 165. The paraaortic region.

The left lymphatic trunk, preaortic region and paracaval region have been dissected, and the first to the third lumbar arteries/veins and inferior mesenteric artery are exposed.

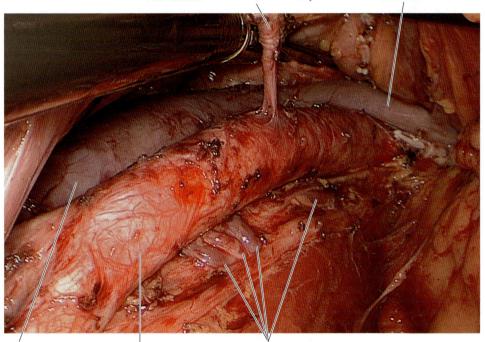

むようにして大動脈右側に到達し，視野の展開を進める。

k．リンパ郭清

基本的に術者は，右手にモノポーラフック付き吸引注水管，左手に腸鉗子を持つ。助手は，左手にカメラを保持，右手の腸鉗子で腹膜を挙上し術野を維持する。術者は，リンパ組織あるいは血管周辺の疎結合組織を断続的な吸引と圧迫を繰り返す吸引注水管操作で，血管，リンパ管，神経などを浮き出させ，必要に応じて血管は，クリッピングあるいはモノポーラ切断する。このステップを繰り返していく。

1）左側腹大動脈鎖の郭清：まず左のリンパ側鎖（外側大動脈リンパ節 lateral aortic lymph node）を腸腰筋から分離する。次いで，腹大動脈の左前で血管鞘をモノポーラフックで縦に切開し，腹大動脈前リンパ節と左リンパ側鎖とを分割する。そして左側鎖の郭清（血管鞘の切除）を，左総腸骨動脈鞘の剝離から始め頭側へ進める。左腎動静脈に到達したら数回に分けて側鎖頭側端をクリッピングし切断，切除する。ここでは第一腰静脈や，ときに過剰腎動脈があり損傷に注意を要する（図165）。

2）腹大動脈前面の郭清：大動脈前リンパ節preaortic lymph nodeは，下腸間膜動脈の頭尾に分けて切除する。下腸間膜動脈の損傷に注意が必要である。下腸間膜動脈から2cm頭側に斜め前から卵巣動脈が分岐していることが多い。これの引き抜きに注意する（図165）。卵巣血管は，子宮からの直接転移ルートになる意見もあるので，できれば切除が望ましい。

3）仙骨前リンパ節presacral nodeの郭清：総腸骨動脈前面で切開した血管鞘の端を持ち上げ動脈から剝離する。左右の総腸骨動脈間には左総腸骨静脈が大きく見え，これからリンパ組織の穿通枝が出ているので引き抜かないように注意する。また正中仙骨動静脈の損傷にも注意を要する（図166）。

4）下大静脈inferior vena cava前面と下大静脈右側鎖の郭清：30度の光学視管により下大静脈右側方の郭清も可能となる。下大静脈からのリンパ組織穿通枝の引き抜き損傷に注意を要する。これが起こるとやっかいな出血が起こる。リンパ組織を上に浮かせる際注意が必要である。この穿通枝は特に下腸間膜動脈レベルより尾側に分布が多く通常2〜3本認められる。小さな損傷であれば切離したリンパ組織あるいはガーゼでしばらく圧迫して止血する（図167a）。

5）腹大動脈と下大静脈間の郭清interarteocaval dissection：最も到達が困難な部位である。0度の光学視管では死角ができるため30度の機器に変更する。腰動静脈の損傷に注意を要する。腹大動脈と下大静脈との間のリンパ脂肪組織を把持挙上し，モノポーラあるいはバイポーラを用いて凝固切離する（図167a,b）。さらに大動静脈間の郭清を徹底しなければならないときは，腹大動脈

**図166 仙骨前領域**

左右の総腸骨動脈間には，左総腸骨静脈が大きく見える。リンパ組織への穿通枝が出るので注意が必要である。

**Fig. 166. The presacral region.**

The left common iliac vein is large and clearly distinguishable in the area between the right and left common iliac arteries. However, caution is required regarding the penetrating branches that pass through the lymphatic tissue.

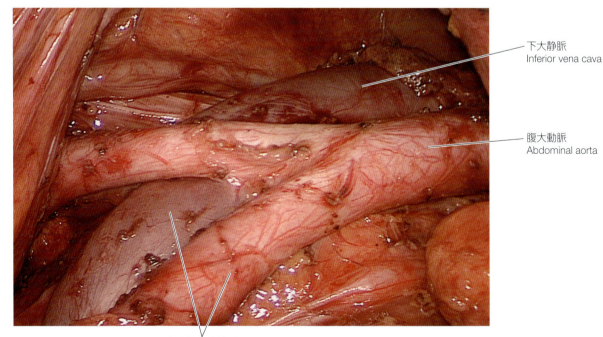

下大静脈
Inferior vena cava

腹大動脈
Abdominal aorta

左総腸骨動静脈
Left common iliac artery and vein

### 図167a　大動静脈間領域

到達の難しい領域である。腰動静脈の損傷に注意を要する。

### Fig. 167a. The interaortocaval region.

This region is difficult to approach, and caution is required so as not to damage the lumbar artery/vein.

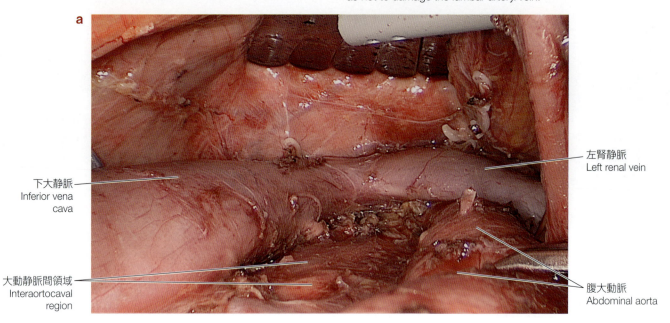

### 図167b　腹大動脈の挙上

腹大動脈abdominal aortaが黄色の血管テープで挙上され，中央上面で下腸間膜動脈が分離されている。背側に青色の血管テープを通してあるのが下大静脈inferior vena cavaであり，その右には右卵巣静脈の切断端が見える。また，右上隅には左卵巣静脈が左腎静脈に合流する様子がうかがえる。この操作で大動静脈間領域interaortocaval regionの郭清は終了する。

### Fig. 167b. Suspension of the abdominal aorta.

The abdominal aorta is seen suspended by yellow vascular tape, and the inferior mesenteric artery is isolated from the mid-superior aspect. The inferior vena cava is seen strung through a blue vascular tape below the abdominal aorta, and the stump of the right ovarian vein can be seen on the right. Further, the left ovarian vein joining the left renal vein is indicated in the right upper corner. This procedure completes the dissection of the interaortocaval region.

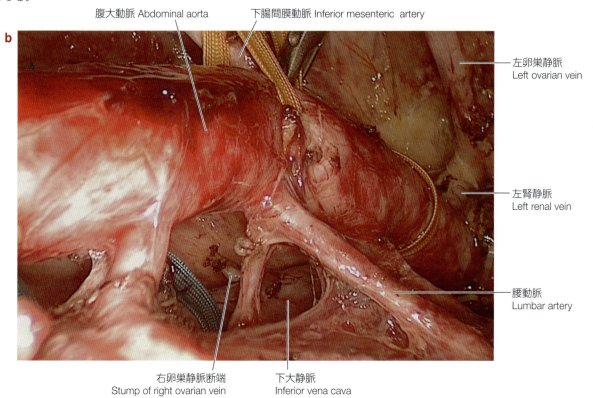

第2章　神経温存広汎子宮全摘術（開腹術）

の背部の剝離を行い血管テープで挙上して郭清を進める。下大静脈にも同様の操作を行う（図167b）。
6）総腸骨節の郭清：総腸骨動脈鞘の剝離、総腸骨静脈鞘の剝離をする。この静脈からは正中仙骨静脈or外仙骨静脈が出ており損傷に注意する。総腸骨静脈を大腰筋から分離すると、閉鎖神経の起始部付近まで展開され、上臀静脈や壁側貫通枝が現れる（図161）。無論、傍腹大動脈節の切除を行わないときに、骨盤リンパ節切除に続いて行われることもある。傍大動静脈リンパ節と総腸骨リンパ節の後腹膜鏡下切除は、以上で終了する。

## E　超音波破砕機によるリンパ郭清の補助

　この操作は、骨盤リンパ節の郭清の仕上げとして、頸横靱帯の分離と同時に行う。主にdeep lymphatic trunkの郭清が中心であると同時に、頸横靱帯の起始部の郭清も兼ねる（図168）。
　超音波破砕機（Ultrasonic Surgical Aspirator、最初の製品はCavitron社が発売したためにCUSAと呼ばれた）は、脂肪や疎な結合組織をエマルジョンにして血管やリンパ節を浮き彫りにするために用いる。超音波破砕機の操作は、ハンドピース先端の前後、左右の振子運動が基本で、上下運動や1カ所に集中させた使用法は避けるようにする。また、超音波破砕機にも吸引機能はあるが、外科吸引装置を併用して常に術野を鮮明にしておくとよい。超音波破砕機の代わりに外科吸引のみを使用する藤原敏郎（1984）の方法は、簡便で特に神経周辺の操作に応用ができる。Höckel M（1998, AJOG）も吸引器の使用を発表しているが、藤原の発表ははるかに早い。超音波破砕機の使用方法については、206頁で述べた。
　まず腸腰筋を外側にヘラで圧排し、外腸骨動脈を内側へ引いて、超音波破砕機を用いて総腸骨動静脈/外腸骨静脈/内腸骨動静脈と骨盤側壁の間の脂肪/リンパ節を破砕、吸引して閉鎖神経に達する。次いで閉鎖動静脈周囲に残した脂肪組織を破砕、吸引して壁側貫通枝を露出する。脂肪組織が取り除ければ内腸骨静脈の外側を走る腰仙骨神経幹が現れるので、それを深さの目印にすればよい。現れた小リンパ節は、丁寧に拾い除去する。CUSAの先端は、かなりの高温になっているので、腰仙骨神経幹の熱損傷には気を付ける。
　次いで、分離された閉鎖動静脈血管の一部を鑷子で

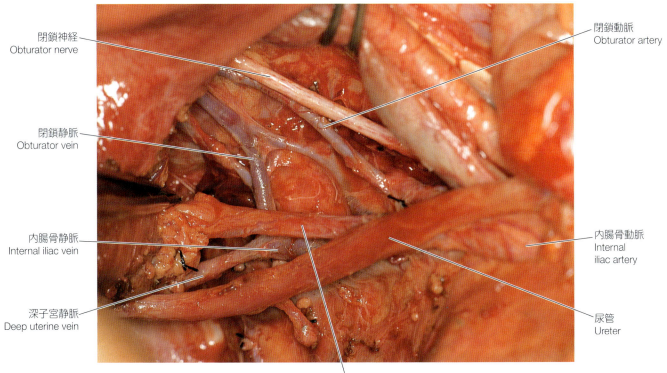

**図168　超音波破砕機による骨盤側方郭清**
腸骨窩が展開され、頸横靱帯起始部の血管が分離されている。超音波破砕機を用いれば、閉鎖静脈と深子宮静脈が内腸骨静脈に合流するところも、比較的容易に露出できる。

**Fig. 168. Lateral pelvic dissection using an ultrasonic surgical aspirator**
The iliac fossa is developed, together with separation of the vessels of the origin of the transverse cervical ligament. With the use of an ultrasonic surgical aspirator it makes it relatively easy to expose this area where both the obturator and deep uterine veins merge with the internal iliac vein.

持ち上げ，超音波破砕機を用いて血管の全走行を遊離する．大方は内腸骨動静脈に合流するが，変異も多い．さらに内腸骨静脈分岐部の脂肪組織も注意深く破砕吸引する．

閉鎖動静脈を遊離したならば，破砕吸引をさらに内方に向けて進めれば，深子宮静脈が内腸骨静脈へ還流する部分，いわゆる頸横靱帯起始部が現れてくる．開腹（図168）と腹腔鏡下手術（図169）でのCUSA使用例である．その合流部（起始部）まで明確にすれば壁側リンパ節の郭清が終わることになる．

## F 癒着転移リンパ節の切除

広汎子宮全摘術での転移，しかも転移リンパ節の切除の必要性は，議論の的になろう．子宮頸癌の癌細胞も，抗癌剤や放射線に感受性をもつものだけではない．筆者は，将来新しい化学療法，分子標的治療薬や癌免疫療法の出現を期待してsevere Ⅱ期子宮頸癌の手術は研究されるべきとの信念をもつ．それについては後述する（257頁）．

転移リンパ節が血管壁に付着した場合の切除，特に静脈へ癒着したリンパ節の分離には難儀する．しかし静脈壁にまで癌が浸潤することはまれで，後は忍耐の仕事となることが多い（図170a,b）．サテンスキー鉗子，血管テープや血管縫合のための準備も怠らない．図171は，血管との癒着が緩やかで，比較的容易に手術できた例である．

手技を図172で示すと，まず外腸骨動静脈と腸腰筋の間の剝離から試みる．この操作ができないときや，さらに転移リンパ節が血管三角部の背面に及ぶときは，術者の技量にもよろうが，放棄せざるを得ないことが多い．

腸腰筋間との分離が終われば，最初に転移のない部分で血管鞘を血管から剝離し，腫瘍の上流と下流で血管にテーピングする．腫瘍（転移リンパ節）が付着する血管鞘と血管のわずかの隙間から，細身の剪刀や30％程度の出力にした超音波破砕機を使って間の結合織を漸断していく．1カ所にこだわらずに結合の弱い部分を見つけては操作を進めるのが成功の鍵である．

**図169** 腹腔鏡下手術での超音波破砕機の使用
壁側から見た動脈分岐部．内視鏡とCUSAの使用で血管三角部の裏面の分離が可能である．内腸骨静脈は外腸骨静脈の陰に隠れている．

**Fig. 169.** The use of an ultrasonic surgical aspirator in laparoscopic surgery.
The bifurcation of the common iliac artery viewed from the parietal aspect. The use of an endoscope and ultrasonic surgical aspirator allows separation of the reverse side of the vascular triangle. The internal iliac vein lies hidden behind the external iliac vein.

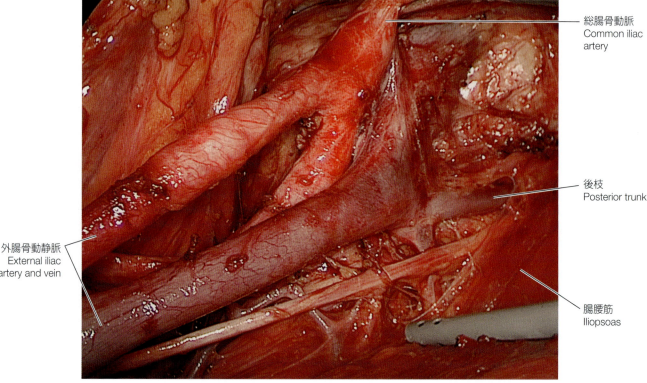

図170a/b　超音波破砕機による骨盤側方郭清

neoadjuvant chemotherapy後のFIGO ⅡB期子宮頸癌の症例。aは内腸骨動脈の処理前の状況で，血管周囲の結合組織は線維化と癒着が激しかった。bは内腸骨動静脈を分離した術中記録である。症例は完治した。

Figs. 170a/b. **Pelvic lateral dissection with the use of an ultrasonic surgical aspirator.**

This patient with uterine cervical cancer FIGO stage ⅡB underwent neoadjuvant chemotherapy. **a** indicates the status of the operative field before surgical intervention showing the internal iliac artery with advanced fibrosis and adhesions of the connective tissue surrounding the vessel. **b** indicates an intraoperative recording of the internal iliac artery/vein following separation. This patient achieved full recovery.

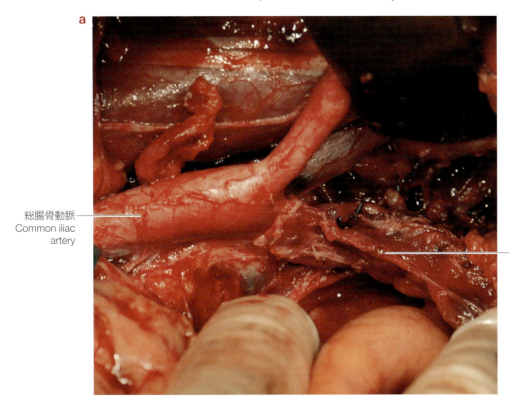

総腸骨動脈 / Common iliac artery
頸横靱帯 / Transverse cervical ligament

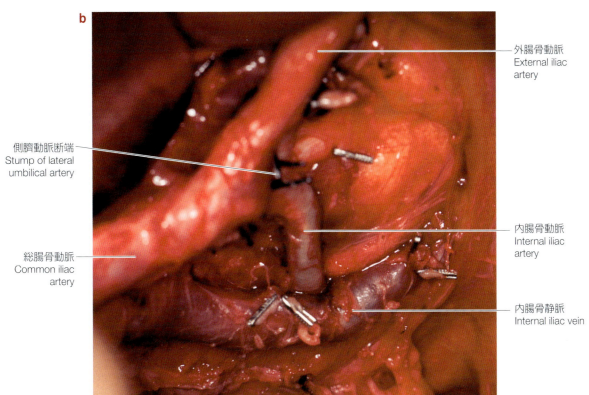

外腸骨動脈 / External iliac artery
側臍動脈断端 / Stump of lateral umbilical artery
内腸骨動脈 / Internal iliac artery
総腸骨動脈 / Common iliac artery
内腸骨静脈 / Internal iliac vein

閉鎖窩に固着する転移リンパ節の切離は，骨膜または筋膜との間には必ずといっていいほど腫瘍フリーな間隙が存在するので，その部分を見つけて開始する．閉鎖動静脈，閉鎖神経は切除してもよいので，外腸骨血管に癒着するリンパ節の剥離よりはるかに作業は容易である．

さらに腫瘍と骨盤壁との間は，超音波破砕機を用いて破砕，吸引し，露出した壁側枝をbipolar scissorsなどで凝固，切離を繰り返す．作業は結合の弱いところを狙ってあらゆる方向から中心（腫瘍）へ向かって試みる．腰仙骨神経幹を目印に剥離を進めると側壁筋に入り過ぎることが避けられる．ときに膀胱から出る太い静脈が閉鎖窩を横切ることがあるので注意を要する．

丹念に超音波破砕機を使用すれば目的を達する場合も多いが，内腸骨血管の切除（三林術式の変法）実施を念頭に置き手術を進める必要がある．詳細は筆者の拡大広汎子宮全摘術で述べるが，将来化学療法などで縮小させた腫瘍を切除する時代が到来すると信じている．

**図171　リンパ節切除後の骨盤壁**
外腸骨節と閉鎖節に各々1個の癒着性転移があり切除した症例．

**Fig. 171. The pelvic wall following lymph node dissection.**
One adhesive metastatic lesion had been discovered in the external iliac lymph nodes and one in the obturator lymph nodes and these were excised accordingly.

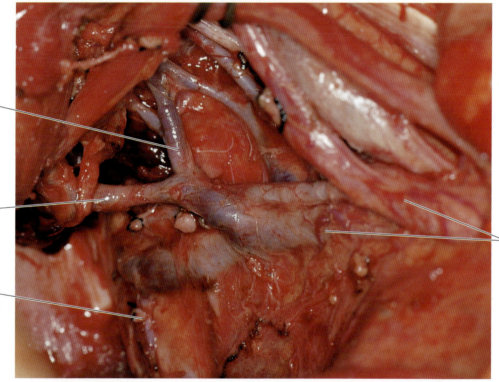

## 図172 転移リンパ節の切除

右外腸骨/閉鎖リンパ節転移例。癒着のある転移リンパ節は超音波破砕機と細い剪刀を使用し，鋭または鈍的に血管鞘との間を少しずつ分離する。血管壁に浸潤することはまず経験しない。

a：外腸骨静脈と癒着した転移性閉鎖リンパ節。
b：超音波破砕機を用いた外腸骨静脈からのリンパ節分離。指先で静脈を保護しながらリンパ節(L1)との間の結合組織をCUSAを用いて丹念に破砕，分離する。
c：転移性リンパ節(L1とL2)の外腸骨静脈からの剥離がほぼ終了。
d：外腸骨静脈を動脈とともに内側に引き，剥離された閉鎖窩の転移性リンパ節を露出している。
L1, 2, 3：転移性リンパ節

## Fig. 172. Demonstrating excision of the right metastatic external iliac/obturator lymph nodes.

These metastatic external iliac/obturator lymph nodes were separated between the vascular sheaths little by little sharply and bluntly using an ultrasonic surgical aspirator and thin scissors. It is rare to see the vascular wall invaded.
Upper left : the external iliac vein and metastatic obturator node (L1) with adhesions.
a : The external iliac vein and metastatic obturator node (L1) with adhesions.
b : Separation of the lymph node (L1) from the external iliac vein by the use of USA. The connective tissue is carefully dissolved and separated, while protecting the vein with the fingertip.
c : The procedure to separate the metastatic lymph nodes (L1, L2) from the external iliac vein is nearly complete.
d : The external iliac vein, together with the artery, is pulled medially to expose the seprated metastatic obturator nodes (L1, L2, L3).

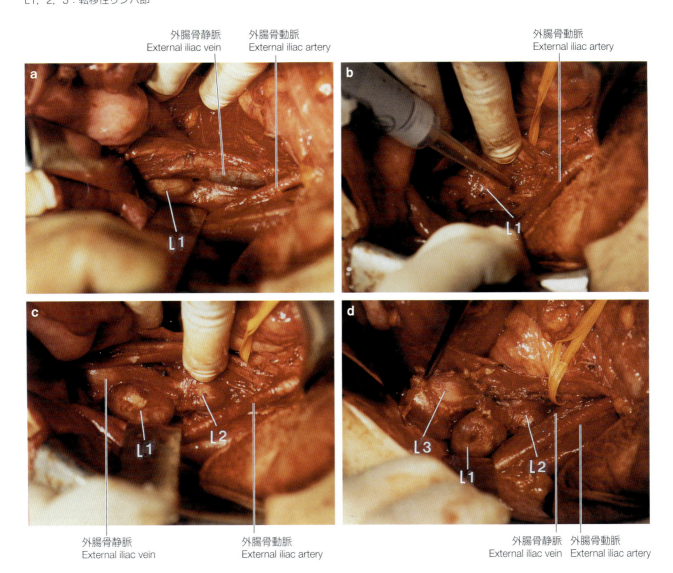

# Ⅶ　子宮傍組織の切除

　子宮傍組織parametriumの操作は，頸横靱帯（側方操作lateral maneuver），仙骨子宮靱帯（後方操作posterior maneuver），膀胱子宮靱帯（前方操作anterior maneuver）の切除の順で述べていく．なお，新膀胱側腔，第四腔，Latzko式直腸側腔および岡林式直腸側腔は，筆者の造語であることをご了承願いたい．

## A　子宮傍組織の切除(1)：側方操作

　頸横靱帯transverse cervical ligamentの切除に関する周辺の臨床解剖を復習しておく：
1）直腸側腔について；図19や図22に描かれる直腸側腔が，仙骨面に沿うようにして骨盤底pelvic floor，すなわち陰部裂孔genital hiatusや恥骨直腸筋puborectalis muscle，まで発掘されるLatzko/岡林手術は，筆者の手術との間に大きな違いがある．すなわち骨盤底は手術の対象としない．Latzko/岡林手術は肉眼解剖学に基づくと解釈し，筆者はあくまでも臨床解剖学的な観察を中心に記載する．
2）Peham-Amreich/小林のseptum；筆者は，Latzko手術で分離される直腸側腔上方部と直腸側腔下方部の間の隔壁は，頸横靱帯と直腸側方靱帯の連続体であると確信する（図53, 54, 60, 95～97）．小林が描いた隔膜（図29）の実態も頸横靱帯であったと確信する．これは臨床解剖学に基づいて判断した．以下はこの見解を中心に述べる．
3）supporting system；頸横靱帯は，膀胱下腹筋膜と直腸側方靱帯と連続体（supporting system）を形成し，臓器とは垂直の関係にある（図96, 97）．
4）頸横靱帯の翻転部；頸横靱帯は，尿管の外側で尾側翻転部（膀胱子宮靱帯深層），そして頸側翻転部（尿管板mesoureter）に分かれる（図62, 74, 82）．
5）頸横靱帯の分離；頸横靱帯の切除は，膀胱側腔（新膀胱側腔-腹膜後隙），第四腔，Latzko式直腸側腔および岡林式直腸側腔を発掘し，四つの人工腔の間に露出，分離させた靱帯の離断を原則とする（図62, 67, 72）．言うならば，頸横靱帯の切除操作は，尿管の内側と外側に分けて半ば独立した方法で行われる．
6）4つの人工的な腔；第四腔と岡林式直腸側腔は，尿管の内側のareolar tissue（すなわち基靱帯）に掘られる腔であり，膀胱側腔（新膀胱側腔-腹膜後隙）とLatzko式直腸側腔は，尿管の外側に掘られる腔である（図62, 67）．
7）頸横靱帯筋膜；腔の発掘により頸横靱帯の前後表層には筋膜（臓側筋膜）が出現する（図53, 59, 78, 82, 95）．これらの筋膜は半人工物であり，脂肪線維組織と膠原線維からなり，場所により厚さが異なる．壁側筋膜は厚く，切断面が明確である（図59, 95a）．
8）頸横靱帯の構成；頸横靱帯は，血管，リンパ管，神経およびそれらを包む疎性結合組織の筋膜からなるとイメージされる（図39, 53, 79, 102）．
9）頸横靱帯切除；頸横靱帯の切除は，側腔を展開し，靱帯筋膜を切除し，血管を単離，離断して行う（図95a）．子宮動脈は尿管の腹側を，深子宮静脈は尿管の背側を通過する．
10）尾側翻転部；膀胱子宮靱帯深層は，膀胱，腟，尿管そして直腸からの静脈が流入し一大静脈ネットワークを作る（図103～107）．さらにこれらの静脈枝や尿管には，骨盤自律神経が併走する（図102～104, 107）．
11）神経温存操作その1；神経温存手術のための頸横靱帯切除は，子宮動脈，深子宮静脈と上膀胱静脈を分離，離断される方法で進める．深子宮静脈系の破綻性出血の防止，尿管損傷の回避や，神経温存の工夫が重要な課題となる．
12）神経温存操作その2；神経温存手術のためには，第四腔，新膀胱側腔の発掘のテクニックが必要とされる（図58, 68, 103）．

### 1．頸横靱帯起始部の露出と郭清

　子宮頸癌Ⅱ期の手術に対する欧米の見解は，靱帯を癌組織中で切離するリスクが避けられないため，手術の適応外とみなすとされる．その根底にはWertheim手術が強く影響していることを忘れてはならない．しかし，化学療法，分子標的治療薬や癌免疫療法の将来を期待する現代でも，1937年からの進行期分類規約に縛られるのは，時代遅れの感も甚だしいのではなかろうか．Ⅱ期癌を手術の対象とするためには，頸横靱帯起始部の完全な摘出が必要とされる．拙手術書では，その意識下で術式を提示する．

　頸横靱帯に対する起始部で行う手術は，1；靱帯筋膜の切除，2；疎性結合組織中の血管の露出，離断の2段階に分けて行う（図95a,b）．この目的は，頸横靱帯の血管一本一本を分岐部で露出，分離，切離して，集束結紮Massenligatur, ligature en masseを避けるためである．要するに筋膜および脂肪結合組織を除去して起始部の構造を露出し，内腸骨血管臓側枝，特に子宮静脈ネットワークを直視下で処理することである．このことは，

徹底した郭清と出血の減少に通じる。

この段階ではすでに，膀胱側腔（腹膜後隙）の発掘と直腸側腔の試掘，骨盤リンパ郭清がなされており，頸横靱帯起始部の露出は，Latzko式直腸側腔への本格的進入で始まる。念を押すようだが，筆者の手術的直腸側腔は直腸の脇から仙骨までのスペースを指すものではなく，頸横靱帯を切離するに必要な腔で，およそ坐骨棘ischial spineのレベルまでの深さをいい，図29で小林が描くような伝統的な仙骨面や骨盤底までの膨大な腔ではない。

### a. 頸横靱帯後筋膜の分離とLatzko式直腸側腔の発掘

Latzko式直腸側腔の作成の第一のランドマークは，内腸骨動脈とそれから分岐する子宮動脈である。頸横靱帯後筋膜posterior fascia of transverse cervical ligamentは，内腸骨動静脈の血管鞘（perivascular seath of internal iliac vessels壁側筋膜）が延長，内側へ翻転して靱帯の後面を覆った臓側筋膜の一種である。

Latzko式直腸側腔Latzko pararectal spaceへは，内腸骨血管鞘と頸横靱帯後筋膜を，本体から分離することで進入する（図173, 174a,b）。その頂部を走行するのが子宮動脈である（図174a,b）。

内腸骨動脈鞘の剥離は，内腸骨リンパ節の郭清の際に一部すでに始められている。動脈鞘の上面（腹側）に割を入れ，血管からの剥離を末梢に進めて側臍靱帯の分岐部に達する（図153, 174a）。続いて背側に向け内腸骨静脈鞘の剥離を進める。その結果尿管は，剥離された血管鞘とともに子宮広靱帯後葉に付着し腔の内方へ移動する（図173）。内腸骨動脈の血管鞘は薄く血管との結合が強く剥がれにくいが，静脈の血管鞘は厚く結合も疎で剥離も容易になる。しかし外側の内腸骨静脈鞘は，骨盤壁と密着するために分離に難儀する。この部分は，腹腔鏡のほうが有利である（図169）。幸いにこの部分のリンパ節転移は少ない。剥離された動脈鞘の中には，尿管とともに内腸骨動脈から分岐した尿管動脈枝が入っており，往々にして損傷して出血させてしまう。できれば温存したいが，不可能なときは凝固，離断する。

**図173** Latzko式直腸側腔の作成

内腸骨動脈鞘と頸横靱帯後筋膜を本体から剥離してLatzko式直腸側腔（矢印）を展開しつつある術中写真。広靱帯後葉，側臍靱帯を各々鉗子で牽引している。尿管は剥離された血管鞘とともに広靱帯後葉の裏面に付着する。

**Fig. 173.** Development of Latzko pararectal space.

Shown is an intraoperative photograph demonstrating the vascular sheath of the internal iliac artery and posterior fascia of the transverse cervical ligament being separated from the main body and development of Latzko pararectal space (*arrow*) being developed. The posterior leaf of the broad ligament and lateral umbilical ligament are pulled separately with forceps. The ureter can be seen attached to the reverse side of the posterior leaf of the broad ligament, together with the separated vascular sheath.

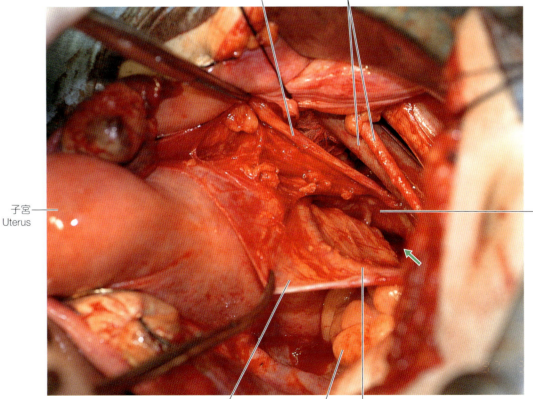

### 図174a,b Latzko式直腸側腔と新膀胱側腔（術中写真）

**a**：内腸骨動脈鞘および頸横靱帯後筋膜の剝離；剝離した血管鞘と後筋膜をケリー鉗子で内上方へ牽引し，Latzko式直腸側腔（A）と卵巣前窩（B）を示している。分離された子宮動脈が見える。

**b**：Latzko式直腸側腔と新膀胱側腔の作成；頸横靱帯の後面から剝離した筋膜を手前に引いて子宮動脈とそれに続く頸横靱帯を露出したところ。AのスペースがLatzko式直腸側腔である。内腸骨動脈と子宮動脈のなす角度は小林の基靱帯の血管神経三角部neurovascular triangle（子宮頸癌手術，図94，頁181）に相当する。側臍靱帯の内側に子宮動脈と膀胱の間に新たに作成された腔を新膀胱側腔new paravesical spaceと名付ける。

### Figs. 174a/b. Latzko pararectal space and the new paravesical space.

**a**: Separation of the vascular sheath of the internal iliac artery and posterior fascia of the transverse cervical ligament; Using Kelly forceps, the loosened vascular sheath and posterior fascia are pulled in a mediosuperior direction, revealing Latzko pararectal space (A) and the preovarian fossa (B). The separated uterine artery is visible.

**b**: Development of Latzko pararectal space and the new paravesical space; The fascia that has been separated from the posterior aspect of the transverse cervical ligament is pulled toward the operator, exposing the uterine artery that is incorporated into the transverse cervical ligament. Marker A indicates Latzko pararectal space. The angle that is formed by the internal iliac and uterine arteries corresponds to the neurovascular triangle of Kobayashi's cardinal ligament (Reproduced from 'Surgery for Uterine Cervix, p 181, Fig. 94'). The space has been newly developed on the medial aspect of the lateral umbilical ligament between the uterine artery and bladder and named the new paravesical space.
(Reproduced from 'Yabuki Y: Cardinal ligament dissection based on a new theory, CME J. Gynecol Oncol 1997, 2: 278-87'.)

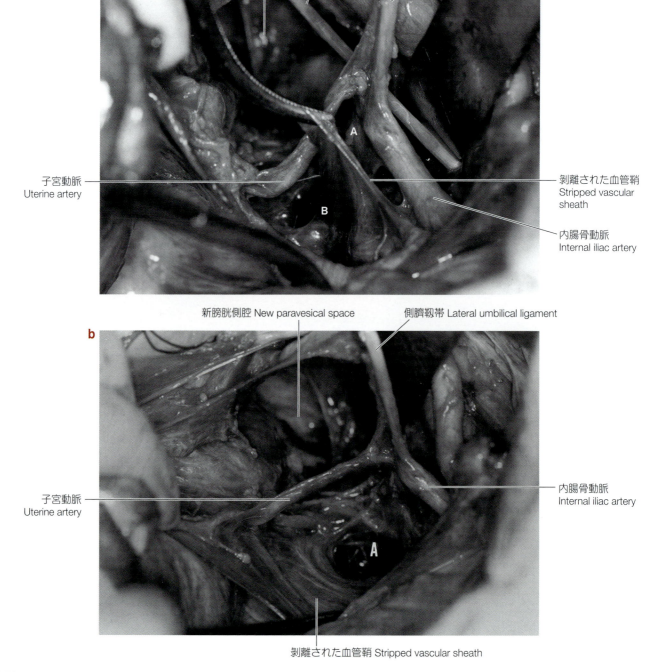

子宮動脈は，側臍動脈から分岐することが多いが，内腸骨動脈から直接分岐することもある（図174a,b）。内腸骨動脈鞘の大部は，側臍靱帯が分岐する場所で内転して頸横靱帯後筋膜へと移行する（図58）。そのため血管鞘の剝離により，子宮動脈の発見は容易にできる。靱帯後筋膜の剝離は，子宮動脈の走行に沿って尿管交差部まで行い，次いで深部方向に進めていく。剝離された内腸骨血管鞘と靱帯後筋膜は，Peham-Amreichの直腸矢状脚にほぼ一致する（図109）。直腸矢状脚は，仙骨前筋膜と同義であり（正確な記載はない），この筋膜を仙骨面まで剝離すると底部にS2～S4からの陰部神経や骨盤内臓神経，それと梨状筋筋膜に張り付いた怒張した上臀静脈叢が現れる（図49b, 50b, 122, 127, 128）。手術における骨盤内臓器神経レベルの深部への侵入は無意味の場合が多く，仙骨面の薄い結合組織を破綻させた静脈叢からの血管は，止血に難儀する。深子宮静脈の深さを目安に靱帯後筋膜を央側に向けて剝離を進めると，筋膜とともに尿管も内方へ移動し尿管板mesoureterの外側膜が形成される（図61, 173）。

　小林の基靱帯血管神経三角部（図31）は，裸出された内腸骨血管，それから分岐する子宮動脈と剝離された頸横靱帯後筋膜で作られる三角のスペースに当たると思われる（図48, 60, 61, 174）。しかし手術でS2～S4骨盤内臓器神経を発見するには，さらに腔を内背側へ掘り進める必要がある（図43, 50b, 122, 125～127）。初期浸潤子宮頸癌の頸横靱帯の切除を行う場合は，この深さまでの展開は無用である。なお図66や図125で示すように，骨盤内臓器神経は，周囲の疎性結合組織と紛らわしい場合がある。

　一般の広汎子宮全摘術で発掘される直腸側腔は，くどいが子宮側方靱帯が"頸横靱帯と直腸側方靱帯"の複合体と考えれば，Latzkoや岡林手術のように仙骨面まで完全に発掘，露出される必要はなく，深子宮静脈より少し深いレベルで止めればよい。そうすれば123頁で述べた頸横靱帯の切離時の矛盾やアクシデントなどは解決される。当然ながら骨盤内臓神経の現れるところや，下臀内陰部血管が分岐する部分までは露出する必要はない（図128）。さらに直腸側腔の発掘は，深子宮静脈を越える深さまで一気に掘らずに，手術の進行とともに行うほうが不慮の出血を防げられる。分離された血管鞘−後筋膜は，尿管板を形成させた後に部分的に切除することになる。

**b．膀胱側腔の拡大：新膀胱側腔の作成**

　図27に描いた膀胱側腔paravesical spaceは，腹膜後隙retroperitoneal spaceに掘られた腔である。腹膜後隙と直腸側腔は，頸横靱帯を挟み正面で対比していない。そのために頸横靱帯や膀胱子宮靱帯深層の最終的な分離には，腹膜後隙ではなく子宮動脈を挟んで直腸側腔と真正面に対比する腔（新膀胱側腔new paravesical spaceとよんだ，86頁）の存在が必要となる（図56, 58）。

　新膀胱側腔の作成を以下に述べる（図58, 174b）。側臍靱帯をアリス鉗子で持ち上げると，側臍靱帯と膀胱の間に折り畳まれたようになっていた膀胱下腹筋膜が伸展されてくる（図175）。側臍靱帯（動脈）からは，上膀胱動脈と子宮動脈（内腸骨動脈前枝からもあるが，経験的には少ない）が分岐する。まず，腹膜後隙から上膀胱静脈と子宮動脈の間に窓を開ける。次いで子宮動脈に沿うようにして膀胱壁との間を剝離して腔を作成する（図176a）。子宮動脈からは，尿管や膀胱へ分岐する動脈枝がたびたび見られ，ときにはそれが上膀胱動脈のことがある。この操作は，思うほど簡単ではない。新膀胱側腔は，新鮮遺体を解剖した図68aに白点線の腔で示したように，尿管を挟んで腟側腔とも向かい合う。注意して見れば図103や図114を始め，多くの場面で登場する。図58と図174bは，術中で作成された新膀胱側腔である。いずれの図でも左側（内側の突き当たり）が膀胱子宮靱帯深層となる。

**c．頸横靱帯前筋膜の分離と子宮動脈の離断**

　子宮動脈は，膀胱下腹筋膜と頸横靱帯との境界にある。この段階では，上膀胱動脈との間には窓が開いて新膀胱側腔が展開され，子宮動脈の尿管枝や膀胱枝は，分離あるいは処理されている（図174）。子宮動脈に沿うリンパ流が重要な転移ルートを形成するため，その周囲の組織を含めて徹底した郭清が必要であることは，いうまでもない。

　まず，側臍靱帯/膀胱下腹筋膜の両面は，きわめて薄い筋膜で構成されており，ときには子宮動脈が透けて見える（図175）。子宮動脈は，側臍動脈が分岐する直後に発見されることが多い（図174, 175）。

　新膀胱側腔の作成により頸横靱帯前筋膜anterior fascia of transverse cervical ligament（靱帯前筋膜と省略）は，すでに露出されている（図176b）。靱帯前筋膜は，主に外腸骨血管鞘が内側に翻転したものであり，深部で上挙筋筋膜（肛門挙筋筋膜≒Mackenrodtのshort fibrous bundle）とつながる（図53, 54, 92, 95）。上挙筋筋膜は，元来壁側筋膜であり（臓側筋膜の性格が強いといわれる），その延長である前筋膜も比較的強固なことが多い（図37, 95a）。まず靱帯前筋膜と子宮動脈の間の疎な結合組織をクーパー剪刀で分離，あるいは超音波破砕機CUSAで破砕，分離し，そして筋膜を切除する。ときにはLatzko式直腸側腔のほうからCUSAのチップを入れて，頸横靱帯内の血管間の脂肪や疎結合組織を破砕吸引し，切除することも一石二鳥の操作である。こうして裸出された血管をクーパー剪刀で軽く頭方へ引き寄

せて，さらにCUSAによる靱帯前筋膜との間の破砕，切離操作を深部に進める。この操作を深子宮静脈が見えるところまで繰り返して行う（図176b）。次いで壁側筋膜（骨盤側壁）から離断し，その臓側断端を把持しながら中央側へ残った筋膜の剥離を進める。剥離は，前筋膜が尿管の手前で尾側へ翻転する付近まで行えれば，子宮動脈膀胱枝や深子宮静脈，うまくいけば上膀胱静脈などが現れてくる（図175）。図95aには，切離された前筋膜の断端と露出された血管（主に静脈）が示されている。

図174で裸出された子宮動脈は，内腸骨動脈の分岐部で離断，結紮した後に，その長く残したほうの内側断端糸を持ち上げて分岐枝があれば凝固，切断しながら，下部組織から尿管交差部の手前まで分離する（図178）。

CUSAのない場合は，吸引装置によっても代用が可能である。

### d．頸横靱帯起始部の郭清と深子宮静脈の分離，結紮

図179は，これまで記載した頸横靱帯起始部origin of transverse cervical ligamentの集合である。子宮動脈を分離した後，頸横靱帯の起始部へ向けてCUSAで疎性結合組織の破砕を繰り返し，深子宮静脈deep uterine veinが内腸骨静脈へ合流する部分（起始部）に達する（図180a）。この部分は，骨盤リンパ節郭清の際に閉鎖静脈とともに部分的に露出されている（図156，168，171）。起始部での深子宮静脈の還流点には，真柄の分類（図143）のように多くの変異が存在することを頭に置いて，内腸骨静脈，閉鎖動静脈，壁側静脈枝を確認しつつ徹底的な郭清を怠らない。CUSAの使用は，30%

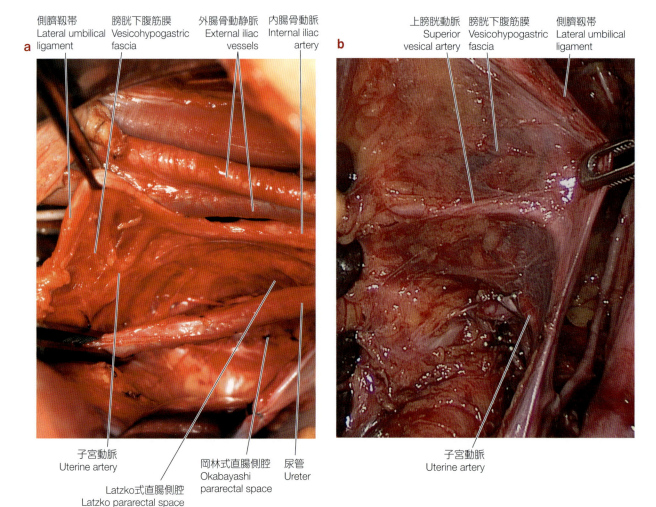

図175a/b　膀胱下腹筋膜（臍動脈索板lamina ligamenti umbilicalis）

Latzko式直腸側腔を展開し，側臍靱帯を鉗子で引き上げ，膀胱下腹筋膜を内側方向から見ている。aでは子宮動脈と上膀胱動脈がかすかに見え，膀胱下腹筋膜と頸横靱帯が連続体であることが示される。bは腹腔鏡下手術の写真。

Figs. 175a/b. The vesicohypogastric fascia (lamina ligamenti umbilicalis).

In a Latzko pararectal space is developed, the lateral umbilical ligament is being pulled up with forceps, and the vesicohypogastric fascia's inner aspect can be observed. The uterine and superior vesical arteries can be faintly observed, which indicates that the vesicohypogastric fascia and transverse cervical ligament are a continuum. b is a photograph taken during laparoscopic surgery.

## 図176a　新膀胱側腔

直腸側腔の正面に位置するように発掘される腔（白点線楕円）。腔は矢印のように腹膜後隙から内側へ向けて発掘される。側臍靱帯を引き上げ上膀胱動脈と子宮動脈の間で膀胱下腹筋膜に窓を開けた後、子宮動脈に沿い膀胱との間のareolar connective tissueを切除し、腔を発掘する。

## Fig. 176a. Schematic illustration of the new paravesical space.

The new paravesical space (*dotted oval circle*) is excavated so that it lies directly in front of the pararectal space. As shown by an arrow, it is excavated from the retroperitoneal space toward its inner aspect. The lateral umbilical ligament is pulled up and a window is constructed in the vesicohypogastric fascia between the superior vesical and uterine arteries. Then, the areolar tissue is severed along the uterine artery and between the uterine artery and bladder, resulting in development of the new paravesical space.

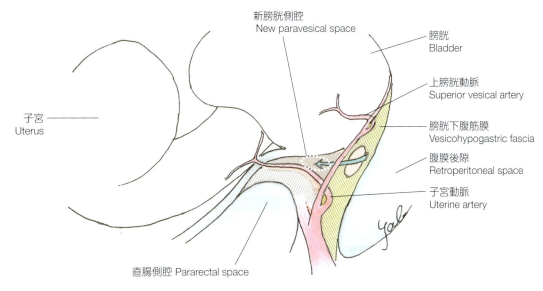

## 図176b　新膀胱側腔と頸横靱帯前筋膜

新膀胱側腔が大きく展開されている。子宮動脈はすでに切除され、深子宮静脈が露出されている。外腸骨血管鞘から続く頸横靱帯前筋膜が一部残されている。最終的に新膀胱側腔と腹膜後隙は1つになる。

## Fig. 176b. The new paravesical space and anterior fascia of the transverse cervical ligament.

The new paravesical space has been extensively developed. The uterine artery has already been excised with the deep uterine vein exposed. A part of the anterior fascia of the transverse cervical ligament, which is a continuum of the sheath of the external iliac vessels, still remains. Ultimately, the new paravesical and retroperitoneal spaces become one entity.

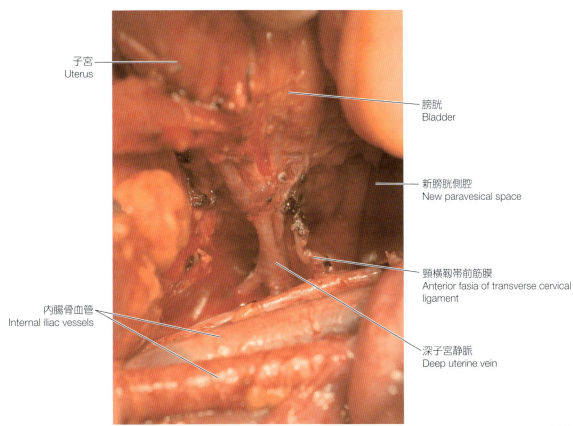

■ 手術編／第1部　筆者の子宮頸癌手術

程度の低出力で行い，同じところに発射し続けて静脈壁を破らないように注意する。リンパ切除でも述べたが，三角部，特に内腸骨静脈の外側・裏面の郭清は危険を伴うために，総腸骨，外腸骨節の郭清とともにセンチネルナビゲーションも導入して総合的に考えるべきところであろう。案外にこの分岐部で転移リンパ節に遭遇することはまれである。こうした箇所の手術は，腹腔鏡がはるかに適している（図169）。

　起始部の郭清が済めば，頸横靱帯の深部（背側）へ向きを変えて疎性結合組織の破砕を進め，必要があれば中膀胱静脈を分離し直腸側方靱帯の表層を露出しておく（図180b）。膀胱静脈叢は，主に臓器の筋膜下に形成されるので，頸横靱帯内でのCUSAによる破砕操作は比較的大胆に行うことが可能である。しかし，あまり深追いすると，尾側翻転部内の上膀胱静脈などの膀胱ドレナージ叢を傷付ける（図100, 105）。繰り返しになるが直腸側腔と膀胱側腔は，最初から底部まで開放するのではなく，血管の分離に必要なだけ発掘と切離を繰り返す。深子宮静脈より深部にある中膀胱動静脈や中直腸動静脈からは，血管交通枝や臓器への枝が複雑に錯綜するが，手術に支障をきたす血管のみを切離して，後は超音波破砕機で周囲を郭清することで根治的には十分と考える（図180b）。なお中直腸動脈は，欠如することが多く，また高位（中枢側，上流）で分岐して頸横靱帯内を斜めに横切ることさえある。ただ，中直腸静脈のほうは，存在率は高いことを忘れてはならない。

　深子宮静脈は，上膀胱静脈が合流してくるところ（図177），さらに可能ならば深子宮静脈が尿管の下を潜る直前まで露出できれば前方操作も含め後処理も楽になる（図192参照）。たびたび述べるが深子宮静脈へは膀胱を始め尿管，腟，子宮からの血液が還流することや，中膀胱血管や中直腸血管との交通枝が多いために，細心の注意と臨機応変な対応が要求される。

　露出された深子宮静脈は，中膀胱動静脈を外し，直腸側方靱帯からも分離して靱帯起始部で結紮する（図177矢印）。しかし，その切断は，頸横靱帯と頭尾翻転

**図177　深子宮静脈の分離**

ケリー鉗子で深子宮静脈を直腸側方靱帯から分離しているところ。右上方では上膀胱静脈が膀胱から深子宮静脈へ還流している。右骨盤腔を外側から撮影した写真。

**Fig. 177. Separation of the deep uterine vein.**

Viewed from the outer aspect of the right pelvic cavity. Shown is the deep uterine vein being separated from the lateral rectal ligament using Kelly forceps. The superior vesical vein, which drains from the bladder to the deep uterine vein, is seen in the right upper area. *(Reproduced from 'Yabuki Y: Cardinal ligament dissection based on a new theory, CME J. Gynecol Oncol 1997, 2: 278-87'.)*

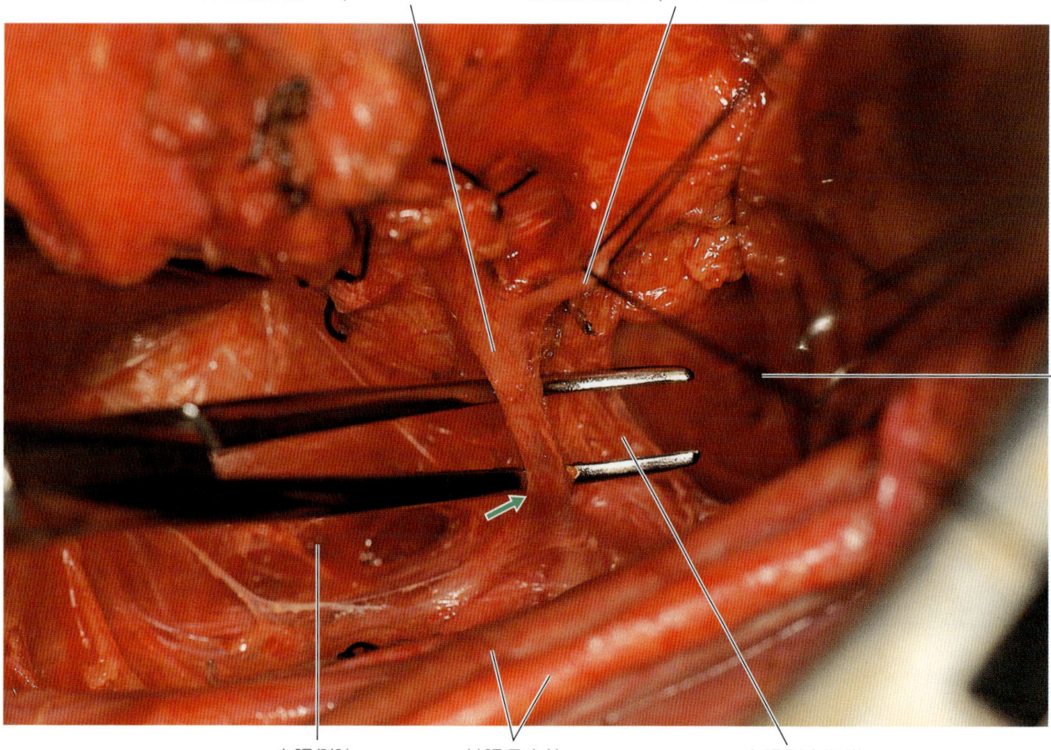

深子宮静脈 Deep uterine vein　　上膀胱静脈 Superior vesical vein

膀胱側腔 Paravesical space

直腸側腔 Pararectal space　　外腸骨血管 External iliac vessels　　直腸側方靱帯 Lateral ligament of rectum

## 図178 子宮動脈の分離

ペアン鉗子で吊り上げられる子宮動脈，mesoureter が切除されて外側へ牽引される尿管，そして試掘されたトンネル入口が，写真に納まっている。子宮動脈と交差する尿管との分離は，浅子宮静脈や子宮動脈の膀胱枝の存在が出血の原因となり，難しい。頸横靭帯はヘラで尾方へ圧排されている。

## Fig. 178. Separation of the uterine artery.

Shown is the uterine artery being pulled up using Pean forceps, the mesoureter having been excised with the ureter pulled to the lateral aspect and the entrance of the ureteric tunnel being preliminarily constructed. Because of the existence of the superficial uterine vein and its vesical branch of the uterine artery, there is some difficulty in separating the ureter from the uterine artery, and this maneuver may lead to hemorrhage. The transverse cervical ligament can be seen pressed caudally with a spatula.

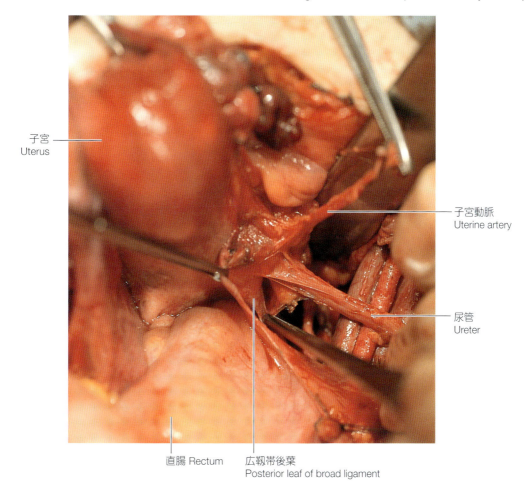

■ 手術編／第1部　筆者の子宮頸癌手術

**図179　頸横靱帯起始部**

図156, 157, 162, 168で提示した起始部を集合させた。矢印が深子宮静脈の内腸骨静脈への還流部を示す。

**Fig. 179. The origin of the transverse cervical ligament.**

The origin of the transverse cervical ligament is presented in Figs. 156, 157, 162 and 168. An arrow indicates the area where the deep uterine vein drains into the internal iliac vein.

Fig. 156

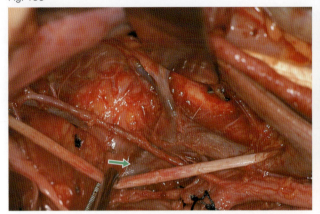

Fig. 157

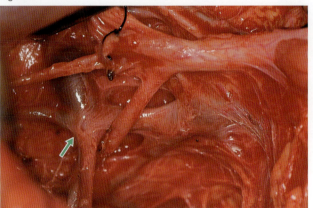

Fig. 168

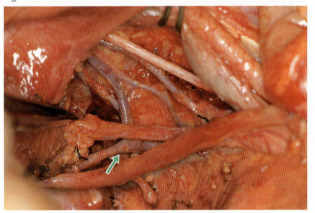

Fig. 162

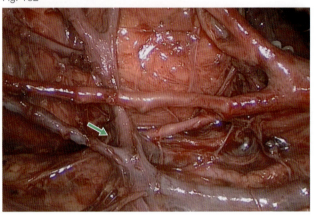

部（尿管板と膀胱子宮靱帯深層）との立体的関係を最後まで明確にしておくため，膀胱子宮靱帯深層の切離（上膀胱静脈の離断）後に行う。静脈のうっ血を避けるために起始部での結紮は止めたいところだが，操作中の癌細胞の流出を考慮すればやむを得ない。

深子宮静脈が遊離されれば，ここまでを頸横靱帯処理の第一段階として終了する（**図181**）。この切除範囲内であれば骨盤内臓神経は露出させる必要性はない。

これで，子宮動脈切離，深子宮静脈の分離，結紮（一次操作），リンパ郭清が終わったことになる。

## 2. 頸横靱帯の結紮

分離，結紮され深子宮静脈の離断，摘出でもって頸横靱帯の最終処理とする。しかしこの操作は，前方操作の終了時に行う。理由は，深子宮静脈が前方後方操作の際のよいマーカーとなるからである。

## 図180a 深子宮静脈の分離

深子宮静脈と中直腸血管の外形がほぼ露出された状態を示す。さらに超音波破砕機を用いて起始部の郭清を行う。内側から左骨盤壁側を見た景画。

## Fig. 180a. Separation of the deep uterine vein; inner view of the left pelvic sidewall.

Shown is the operative field in which the deep uterine vein and middle rectal vessels have almost been completely exposed. This will be followed by dissection of the origin of the deep uterine vein with ultrasonic surgical aspirator.

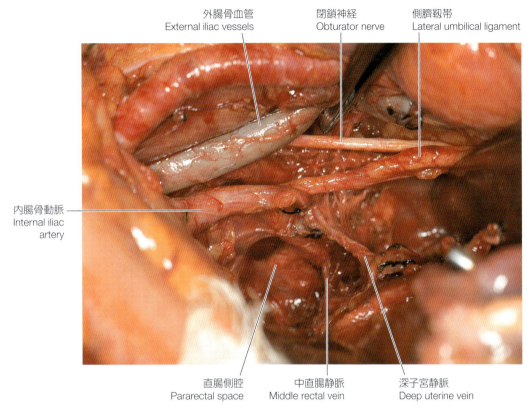

## 図180b supporting systemの深部（頸横靱帯底部）

中直腸血管と深子宮静脈がこのように接近するのは珍しい。腹腔鏡下手術。

## Fig. 180b. Laparoscopic surgery showing the depth (base of the transverse cervical ligament) of the supporting system.

It is rare to observe the middle rectal vessels and deep uterine vein lying in such close proximity to one another.

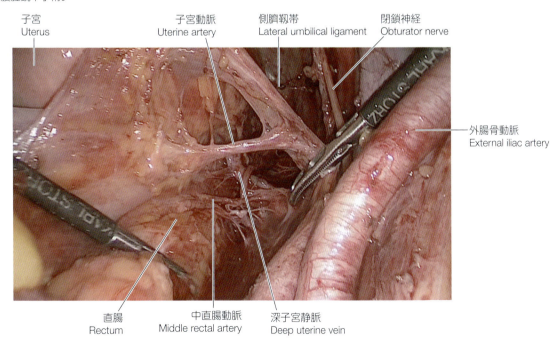

### 図181 Supporting systemの分離

この段階では，深子宮静脈の分離，尿管の遊離，仙骨子宮靱帯の切除（A断端），膀胱子宮靱帯前層（B断端）の切離が終了している。深子宮静脈の背側にはまだ多くの血管が残っている。それらの静脈は周囲をUSAで郭清し，可能な限り温存する。白点線楕円で囲んだ膀胱子宮靱帯深層は，これから第四腔を掘り深層内の上膀胱静脈のみが切離される。これで深子宮静脈の遊離は終わる。

### Fig. 181. Separation of the supporting system.

At this stage of the surgical procedure, the following maneuvers have been completed: separation of the deep uterine vein, isolation of the ureter, excision of the uterosacral ligament (stump A) and excision of the anterior layer of the vesicouterine ligament (stump B). However, many vessels still remain on the dorsal aspect of the deep uterine vein. As many of these veins as possible are to be preserved with dissection of their surroundings using an ultrasonic surgical aspirator. Following excavation of the fourth space, only the superior vesical vein in the deep layer of the vesicouterine ligament (dotted white oval circle) is excised. Thus, the deep uterine vein is isolated.

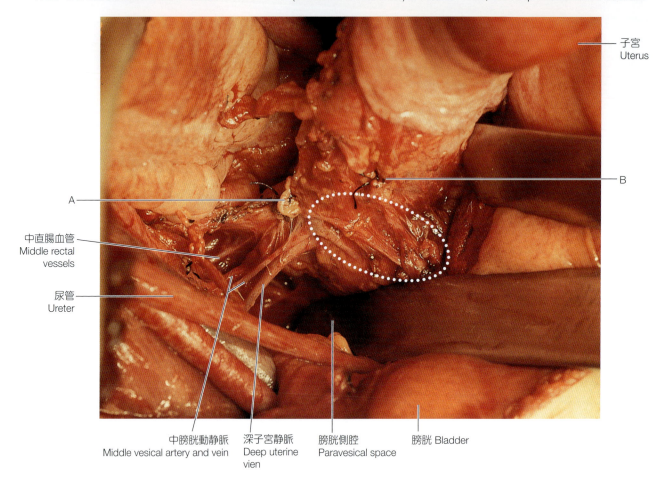

## B　子宮傍組織の切除(2)：後方操作

後方操作posterior maneuverの目標は，1)仙骨子宮/直腸子宮靱帯切除と，2)岡林式直腸側腔の発掘と尿管板mesoureterの作成完成にある。

そのためにまず，岡林式直腸側腔を発掘する(図61)。岡林式直腸側腔の発掘必要性についてはすでに述べた(93頁)。筆者の作成する岡林式直腸側腔は，子宮広靱帯後葉(臓側腹膜)からそれを裏打ちする漿膜下組織(筋膜)を剥離して作る人工的スペースである(図66, 182)。剥離された漿膜下組織は，尿管板の内側被膜(筋膜)となり，Latzko式直腸側腔の発掘の際に作られた外側被膜とともに尿管板mesoureterが完成される(図61)。

もし岡林式直腸側腔の発掘なくして仙骨子宮/直腸子宮靱帯を挟鉗，切離すると，たとえ尿管が遊離してあっても尿管板も挟鉗することになる。こうした場合，尿管動脈，下腹神経の離断や尿管トンネル入口を塞ぐことになる。さらに岡林式直腸側腔は，前方操作で発掘される第四腔とともに頸横靱帯の臓側端の処理，すなわち壁側での子宮動脈，浅子宮静脈の分離や尿管トンネルの発掘に重要な意義をもつ。広汎子宮全摘術は，図62から図67に描いた4つのスペースの作成により成り立つといえる。そしてこれらの4つによって出現するのが，頸横靱帯と尿管下腹筋膜である(91頁)。

小林は，著書の中で植物神経温存方法のために展開する腔への入口部を「内腸骨動脈広靱帯後葉三角部」と記載(子宮頸癌手術，169頁)する一方で，直腸側腔への侵入の目標を「(広靱帯)後葉より尿管を剥離して，トンネル部まで追及した直下の裂隙を選ぶ(現代産婦人科体系8 E，子宮頸癌，233頁)」と述べている。筆者は，前者がLatzko式直腸側腔であり，後者が岡林式直腸側腔を無意識に意図されたと想像する。

筆者は，岡林式直腸側腔の発掘と尿管板の作成で，後方操作が合理的に，系統的に行えると考える。以下具体的操作を述べる。

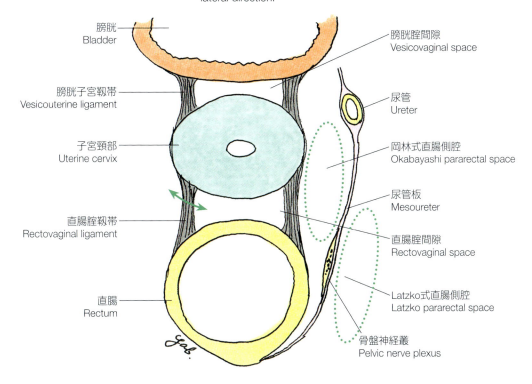

**図182　岡林式直腸側腔と尿管板の模型図**

ダグラス窩の切開，岡林式直腸側腔(矢吹の造語)を発掘することによって，内側から直腸腟間隙，直腸子宮靱帯，岡林式直腸側腔，尿管板，そしてLatzko式直腸側腔が矢状面で並列する。

**Fig. 182. Schematic illustration of Okabayashi's pararectal space and mesoureter.**

Incision of the Douglas fossa and excavation of Okabayashi pararectal space brings the rectovaginal space, rectouterine ligament, Okabayashi pararectal space, mesoureter and Latzko pararectal space into parallel alignment. These tissues and spaces are on a sagittal plane in a medial to lateral direction.

### a. 岡林式直腸側腔の展開

まず広靱帯（子宮広間膜）後葉posterior leaf of broad ligament（腹膜peritoneum：腹膜＝漿膜＋漿膜下筋膜）を鉗子で把持し，後葉の漿膜とそれを裏打ちする漿膜下筋膜（臓側筋膜）の間を，尿管が筋膜に付着するようにして切開し進入口を作る（図183）。この操作で一部が剥離された尿管を，アリス鉗子で把持し外方へ牽引すると同時に，広靱帯後葉を把持した鉗子を内方に牽引しつつ漿膜裏面と漿膜下筋膜との間の疎性結合組織を剥離，切断しながら深部（背側）へ向けてスペースを伸展していく（図184）。その結果，後葉漿膜下筋膜とLatzko式直腸側腔の作成で分離された血管鞘（臓側筋膜，図173）が合わさり，中に尿管，血管，神経をサンドイッチにした尿管板mesoureterが出現する（図61, 66, 185）。

さらにスペースを深部に展開すれば，腔は直腸子宮靱帯さらに固有直腸筋膜の外側を経由して真の直腸側腔に達する（図182, 185）。その際下腹神経は，直腸子宮靱帯/固有直腸筋膜から剥離して尿管板側に付着させておくと，不用意な切断が避けられ，さらに神経温存の際の目印となる（図60, 186）。

初期子宮頸癌の広汎子宮全摘術では直腸側腔の深部（骨盤底ではなく仙骨底面）までを展開する必要はないので，出現した下腹神経をランドマークとして腔の発掘を止める。それより深部への侵入は，無意識に左右の直腸側腔をつなぎ，往々にして直腸仙骨静脈叢の損傷の誘引となるので，必要な際のみにして不必要な発掘は慎むべきである（図45, 122）。

尿管板内には神経のほかに，尿管に沿ったリンパ流と内腸骨動静脈からの尿管枝が通ることになる。子宮頸癌は，主に骨盤リンパ節を経て大動脈周囲のリンパ節に転移するが，腫瘍の大きさや組織型により尿管板を経由して傍大動脈節に直接転移するチャンネルを形成する。そのためリンパ系の切除と尿管血管枝の温存は二律背反の関係にあり，その切除範囲は症例により判断されなければならない。一方で尿管板の作成は，尿管の被膜の保護には有益である。また尿管から下垂

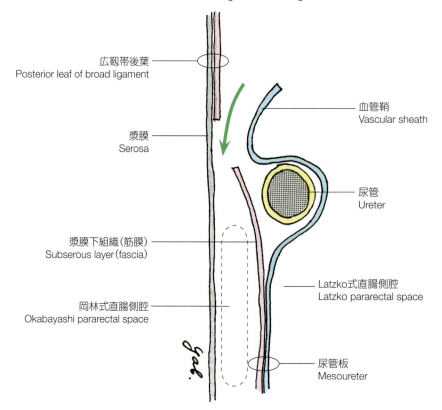

**図183 岡林式直腸側腔の作成（模型図）**
尿管が広靱帯後葉に付着する上部（腹側）に浅く切開を入れる。岡林式直腸側腔は広靱帯後葉（漿膜）とそれを裏打ちする漿膜下筋膜との間に侵入して両者を剥離して作成される。

**Fig. 183. Schematic illustration showing development of the Okabayashi pararectal space.**
A superficial incision is made in the ventral (superior) aspect of the posterior leaf of the broad ligament to which the ureter is attached. Okabayashi pararectal space is then developed by approaching between the posterior leaf of the broad ligament (serosa) and the subserous fascia, that lines the posterior leaf of the broad ligament, dividing the two.

図184 岡林式直腸側腔の発掘と尿管板の作成

右骨盤腔を内側から見た術中写真。右が頭側。剥離した尿管をアリス鉗子で把持し，尿管と漿膜下筋膜を連続させた状態で広靱帯後葉（漿膜）から分離する。剥離部（白☆印，漿膜下筋膜）が頭方に寄りすぎると，漿膜と漿膜下筋膜の結合が密で穴が開きやすい。

Fig. 184. **Excavation of the Okabayashi pararectal space and development of the mesoureter.**

An inner view of the right pelvic cavity during surgery with the cranial aspect on the right side. The separated ureter is held by an Allis clamp, and the ureter and subserous fascia are separated from the posterior leaf of the broad ligament (serous membrane), while maintaining their continuity (☆: subserous fascia). If the area of the separation of the subserous fascia is too close to the cranial aspect, the separated subserous fascia is likely to suffer damage due to its dense cohesion with the serous membrane.
(Reproduced from 'Yabuki Y, et al: Radical hysterectomy: an anatomic evaluation of parametrial dissection, Gynecol Oncol 2000, 77: 155-63'.)

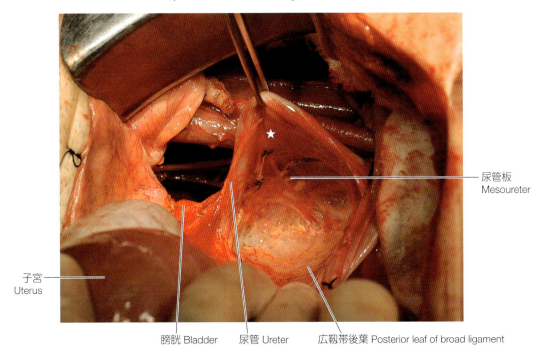

子宮 Uterus　膀胱 Bladder　尿管 Ureter　広靱帯後葉 Posterior leaf of broad ligament　尿管板 Mesoureter

図185 岡林式直腸側腔とLatzko式直腸側腔

アリス鉗子で引き上げた尿管を挟んで岡林式とLatzko式直腸側腔が展開されている。両腔は尿管板で仕切られている。真上から右骨盤腔を見た写真。画面の下が頭側。

Fig. 185. **Okabayashi and Latzko pararectal spaces.**

A surgeon's eye view of the right pelvic cavity with the lower part of the photograph indicating the cranial aspect. Both Okabayashi and Latzko pararectal spaces have been excavated with the ureter pulled up and held by Allis forceps. These two spaces are partitioned by the mesoureter.

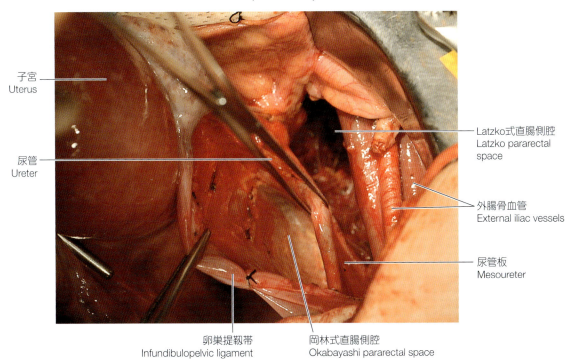

子宮 Uterus　尿管 Ureter　卵巣提靱帯 Infundibulopelvic ligament　岡林式直腸側腔 Okabayashi pararectal space　Latzko式直腸側腔 Latzko pararectal space　外腸骨血管 External iliac vessels　尿管板 Mesoureter

### 図186　分離された下腹神経

岡林式直腸側腔を深部に堀り進めると直腸の脇を走行する下腹神経が見えてくる。図は離断された直腸子宮靱帯をケリー鉗子で挟鉗してある。靱帯切断端と神経の関係，および神経が直腸側方靱帯中に没する部分（下下腹神経叢）に注目されたい。右骨盤腔を外側から見た写真であり，向かって左が頭側。図230と図231も参照されたい。

### Fig. 186. The separated hypogastric nerve.

Shown is a lateral view of the right pelvic cavity with the left side indicating the cranial aspect. As the excavation proceeds deeper into the Okabayashi pararectal space, the hypogastric nerve passing by the rectum becomes visible. The severed rectouterine ligament can be seen held by Kelly forceps. Note the relationship between the stump of the rectouterine ligament and hypogastric nerve and the area (inferior hypogastric plexus) where the nerve merges into the lateral rectal ligament. Readers are directed to Figs. 230 and 231.
(Reproduced from 'Yabuki Y, et al: A new proposal for radical hysterectomy, Gynecol Oncol 1996, 62: 370-8'.)

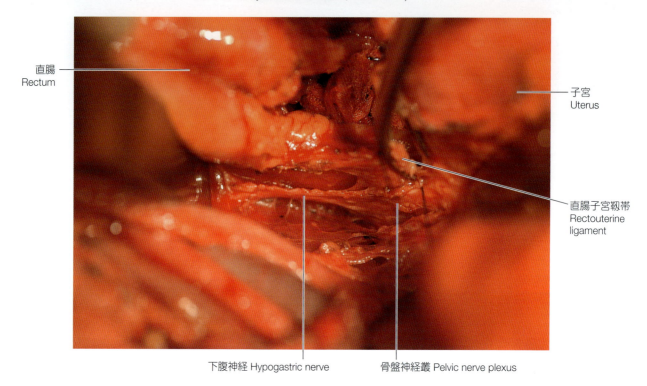

直腸 Rectum　　子宮 Uterus　　直腸子宮靱帯 Rectouterine ligament　　下腹神経 Hypogastric nerve　　骨盤神経叢 Pelvic nerve plexus

する薄膜（尿管下腹筋膜）の部分的切除で神経や血管の温存がデザインできる（図102b）。幸いにも尿管周辺に神経節を認めた経験はない。

#### b. 尿管トンネル入口部の試掘

尿管トンネルureteric tunnelの作成は，尿管と子宮頸部を分離する前方操作の前処置である。それにより岡林の膀胱子宮靱帯前層あるいは筆者の尿管トンネル屋根の切離がスムーズに行える。Wertheimの尿管トンネル屋根は，子宮動脈と浅子宮静脈が尿管と交差する部分を指したが，筆者の尿管トンネル屋根は岡林の膀胱子宮靱帯前層の一部（Savageの基靱帯とほぼ同じ）を指す（図68a,b, 89）。217頁を参照されたい。

尿管トンネル進入口entrance to ureteric tunnelは，術者により異なる。筆者は，それ（進入口）は，岡林式直腸側腔Okabayashi pararectal spaceの尾側端で子宮動脈が尿管を乗り越えた内側を目印としている（図68, 178, 187）。尿管トンネル入口の延長上に腟側腔がある。

そこは筆者が第四腔とよんだ図69の疎性結合組織領域にあたりほとんど血管がない（avascular space，図70）。

手技は，アリス鉗子で把持した尿管を外側へ引き，離断した子宮動脈を引き上げた状況で，岡林式直腸側腔から尿管と子宮の間に細身の剪刀を挿入しながら中部尿管を外背方に圧排する（図187, 188）。尿管の背尾側には深子宮静脈が走行するので，進むにつれ深部や脇にそれないことが大切である。試掘では，次の操作を追加しておくとよい。尿管をアリス鉗子で上方（腹側）へ引いて吊り上げ，入口部付近で尿管板に岡林式直腸側腔からLatzko式直腸側腔へ開けた窓を拡大する（図187）。この操作は，頸横靱帯後筋膜の切除を兼ねる。その窓を通して深子宮静脈が観察されるようになる（図189）。深子宮静脈が見えるようになったら，この機会を利用して深子宮静脈が直腸腟靱帯をよじ登り子宮に到達するところまで超音波破砕機を用いて周囲の組織

### 図187　尿管トンネル入口の出現と尿管板の切除

内腸骨血管鞘/頸横靭帯後筋膜と広靭帯漿膜下筋膜は合体して尿管板を形成している。岡林式直腸側腔を尾方へ掘り進めると尿管トンネル入口（矢印）が現れる。その脇で尿管板に窓を開け，Latzko式直腸側腔とつなげる。尿管と尿管板を切り離す（点線）。

### Fig. 187. Emergence of the entrance to the ureteric tunnel and excision of the mesoureter.

Shown is the vascular sheath of the internal iliac vessels with the posterior fascia of the transverse cervical ligament and subserous fascia of the broad ligament uniting and forming the mesoureter. As excavation of the Okabayashi pararectal space progresses, an entrance (arrow) to the ureteric tunnel emerges. A window is constructed in the mesoureter adjacent to the entrance, reaching the Latzko pararectal space. The ureter is to be separated from the mesoureter along the *dotted line*.

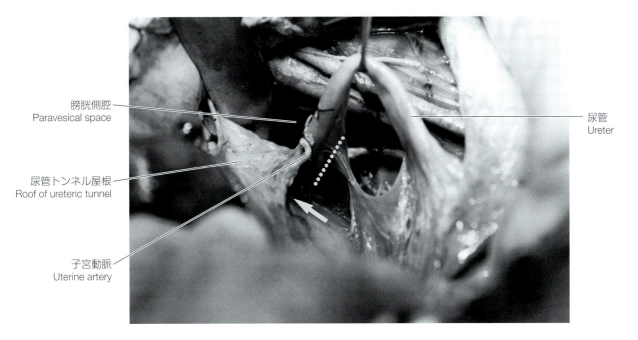

### 図188　尿管トンネルの試掘

子宮を頭側に牽引，子宮動脈を挙上，外方へ尿管を引き，子宮頸部と尿管の間に細身の剪刀を挿入して尿管を外背方向に圧排しつつトンネルを試掘する。

### Fig. 188. Preliminary excavation of the ureteric tunnel.

The uterus is pulled cranially with the uterine artery lifted and ureter pulled laterally. Thin scissors are inserted between the uterine cervix and ureter pressing the latter laterodorsally, thus, completing preliminary excavation of the ureteric tunnel.

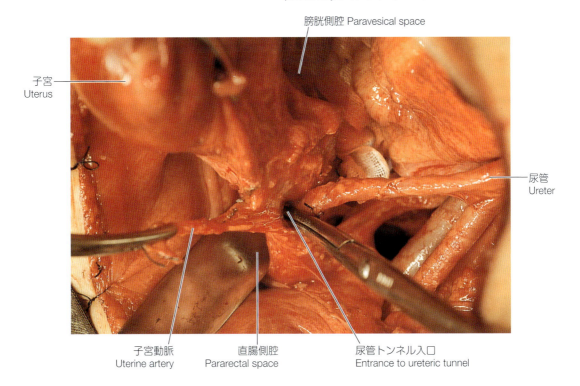

■ 手術編／第1部　筆者の子宮頸癌手術

を破砕して，追跡しておく（**図190**）。ときどき，深子宮静脈と直腸を結ぶ血管が出現するので結紮，離断する。これらの処置で，頸横靱帯の臓側端の構造が明瞭になり，尿管が，子宮動脈と深子宮静脈によってサンドイッチされる状況が観察され，尿管，子宮血管と直腸子宮／直腸腟靱帯との立体的関係が把握できる（**図189, 190**）。

　尿管板の切除範囲は，尿管被膜（カプセル）内の神経枝のことを考慮して，骨盤リンパ節に転移のないときや子宮頸部病巣の大きくないときには最小限にする（**図102**）。また内腸骨動脈の尿管枝が損傷されて，尿管の血行障害が懸念される場合は，尿管カテーテルの挿入を選択すべきである。

#### c. 骨盤漏斗靱帯の切離

　卵巣窩腹膜に鉗子で穴を開け，指で拡大し，卵巣動静脈を含む骨盤漏斗靱帯infundibulopelvic ligamentをできる限り頭方で挟鉗，切断，結紮する。靱帯切離をこの時期に遅らせる理由は，直腸の術野への侵入を妨げるためと，尿管板の立体的構造を保つためである。術中のがん細胞の大動脈領域の流出を懸念するときは，先に靱帯の結紮のみを済ませておけばよい。骨盤漏斗靱帯を後に回して手術に支障をきたすことはまずない。

#### d. ダグラス窩腹膜の切開と直腸腟中隔の切除

　直腸腟中隔rectovaginal septumは，直腸固有筋膜と子宮頸部筋膜の間のareolar connective tissueを指す（**図73**と同様）。2つの筋膜が分離され，両側の直腸子宮／腟靱帯によって囲まれるスペースが，直腸腟隙（間隙，スペース）である（**図51, 83, 190**）。直腸腟中隔は，デノヴィエ筋膜ともよばれ，分離された直腸の被覆筋膜は固有筋膜，腟の被覆筋膜は腟外膜ともよばれる。

　まずダグラス窩腹膜peritoneal cul-de-sacを緊張させて電気メスで横切開し，仙骨子宮靱帯を覆う腹膜を越えて切開を広靱帯後葉まで延長する（**図191**）。次いで直腸固有筋膜と腟外膜の分離を行う。直腸を仙骨岬に向けて牽引し緊張させ，子宮を恥骨側に強く引くと両筋膜の間の綿様の疎結合組織が線維状に突っ張ってくる。それを電気メスで互いの外膜に触れないように離断していく（**図73**の膀胱腟中隔と同じ要領）。指で鈍的

**図189　尿管板の切除**

尿管板の開窓により，内腸骨血管鞘／頸横靱帯後筋膜と広靱帯後葉筋膜が同時に切除される。尿管板の窓を通して深子宮静脈が子宮へ向けて上ってくるのが観察される。右骨盤腔，内側からの写真，右が頭側。

**Fig. 189. Excision of the mesoureter.**

Shown is the inner view of the right pelvic cavity with the right side indicating the cranial aspect. Following construction of a window in the mesoureter, simultaneous excision of the vascular sheath of the internal iliac vessels/posterior fascia of the transverse cervical ligament and subserous fascia of the posterior leaf of the broad ligament is carried out. The deep uterine vein can be observed ascending toward the uterus through the window of the mesoureter.

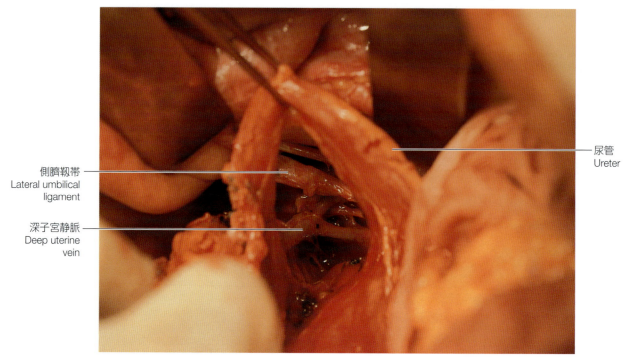

側臍靱帯
Lateral umbilical ligament

深子宮静脈
Deep uterine vein

尿管
Ureter

第2章　神経温存広汎子宮全摘術（開腹術）

に剝離するのもよいが，筋膜下に入り思わぬ出血をきたすことがあるので，この方法を推奨する．次に，切開部より両手の示指を挿入して左右上下に押し広げて直腸子宮/直腸腟靱帯を薄く伸展させる（図192）．

#### e．仙骨/直腸子宮靱帯の分離と切離

図193は，頸横靱帯と仙骨子宮靱帯uterosacral ligamentの切離を模型図でまとめたものである．仙骨子宮靱帯，直腸子宮靱帯rectouterine ligamentと直腸腟靱帯は，一連の連続体を形成する．仙骨子宮靱帯は，直腸子宮靱帯の頭側端が腹膜で覆われたもの（直腸子宮ヒダ）といえる．直腸子宮靱帯と直腸腟靱帯の臨床解剖学的境界は，supporting systemの臓側端あるいは頭側翻転部を目標にすると，骨盤自律神経の走行を考える際にも都合がよい．具体的には，図190や図192で示したように深子宮静脈がランドマークとなる．後述するが骨盤自律神経の温存には直腸子宮靱帯の切離，深子宮静脈の遊離，そして直腸腟靱帯の切除とそれぞれの操作にメリハリを付けた手術が必要である．

繰り返しになるが図193は，仙骨子宮靱帯および頸横靱帯の切離が，古典的な術式のように仙骨面ではなく，それぞれ"直腸と子宮の間"と"頸横靱帯と直腸側方靱帯の間"で行われるべきことを示す．当然ながら切離が子宮寄りか，直腸寄りになるかは，症例による（図194）．もし仙骨/直腸子宮靱帯や頸横靱帯の切離が，仙骨面上で行われるならば，それは直腸側方靱帯も含み最早骨盤内臓器摘出術の範疇である．この点がWertheim－岡林－Latzkoと筆者との見解の最大の相違である．

#### 図190　直腸子宮靱帯と深子宮静脈

頭側から右直腸子宮靱帯と深子宮静脈を見る．尿管は外側に圧排されている．子宮の牽引により分離された深子宮静脈が直腸子宮靱帯に沿って子宮へと上っていく様子が見える．尿管板の作成と開窓は後方操作を成功させる鍵となる．同時に頸横靱帯の操作も50％以上終了したことを示す．岡林式直腸側腔の作成は，徹底した仙骨子宮靱帯の切除と頸横靱帯の分離に有用である．

#### Fig. 190. The rectouterine ligament and deep uterine vein.

The right rectouterine ligament and deep uterine vein viewed from the cranial aspect. The ureter is seen pressed in a lateral direction. By pulling the uterus, the separated deep uterine vein can be observed ascending along the rectouterine ligament toward the uterus. Construction of the mesoureter and opening of the window is the key to success for this posterior maneuver. This procedure indicates that more than 50 percent of the maneuver for separation of the transverse cervical ligament is complete. Construction of the Okabayashi pararectal space is beneficial as it allows a thorough dissection of the uterosacral ligament and separation of the transverse cervical ligament.

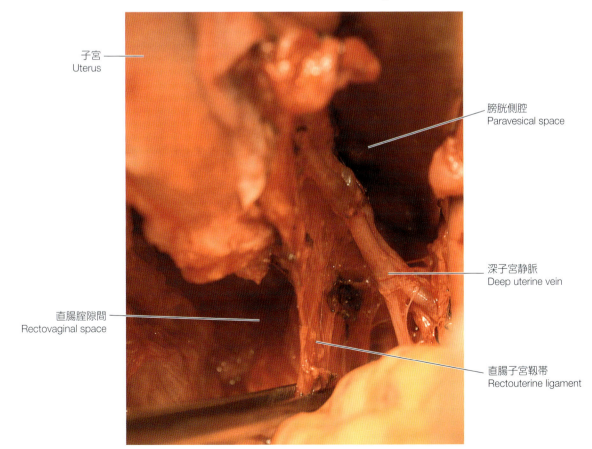

子宮 / Uterus
膀胱側腔 / Paravesical space
深子宮静脈 / Deep uterine vein
直腸腟隙間 / Rectovaginal space
直腸子宮靱帯 / Rectouterine ligament

### 図191　ダグラス窩腹膜の切開（模型図）

腹膜の切開は岡林式直腸側腔が発掘された直後に行われる。ダグラス窩腹膜、仙骨子宮靱帯、そして広靱帯後葉の切離点を示す。岡林式直腸側腔を点線楕円で示す。

### Fig. 191. Schematic illustration of the peritoneal cul-de-sac.

Excision of the peritoneum is carried out immediately after the excavation of the Okabayashi pararectal space. Shown is the point of severance for the cul-de-sac of Douglas, uterosacral ligament and posterior leaf of the broad ligament. Okabayashi pararectal space is indicated by a *dotted oval circle*.

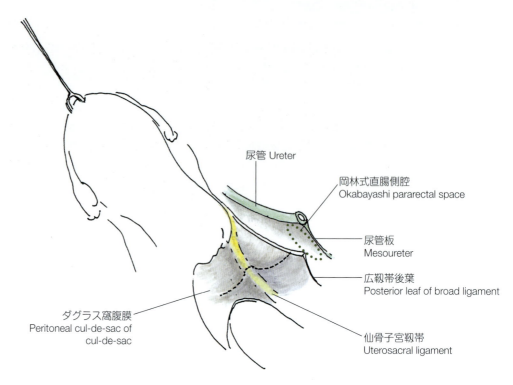

### 図192　直腸子宮靱帯の露出

直腸子宮隙が掘られ、仙骨子宮靱帯が切離されて、薄くされた直腸子宮靱帯が露出されている。子宮を強く左頭腹方向に牽引することにより、遊離された深子宮静脈が直腸子宮靱帯に沿って上り、尿管の下に潜り込む様子が見られる。右子宮傍組織を頭方から見た写真。

### Fig. 192. Exposure of the rectouterine ligament.

The right parametrium viewed from the cranial aspect. The rectouterine septum has been excavated and uterosacral ligament severed with the thinned rectouterine ligament exposed. By pulling the uterus strongly to the left in a cranial and ventral direction the denuded deep uterine vein can be observed ascending along the rectouterine ligament and slipping under the ureter.

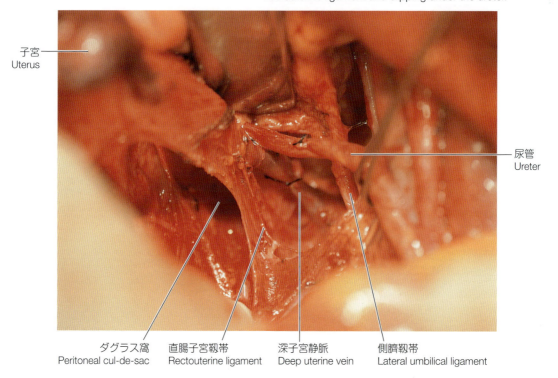

### 図193 頸横靱帯と仙骨子宮/直腸子宮/直腸腟靱帯の切離の模型図

頸横靱帯は直腸側方靱帯との境界で分離，切離される．膀胱神経枝の温存のためには，直腸腟靱帯の背側切断端は頸横靱帯と直腸側方靱帯の境界と同じレベルであることが必要である．無論，仙骨子宮靱帯の切離の深さは癌の浸潤範囲により決められる．

### Fig. 193. Schematic illustration showing dissection of the transverse cervical ligament and uterosacral/rectouterine/rectovaginal ligaments.

The transverse cervical ligament is separated and severed on the border with the lateral rectal ligament. For preservation of the vesical nerve branch, the border of the dorsal stump of the rectovaginal ligament should be on the same level as that of the lateral rectal ligament. Needless to say, the depth of resection for the uterosacral ligament is decided upon by the extent of infiltration of cancerous cells.

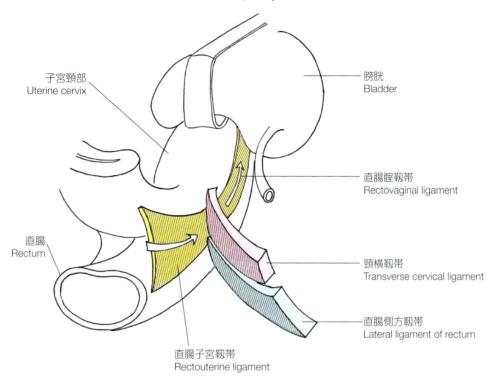

#### f．後方操作の補足

仙骨子宮靱帯は，ダグラス窩腹膜を広靱帯後葉まで延長した際に，電気メスでほとんど切離されている．ダグラス窩腹膜の切開で展開された直腸子宮/腟隙を，再度腹背方向に拡大して，直腸子宮靱帯を伸展，菲薄化する（図190, 192）．具体的には腟に両示指を挿入し，靱帯を上下（腹背）にしごくようにして直腸外膜と腟外膜から剝離する．さらに，まだ直腸子宮靱帯から十分剝離されていない尿管板があればそれを済ませて，さらに外側からも直腸子宮靱帯の縮小を行う．これにより直腸子宮靱帯は，子宮と直腸をつなぐ薄い硬性筋膜として直腸腟隙と岡林式直腸側腔の間に分離される（図192）．そのとき，直腸の外背側縁に沿って下行する下腹神経（図186）が観察されるが，分離するときは尿管板に付着させるようにして剝離する．筆者は原則として下腹神経には触れない．下腹神経と下下腹神経叢（骨盤神経叢）は，ほぼ同じ高さにある．下下腹神経叢の分離は，臓器障害が必発であり原則的には行わないから，下腹神経だけを分離することは無意味であると考え，必要な時のみ操作する．

直腸子宮靱帯rectouterine ligamentの切離は，深子宮静脈が直腸子宮/腟靱帯に取り付く場所を目標に，2本のケリー鉗子で靱帯を挟鉗し，間を切離，結紮する（図195）．ここには目立った血管はなく電気メスorリガシュアーで切離するだけで済むことが多い．結紮糸があれば後の目印に便利である．直腸子宮靱帯の切離の際に深子宮静脈が綺麗に見える手術を行うのが，コツと思う．直腸腟靱帯の切離は，深子宮静脈の手前（頭方）で一時やめて，深子宮静脈の最終処理の後に追加する．詳細は腟傍組織の切除で述べることにするが，正確な第四腔の展開なしに直腸腟靱帯の切離を進めると，膀胱神経枝を離断する危険性が高い（246頁参照）．

### 図194 仙骨子宮靱帯の切離

右仙骨子宮靱帯はCampbell（1950）やOtcenasek, et al.（2008）のvascular part, すなわち子宮頸部にほぼ接して切離した。左同靱帯はneural partで切離した。後者では下腹神経を分離, 温存した。下下腹神経叢を残すために直腸子宮/腟靱帯の切離は下腹神経の上縁を限界とした。症例は腟の遠隔転移が疑われたため腟の追加切除が行われた。左広靱帯は切除の際に分離, 結紮された。摘出子宮は後面から切開した。

### Fig. 194. Dissection of the uterosacral ligament in a cadaver.

The right uterosacral ligament has been dissected near its vascular part as described by Campbell, 1950 and Otcenasek, et al., 2008, commonly known as the uterine cervix. The left uterosacral ligament is dissected at the neural part. In the latter, the hypogastric nerve is separated and preserved. To preserve the inferior hypogastric plexus the extent of the rectouterine/vaginal ligament dissection is limited to the upper margin of the hypogastric nerve. This patient was suspected of having metastasis of the vagina and underwent supplemental vaginal resection. The left broad ligament was separated and ligated during its dissection, and the extracted uterus was opened from its dorsal aspect.

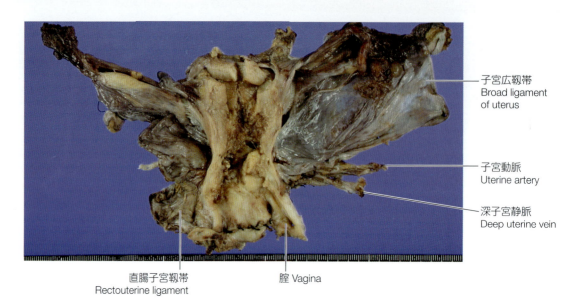

### 図195 直腸子宮靱帯の挟鉗

直腸子宮靱帯は下腹神経の走行を避け, 深子宮静脈と靱帯から十分に剥離して挟鉗, 離断する。写真には直腸子宮靱帯, 深子宮静脈, 尿管が子宮頸部へ向かう状況が写されている。右子宮傍組織を頭方から見た写真。

### Fig. 195. Ligation of the rectouterine ligament.

The right parametrium viewed from the cranial aspect. Avoiding the passage of the hypogastric nerve, the rectouterine ligament is seen sufficiently separated from the deep uterine vein, followed by its ligation and severance. This figure shows the rectouterine ligament, deep uterine vein and ureter running toward the uterine cervix.

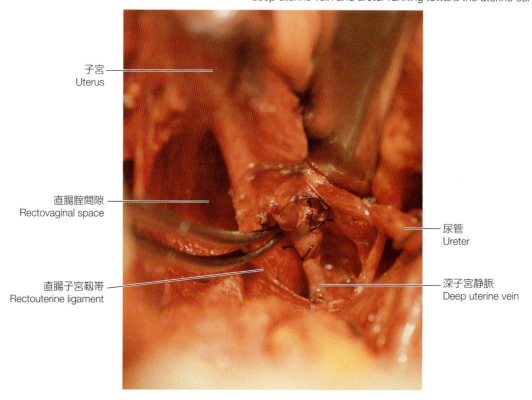

## C 子宮傍組織の切除（3）：前方操作

前方操作anterior maneuverは，岡林術式の中でも最もユニークで日本の伝統的手技である。岡林は膀胱子宮靱帯を前層と後層に分けて切離したが，欧米にはその発想がなく，膀胱子宮靱帯の処理に関しては岡林術式の独壇場であった。膀胱子宮靱帯後層の概念をもたない欧米では，前層に相当するのが膀胱子宮靱帯あるいは膀胱脚である（図18）。

反面，この手技は術中で最も繊細で会得しがたい部分でもあり，操作中の静脈の破綻出血も多く，以前は膀胱機能の温存の有無も"出たとこ勝負"の感が強かった。岡林は膀胱子宮靱帯の構造（解剖）について明確に述べてはいない。ただ，博士が，言葉どおりに膀胱子宮靱帯前層anterior leaf of vesicouterine ligamentと膀胱子宮靱帯後層posterior leaf of vesicouterine ligamentを解剖学的にも組織的にも同じ性格のものとみなしていたかは疑問である。博士の手術書に描かれる膀胱子宮靱帯後層（後層と略）は，子宮ではなくむしろ頸横靱帯と膀胱を結ぶ結合組織束との印象を，筆者は受けている（図24，岡林：子宮頸癌の根治手術，圖26，頁33）。

### 1. 膀胱子宮靱帯の解剖と切離

膀胱子宮靱帯の解剖学を中心とした解釈とその切離は，難解であるがためにそれぞれの術者による独特の見解が示される。日本の広汎子宮全摘術の手術書から，代表的な3方法を紹介する。図24の岡林の原図と比較も行っていただきたい。

小林隆（1961）の膀胱子宮靱帯前層（前層と略）と後層は，尿管を被覆する民家の屋根のように描かれている。そのため膀胱子宮靱帯の処置は，前屋根に次いで後屋根を取り除く操作として行われる（図196）。真柄正直ら（1964）は，膀胱子宮靱帯の前層と後層が，尿管をサンドイッチにして子宮頸部/腟の外縁に平行に付着するとの見解を示している（図197）。小倉知治・仲野良介（1983）は，岡林術式に忠実な方法で行っている。その上後層を膀胱腟靱帯vesicovaginal ligamentとよび，発達した静脈叢と結合組織からなると記載し，よりはっきりと後層の性格を示している（図198）。

膀胱子宮靱帯後層と子宮の関係に対する偉大な先人の術式への筆者の独断的解釈であるが，図24の岡林術式や図198の小倉・仲野手術における後層は，子宮頸部にほぼ垂直に描かれているように見える。それに対して小林と真柄手術における膀胱子宮靱帯前層と後層

### 図196a/b 小林の膀胱子宮靱帯の解剖と切離

a：膀胱子宮靱帯前層が前腟壁から発して尿管を囲み，反転して後層となって再び後腟壁に付着する。
b：膀胱子宮靱帯前層を切離後，三角陥凹部からクーパー剪刀を膀胱側腔に貫通させて後層を分離し，それを挟鉗，切離する。

**Figs. 196a/b.** Line drawing for anatomy of the vesicouterine ligament and its dissection by Kobayashi.

a : The anterior leaf of the vesicouterine ligament originating in the anterior vaginal wall encloses the ureter and reverses its course, becoming the posterior leaf and attaching to the posterior vaginal wall.
b : Following the severance of the anterior layer of the vesicouterine ligament, Cooper scissors are inserted from the triangular depression into the paravesical space, followed by clamping and severance of the posterior layer of the vesicouterine ligament.
*(Reproduced from 'Kobayashi T: Cancer of Uterine Cervix, Complete Works for Modern Gynecology vol. 8E, 1970, Figs. 177, 185, p 244 and p 248'.)*

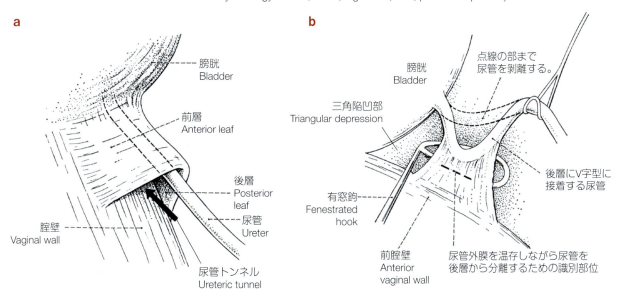

は，子宮頸部に平行に描かれている（図196, 197）。この小林と真柄方式は，頸横靱帯や膀胱子宮靱帯が，子宮/腟外縁に平行に存在するというヨーロッパの考え方への傾倒が強いことを示唆するものではなかろうか。特に小林の考えはユニークであるが，単に尿管を遊離させる操作に過ぎず，後層の機能に対する示唆がないと思われる（図196）。

## 2．子宮頸部側方靱帯の構成

1998版のTerminologia Anatomicaに新しくparacervix（日本解剖学会の日本語訳は子宮頸傍組織）が採用されたが，基靱帯，頸横靱帯との関係が明確でない。Bastian D & Lassau JP（1982）やErcoli Aら（2005），Querleu & Morrow（2008）の論文を参考にすれば，the condensation in the base of the broad ligament（いわゆる基靱帯）および腟傍組織paracolpiumが，連続体を形成し性器の外側縁に付着するbundleである。すなわち，子宮頸傍組織と基靱帯は同義語と解釈される。筆者は，図68a〜c, 88, 89で描いたように子宮の側方靱帯（lateral parametrium）は，Savage/Kocksの基靱帯とMackenrodtの頸横靱帯の複合体と考える。

子宮頸部cervix of uterusは，腟上部supravaginal partと腟部vginal partに分けられる。図68aとその略図である図68b, cおよび図89に見られるように，腟上部には基靱帯と頸横靱帯が複合体を形成し，腟部にはM-laminaと基靱帯が腟傍組織へと延びている（97, 114頁）。さらに腟部の基靱帯は，尿管/膀胱子宮靱帯深層（I-lamina）と側臍靱帯/膀胱下腹筋膜（L-lamina; 97, 114頁）で覆われる。また腟部の基靱帯は，岡林の膀胱子宮靱帯前層とも一部が重複する。

筆者は，岡林の前層を筋性筋膜である浅層（膀胱子宮靱帯浅層superficial layer of the vesicouterine ligamentと名付けた）と血管結合組織である尿管トンネル屋根roof of ureteric tunnelに分けた（図68a,cと図89）。浅層は，「膀胱と子宮頸部をつなぐ靱帯」であり，尿管トンネル

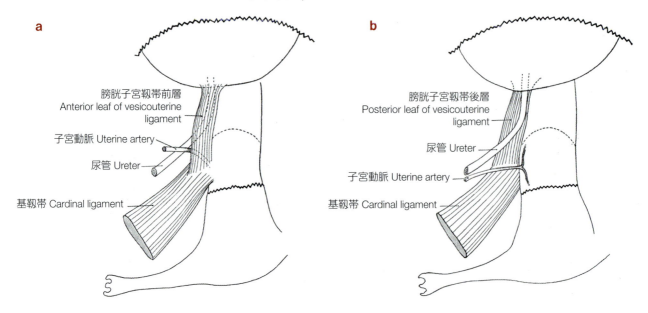

**図197a/b** 真柄らの膀胱子宮靱帯の解剖と切離

膀胱子宮靱帯前層と後層は，尿管をサンドイッチにするように基靱帯と膀胱を結ぶ。

**a**：膀胱子宮靱帯前層は尿管を子宮頸部と腟の外側縁に沿い，尿管を腹側から覆う。尿管トンネルを掘り前層が分離，離断される。

**b**：前層切離後に尿管は，膀胱子宮靱帯後層からクーパー剪刀の先で"転がす"ように剝離される。次いで膀胱側腔から挿入した示指を八木のトライアングルに向けて穿通させ後層を分離させる。

**Figs. 197a/b.** Line drawing for anatomy of the vesicouterine ligament and its resection by Magara, et al.

The anterior and posterior leaves of the vesicouterine ligament sandwich the ureter, allowing the cardinal ligament to connect to the bladder.
a : The anterior leaf of the vesicouterine ligament can be seen enveloping the ureter from its ventral aspect along the lateral margin of the uterine cervix and vagina. The ureteric tunnel is to be excavated, and the anterior leaf of the vesicouterine ligament will, then, be separated and severed.
b : Following separation of the anterior leaf of the vesicouterine ligament, the ureter can now be seen separated from the posterior leaf of the vesicouterine ligament. This separation is performed in a 'rolling' manner with the tip of Cooper scissors. The index finger is, then, inserted into the paravesical space piercing through the triangular space of Yagi, thereby completing the separation of the posterior leaf of the vesicouterine ligament.
(Reproduced from 'Magara, M, et al: Surgery for Cancer of Uterine Cervix. 1964, Figs. 92 and 94'.)

屋根は，「Savage/Kocksの基靱帯」に相当すると考える．浅層は，suspensory systemに属し，尿管トンネル屋根はsupporting systemに分類する．

　子宮頸部側方靱帯の切除は，腟上部に付く頸横靱帯と，腟部の基靱帯の処理に分けられる．特に腟部の側方組織は，基靱帯の切除，尿管の遊離と膀胱子宮靱帯深層の部分切除，そして側臍靱帯/膀胱下腹筋膜の温存と，操作方法が分かれる．

　図68a,bと図89を再編成させた図199a,bを用いて広汎子宮全摘術に作成される子宮頸部側方組織or靱帯の構成を示せば：

1）膀胱子宮隙
2）膀胱子宮靱帯浅層とそれに続くpericervical tissue（子宮血管下行枝，子宮腟神経枝を通すbundleと尿管トンネル屋根）そして子宮頸部と腟傍組織を結ぶ媒体，内側薄層medial lamina（M-lamina）とする（114頁）．
3）尿管とそれに続く膀胱子宮靱帯深層：膀胱とsupporting systemを結ぶ媒体（下腹神経叢および上膀胱静脈を含む），中薄層intermediate lamina（I-lamina）とする（114頁）．

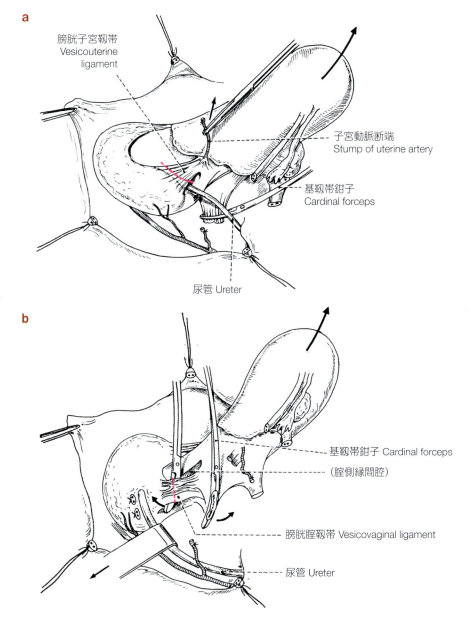

### 図198a/b　小倉，中野の膀胱子宮靱帯の切離

**a**：子宮動脈内側断端部を腹側に挙上し，尿管を鉤で保持し，尿管進入部からクーパー剪刀を挿入し，尿管の走行に沿って尿管トンネルを形成する．分離された前層は2〜3回に分けて切離される（赤点線）．
**b**：膀胱子宮靱帯後層（膀胱腟靱帯）は基靱帯を頭側へ，尿管を外方へ引き，膀胱と腟側縁の疎結合組織を直ペアン鉗子でかき分けて分離する．これを挟鉗，切断，結紮する．目印は膀胱腟靱帯の内側にできる膀胱壁，尿管，腟側縁の3者で囲まれた陥凹部である．

### Figs. 198a/b. Schematic illustration showing resection of the vesicouterine ligament by Kokura and Nakano.

**a**：The medial stump of the uterine artery is lifted ventrally with the ureter held by a hook. Cooper scissors are inserted into the entrance to the ureteric tunnel for its development along the passage of the ureter. It requires two to three attempts for the separated anterior leaf of the vesicouterine ligament to be resected (*red dotted line*).
**b**：The posterior leaf of the vesicouterine ligament (vesicovaginal ligament) is separated by pulling the cardinal ligament cranially and the ureter laterally and separating the loose connective tissue of the bladder and lateral margin of the vagina with straight Pean forceps. It is, then, clamped, severed and ligated. The landmark for this procedure is the depressed area formed on the inner aspect of the vesicovaginal ligament, and it is surrounded by 1) the bladder wall, 2) ureter, and 3) lateral margin of the vagina.
*(Reproduced from 'Kokura T and Nakano R: Radical Abdominal Hysterectomy for Cancer of the Cervix Uteri: The Okabayashi Operation. 1983, Figs. 26 and 28, p 91 and p 93'.)*

4) 第四腔(96, 228〜236頁)：尿管トンネル屋根に掘られる腔すなわちM-laminaとI-laminaの間の腔。
5) 側臍靱帯とそれに続く膀胱下腹筋膜：頸横靱帯と膀胱を結ぶ媒体，外側薄層lateral lamina(L-lamina)とする(114頁)。
6) 新膀胱側腔(84頁)：I-laminaとL-laminaの間に掘られる腔。

## 3. 第四腔

膀胱子宮靱帯の切離といえば，前層と後層に分けて行う操作が常識との固定観念に囚われる。また欧米では後層posterior layerなる概念はない。

図69で示したように，子宮頸部の外側縁，尿管の内側縁，そして頸横靱帯の尾側縁に囲まれる領域は，血管の少ない疎性結合組織で占められる(図200)。このavascular space(正確にはless vascular spaceとすべきであろうが，欧米ではavascular spaceとよばれる)には頸横靱帯の頂部(子宮動脈)レベルから底部(中直腸血管)まで通した腔の発掘が可能である(図199, 200)。この腔を筆者は第四腔fourth spaceと名付けた(Gynecol Oncol, 1996)。欧米ではYabuki spaceとよばれる。筆者の発表したfourth spaceは，岡林の腟側腔と同義ではない。膀胱子宮靱帯前層と後層の切離のために通して掘られる腔を，「矢吹の第四腔」とよび「岡林の腟側腔」と区別した(図201a,b)。

筆者の行った岡林手術(図201a,b)を例にとれば，岡林の前層を分離し，切離して作られる腔cleft or space (a)と，岡林の後層を分離するために発掘される腔(b；岡林腟側腔)は，同じ方向性と立体性を有し，一度に掘れる(図199, 200)。これが第四腔である。図202は，矢吹の第四腔(fourth space)を腹腔鏡下に発掘した術中写真である。

そもそも筋膜腔potential spaceの存在意義は，皮下筋膜subcutaneous fasciaが2層からなり，その間に生じる間隙によって各層が独特の可動性を生み出すものといわれるが，骨盤内の側腔膜も同様の機能を有すると考えてよいのではなかろうか。骨盤臓器と骨盤壁の間には，こうした筋膜隙fascial cleft，すなわち腔 spaceが存在し，一種の干渉帯の役目を果たすと考える。産道の形成を考えれば理解は容易であろう。靱帯の切除もそうした腔を利用した操作である。

## 4. 膀胱子宮靱帯浅層と深層の切除

筆者は膀胱子宮靱帯切離を前層と後層を，尿管トンネルと腟側腔を掘って別々に分離，切離する岡林の方法ではなく，両層に共通な腔(第四腔)を発掘した後に，各々を切離しようとする。

操作の順番：子宮動脈の分離→第四腔発掘→尿管トンネル屋根の逆行性切離(浅層切離)→尿管遊離→上膀胱静脈分離，切離，膀胱神経枝温存操作(深層切離)。この手技の利点は，操作が臨床解剖学で説明できること，術式の簡略化，出血量の減少にある。術式は1996年と2000年のGynecol Oncolに発表した。

### a. 膀胱剝離

膀胱子宮窩腹膜が子宮頸部に付着する手前を有鉤ピンセットで摘み上げて横切開し，その切開創を子宮円靱帯の外側切断端まで延長する。次いで，腹膜鉗子で把持した膀胱側の腹膜断端を持ち上げ，膀胱筋膜(外膜)と子宮頸部筋膜(外膜)との間に張る綿のような疎性結合組織を緊張させて，電気メス(むろん剪刀でもよい)で離断していく(図72)。この剝離操作は，子宮腟移行部より約3cm足方までを目安とし，後は必要に応じて下方へ追加する。子宮頸部から腟部へ移行するところは，腟上部中隔supravaginal septumとよばれ，結合が密で慎重に剝離，分離しなくてはならない。また中央に怒張した静脈があれば，そのほとんどが膀胱側のものであるから，bipolar scissorsなどを用いて膀胱筋膜に付着させるようにして剝離する。またガーゼでしごいて剝離すると筋膜下の血管叢に入って不愉快な出血に遭遇し，手術に支障をきたすので，鋭的剝離を推奨する。いずれにしても筋膜下組織に入らぬ注意が重要である。子宮頸部を時計に例え，その1〜2時，10〜11時方向の腟周組織perivaginal tissueには子宮下行枝を中心にした静脈が怒張走行し静脈叢を形成するので，膀胱筋膜と腟筋膜の間に作るわずかな疎性結合組織間の層を徹底的に分離して進み，静脈叢内に侵入しないことが肝要である。また膀胱と子宮の血管吻合枝も見つけ次第に凝固切離する。さらに剝離した腔の中央にランゲンベック筋鉤を掛け膀胱を足方へ圧排し，膀胱腟中隔の結合組織を漸断しつつ膀胱子宮靱帯浅層を緊張，露出させる(図203)。浅層の外側を走行する子宮血管下行枝に注意し，尿管の走行を確認する。ときには結合組織下にカテーテルの挿入された尿管が透けて見えるようになる。

### b. 子宮動脈の臓側端での遊離

子宮動脈は，すでに尿管との交差部まで遊離されている。尿管より内側の結合組織束が，Savage-Kocksの基靱帯であり(図199bの赤点線三角)，子宮動脈は，蛇行して子宮への移行部でループなどの複雑な走行を呈する(図204)。また血管が造影されない領域(第四腔，白点線楕円)も確認できる。さらに浅子宮静脈も尿管を越えて動脈と併走する。浅子宮静脈には膀胱や尿管からの枝も合流するので，破綻させないように注意を要

### 図199a/b/c　子宮頸傍組織

真の子宮頸傍組織は，尿管トンネル屋根（**a**：白い点線四角）あるいはSavage/Kocksの基靱帯（**c**：赤い点線三角）である。第四腔と尿管トンネル屋根あるいは基靱帯を明示するために，図68a,cと図89を再登場させた。

### Figs. 199a/b/c. The paracervix.

The true paracervix consists of the roof of the ureteric tunnel (**a** dotted white rectangle) or cardinal ligament of Savage/Kocks (**c** dotted red triangle). Figs. 68a,c and 89 are reproduced to clarify the fourth space and roof of the ureteric tunnel or the cardinal ligament.

**a** (Fig.68a)

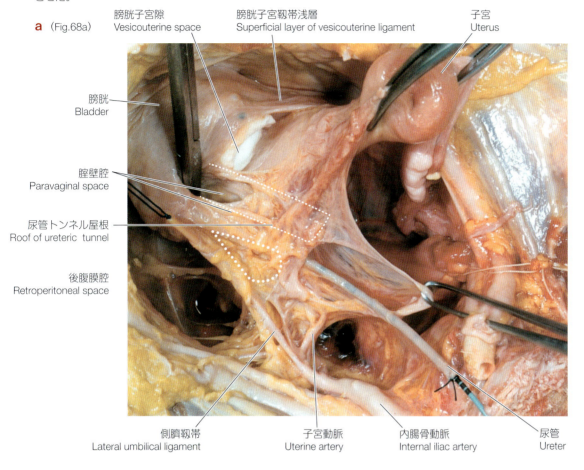

**b** (Fig.68c)　　　**c** (Fig.89)

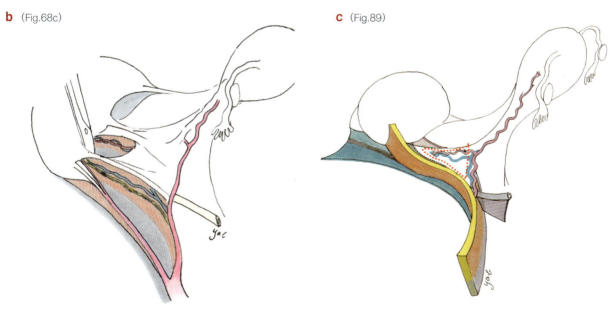

### 図200　水平断した子宮頸傍組織標本

図69と同じく，子宮動脈，尿管，下腹神経によって特徴づけられる3標本を選んだ。いずれの点線の楕円も血管の少ない疎性結合組織avascular areolar connective tissueで構成されている。

### Fig. 200. Tissue specimens of the horizontally severed paracervix.

Reproduced are three specimens from Fig. 69 that are characterized by the uterine artery, ureter and hypogastric nerve. Each of the areas enveloped by a dotted oval circle consists of avascular areolar connective tissue.

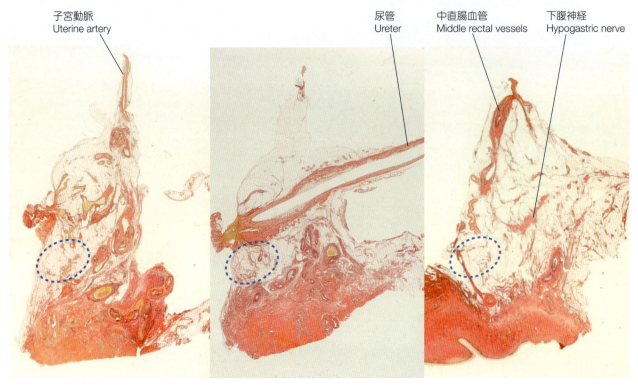

する。操作は，子宮動脈の内側断端を牽上しながら，細身の剪刀あるいはbipolar scissorsを用いて，動脈と尿管との間の疎性結合組織を切離していく（図178）。子宮動脈の作るループが一つの目印となる（図204）。その辺りの子宮動脈からは膀胱枝や尿管枝が出るので，図187の尿管トンネル入口の展開と相互作業で進めるほうがよい。また先に尿管トンネルを掘り，トンネル内から鉗子を挿入し子宮動脈の下を通し，その尾側の結合組織を穿孔させて，動脈にテープを掛けて吊り上げながら逆行性（内側から外側）に尿管から剥離する方法もよい。子宮動脈の遊離に際して藤原敏郎は尿管枝の温存手術を提案したが，頸横靱帯のリンパ流を考えれば筆者は賛成できない。しかし，Höckelの頸横靱帯の切除を基靱帯の範囲で止める理論からすれば，藤原の尿管枝は推奨されるのかもしれない。

#### c. 第四腔の作成と尿管トンネル屋根の切離

第四腔fourth spaceの臨床解剖学については述べてある（96頁）。伝統的な腟側腔は，膀胱子宮靱帯前層を切離した後に現れるスペース「頸部外側縁，膀胱そして尿管に囲まれた疎結合組織の凹み（岡林，子宮頸癌の根治手術）」をいう。この凹みは，岡林の腟側腔Okabayashi paravaginal spaceや八木のトライアングルYagi triangular spaceとよばれる。図201bは，岡林法に準拠して発掘した腟側腔である。

図131と図205で大きく展開された第四腔は，膀胱子宮靱帯深層を挟んで新膀胱側腔と向かい合っている。図206は，頸横靱帯を挟んで第四腔と岡林式直腸側腔，そしてLatzko式直腸側腔と新膀胱側腔の関係を略図で示したものである。

筆者が第四腔を発掘する目的は，1）第四腔と新膀胱側腔の間で膀胱子宮靱帯深層を分離するためと，2）尿管の遊離である（図206）。

筆者の考える第四腔は，a）図69, 199〜201に示すように頸横靱帯の尾側で，尿管と子宮頸膀胱浅層の間のareolar tissueを深部方向に掘り進めて作成されるavascular spaceである。Peham-Amreichの手術書にも腟側腔のヒントとなる図がある（図207の点線楕円と点線四角）。図の点線楕円は，筆者が第四腔を発掘する部分に一致する。そして楕円の反対の同部（点線四角）は，すでに膀胱子宮靱帯（膀胱脚）が切除された状態で，岡

### 図201a/b　膀胱子宮靱帯の伝統的切除術

岡林術式による前層の分離によってできるスペースと，後層の分離のために掘られる腟側腔は同一の方向性をもち，形態的に2つを重ね合わせることができる（白点線楕円）。

### Figs. 201a/b. Traditional method of vesicouterine ligament excision.

A space is formed by separation of the anterior layer of the vesicouterine ligament by the Okabayashi procedure. The paravaginal space is excavated for separation of the posterior layer of the vesicouterine ligament. These two spaces lie in the same direction and, morphologically, they can be superimposed on one another (dotted white oval circles).

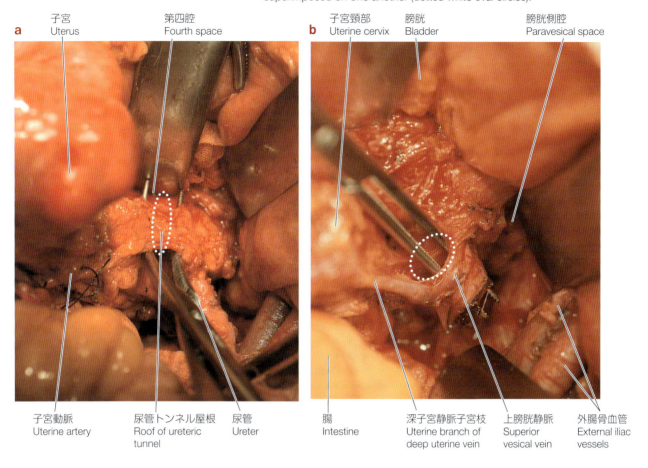

### 図202　第四腔

腹腔鏡下手術である。腔は疎性結合組織で占められる。ときには細血管が横切るが，丁寧に組織を分離すれば損傷は避けることができる。

### Fig. 202. The fourth space excavated by laparoscopic surgery.

The fourth space is occupied by loose connective tissue. Occasionally, arterioles and/or venules cross this space, but damage is avoidable if the tissue is carefully separated.

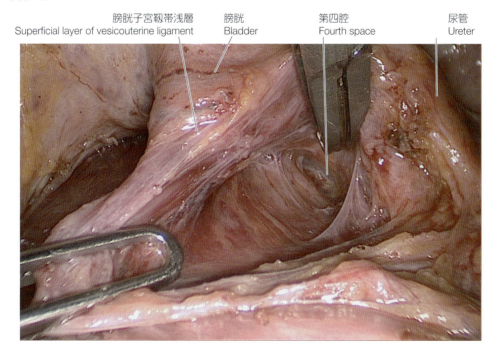

### 図203 膀胱子宮靱帯浅層の露出

膀胱腟中隔の疎結合組織を分離し，膀胱を子宮頸/腟部から剥離して恥骨方向に圧排してある。子宮頸部の両脇に膀胱子宮靱帯浅層が緊張する。

### Fig. 203. Exposure of the superficial layer of the vesicouterine ligament.

Loose connective tissue has been separated from the vesicovaginal septum with the bladder separated from the uterine cervix and its vaginal part pressed toward the pubis. The superficial layer of the vesicouterine ligament is held in tension on both sides of the uterine cervix.

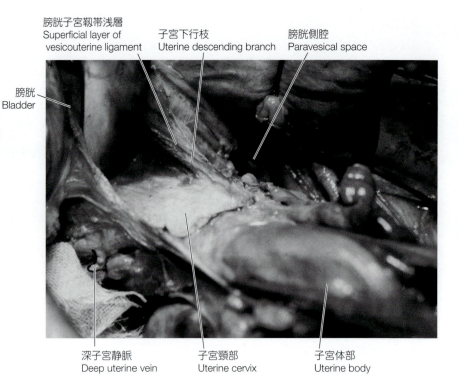

### 図204a/b 子宮動脈の子宮移行部

aは，neoadjuvant intra-arterial chemotherapyのために子宮動脈が造影されたもの。尿中に造影剤が排泄され，尿管が白く造影されている。子宮動脈は蛇行し，ループを作り子宮へ移行する（aとbの緑矢印）。この場所の血管分離は複雑で難しい。白点線楕円は血管に乏しい領域を示す（a）。ここは第四腔（Yabuki space）に相当と推測する。

### Figs. 204a/b. The transitional area of the uterine artery extending to the uterus.

A contrast medium has been introduced into the uterine artery in preparation for neoadjuvant intra-arterial chemotherapy. Note that the contrast medium has drained into the urine, displaying the ureter white (**a**). The uterine artery zigzags and forms a loop (**a** and **b**; *green arrow*), continuing to the uterus. The separation of the blood vessels in this area is complicated and difficult. The dotted *white oval circle* indicates the area deficient in blood vessels (**a**). The author believes that this area corresponds to the fourth space.

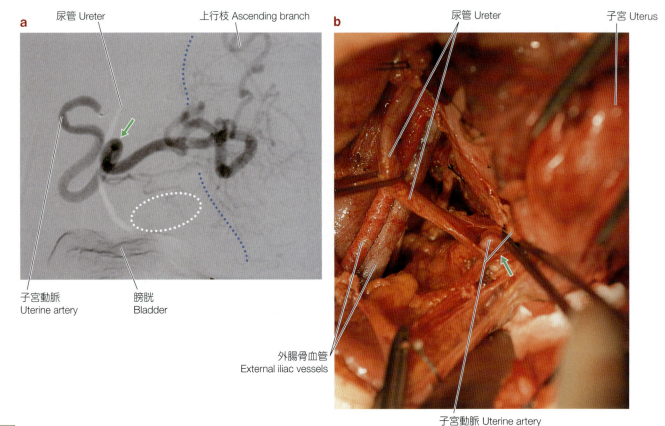

林腟側腔が掘られる位置に相当する（図18はより詳細）。また点線楕円部分は，Savage/Kocksの基靱帯，また筆者の尿管トンネル屋根でもある。b）第四腔は，外側では図205, 206のように尿管/膀胱子宮靱帯深層（I-lamina）を挟んで新膀胱側腔と，頭側では頸横靱帯を挟んで岡林式直腸側腔とそれぞれ対比する（図100, 206）。垂直断で図示（図208）すれば，天蓋は尿管トンネル屋根で，外側は尿管/膀胱子宮靱帯深層（I-lamina）で，内側は膀胱子宮靱帯浅層/子宮頸管外側縁/直腸子宮靱帯（M-lamina）で，底部は深子宮静脈と中直腸血管の中間ぐらいになる。しかも第四腔は，尾側（腟傍組織の脇）や背側（直腸の脇）に境界なく，それぞれの側方まで発掘が可能である。

　第四腔は，図69, 200のようにavascular spaceであり，これは一種の筋膜腔fascial cleftに類し，外科医にとっても都合のいい構造といえる。

　筆者がこの方法を提案する理由は，幾度もいうが岡林膀胱子宮靱帯前層の切離時の出血の減少と術式の簡素化，および神経温存である。頸横靱帯の尿管から臓側端（子宮付着部）の間は構造的に複雑で，子宮動静脈を始め，子宮膀胱尿管吻合枝が多い。そうした場所から操作（岡林術式）を開始するのは，条件としてはよくない。また，尿管トンネルは，内側に彎曲するように発掘され，最後に子宮下行血管とその周辺の静脈叢を貫通しなければならない。そしてトンネル発掘と切断を繰り返す方法は，出血のリスクが増すことに結びつく。岡林の膀胱子宮靱帯前層を，浅層と尿管トンネルが発掘される屋根に分け，その切離を逆行性に操作することで，これらのリスクは軽減できる。

　しかし，経験の少ない術者や尿管カテーテルが挿入されていない場合は，従来の岡林の方法で行うことを勧める。岡林術式に関しては，岡林（子宮頸癌の根治手

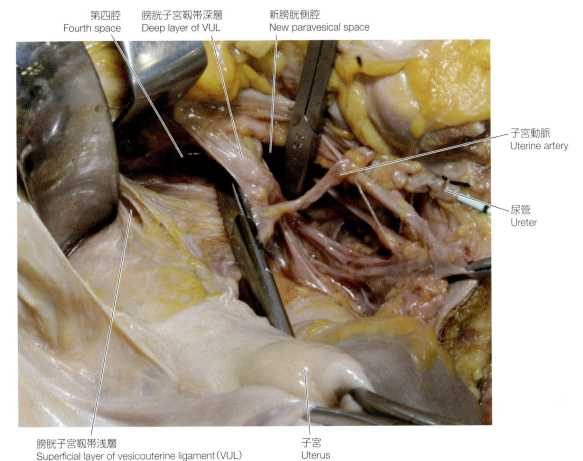

**図205　第四腔（新鮮遺体）**
膀胱が剝離され，膀胱子宮靱帯浅層，第四腔，膀胱子宮靱帯深層，新膀胱側腔が露出されている。

**Fig. 205. The fourth space excavated in a fresh cadaver.**
The bladder has been separated, and the superficial layer of the vesicouterine ligament, fourth space, deep layer of the vesicouterine ligament and new paravesical space can be seen exposed.

第四腔　Fourth space
膀胱子宮靱帯深層　Deep layer of VUL
新膀胱側腔　New paravesical space
子宮動脈　Uterine artery
尿管　Ureter
膀胱子宮靱帯浅層　Superficial layer of vesicouterine ligament (VUL)
子宮　Uterus

## 図206 Subserous layerに発掘される腔

尿管とsupporting systemを囲むように4つの腔が発掘される。

## Fig. 206. Schematic illustration of the spaces to be excavated in the subserous layer.

The four spaces enclosing the ureter and supporting system are excavated.

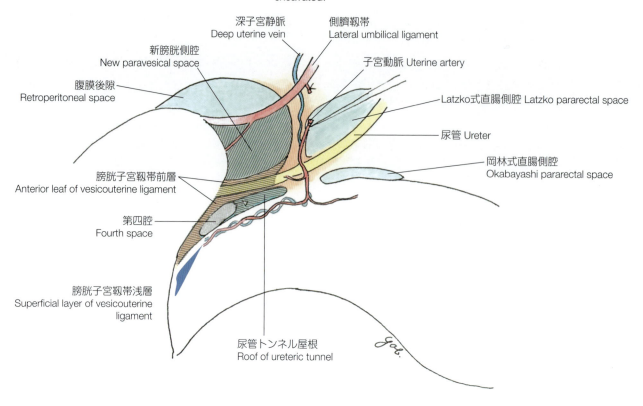

## 図207 第四腔の発掘部位

Peham-Amreich手術書の図を借りて説明する。子宮頸部の左側は膀胱脚bladder pillar（筆者の膀胱子宮靱帯浅層）の切離前，右側は切離後の状態である。筆者の第四腔は白点線楕円で示した膀胱脚と子宮頸部の間で発掘される。この場所は，Savage/Kocksの基靱帯あるいは筆者の尿管トンネル屋根にほぼ一致する。岡林の腟側腔は，白点線四角に発掘される。

## Fig. 207. The area for the excavation of the fourth space.

The following describes a figure taken from *Textbook of Gynecologic Surgery by Peham-Amreich* as follows: To the left of the uterine cervix is shown an intact bladder pillar (author's superficial layer of the vesicouterine ligament) and to the right a severed pillar. Yabuki fourth space is excavated in the area between the bladder pillar (dotted oval circle) and uterine cervix. This area roughly corresponds to the cardinal ligament of Savage/Kocks and the author's entrance to the ureteric tunnel. Okabayashi paravaginal space is excavated in the area indicated with a *dotted white rectangle*.

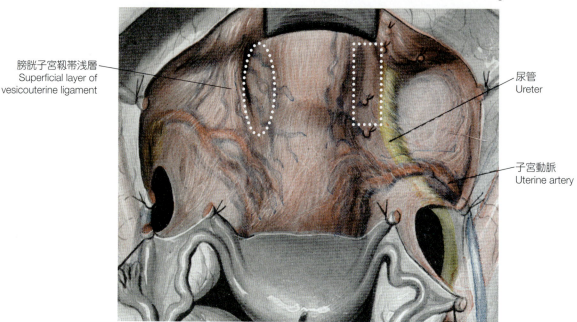

### 図208　第四腔と周辺組織の断面図

第四腔は筋膜と筋膜の間のavascular spaceであり，子宮頸部/腟および直腸の脇で作成される。両矢印は尿管屋根の切開部を示す。図50～52，図68～70を基に作成した模型図。

### Fig. 208. Schematic illustration of a cross-section of the fourth space and the surrounding tissue.

Shown is a schematic illustration based on Figs. 50-52 and 68-70. The fourth space exists in the avascular space between the fasciae and is formed in adjacent areas to the uterine cervix/vagina and rectum. A *double-headed red arrow* indicates the place for incision of the roof of the ureteric tunnel.

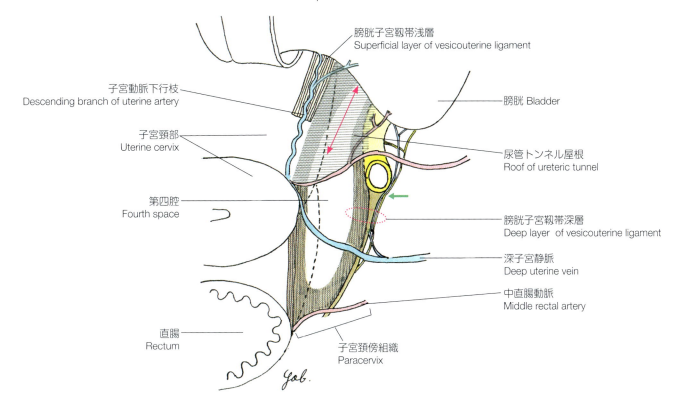

術，1952）をはじめ小林（子宮頸癌手術，1961），遠藤（実地婦人科手術，1970），小倉/仲野（岡林式子宮頸癌手術，1983）や藤原（子宮頸癌手術，1984）など，多くの先人の卓越した手術書がある。それらから学ばれることをお勧めする。

以下，筆者の膀胱子宮靱帯の切離方法について述べる。

#### 1）第四腔の発掘法

図68，70は新鮮遺体で，図202は腹腔鏡下手術で第四腔を発掘した場面である。これらは，図201のように操作を前層と後層に分けて行うのではなく，一続きで発掘したものである。腔中に出現するのは主にareolar connective tissueであるが，ときに図69の水平断に見られる子宮頸部と膀胱，尿管をつなぐ静脈にも出合う（図209）。

実際の手技は，まず子宮を頭方へ牽引し，ランゲンベック筋鉤で膀胱を恥骨方向へ圧排すると，緊張した膀胱子宮靱帯浅層がせり出してくる（図203）。次いで浅層をアリス鉗子で把持し，浅層の外側で尿管膀胱移行部ureterovesical junctionが現れるまで膀胱を剥離する。

その際，浅層の外側を走行する子宮血管下行枝（子宮膀胱静脈叢）を破綻させないようにして，浅層とカテーテルが挿入された尿管の間をできるだけ丁寧に膀胱の剥離をする。指で触ると，尿管と浅層の間の組織（第四腔の天蓋，図208）からは柔らかい凹んだ感触が伝わる。尿管が膀胱へ移行する手前（1cm弱）でやや尿管寄りの場所を選び，子宮を対側頭方へ強く牽引しながら尿管に平行にケリー鉗子の先端をほぼ垂直に尿管トンネル屋根に当て，尿管と直角な方向に軽く細かく開閉する要領で垂直，深部へ進める。方向は，ほぼ真下の繊維性の疎結合組織を目安に，それを分けるように進めば無難に行える（図210～212，217，218）。ケリーの先端は垂直に進めることが肝要で，内側に寄りすぎると子宮頸部/腟静脈叢（子宮下行静脈枝），外側に寄ると膀胱子宮靱帯深層内へ入り出血の原因になる。どちらかといえば尿管寄り（外側）のほうが無難である。展開は，血管の有無を確認しつつ漸進していく。ここで現れる血管は，ケリー鉗子の開閉方向に平行であることが多く，血管の発見は損傷より早い。深子宮静脈の走行は，より頭側の

図209a/b　第四腔の発掘

腔は，avascular spaceのことが多いが，図200の組織像にみるように細血管が横切ることがある。腹腔鏡下手術，術者は干場勉。

Figs. 209a/b. **Excavation of the fourth space.**

Shown is laparoscopic surgery carried out by Dr. Tsutomu Hoshiba. This space is frequently avascular. However, as can be observed in Fig. 200, arterioles/venules cross this space.

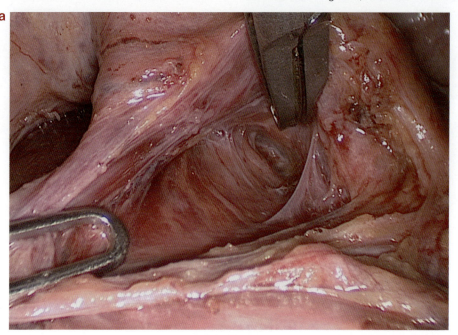

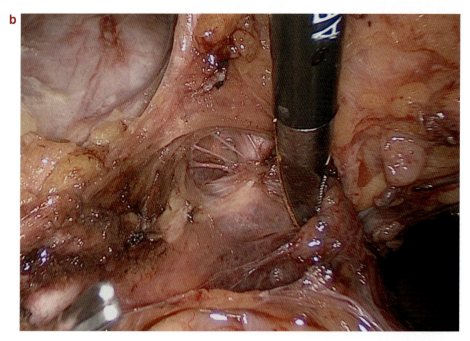

ため深い位置にあり損傷の確率は少ないが，油断は禁物であろう（図180b）。最初の発掘の深さは，すでに壁側で露出される深子宮静脈の高さまでを目安にする（図217参照）。状況に合わせ，最終的には直腸子宮靱帯を切離する高さまでが必要となることもあるが，さらに深部への腔の発掘も可能である。発掘は，組織を「切る」のではなく「分ける」要領で処理すれば，血管の発見は容易で損傷させることは少ない。そして，尿管カテーテルの挿入下で行えば，まず重大な失敗はない。

2）尿管トンネル屋根の切離

　第四腔が発掘されて頭側に残った尿管トンネル屋根 roof of ureteric tunnel（図212）は，第四腔からトンネル入口へ向けて腔を作りつつ切り下げていく（図212，点線）。頸横靱帯と交差する部分は，子宮動脈，浅子宮静脈とその分枝が多いため，トンネル入口から第四腔へ屋根を浮かせながら切離したほうが無難なこともある。

## 図210 第四腔の発掘-1

前部尿管は遊離されていない。膀胱子宮靱帯浅層をアリス鉗子で挟鉗して引き上げつつ、図207に描かれた尿管と子宮頸部の間の組織を発掘する。尿管トンネル屋根にケリー鉗子の先端を直角に当て、軽く開閉させながら深部へ進める。腔はareolar connective tissueで満たされる。尿管トンネル屋根には子宮動脈と膀胱をつなぐ血管が見える。

## Fig. 210. First stage of excavation of the fourth space.

The anterior portion of the ureter has not yet been separated. While the superficial layer of the vesicouterine ligament is clamped and lifted by an Allis clamp, tissue is excavated between the ureter and uterine cervix as shown in Fig. 207. With the tip of Kelly forceps placed at a right angle to the ureteric roof, it is approached deeply with a gentle opening and closing of the forceps. This space is filled with areolar connective tissue. The blood vessel, which connects the uterine artery and bladder, can be observed on the roof of the ureteric tunnel.

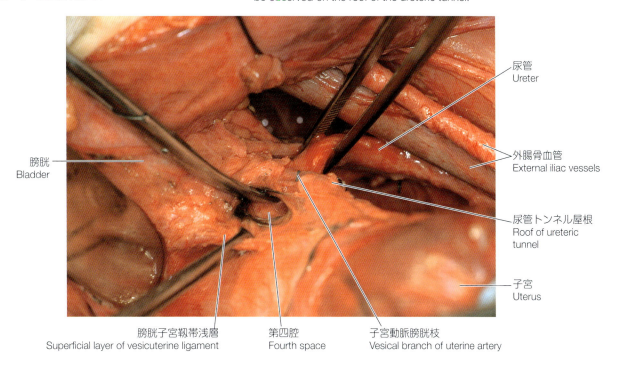

## 図211 第四腔の発掘-2

第四腔を頭尾方向に拡大し、尿管を黄色に着色して示してある。尿管は尿管鉤で外側に牽引し、膀胱子宮靱帯浅層をアリス鉗子で内側に牽引している。

## Fig. 211. Second stage of excavation of the fourth space.

Shown is the fourth space being extended in a craniocaudal direction with the ureter shown in yellow. The ureter is seen pulled laterally using a ureter retractor and the superficial layer of the vesicouterine ligament being pulled medially. using Allis clamp. *(Reproduced from 'Yabuki Y, et al: A new proposal for radical hysterectomy, Gynecol Oncol, 1996, 62: 370-8'.)*

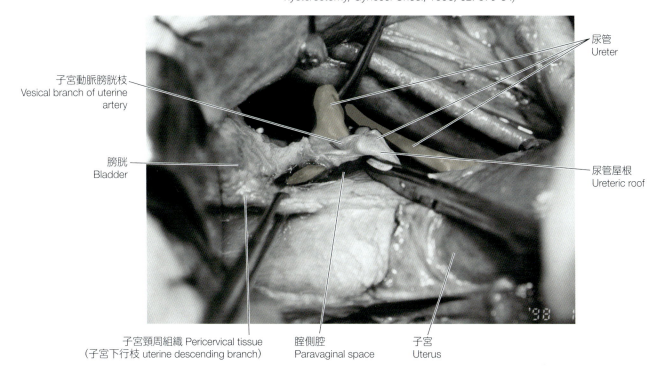

**図212　第四腔の発掘-3**

ケリー鉗子，クーパー剪刀，そして鑷子の開くバネの力などを用いて第四腔を慎重に拡大していく。第四腔とトンネル入口の間に尿管トンネル屋根がせり出してくる。第四腔からトンネル入口へトンネルを掘り，屋根を離断する。

**Fig. 212. Third stage of excavation of the fourth space.**

The fourth space is gradually expanded using Kelly forceps and Cooper scissors as well as utilizing the spring action of tissue forceps. The ureteric roof protrudes between the fourth space and the entrance to the tunnel. The tunnel is then excavated from the fourth space to this entrance, and the roof is severed.

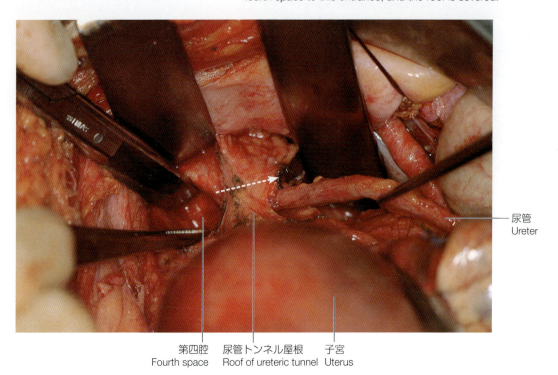

尿管　Ureter
第四腔　Fourth space
尿管トンネル屋根　Roof of ureteric tunnel
子宮　Uterus

### 3）膀胱子宮靱帯浅層の切除

膀胱子宮隙と第四腔の間に露出した浅層は，膀胱近くで切離する。その際，子宮血管下行枝に触れないようにする。岡林の前層の切離要領で，下行枝を含ませて挟鉗するとかえって煩わしい出血に遭遇する。

### d．前部尿管の遊離

図61，62，79〜83，89，102〜105，213で描いたように，頸横靱帯（正確にはsupporting system）の一部は尿管の手前（外側）で頭尾に翻転して，尿管から下垂する薄膜（尿管下腹筋膜；125頁）を形成する（図62，214）。

まず遊離操作は，前部尿管anterior portion of ureterを尿管下腹筋膜（尿管と膀胱子宮靱帯深層の移行部）から分離し，中部，後部尿管とつなげ，尿管を全長にわたり遊離する手順から行う。第四腔の発掘で内側面が露出された尿管（図215a,b）を，先を少し開き気味にしたメッツェンバウム剪刀の凹面を上方向に向け腹側へしごくようにして，下部組織から剝離する（図215a,b）。真柄や荷見の"尿管転がし（荷見；産婦人科の実際，1997）"とよばれる仕法である。

次いで尿管膀胱移行部（小林の三角陥凹部，図196）で，ケリー鉗子を腟側腔側から新膀胱側腔へ向けて穿通させる（図216）。そして尿管から下垂する下部組織との間を切り離し，尿管を遊離する（図216点線）。この中には尿管から深子宮静脈へ還流する枝があり，ときには止血処理が必要となる。尿管カプセルの損傷に注意を払いながらbipolar scissorsを使用するのが便利である。図216には，壁側から内方に向かう深子宮静脈がT字に分かる上膀胱静脈と子宮枝（深子宮静脈本幹）が見られる。ここまでの操作で全尿管の遊離が終了する。

## 図213 尿管下腹筋膜の模型図

supporting systemの血管が尾側翻転部(膀胱子宮靱帯深層)と頭側翻転部(尿管板)の隙間を通る様子を模型図にした。尾側および頭側翻転部は尿管から膜状に下がり，supporting systemの幹を挟んでほぼ対称な形態にある。これらは尿管下腹筋膜であり，赤の点線で囲んだ四角形の範囲で切離される。頸横靱帯を分離するための必須の操作である。

## Fig. 213. Schematic illustration of the ureterohypogastric fascia.

Shown are the vessels of the supporting system passing between the caudally reflected part (deep layer of the vesicouterine ligament) and cranially reflected part (mesoureter). Both caudal and cranial reflections are suspended from the ureter like a membrane and, in general, have a symmetrical morphology. These reflections are the ureterohypogastric fascia and severed within the area of the *red dotted trapezoids*. This procedure is essential for separation of the transverse cervical ligament.

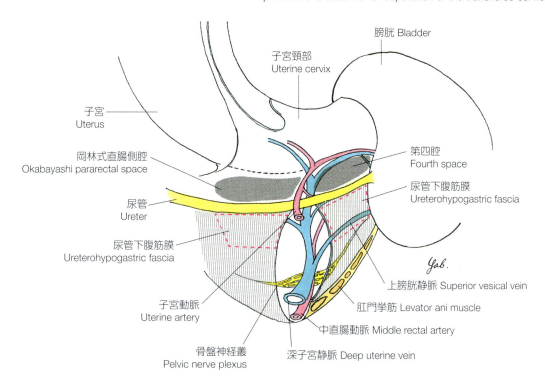

## 図214 前部尿管の露出

尿管トンネル屋根を切離した後，屋根の外側断端を上方(腹側)に引き上げて尿管の下部組織を露出した状態である。

## Fig. 214. Exposure of the anterior portion of the ureter

The roof of the ureteric tunnel has been severed, and its lateral stump can be seen pulled superiorly (ventrally), exposing the underlying tissue of the ureter.

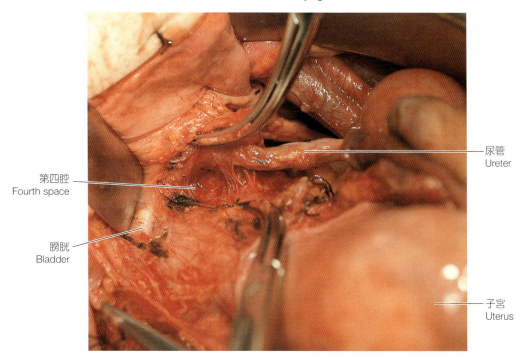

### 図215a/b 前部尿管の遊離-1

aの模型図は尿管を遊離するために，尿管を上方（腹側）へ"しごく"ようにして下部組織から剥離するところを描いてある（赤矢印）。この操作は"尿管転がし"とよばれる。しごき上げた尿管，膀胱と腟壁で作られる領域を，小林は三角陥凹部triangular spaceとよんだ。bは，尿管トンネル屋根が切離され拡大された尿管板の窓を通して新膀胱側腔を見た様子。

### Figs. 215a/b. First stage of separation of the anterior portion of the ureter.

The illustration (a) depicts the ureter lifted superiorly (ventrally) from the underlying tissue by means of a maneuver using a 'stroking' technique (*red arrow*). This technique is called 'ureter-rolling'. The area where this technique takes place is on the ureter, bladder and vaginal wall and named by Kobayashi as the triangular space. The new paravesical space can be seen through the window of the mesoureter following resection and extension of the roof of the ureteric tunnel (b).

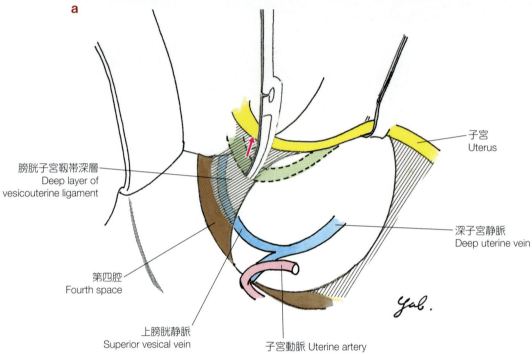

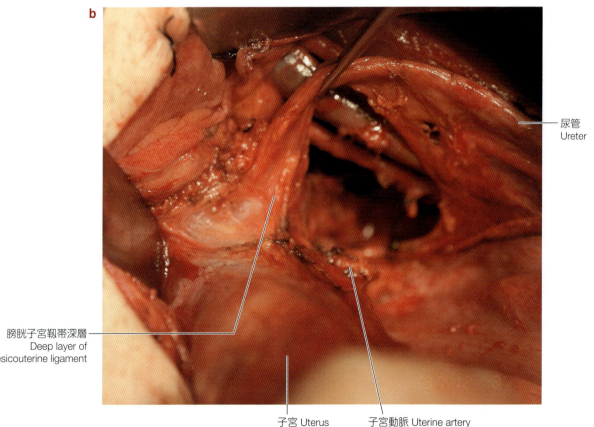

### 図216　前部尿管の遊離-2

ケリー鉗子を小林の三角陥凹部から新膀胱側腔へ向け貫通させ，尿管を膀胱子宮靱帯深層から遊離しようとする（白点線）。そして白点線で尿管とその下部組織を切離する。

### Fig. 216. Second stage of separation of the anterior portion of the ureter.

The triangular space of Kobayashi is perforated by Kelly forceps toward the new paravesical space, thereby separating the ureter from the deep layer of the vesicouterine ligament (*dotted white line*). The ureter and its underlying tissue are dissected in the area shown by the *dotted white line*.
(Reproduced from 'Yabuki Y, et al: Radical hysterectomy: an anatomic evaluation of parametrial dissection, Gynecol Oncol 2000, 77: 155-63'.)

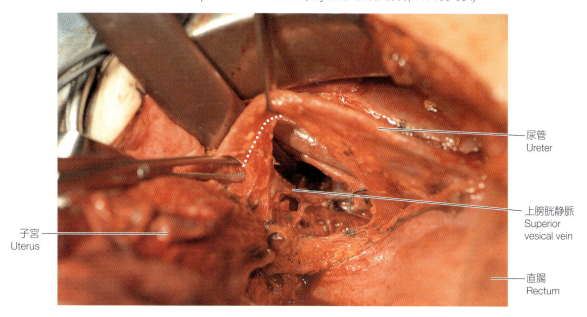

### 図217　第四腔の拡大

すでに尿管は遊離されている。さらに第四腔を発掘する（右骨盤腔）。右上のガーゼの陰にあるのが深子宮静脈である。手技の詳細は図210を参照されたい。

### Fig. 217. Enlargement of the fourth space viewed from the right pelvic cavity.

The ureter has already been separated. Furthermore, the fourth space is in the process of being excavated and enlarged. The deep uterine vein can be seen in the right upper area shaded by gauze. Readers are directed to Fig. 210 for the details of the procedure.

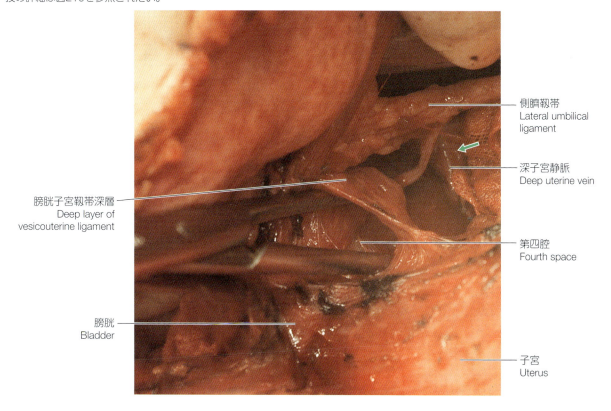

## e. 膀胱子宮靱帯深層の分離，切除

 繰り返し述べることになるが，膀胱子宮靱帯深層deep layer of vesicouterine ligamentは，supporting systemの尾側翻転部を指す。図100〜107, 205, 208, 212, 215に深層の解剖と，その模型図を描いた。経験的に膀胱子宮靱帯深層の癌の浸潤やリンパ節転移は，頸横靱帯の本幹のそれらより遥かに少ない。そのために手術では深層の切除は最小限に止めることが可能となる。Höckelら（Lancet Oncol, 2005）のmesometriumの中に膀胱子宮靱帯が含まれていないのも興味深い。

 筆者の膀胱子宮靱帯深層の切除は，次の順番で行う。

### 1）第四腔の拡大

 図217と図218bは同一患者で，図217は患者の右骨盤内での操作であり，図218は左骨盤内の所見とそのイ

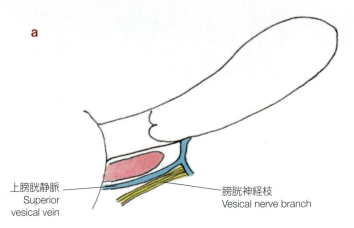

### 図218a/b　深子宮静脈の分離

図217の尿管下部組織である膀胱子宮靱帯深層を深子宮静脈のレベルまで削り取ると，上膀胱静脈と膀胱神経枝が出現する。上膀胱静脈は深子宮静脈へ合流する。

### Figs. 218a/b. Separation of the deep uterine vein

Having scraped off the deep layer of the vesicouterine ligament, or the underlying tissue of the ureter, shown in Fig. 217 to the level of the deep uterine vein, the superior vesical vein and vesical nerve branch emerge. The superior vesical vein drains into the deep uterine vein.

第2章　神経温存広汎子宮全摘術（開腹術）

ラストである。第四腔に挿入したケリー鉗子を，静かに開閉させ腔を拡大しつつ深部（背側）に向けてさらに進める（図217）。図217のavascular spaceは，背方へは直腸の脇まで，尾方へは腟の側方まで容易に進展することができる。さらにこのケリー鉗子で広げた第四腔と新膀胱側腔の間に見える隔壁が，膀胱子宮靱帯深層の表層部である。この深層を図217の右上に見えている深子宮静脈の高さまで切除すると図218bの深子宮静脈，上膀胱静脈や膀胱神経枝が出現する。この表層部にはほとんど血管や神経はない。

2）上膀胱静脈と膀胱神経枝の露出

　図217の表層組織を深子宮静脈の高さまで切除すると，図218bに見るように深子宮静脈，上膀胱静脈 superior vesical veinや膀胱神経枝 vesical nerve branchが出現する。深子宮静脈へ合流する上膀胱静脈は，膀胱から深子宮静脈へ還流する血管である。この静脈と下下腹神経叢からの膀胱枝が，深層の主体を構成する（図102a，218b）。分離された上膀胱静脈のみを膀胱の近くで切除し，膀胱神経枝は残す。膀胱神経枝は露出するだけで膀胱機能にある程度の影響が出る。例えば，起床時の軽度の排尿障害である。

3）神経温存処理

　深層内のdrainage systemは，上，中，下膀胱静脈からなり，それらの静脈に膀胱神経枝が併走する（図107）。経験的に深層の癌浸潤，転移は少ないので，膀胱と頸横靱帯を結ぶ上膀胱静脈の切離に止めることで，尿管神経枝（a枝）のみの犠牲で終わることができる（図102）。尿管の神経は必然的に切除されるので，この方式の手術での膀胱機能の温存は約80％であった（Yabuki et al.; L Gynecol Oncol, 2000）。もし中および下膀胱静脈も同時に切除することになれば，中膀胱静脈の内腸骨静脈前枝との合流部や，下膀胱静脈が還流する中直腸静脈での処置が必要となる。

4）上膀胱静脈の分離と切離

　図219a〜cは，上膀胱静脈が膀胱子宮靱帯深層に合流する場所の一連の操作を示す。深層内には上膀胱静脈が透けて見えることが多い（図219b）。この段階で図220のごとくケリー鉗子を上膀胱静脈の裏に挿入，神経を温存するようにして静脈のみを分離し，離断する。そして，静脈の内側断端を下部組織から丁寧に深子宮静脈との合流部まで剥離する。これで膀胱子宮靱帯深層の切除は終了する。

図219a/b/c　上膀胱静脈の分離過程

上膀胱静脈は子宮頸傍組織に埋もれて存在する（a）。上膀胱静脈が第四腔の発掘により膀胱子宮靱帯深層内に透けて見える（b）。右が分離された上膀胱静脈である（c）。Dは，深子宮静脈の略。

Figs. 219a/b/c. **Process for separation of the superior vesical vein.**

The superior vesical vein lays buried under the paracervix (**a**), but, as a result of the excavation of the paravaginal space, it can be seen through the deep layer of the vesicouterine ligament (**b**). The separated superior vesical vein can also be observed in **c**. Abbreviation D in **a, b** and **c** indicates the deep uterine vein.

a （図59）

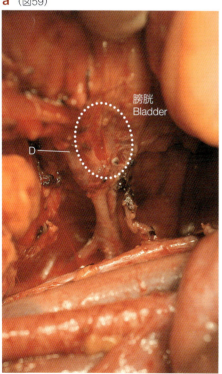

b （図101）

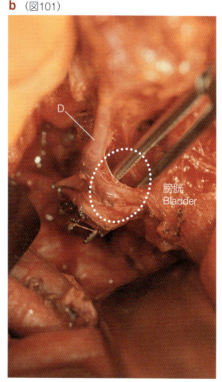

c

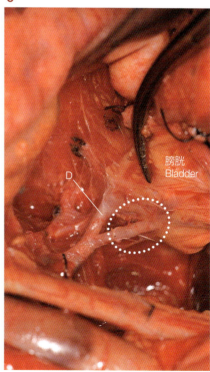

5）腟周組織へのアプローチの手がかり

　岡林術式での膀胱子宮靱帯後層の切離は，"opening book"や"観音開き"とよばれるように腟傍組織paracolpiumの展望を容易にするとされる。これは，膀胱子宮靱帯後層の切離により，腟傍組織が露出されることを意味する（図25）。詳しくは，腟傍組織の切除の項で述べる。

図220　上膀胱静脈の分離

上膀胱静脈は第四腔からケリー鉗子を挿入し，右上膀胱静脈の下縁を貫通させて分離した。上膀胱静脈の下縁にわずかに膀胱神経枝が見える。深子宮静脈はすでに離断してある。頭方から左膀胱側腔を見た写真で，重複尿管の例。

Fig. 220. Separation of the superior vesical vein.

The left paravesical space viewed from a cranial direction. The superior vesical vein has been separated by inserting Kelly forceps through the fourth space, followed by perforation of the inferior margin of the right superior vesical vein. The vesical nerve branch can be faintly seen under the superior vesical vein. The deep uterine vein has already been severed. This patient had a duplicated ureter.
(Reproduced from 'Yabuki Y, et al: A new proposal for radical hysterectomy, Gynecol Oncol 1996, 62: 370-8'.)

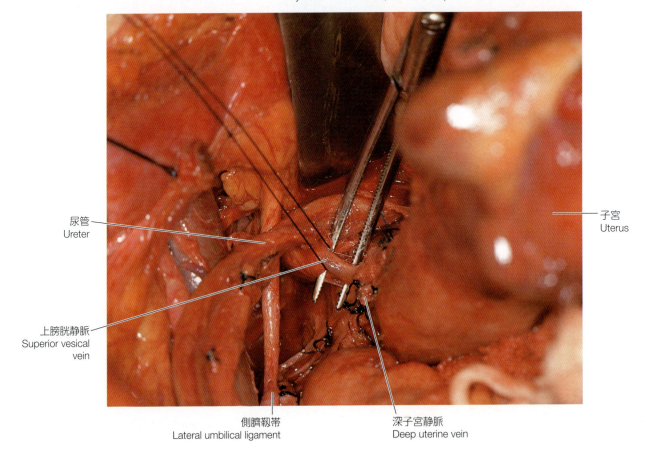

## D　頸横靱帯の切除（深子宮静脈の最終処理）

　裸出された深子宮静脈deep uterine veinの切除は，頸横靱帯の最後の処理（側方操作）となる。頸横靱帯の分離の過程や仙骨子宮靱帯，膀胱子宮靱帯深層の切離に際し，深子宮静脈は露出され，周辺の郭清も進んでいる（図177, 190, 218）。深子宮静脈は，解剖学的立体感を残すために血流のみを遮断し，離断はしていない（図195）。深子宮静脈の結紮は，静脈叢の鬱血をきたし前方操作を難しくするが，静脈を開放したままで手術を進めると癌の転移を増長する恐れがある。筆者は，手術の最後まで血流を遮断しなかった子宮頸癌Ⅰbの2患者で，術中の肺への転移を疑わせる症例を経験したので，それ以後は行っていない。

　手技は，まず分離した上膀胱静脈を離断する。その後，深子宮静脈を下部組織からケリー鉗子などで剝離する（図221）。直下には中膀胱動静脈が複雑に走行し，さらに深部には直腸側方靱帯がある。ときに中膀胱動静脈は，中直腸動静脈と互いに吻合枝を出しつながる。深子宮静脈が内腸骨静脈へ還流する手前の2カ所で結紮してあった血管の間を離断する。次いでその内側断端を持ち上げつつ，下部組織（中膀胱動静脈や直腸側方靱帯）から，上膀胱静脈の切断部を過ぎて直腸子宮靱帯に達するまで剝離，分離する（図222）。中膀胱動静脈は，癌浸潤が高度なときや上膀胱静脈と複雑に交通する例を除き温存する。中膀胱動静脈は分枝が，しかも太いので，深子宮静脈を下部組織から剝離する際には厄介な存在でもある。

　深子宮静脈の臓側端の剝離は，直腸子宮/腟靱帯が2本の鉗子で余裕をもって挟鉗できる範囲まで，それらの靱帯から十分に行わなければならない（図195）。深子宮静脈の剝離が不十分な状態で直腸子宮/腟靱帯を挟鉗，切離することになれば，深子宮静脈を直腸子宮/腟靱帯とともに挟鉗することになる（図223）。こうした状況では，深子宮静脈の二度切りが行われ，一部が下

**図221　深子宮静脈の分離**
深子宮静脈は下部組織からケリー鉗子で分離され，上膀胱静脈が2本の絹糸で吊り上げられている。右が骨盤腔，左が頭側。

**Fig. 221. Isolation of the deep uterine vein.**
The right side of the photograph depicts the pelvic cavity and the left the cranial aspect. Shown is the deep uterine vein separated from the underlying tissue using Kelly forceps with the superior vesical vein suspended with two silk threads.

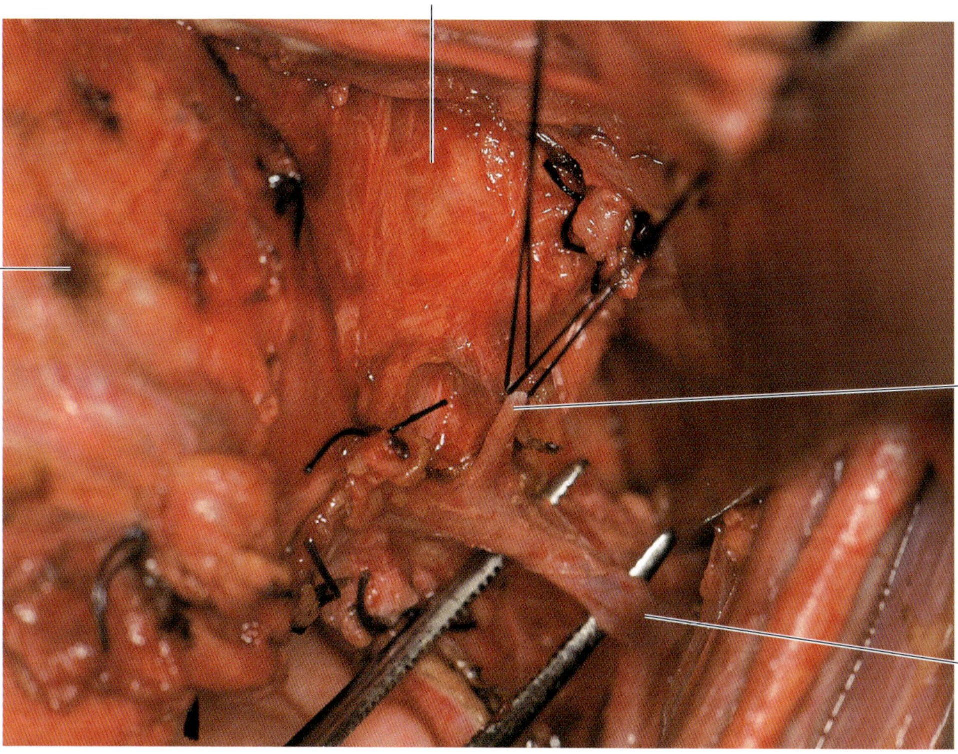

■ 手術編／第1部　筆者の子宮頸癌手術

### 図222a/b　深子宮静脈の遊離

図221で分離した上膀胱静脈と深子宮静脈を切除した。まず上膀胱静脈を膀胱の脇で離断し深子宮静脈との合流部まで剥離した。次に深子宮静脈を内腸骨静脈合流部の手前の2カ所で結紮し，間を離断した。深子宮静脈の内側断端結紮糸を持ち上げながら下部組織（直腸側方靱帯など）から直腸子宮/腟靱帯まで剥離した。深子宮静脈とともに吊り上がっている血管は中膀胱静脈との吻合枝であろう（緑矢印）。正確な手術のためには深子宮静脈が直腸側方靱帯や直腸腟靱帯から十分剥離されることが必要である。

### Figs. 222a/b. Separation of the deep uterine vein.

The procedure for excision of the superior vesical and deep uterine veins that are seen isolated in Fig. 221 is as follows: First, the superior vesical vein was severed near the bladder and separated down to the junction with the deep uterine vein. Next, the deep uterine vein was ligatured in two places before the junction with the internal iliac vein and severed in the middle. Lifting the thread attached to the medial stump of the deep uterine vein, separation of the underlying tissue (lateral ligament of rectum) to the rectouterine/vaginal ligaments was carried out. The vessel accompanying the suspended deep uterine vein may correspond to the anastomotic branch of the middle vesical vein (*green arrow*). To carry out precise surgery, a thorough separation of the deep uterine vein from the lateral rectal and rectovaginal ligaments is essential.

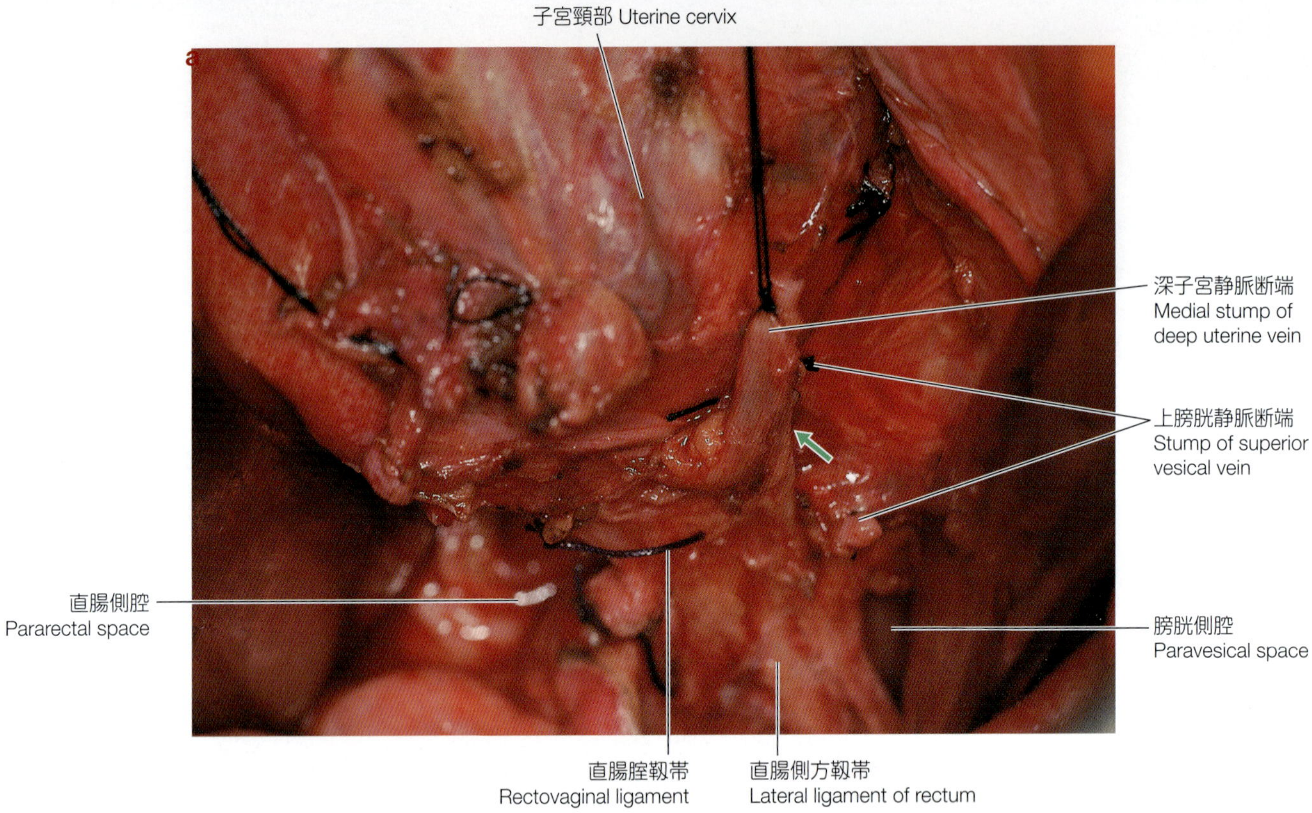

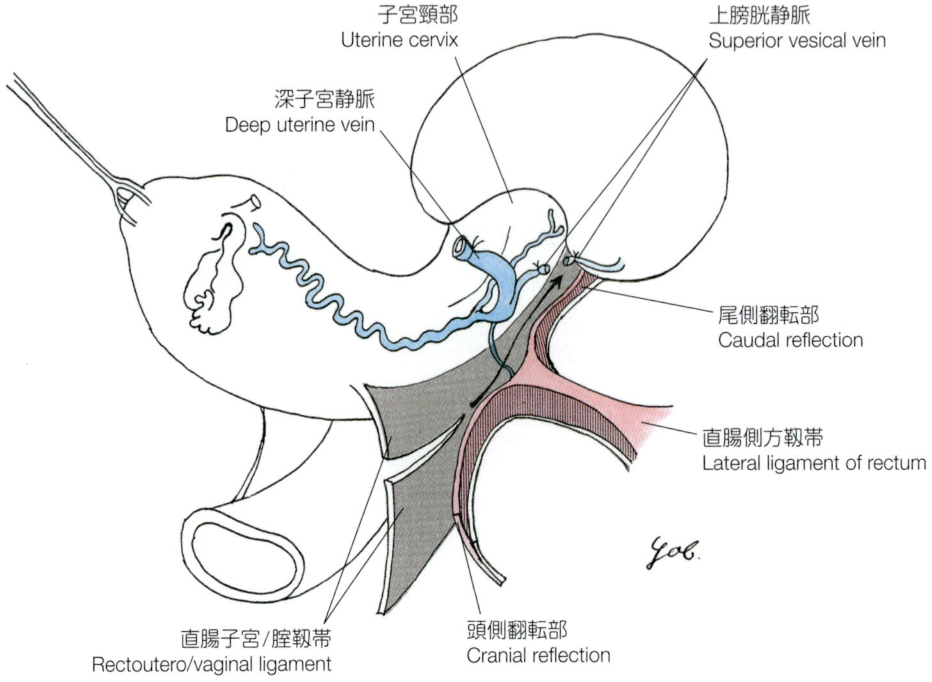

部組織と一緒に残るために，しばしば壁側部断端の集束結紮をしなければならないことになる。その際に縫合針が，怒張した深子宮静脈や中直腸静脈を貫通して，針穴からの予想外の出血に見舞われることがある。理由のわからないまま止血に難渋するうちに，さらなる静脈の破綻をきたし深みに嵌まってしまうことにもなりかねない。無論，頸横靱帯の切除も不完全になる。

深子宮静脈が完全に上方にそぎ挙げられることにより，直腸腟靱帯が安全に切除できる環境が整う（図224）。図224には，膀胱神経枝の走行を白点線で書き入れた。正確な神経温存手術には深子宮静脈の十分な剝離と，正確な第四腔の展開と，十分な直腸腟靱帯の分離が必要である。

深子宮静脈の分離，離断後は，深子宮静脈と中直腸静脈の吻合枝や中膀胱静脈（図222）など，さらに腟，膀胱，直腸からの未処理の血管枝を丁寧に分離し，結紮または凝固，離断する。そして必要に応じ，最後に直腸側方靱帯を中心にその周辺を超音波破砕機CUSAを用いて郭清を追加する。リンパ路の解剖でも述べたが，初期子宮頸癌が深子宮静脈周辺に浸潤することは少ない。さらに直腸側方靱帯に浸潤転移する症例は少ない。浸潤例は，当然直腸合併切除の対象となろう。しかし，伝統的術式では，中膀胱血管や直腸側方靱帯の存在を知られないために，これらはルーチンに切除されていた。

**図223　深子宮静脈剝離の不完全剝離**

深子宮静脈は，直腸子宮靱帯をはい上がるようにして子宮に到達する（図190〜195）。深子宮静脈剝離が不完全な場合，深子宮静脈は二度切りされ，一部が直腸側方靱帯に付着して残存する。出血の原因，根治性にも問題を残す。

**Fig. 223. Schematic illustration showing incomplete isolation of the deep uterine vein.**

The deep uterine vein 'crawls up' the rectouterine ligament to reach the uterus (Figs. 190-195). In the case of incomplete separation of the deep uterine vein, it is severed twice, leaving part of the deep uterine vein attached to the lateral rectal ligament. This is a cause of hemorrhage, and the outcome will not be successful.

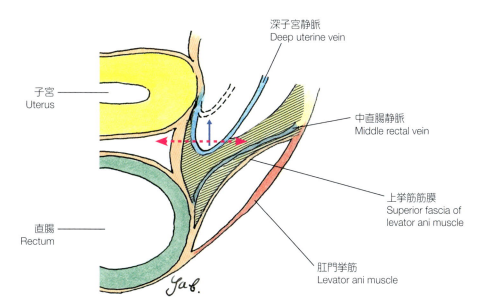

■ 手術編／第1部　筆者の子宮頸癌手術

**図224a/b　直腸腟靭帯の切離**

膀胱神経枝を損傷しないためには，手術野の正確な把握に基づいた直腸腟靭帯の分離と，挟鉗，切離が要求される。正確な第四腔の発掘，深子宮静脈の下部組織からの十分な剥離を行った際の膀胱神経枝の走行を白点線で示す。

**Figs. 224a/b. Dissection of the rectovaginal ligament.**

To avoid damage to the vesical nerve branch, the separation/clamping/severance of the rectovaginal ligament must be based on a precise understanding of the operative field. Following precise excavation of the fourth space and thorough isolation of the underlying tissue of the deep uterine vein, the passage for the vesical nerve branch is revealed (*dotted white line* in **b**).

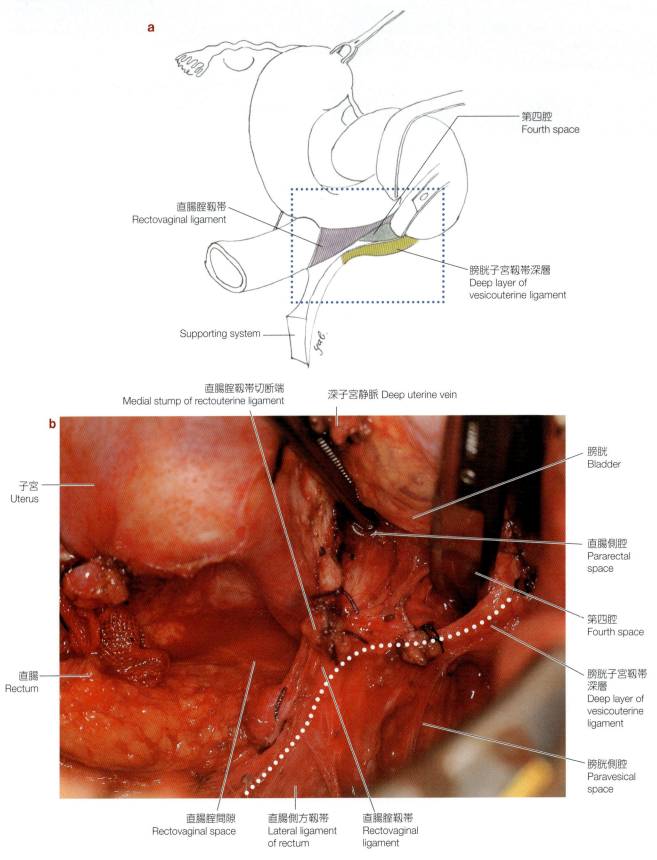

# Ⅷ　腟傍組織の切除

腟傍組織paracolpiumの解剖学については140～144頁で記載した。その主な形態を図225に並べた。伝統的な腟の側方靭帯は，肛門挙筋腱弓までの靭帯をいった。そのため，性器の側方靭帯は，頸横靭帯と腟側方靭帯（筆者の見解では腟傍組織ではない）が1枚につながった靭帯とみなされた。確かに図53などで示したように上挙筋筋膜と頸横靭帯の前筋膜はつながるが，これはあくまでも筋膜の話である。

筆者は，腟傍組織は，腟の側方靭帯の一部ではあるが，従来の概念とは区別されるべき構造体と考えた。腟傍組織は，骨盤筋膜腱弓を介して上挙筋筋膜とつながり，腟を支持する解剖構造を有すると結論した（図112, 115）。しかるに筆者の提案する腟傍組織は，腟と骨盤側壁を直接結ぶのではないために，子宮と骨盤側壁を直接結ぶ頸横靭帯とは区別すべきと考えた（図89）。そして腟と腟傍組織の関係は水平，子宮と頸横靭帯の関係は垂直であるとの見解も提案した（図89, 91）。その腟傍組織の臨床解剖学と切除方法を述べる。

## A　腟傍組織の臨床解剖と手術

1998年にTerminologia Anatomicaが新しく編纂される際に，paracolpiumが用語集に導入されなかった理由の第一は，その臨床解剖学が不完全なことにあったからと考える。Peham-Amreich手術書のLatzko手術は，上挙筋筋膜までも切除の範疇に加えている。現代でもこの考えは一部で継承されている。

腟側方組織lateral vaginal tissueの解剖は，図112～118で示した。それは，かなり強靭な前腟筋膜と後腟筋膜が，腟の外側縁で一緒になり，骨盤筋膜腱弓を介して壁側筋膜（上挙筋筋膜or骨盤隔膜筋膜）に結合する。この構造体は，膀胱側方組織lateral paracystiumや直腸側方組織lateral paraproctiumと異なり，密性結合組織に近い複合体である（図112）。

図205～212で提示した第四腔は，疎性結合組織からなり，外科的に容易に背側や尾側に拡張される図217。図226aは，図217からケリー鉗子を抜いた状態の第四腔であり，図226bは再度ケリー鉗子を挿入して第四腔を腟の脇まで拡張して，子宮頸傍組織から連続する血

**図225　腟傍組織の解剖**

子宮頸傍組織の構造を，そのまま腟傍組織に適応することはできない。図80, 112, 115で比較して違いを知っていただくために図をまとめて並べた。伝統的な腟傍組織は，perivaginal neurovascular bundle (pericolpium)と骨盤筋膜腱弓と上骨盤隔膜筋膜の連続体を指した。

**Fig. 225. Anatomy of the paracolpium.**

The structure of the parametrium cannot be applied to the paracolpium as it is presently recognized. Readers are directed to Figs. 80, 112 and 115 to understand the difference. The traditional concept for the paracolpium refers to a continuum of the perivaginal neurovascular bundle (pericolpium), tendinous arc of the pelvic fascia and superior fascia of the pelvic diaphragm.

(Fig.80)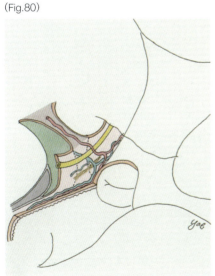

(Fig.112)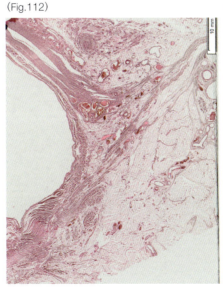

(Fig.115)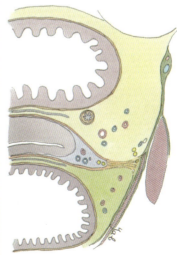

図226a/b　腟周組織の分離

aは，図217の挿入されたケリー鉗子を抜いた状態である。さらに図218bの操作を行った後，腟を尾側（腟の脇）および背側に拡大し，露出された腟傍組織をケリー鉗子で挟鉗したのが**b**である（**c**の略図を参照されたい）。この操作により，内側から順に，腟傍組織，第四腔，膀胱子宮靱帯深層（上膀胱静脈＋膀胱神経枝），新膀胱側腔，側臍靱帯そして腹膜後隙が観察される。

Figs. 226a/b. **Separation of the pericolpium**

(**a**) Shown is the state in which Kelly forceps (Fig. 217) have been withdrawn. Having carried out the maneuver shown in Fig. 218b, the space is extended caudally (adjacent to the vagina) and dorsally, and the exposed perivaginal tissue can be seen held with Kelly forceps shown in the photograph on the right (**b**) (Readers are directed to the illustration in (**c**). With this maneuver, the following can be observed from medial to lateral: the paracolpium, fourth space, deep layer of the vesicouterine ligament (superior vesical vein and vesical nerve branch), new paravesical space, lateral umbilical ligament and retroperitoneal space.

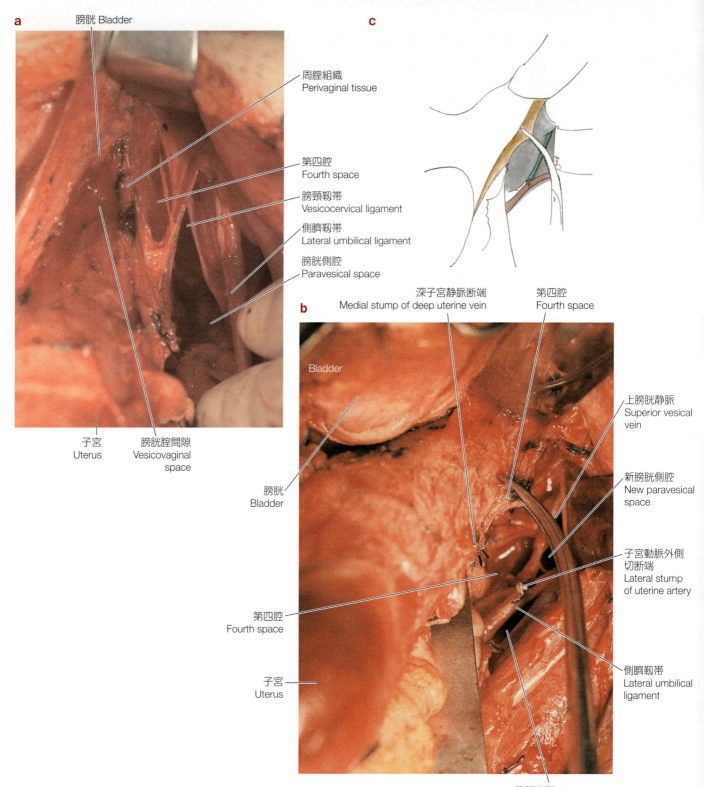

管，神経を露出したものである。内側から腟傍組織，第四腔，膀胱子宮靱帯深層（上膀胱静脈＋膀胱神経枝），新膀胱側腔，側臍靱帯そして腹膜後隙である。

図68a～cと図226をつなげて観察すると，腟傍組織は，Savage/Kocksの基靱帯（the condensation in the base of the broad ligament）が，下方へ延長された構造との推測が可能である。

すでに述べたが筆者は，臨床解剖学での子宮の側方支持体を，尿管を境にして基靱帯と頸横靱帯に分けて考える。基靱帯は，子宮の外側縁に平行に付着するSavageの構造を備え，頸横靱帯は，膀胱下腹筋膜および直腸側方靱帯と複合体を作り子宮と垂直の関係にあると述べてきた（図90）。そのために頸横靱帯は子宮動静脈と深子宮静脈の通路となり，基靱帯は子宮動静脈から分岐する上行下行子宮枝の通路となる。こうした構造から基靱帯の血管（子宮下行血管）や神経（腟神経）は，腟傍組織へとつながると考えるのが妥当である。

さらに図114, 116そして図218, 226をたどれば，腟側腔を発掘することにより，腟側方組織は，第四腔の発掘により腟神経束を含む腟傍組織paracolpium（M-laminaの延長）と膀胱神経枝の通路となるI-laminaの延長に分けられる。図115, 226が腟傍組織の構造であり，手術的にも合理性をもつ。

腟傍組織の切除は，第四腔の発掘と膀胱腟靱帯および直腸腟靱帯の切除とを同調させながら尾方に進めていき，必要な高さで切除する（図226, 227）。初期子宮頸癌では，骨盤筋膜腱弓や上挙筋筋膜への浸潤や癌細胞のリンパ管侵入を観察する機会はまれである。進行癌で浸潤が認められれば，Latzkoの腟切除（143頁）の適応となろう。

先にも述べたが，骨盤臓器と骨盤壁の間には，互いの干渉を軽減するための筋膜隙が存在する。この理論は，腟全摘にも応用が可能であり，第四腔を陰部裂孔まで掘り進めることにより，腟静脈叢を損傷することなく手術が可能である（図227）。

さて，もう一つ重要なことは，腟側方組織lateral paracolpiumと膀胱・直腸側方靱帯との支持構造が異なることである。図49～51や図112で示したように，膀胱側方組織lateral paracystiumや直腸側方組織lateral paraproctiumは，ほとんどが脂肪組織で占められる（図49～51, 114）。細網線維で取り囲まれる脂肪組織は，弾性を有し圧により変形するが，圧が去れば原型に復する。それに対し腟側方組織は，比較的密性結合組織により支持されるもので支持形態がまったく異なる。骨盤臓器脱の理論は，まだ多くの議論がなされるべきと考える。

## B　腟管切断と腟断端閉鎖

腟側腔の発掘により，腟傍組織は骨盤側壁から分離される。腟傍組織をケリー鉗子で挟鉗（図226b），そして切離する。それにより，最早子宮は腟管とつながるのみとなる。十分に腟と直腸，腟と膀胱が剝離されていることを確認し，腟に横切開を加え，それを側方へ延長し離断する（図228）。操作は，癌浸潤のおよそ2cm下方までを目安に行う。腟縫合は吸収糸を用いて結節縫合を行う。腟の短縮を避けたいときは，腹膜を利用したDavydov法の応用も可能であろう。膀胱腹膜を腟の前壁断端部に，ダグラス窩腹膜を後腟壁断端部に縫合し，でき上がる腟の長さを予測して両腹膜を縫合する（図229は遠藤手術書より引用）。

## C　神経温存手術を目標にした腟傍組織切除

昔から「腟を長く取れば取るほど膀胱障害は増す」といわれる。これまでに，下下腹神経叢から出た膀胱神経束は，膀胱子宮靱帯深層を経て腟傍組織より外側を通過しつつ膀胱へ分布すると述べてきた（図218, 224, 226）。そのため膀胱神経を温存するためには，正確な第四腔の発掘と周辺の切離操作が必要となる。

まずは下腹神経hypogastric nerveを丁寧に取り扱うよう心掛ける（図230）。女性において下腹神経の損傷は，さしたる症状も現れないといわれるが，この神経を露出したことにより術後約1年間，早朝の軽度の排尿障害を訴えたと思われる患者がいた。下下腹神経叢inferior hypogastric plexusを温存しようとする症例で，仙骨子宮靱帯に浸潤のない時は，下腹神経の露出を行うべきでないと考える。

下下腹神経叢から出た性器への臓性神経（骨盤自律神経）は，腟側腔の発掘により膀胱枝と腟枝に分けられる（図113～116）。図231は，岡林式直腸側腔を発掘し下腹神経を露出してある。神経束が下下腹神経叢へ入り膀胱神経枝を出して腟側方靱帯を走行する過程を白の矢印で示してある。骨盤内臓神経pelvic splanchnic nerveは，図では見えないが直腸側方靱帯に沿うようにして走行し下下腹神経叢へ入る（図71）。下下腹神経叢の深さまで癌が浸潤する場合は，下下腹神経叢は必然的に切除される。その場合は，小林の植物神経神経温存の理論は適応されない。実際骨盤内臓神経は，露出操作だけでも膀胱機能が低下する（図232）。筆者は，小林

**図227** 直腸腟靱帯と膀胱腟靱帯の切離（模型図）

直腸腟中隔，膀胱腟中隔と第四腔を発掘し，残った直腸腟靱帯と膀胱腟靱帯を切離する模型図。第四腔が発掘されたため膀胱血管神経束は外側に温存される。

**Fig. 227.** Schematic illustration demonstrating resection of the rectovaginal ligament and vesicovaginal ligament.

The rectovaginal septum, vesicovaginal septum and fourth space have been excavated, and the remaining rectovaginal and vesicovaginal ligaments are to be resected. Since the fourth space has been excavated, a bundle of vesical vessels/nerves can be seen preserved laterally.

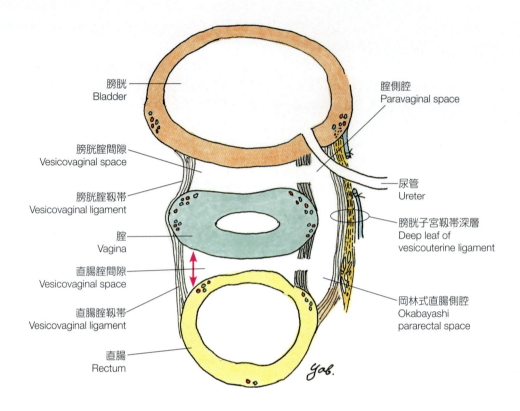

やHöckelが骨盤内臓器神経にこだわるのは，ヨーロッパのWertheimやPeham-Amreichの伝統的な仙骨面に沿って骨盤底を露出しようとする骨盤底解剖学を思考の基本とするためではなかろうかと思う。

神経温存手術を行うためには；1) 正確な腟側腔の発掘を行う技術の習得が必要である。2) 直腸腟靱帯の切離は，常に神経の走行を意識して行われなければならない。3) 初期癌では，骨盤内臓器神経や下下腹神経叢の露出は行うべきでない。下腹神経の分離も可能な限り控える。

## D　腹腔および骨盤腹膜の処置

骨盤腔を十分な生理食塩水で洗浄したあと，ドレーンを閉鎖窩から後腹膜下を経由して腹壁に出し，バックまたは持続吸引気器につなぐ。腸骨窩腹膜の閉鎖は行わない。そして型のごとく閉腹して手術を終わる。

## 図228 腟切除

腟傍組織の切除を終え，腟を鉗子で挟鉗した。腟は3cm以上切除された。

### Fig. 228. Excision of the vagina.

Excision of the paracolpium has been completed, and the vagina is held with forceps with more than three centimeters excised.

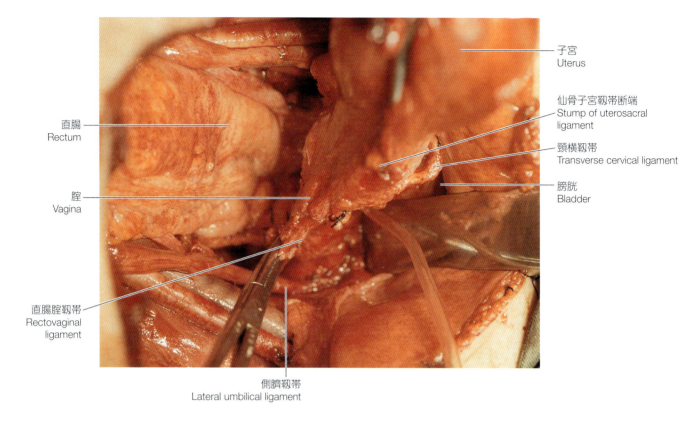

## 図229 腟断端閉鎖

膀胱腹膜と前腟壁を結節縫合する。同じく直腸漿膜と後腟壁を結節縫合する。最後に中央で膀胱腹膜と直腸漿膜を縫合する。

### Fig. 229. Line drawing showing closure of the vaginal stump.

Using Davydov's method (*Reproduced from 'Endo K: Practical Surgery in Gynecology. Tokyo: Kanehara Publishing Co,1970; Fig.237, p.184, in Japanese'*), the bladder peritoneum and anterior vaginal wall are sutured with interrupted sutures, in addition to the serosa of the rectum and posterior vaginal wall. Finally, the bladder peritoneum and serosa of the rectum are sutured in the center.

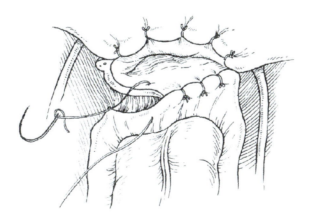

**図230 下腹神経と直腸腟靱帯**

岡林式直腸側腔を直腸の脇まで展開し，下腹神経を露出してある。ケリー鉗子の挟鉗位置から直腸腟靱帯と下腹神経の近さが認識される。

**Fig. 230. The hypogastric nerve and rectovaginal ligament.**

Okabayashi pararectal space has been developed up to the area adjacent to the rectum with the hypogastric nerve exposed. The clamping position of Kelly forceps confirms the close proximity of the rectovaginal ligament and hypogastric nerve.

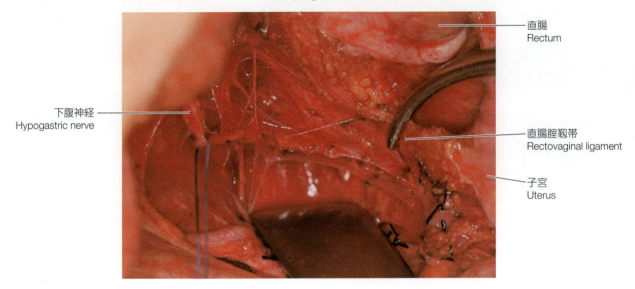

**図231 自律神経（臓性神経叢）の走行**

子宮は足方(右)に牽引され，逆に直腸は頭方へ引き上げられている。頸横靱帯および直腸子宮靱帯は離断され，直腸側方靱帯が露出されている。緑矢印で骨盤自律神経の走行を示す。露出された下腹神経が直腸側方靱帯で被覆される下下腹神経叢に入り，次いで膀胱神経枝が膀胱子宮靱帯深層内を走行して膀胱へ至る。右外側から見た構図で，図224bとは一連の写真。

**Fig. 231. Passage of the autonomic nerves (visceral plexus).**

View of the right lateral aspect of the operative field following the surgical procedure shown in Fig. 224b. The uterus has been pulled caudally (right of the figure), and, conversely, the rectum has been pulled cranially. The transverse cervical and rectouterine ligaments have been severed, exposing the lateral rectal ligament. The *green arrows* indicate the passage of the pelvic autonomic nerve. First, the exposed hypogastric nerve enters the inferior hypogastric plexus that is covered with the lateral rectal ligament. Next, the vesical nerve branch passes within the deep layer of the vesicouterine ligament and reaches the bladder.
(Reproduced from 'Yabuki Y, et al: Radical hysterectomy: an anatomic evaluation of parametrial dissection, Gynecol Oncol 2000, 77: 155-63'.)

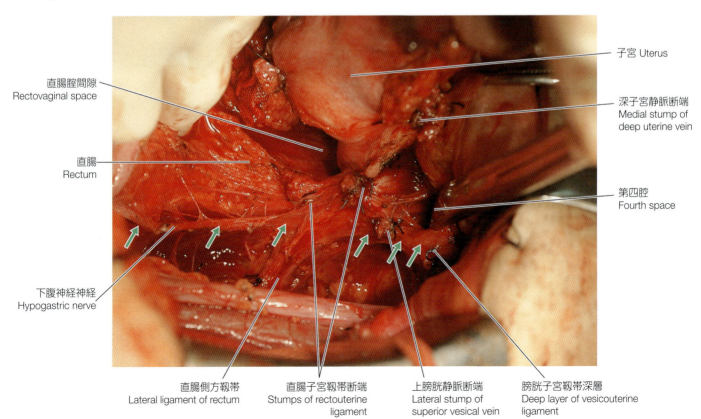

図232a/b 骨盤内臓器神経

S2～S4由来の特殊臓性神経special visceral nervesである。bは国立がんセンター婦人科の加藤友康博士の提供。神経を露出しただけでも膀胱障害が出現する。

Figs. 232a/b. **The pelvic splanchnic nerves.**

The pelvic splanchnic nerves are special visceral nerves that are derived from S2～S4. Bladder dysfunction will occur even if the nerves are exposed.
*b* was kindly provided by Dr. Tomoyasu Kato, Department of Gynecology, the National Cancer Research Center, Tokyo.

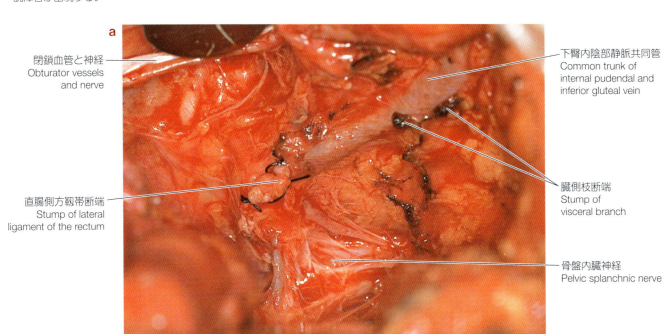

a
- 閉鎖血管と神経 / Obturator vessels and nerve
- 直腸側方靱帯断端 / Stump of lateral ligament of the rectum
- 下臀内陰部静脈共同管 / Common trunk of internal pudendal and inferior gluteal vein
- 臓側枝断端 / Stump of visceral branch
- 骨盤内臓神経 / Pelvic splanchnic nerve

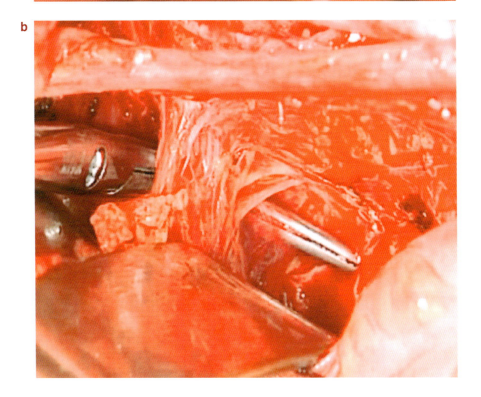

b

# 第3章
# 広汎子宮全摘術変法

　欧米の子宮頸癌手術の成績や，筆者自身の子宮体癌の手術経験からみて，Wertheim手術の初期浸潤癌に対する有用性は疑う余地はない。しかし，この術式には，深子宮静脈(腟静脈)に対する記載がない。また，Wertheim手術といわゆる準広汎子宮全摘術の間には明確な定義がない。
　Wertheim手術は，尿管より内側でSavage/Kocks基靱帯を切除される術式であることはすでに述べた。筆者は，その際深子宮静脈を切離の対象にするか否かで2つのタイプに分けることができると考えている。そして後者を準広汎子宮全摘術と定義したい。

## I　筆者の縮小広汎子宮全摘術

　筆者の準広汎子宮全摘術semi-radical hysterectomyについて具体的にいえば：
1) 頸横靱帯の切除は，尿管の内側，すなわち基靱帯の切除を目標に行う（図99）。
2) 膀胱側腔と直腸側腔の発掘は，深子宮静脈までとする（Wertheim手術では両腔とも発掘されない）。
3) 子宮動脈は，分岐部から分離する。深子宮静脈は，起始部付近から子宮側へ向けて走行を追跡しておく。
4) 腟側腔の発掘を行い，逆行性に尿管トンネル屋根（基靱帯）を切除する。
5) 深子宮静脈は，上膀胱静脈の合流する場所より内側（臓側）で切除する。切断部から起始部までの深子宮静脈は，分離し周囲を郭清する（CUSAがあればなおよい）。
6) 骨盤リンパ郭清は，生検あるいは外腸骨および閉鎖節の郭清までとする。無論，センチネルノードナビゲーション（SNNS）が導入されれば，これに越したことはない。
7) 子宮動脈はMackenrodt解剖領域，深子宮静脈はSavage解剖領域での切離となる。
8) 切除範囲は，Wertheim手術と広汎子宮全摘術の中間に位置する。

　この術式は，比較的技術の習得が容易であり，出血や膀胱直腸機能障害などのリスクが少ない。化学療法を併用することによってQOL（quality of life）優先される現代の治療法として有意義であると考える。

### 術式の順序

a. 開腹。
b. 子宮円靱帯切離。
c. 腸骨窩腹膜の切開。
d. 膀胱側腔の開放：肛門挙筋腱弓の高さで止める。
e. 骨盤リンパ節郭清：センチネルリンパ節の切除が優先され，閉鎖，外腸骨リンパ節が対象となろう。閉鎖血管が内腸骨血管へ分岐合流する付近の郭清には手抜きをしない。その場所には深子宮静脈も還流しているから，深子宮静脈を露出する場合は一石二鳥である。リンパ節転移があれば，この術式は放棄する。起始部の郭清にCUSAの使用もよい。
f. Latzko式直腸側腔の開放：発掘は深子宮静脈の高さまでで止める。
g. 骨盤漏斗靱帯の切離。
h. 岡林式直腸側腔の開放，尿管板の形成，尿管トンネル入口の確認。
i. ダグラス腹膜の切開と直腸腟中隔の切離。
j. 仙骨子宮靱帯/直腸子宮靱帯を，直腸子宮/直腸腟隙と腟側腔の間で切離する。
k. 膀胱の剥離。
l. 子宮動脈の分離と離断：子宮動脈の周囲を十分に郭清すれば，尿管枝を残す藤原の方法がよい。
m. 第四腔の発掘，逆行性に尿管トンネル屋根（基靱帯）を切除。
n. 尿管の内側の範囲で，腟側腔と岡林式直腸側腔の間の深子宮静脈を分離，切離する。図233aは，図218への処理過程である。深子宮静脈は，白両矢印で示した上膀胱静脈の合流する内側（臓側）で切離される。この術式での神経は，ここまで明確に分離する必要はないであろう。最終的にはもう少し深子宮静脈の周辺を郭清する必要はある。図233bは，模型図である。
o. 第四腔の下方（尾側）へ延長。
p. 腟傍組織の分離と切離。
q. 腟切断，縫合。
r. ドレーン設置。

## 図233a 準広汎子宮全摘術

術中写真。点線で描いたのが分離途中の深子宮静脈と上膀胱静脈である。深子宮静脈を両矢印の位置で切除する。

## Fig. 233a. Semi-radical hysterectomy.

The deep uterine and superior vesical veins in the process of separation are depicted by a *dotted line*. The deep uterine vein is to be excised in the area indicated by a *double-headed arrow*.

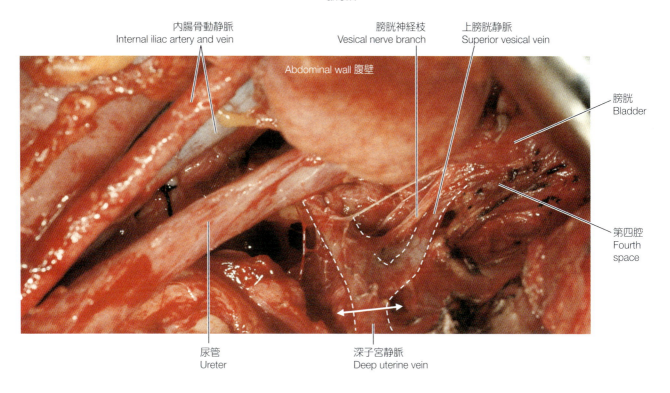

## 図233b 準広汎子宮全摘術の説明図

aの略図。Savageの基靱帯が切除対象となる。深子宮静脈は，両矢印の位置で切除される。

## Fig. 233b. Schematic illustration showing a semi-radical hysterectomy.

This figure aids in the description of Fig. 231a with the subject for excision being the cardinal ligament of Savage/Kocks. The deep uterine vein is excised in the area indicated by a double-headed arrow.

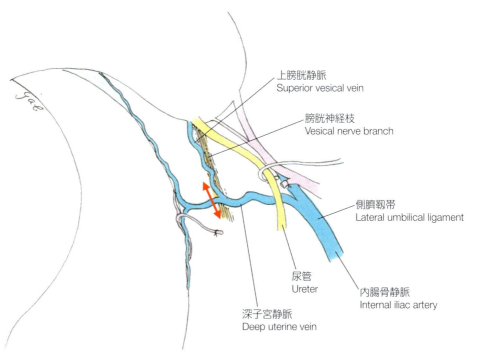

## Ⅱ　Wertheim手術変法

　Wertheim手術は，原則として膀胱側腔と直腸側腔は発掘しない。膀胱子宮隙を展開した後に，膀胱脚を離断して腔（膀胱子宮隙）を尿管の内側まで拡張する。同様に直腸子宮隙を展開し，仙骨子宮靱帯を切離して腔を拡大する。ついで第2鉗子で基靱帯が挟鉗，切離される。Wertheim手術には深子宮静脈（腟静脈）に関する記載がない（LatzkoやMeigsも同様）。第2鉗子操作で切離されるか，あるいは切離の対象とされないのかもしれない。直腸癌で子宮の切除を依頼されたときはきわめて便利な術式である（直腸外科は側方郭清を行わない）。詳細は29頁に記載した。

# 第2部
# 超広汎子宮全摘術

## 第1章
## 拡大/超広汎子宮全摘術

　FIGO子宮頸癌ⅡB期の定義は，1972年以来基本的に変えられることはない。その根本には頸横靱帯に浸潤した病変は，手術的に切除できないとする原則（思い込み）がある。ヨーロッパの手術には，Wertheim手術の思想が根深く残っていることとも関連する。しかし子宮頸癌Ⅱ期といっても，軽度の傍頸組織浸潤からⅢ期に近い高度浸潤までの病変がある。さらに現代の頸横靱帯切除は，20世紀末まで行われたMassenligaturではなく，深子宮静脈の根部での完全摘出が行われ，明らかな進歩がある。将来広汎子宮全摘術は，ほとんどが腹腔鏡下手術に移行することも間違いないと思われるし，超音波破砕装置やロボットなどの新しいデバイスは，さらに手術を進化させると思われる。有効な化学療法の登場も確実に期待される。FIGO分類の改正を待つまでもなく，新しい術式の検討が必要であることは明らかであろう。

　すでに述べたようにLatzkoに始まり岡林術式と小林変法に至る伝統的超広汎子宮全摘術には，解剖学的な骨盤底と仙骨面が混同されたたために，直腸側方靱帯を切除するにもかかわらず，その認識や記載は皆無であった（図234）。その矛盾は，超広汎子宮全摘術にも現れている（図32）。すなわち，Peham-AmreichやNetterの古典的肉眼解剖学を基本にした理論に従う三林隆吉超広汎子宮全摘術や小林隆変法では，直腸側方靱帯の存在は，切離の勘定に入れられなかった。しかし，実際は，図75〜77，92のneurovascular stalkを全切除するわけであり，無意識のうちに中膀胱血管や中直腸血管および骨盤内臓器神経は切除される結果を招くことになった。この術式に従った多くの術者は，途中で骨盤内臓器全摘術に変更せざるを得なかったのではなかろうか。

　現在のわが国では，軽度浸潤Ⅱ期癌は，広汎子宮全摘術の対象にされることが多い。高度浸潤Ⅱ期癌（Ⅲ期癌と区別されないⅡ期癌も含む）は，将来の化学療法の進歩や分子標的治療，癌免疫療法の開発を考えるとき，それに対応できる術式を今から模索しておく必要があろう。

　筆者の方法は，頸横靱帯起始部の郭清と内腸骨動静脈前枝の摘出extirpationを主な目標とする。そのために拡大広汎子宮全摘術，内腸骨動脈前枝の切除術と内腸骨動静脈前枝の切除術に分けて行う。可能ならば膀胱機能の一部は温存する。言い換えれば，三林術式のように下臀内陰部血管の骨盤内壁全域を摘出の対象としない。また，直腸側方靱帯の切除が必要なときは，直腸切除術を併用する。図43a,b，44は，骨盤側方靱帯と骨盤側壁の内腸骨血管系を中心に行った解剖であり，図45は，直腸側腔を頭側から見た骨盤側方靱帯である。固定遺体であるために静脈の怒張は生体とは異なるが，いずれにしても仙骨面の血管系の切除は，高いリスクを伴う。

　超広汎子宮全摘術は，術中の不慮の事故に対して習得する意義が大きい。

## A　リンパ節の切除

　まずリンパ節転移の有無を検索する。転移リンパ節の数，腸腰筋から外腸骨血管の剥離が可能であるか，癒着リンパ節と血管鞘の分離ができるかなどを判断する。病変の切除が可能と判断すれば，deep lymphatic trunkの骨盤リンパ節と総腸骨および傍大動脈節，傍下大静脈リンパ節を切除の対象とする。図235は，外腸骨節に転移した例である。リンパ節の切除は，図172を中心に述べた。

## B　頸横靱帯起始部郭清術

　頸横靱帯の1/2に癌の浸潤が見られるときに適応する。側臍靱帯/膀胱下腹筋膜の切除と閉鎖窩から腸骨窩と頸横靱帯起始部origin of transverse cervical ligamentの

**図234　子宮頸癌Ⅲ期手術を想定した模型図**

三林術式で行われるように下臀内陰部血管が切離されたときには，内腸骨血管前枝から分岐する中/下膀胱血管も中直腸血管も同時に切除され，骨盤内臓摘出術と同じ操作になる。A：三林術式第一結紮，B：第二結紮，C：第三結紮。

**Fig. 234. Schematic illustration of a simulated procedure for third stage cancer of the uterine cervix.**

As carried out in the Mibayashi procedure, the middle rectal vessels and middle/inferior vesical vessels, with bifurcate from the anterior branch of the internal iliac vessels, are excised simultaneously when the common trunk of the internal pudendal and inferior gluteal vessels are resected. This procedure is the same as that for pelvic exenteration.

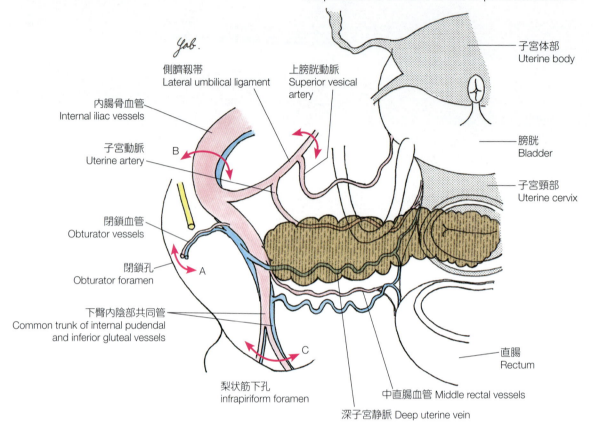

**図235　外腸骨節への転移例**

リンパ節の切除は，リンパ節が静脈血管鞘や大腰筋から分離が可能であるかの確認が大切である。転移リンパ節をつけたままの静脈切除は危険が大きい。このリンパ節は切除（L1）できた。

**Fig. 235. Example of metastatic external iliac lymph nodes.**

To excise the metastatic external iliac lymph nodes, one must confirm that the lymph nodes can be separated from the sheath of the vein and psoas muscle. A high risk is involved when excising veins to which metastatic lymph nodes are attached. This lymph node (L1) in this patient was successfully excised.

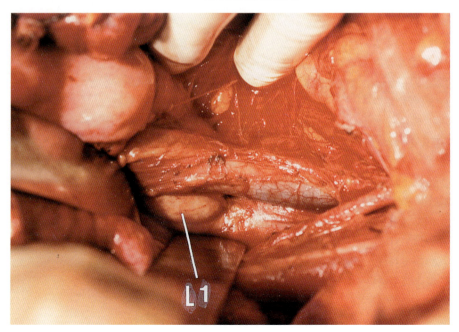

第1章　拡大超広汎子宮全摘術

徹底的な郭清をする。膀胱子宮靱帯深層には経験的に癌浸潤，リンパ転移率が低いことや，Höckelの非Müller管説などから，神経温存手術の可能性を検討する。直腸側方靱帯は，原則的に超音波破砕機で靱帯周辺を郭清し，非切除とする。骨盤リンパ節は，deep lymphatic trunkに沿った郭清を行う。こうした例では，Neoadjuvant chemotherapyの適応と考える。NACH後の組織は硬化し，血管の癒着も著しい。

次のような手順で進める。
1) 膀胱側腔と直腸側腔を発掘する。
2) 閉鎖動静脈を閉鎖孔付近で超音波破砕機を用い発掘して分離，切除する。破砕により癌組織が飛散をするために，洗浄と吸引を行いつつ操作する。
3) 血管三角部を露出し裏面も徹底的に郭清する（図158, 169）。
4) 閉鎖神経の切除が必要であれば，尾方は閉鎖腔付近，頭方は総腸骨静脈の下に隠れる付近まで追跡し，周囲の郭清とともに切除する。
5) 側臍靱帯と膀胱下腹筋膜を分離し，それらを膀胱の移行部で切除する。
6) 内腸骨動静脈前枝を中直腸動脈が分岐する上流まで露出する（図60, 92, 234）。

7) 化学療法が行われた頸横靱帯は，図170aのように線維化が進み一塊となることが多い。図179や図180a,bなどの状況を頭に描きつつ内腸骨動静脈を追跡して，まず内腸骨血管後枝posterior trunk（図169）を発見し，さらに前枝を分離し側臍靱帯の分岐部に到達する（図236）。そして子宮動脈（側臍動脈とともに処理されていることが多い），深子宮静脈，中膀胱動静脈を，超音波破砕機CUSAの補助を用いて分岐/合流部で分離，露出，切離する（図236）。この時点で転移がなければ，この術式は終了である。

## C　内腸骨動脈前枝の切除

起始部まで癌の浸潤が疑われれば，内腸骨動脈の切除Excision of anterior trunk of internal iliac arteryの段階に進む。筆者の内腸骨動脈の切除範囲は，内腸骨動脈後枝の分岐後の前枝から中直腸動脈が分かれる上流までとする（図87の赤で着色した部分）。

まず内腸骨動脈を露出させる。超音波破砕機で血管の周辺を郭清する（図237）。次いで内腸骨動脈を分離し，後枝の分岐後の前枝にテープをかける（図238）。前

図236　骨盤側壁郭清

総外内腸骨血管領域を郭清し，内腸骨前枝anterior trunk of internal iliac vesselsから分岐する臓側枝の切除を終了した状態。臓側枝の切断端は，決して尿生殖裂孔（骨盤底）の方向を向いていない。左骨盤壁を内側から見る。

Fig. 236. Dissection of the pelvic sidewall.

Shown is Inner view of the left pelvic wall. The area of the external/internal iliac vessels has been excavated with the visceral branches of the anterior trunk of the internal iliac vessels excised. The stumps of the visceral branches should never face the urogenital hiatus, or the pelvic floor.

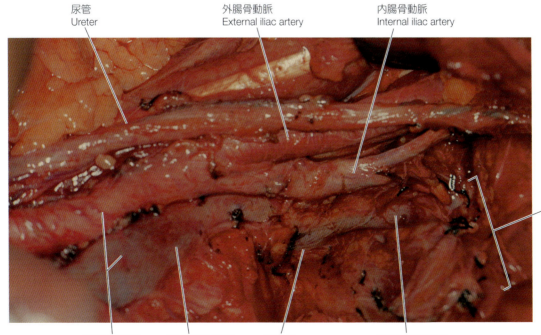

■ 手術編／第2部　超広汎子宮全摘術

**図237　骨盤側方郭清**

内腸骨動脈の転移リンパ節の切除を終えた状況。小林は従来の内側から行う骨盤壁の郭清を内腔的操作とよび，内腸骨血管を骨盤壁から分離する処置を壁面操作とよんだ。内腔的操作を終了した状態。

**Fig. 237. Lateral dissection of the pelvis.**

Excision of the metastatic lymph nodes of the internal iliac artery has just been completed. Kobayashi states that excavation of the pelvic sidewall traditionally carried out from the inner aspect be called the intraperitoneal maneuver and separation of the internal iliac vessels the extraperitoneal maneuver.

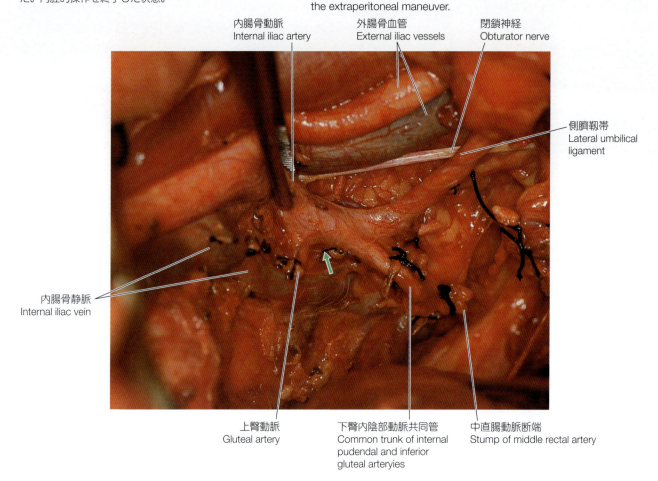

内腸骨動脈　Internal iliac artery
外腸骨血管　External iliac vessels
閉鎖神経　Obturator nerve
側臍靱帯　Lateral umbilical ligament
内腸骨静脈　Internal iliac vein
上臀動脈　Gluteal artery
下臀内陰部動脈共同管　Common trunk of internal pudendal and inferior gluteal arteryies
中直腸動脈断端　Stump of middle rectal artery

枝を分離し，結紮，離断する（**図239**）。動脈の中枢側切断端は二重結紮を行うが，そのうち1本はremovable needle付縫合糸を血管に通して結紮し滑脱を予防するとよい。分離動脈は，中膀胱動脈あるいは中直腸動脈の上流まで静脈との間を剝離，分離し，結紮，切除する。そして内腸骨静脈周辺を超音波破砕機で慎重に郭清する（**図239**）。この時点で転移がなければ，この術式は終了とする。

## D　内腸骨動静脈前枝の切除術

さらに浸潤，リンパ節の転移が疑われ，そして病巣の切除が可能なときは，内腸骨静脈の合併切除Excision of anterior trunk of internal iliac artery and veinを決心する。閉鎖静脈と深子宮静脈は，**図179**にまとめたように内腸骨静脈の分岐とほぼ同じ付近に還流するので，この部位の郭清をきっかけにして静脈血管を壁面から分離する操作を行う。**図92**の青で着色した範囲の静脈が切除目標とされる。

**図236**の手術に見られるように，内腸骨静脈後枝は，血管の背面から出て仙骨へ向けて下降する例が多く，発見にも慎重な操作を要する。まず内外腸骨静脈などから内閉鎖筋へ入る壁側貫通静脈枝を順番に分離，切離操作を繰り返し，後枝静脈の分岐点に到達する（**図236**）。そこから前枝を追跡し，中直腸動脈の分岐の上流まで剝離，分離して離断する（**図240**）。内腸骨動静脈の切除により，骨盤壁には西村ポケットといわれる比較的密な結合組織が出現する。層状の結合組織を丁寧に除去すると腰仙骨神経幹lumbosacral trunkが現れる（**図241**）。

三林術式を選択しなければならない症例の予後はきわめて悪い。高いリスクを伴い，経験と熟練を必要とするこの術式は，現状ではむしろ術中の不慮の事故に対して緊急避難的な手技としてより意義がある。また，この術式を習得することは，骨盤内血管，神経の解剖学の理解に通じ，靱帯の深度感，立体感の把握に秀でることが必要である。

### 図238 内腸骨動脈の分離

分離した内腸骨動脈にテープ（黄色）を掛けてある。筆者の内腸骨動脈の切除範囲は，内腸骨動脈前枝の分岐部から中直腸動脈の分岐部の上流の間とする。内腸骨静脈の切除もほぼ同じ範囲とする。写真では中膀胱動脈が切除されている。中直腸動脈はまだ分離されていない。下臀動脈と内陰部動脈の分岐部は頸横靱帯には属しておらず，直腸側方靱帯の領域である。図92は内腸骨動静脈の略図。切除範囲を赤色と青色で示す。

### Fig. 238. Separation of the internal iliac artery.

Yellow tape has been placed on the separated internal iliac artery. The extent of the author's internal iliac artery excision is between the area where its anterior trunk bifurcates and that above the bifurcation of the middle rectal artery. The extent of excision of the internal iliac vein is roughly the same. On this photograph, the middle vesical artery has been excised, and the middle rectal artery has yet to be separated. Bifurcation of the inferior gluteal and internal pudendal arteries is in the area of the lateral rectal ligament, not the transverse cervical ligament's. On Fig. 92, a schematic illustration shows the internal iliac artery/vein and the extent of resection of the blood vessels (colored red and blue) for the author's super-radical hysterectomy.

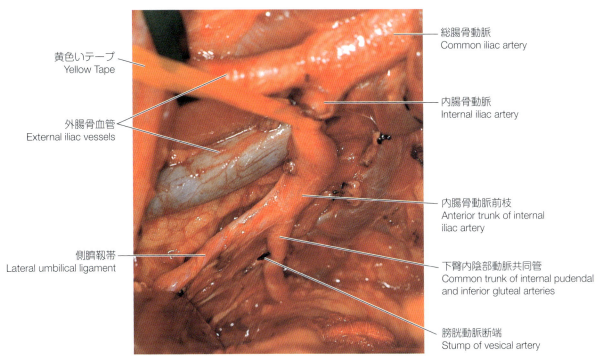

### 図239 内腸骨静脈の露出

内腸骨静脈領域のリンパ切除を終えた状況である。側臍靱帯が切除され，内腸骨静脈とそれに合流する壁側枝が露出された。術前化学療法が著効したFIGO Ⅲ期症例。

### Fig. 239. Exposure of the internal iliac vein.

Excision of the lymph nodes in the area of the internal iliac vein has just been completed. The lateral umbilical ligament has been excised with the internal iliac vein and its parietal branch exposed. Preoperative neoadjuvant chemotherapy proved successful for this patient with FIGO Ⅲ cancer.

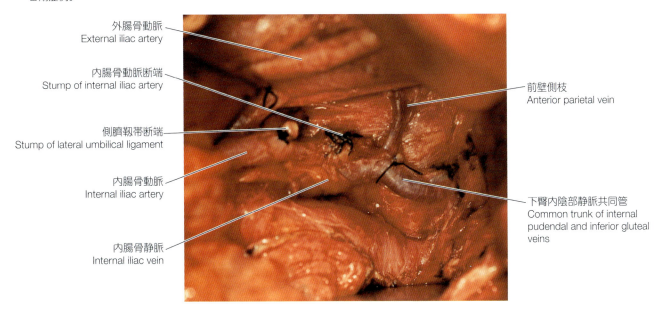

### 図240 内腸骨動脈前枝の離断

骨盤壁から分離された内腸骨動脈前枝は，後枝が分岐した直後に離断された。内腸骨静脈前枝も同様に処理された。左側が頭側。

### Fig. 240. Separation of the anterior trunk of the internal iliac artery.

The left side indicates the cranial aspect. After the anterior trunk of the internal iliac artery had been separated from the pelvic wall it was severed immediately below the bifurcation of its posterior trunk. The procedure was similar for the anterior trunk of the internal iliac vein.

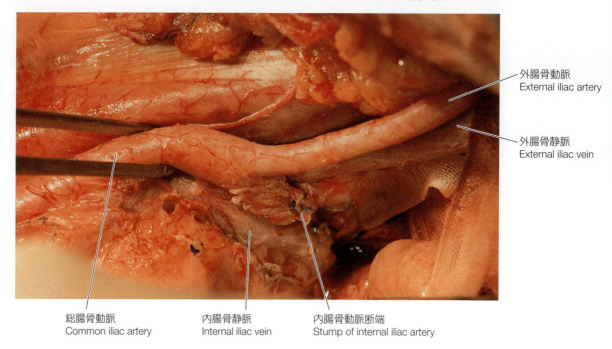

- 外腸骨動脈 / External iliac artery
- 外腸骨静脈 / External iliac vein
- 総腸骨動脈 / Common iliac artery
- 内腸骨静脈 / Internal iliac vein
- 内腸骨動脈断端 / Stump of internal iliac artery

### 図241 内腸骨動静脈前枝の切除

内腸骨動静脈前枝は中膀胱動静脈が分岐する下流で離断された。腰仙骨神経幹が露出されたいわゆる西村のポケットが展開された状態である。

### Fig. 241. Excision of the anterior branches of the internal iliac artery/vein.

The anterior branches of the internal iliac artery/vein have been excised in the lower reaches of where the middle vesical vessels bifurcate. Shown is the development of the so-called pocket of Nishimura, which is the exposed lumbosacral trunk.

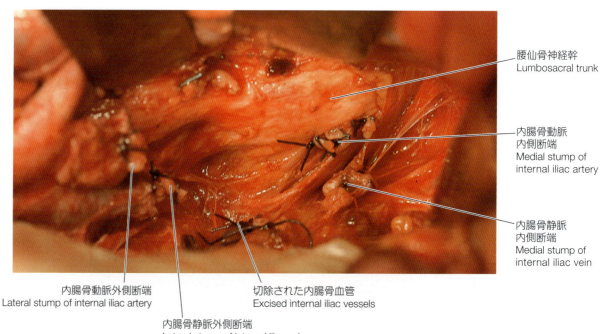

- 腰仙骨神経幹 / Lumbosacral trunk
- 内腸骨動脈内側断端 / Medial stump of internal iliac artery
- 内腸骨静脈内側断端 / Medial stump of internal iliac vein
- 内腸骨動脈外側断端 / Lateral stump of internal iliac artery
- 切除された内腸骨血管 / Excised internal iliac vessels
- 内腸骨静脈外側断端 / Lateral stump of internal iliac vein

# 第2章
# 臓器合併切除

　癌が膀胱子宮靱帯や仙骨/直腸子宮靱帯に深く浸潤するときや，他臓器の筋膜に拡大するときは，該当する臓器の部分切除や全切除が必要になる（臓器合併切除 combined ablation of pelvic organs，図94）。実際の臓器の手術手技は専門手術書に譲るとして，ここでは膀胱子宮靱帯や仙骨/直腸側方靱帯や臓器の外膜などに浸潤した場合について触れる。

　先に筆者の提案した超広汎子宮全摘術が，頸横靱帯起始部の内腸骨系血管の摘出であるのに対して，臓器合併切除では，原則的に内腸骨動静脈の摘出は行わずに，内腸骨血管臓側枝の切除と該当臓器の部分切除を中心にする（図94, 242, 243）。そして可能な限り残存させた臓器の機能温存に努める（図245）。

　頸横靱帯の高度浸潤を側方浸潤が主と考えれば，泌尿器系への浸潤を前方浸潤，直腸系の浸潤を後方浸潤として分類するのが妥当とされよう。

## A　前方浸潤への操作

　子宮頸癌が膀胱子宮靱帯に浸潤し，膀胱外膜や尿管周囲に達する症例に対する手術とする。手術は，膀胱部分切除partial cystectomyを行った後，尿管膀胱新吻合 ureteroneocystostomyを行う。その際，膀胱神経枝は切除されることが多くなろうが，浸潤のない対側を温存するように努力する。一方，膀胱が切除されるために面倒な膀胱子宮靱帯深層処理に神経を使わなくてもよいこともある。しかし膀胱神経枝の一部は，後述（図245）のように温存できる可能性もある。

## B　後方浸潤への操作

　癌が仙骨/直腸子宮靱帯に浸潤し直腸外膜に達する症例を対象にした術式とする。直腸側方靱帯に達する場合は，広汎子宮全摘術と直腸切除が適応となろう。

　直腸癌手術では，広汎子宮全摘術に相当するような側方靱帯の切離（側方郭清）が行われることは少ない。直腸切除は，total mesorectal excision (TME)が主流で，直腸側方靱帯切除や側方リンパ郭清は，対象と考えられない場合が多い。欧米の多くの外科医は，側方リンパ節の転移はまれであり，そうした症例での直腸癌は

**図242　骨盤側壁郭清**
内外腸骨血管領域の郭清終了状態。右骨盤壁を内側から見た。

**Fig. 242. Dissection of the pelvic sidewall.**
Inner view of the pelvic sidewall. The dissection of the internal/external iliac vessels and their surrounding area has been completed.

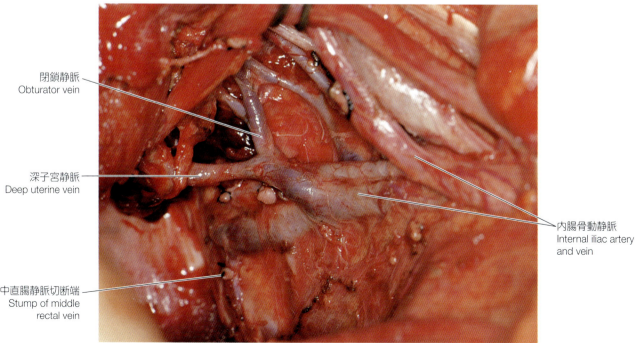

閉鎖静脈 / Obturator vein
深子宮静脈 / Deep uterine vein
中直腸静脈切断端 / Stump of middle rectal vein
内腸骨動静脈 / Internal iliac artery and vein

**図243　子宮直腸合併切除後の骨盤壁**

内腸骨動静脈の臓側枝が分離，切除されている。白点線の楕円で囲まれる結紮糸は内腸骨静脈前枝の臓側枝の断端。黄色点線の楕円で囲まれる結紮糸は内腸骨動脈前枝の臓側枝の断端。

**Fig. 243. The pelvic wall following combined ablation of the uterus and rectum.**

The visceral branch of the internal iliac artery/vein has been separated and excised. The sutures enveloped by a *dotted white oval circle* indicate the stumps of the visceral branches of the anterior trunk of the internal iliac artery. The sutures enveloped by a *dotted yellow oval circle* indicate the stumps of the visceral branches of the anterior trunk of the internal iliac vein.

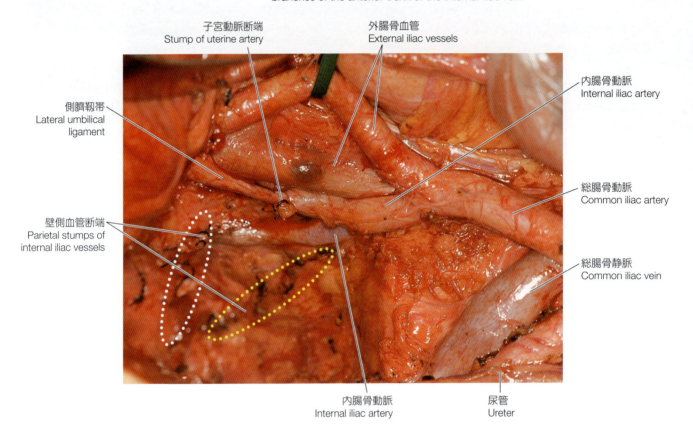

全身に転移しており，側方郭清の予後への寄与は，ほとんどないと考えているからである。すでに述べたが，杉原健一らの論文によれば，側方リンパ節転移陽性例での側方郭清による5年生存の改善率は，a1；8.3％，a2；13.9％，ai；23.3％と記載される（Dis Colon Rectum, 2006）。

直腸外科の術式としてTMEが行われる最大の理由は，この術式が側方靱帯の切除を下下腹神経叢の内側で行うために，骨盤内臓器神経や下下腹神経叢や膀胱神経枝は切除外となり，膀胱機能が温存されるからであろう。無論，術式が縮小的で出血のリスクも低いこともある。

子宮頸癌が直腸側方靱帯に浸潤する場合の手術は，広汎子宮全摘術にTMEか会陰式直腸切断術abdominoperineal resection（Milis手術）が適応されるであろう。超広汎子宮全摘術やMilis手術が適応されるときは，すでに手術療法の適応外の可能性が強い。

# 第3章
# 拡大/超広汎子宮全摘術の予後

　筆者は，1990～2002年までの石川県立中央病院の在職中に，高度に浸潤したFIGO II期子宮頸癌手術を中心にシスプラチンcis-platinumの内腸骨動脈内投与intra-arterial infusionによる術前化学療法neoadjuvant chemotherapyと術後放射線照射の合併治療を行った。

　高度浸潤FIGO IIb期癌は，浸潤方向をFIGO IIA2，FIGO IIBを参考に，次の2タイプに分けて予後の観察を行った。

a) 高度浸潤II期子宮頸癌αtype；内診にて癌が主に頸横靱帯の1/2を越えるが，骨盤壁には達しない病変。これに適応した術式を，側方拡大広汎子宮全摘術lateral extended radical hysterectomy（LERH）と呼称した。

b) 高度浸潤II期子宮頸癌βtype；癌は腟の下1/3に達しない。しかし腟傍組織，膀胱外膜，直腸外膜，膀胱子宮靱帯浅層/深層，および仙骨/直腸子宮靱帯のいずれかまたは複数に浸潤するタイプとした。頸横靱帯の浸潤は，その1/2を超えていない。これに適応した術式を，中央拡大広汎子宮全摘術central extended radical hysterectomy（CERH）とよんだ。

　治療の概要は，表13に提示した。ただし，1990～2002年までの長時間的バイアス下の情報である。治療の初期にはMRIはなかった。結果の評価はFIGO II，III期の放射線治療の文献と比較して行い，無作為化，非盲検は行われず，前向き調査ではない。症例の臨床治療の情報については表14に記載した。FIGOの進行期分類には，II期かIII期か判断できない病変はII期に入れるとあるが，術前の正確な診断の困難さは，表14の結果で示された。広汎子宮全摘術に追加した術式は，表15に示した。腹部傍大動脈/下大静脈リンパ郭清に内視鏡手術を導入したのは2000年からであった。2000年以前は，リンパ節のsamplingに留まったため統計から外した。10年生存率は表16，図244に示した。αtype II期頸癌手術予後の21.4％と，βtype II期頸癌のそれの66.7％の明確な生存率の差には，わが目を疑うものであった。βtype II期頸癌治療の有効性は，動脈内投与のために薬剤が直接，しかも高濃度に病巣に作用した

**表13　治療内容　　　　Table. 13. Treatment.**

抗癌剤：CDDP 50～100mg，PEP 10mg，
　　　　Intraarterial single-shot infusion
　　　　1～2回，4週間隔

術式：Lateral extended radical hysterectomy
　　　Central extended radical hysterectomy

術後照射：50 Gy，Central shield なし

**表14　臨床-治療情報　　Table. 14. Background of patients and treatment.**

|  |  | α-type CC | β-type CC |
|---|---|---|---|
| 症例数 |  | 14 | 9 |
| 手術年度 |  | 1993～2002 | 1990～2002 |
| 年齢中央値 |  | 53 | 60 |
| 組織型 | SCC | 10 | 8 |
|  | AC | 2 | 1 |
|  | ASC | 2 | 0 |
| 化学療法効果 |  |  |  |
|  | CR | 2 | 2 |
|  | PR | 12 | 6 |
|  | NC | 1 | 1 |
| 術後病期分類 |  |  |  |
|  | pT2 | 8 | 5 |
|  | pT3 | 4 | 2 |
|  | pT4 | 2 | 2 |
| 出血量(mL) |  | 1,120 | 1,850 |
| 手術時間(分) |  | 525 | 500 |
| リンパ節転移 |  |  |  |
|  | N1 | 8 | 2 |
|  | MA | 4 | 0 |

表15 術式：広汎子宮全摘術＋骨盤リンパ節郭清 ＋追加手術
Table. 15. Surgical procedures: radical hysterectomy, pelvic lymphadenectomy and supplementary surgery.

|  | α-type CC<br>Lateral extended<br>RH | β-type CC<br>Central extended<br>RH |
|---|---|---|
| 傍大動リンパ郭清（ラパロ2000〜） | 7 | 2 |
| 側臍靱帯切除＋CUSA | 11 | 7 |
| 内腸骨動脈切除 | 2 | 0 |
| 内腸骨動静脈切除 | 1 | 0 |
| 膀胱全摘出術 | 2 | 2 |
| 尿管瘻 | 2 | 2 |
| 部分膀胱切除術 | 0 | 3 |
| 尿管新膀胱吻合 | 0 | 3 |
| 直腸切除 | 0 | 2 |
| 腟全摘出術 | 0 | 1 |

表16 高度浸潤Ⅱ期癌の5年生存率
Table. 16. Five-year survival rate for patients of stage Ⅱ cervical cancer with severe infiltration.

| Surgical procedure | | Case No | | 10-yr survival rate (No) |
|---|---|---|---|---|
| Super RH with ia-NACH<br>（1990〜2002） | LERH | 14 | 39.1 (9/23) | 21.4 (3/14) |
| | CERH | 9 | | 66.7 (6/9) |

RH：Radical hysterectomy, ia-NACT：intraarterial neoadjuvant chemotherapy,
LERH：Lateral extended RH, CESRH：Central extended RH

図244 超広汎子宮全摘術を行った症例の全生存率（Kaplan-Meier法）
Fig. 244. The Kaplan-Meier survival curve showing overall survival rate following super-radical hysterectomy.

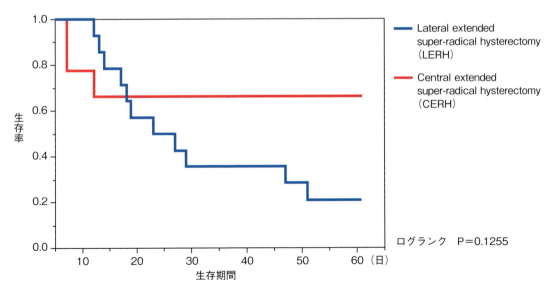

と考えられた。そして残念ながら，a type側方高度浸潤Ⅱ期癌には，超広汎子宮全摘術は無効であることを認めざるを得なかった。しかし，投与方法の工夫や新薬剤の登場は，手術にも新しい希望を与えてくれるデータでもある。

ちなみに神経温存手術(1996，Gynecol Oncolに発表)を完成した1995～2002年までのⅠ期頸癌と軽度浸潤Ⅱ期頸癌の5年生存率を**表17**に記載した。

**表17** Ⅰ期および軽度浸潤Ⅱ期子宮頸癌の5年生存率　　Table. 17. Five-year survival rate for patients with stages Ⅰ and ⅡB cervical cancer with mild infiltration.

| Stage | Case | 5-yr survival rate(%) | Subtotal(%) | Total(%) |
|---|---|---|---|---|
| Ⅰb1 | 19 | 19(100) | 26/27(96.2) | 35/39(89.7) |
| Ⅰb2 | 8 | 7(87.5) | | |
| Mild-Ⅱ | 6 | 3(50) | 9/12(75.0) | |
| Mild-Ⅱa | 4 | 4(100) | | |
| Mild-Ⅱb | 2 | 2(100) | | |

■ 手術編／第2部　超広汎子宮全摘術

# 第4章
# 妥当的神経温存拡大広汎子宮全摘術

　高度な側方浸潤子宮頸癌の手術は，新しい癌治療薬の登場まで待たなければならない。しかし，中央浸潤癌では，シスプラチンの内腸骨内動注，尿管，膀胱，直腸の一部切除の合併手術を行った妥当的神経温存広汎子宮全摘術 proper nerve-sparing extended radical hysterectomyも可能である。

　図245は，Ⅱ期子宮頸癌αtypeで，ダグラス窩腹膜，直腸子宮靱帯への浸潤の患者であった。シスプラチン

図245　部分的に温存された骨盤内神経

癌腫が直腸外膜に浸潤した症例に，側方郭清を伴う直腸切除と広汎子宮全摘術を行った。写真は右壁側切断端を見た。骨盤内臓器神経と下下腹神経叢の一部が切除され，下下腹神経叢からの膀胱枝の一部が温存された。術後患者の膀胱機能は日常生活に不便を与えない範囲で維持された。

**Fig. 245. The partially preserved intrapelvic nerves.**

This patient with invasive cancer of the rectal adventitia underwent radical hysterectomy and excision of the rectum accompanied with lateral dissection. This photograph depicts a view of the stumps on the right parietal aspect of the pelvis. Part of the pelvic splanchnic nerve and inferior hypogastric nerve has been excised, and part of the vesical branch of the inferior hypogastric nerve has been preserved. The function of the patient's bladder has been maintained sufficiently to cause no inconvenience to her daily life.

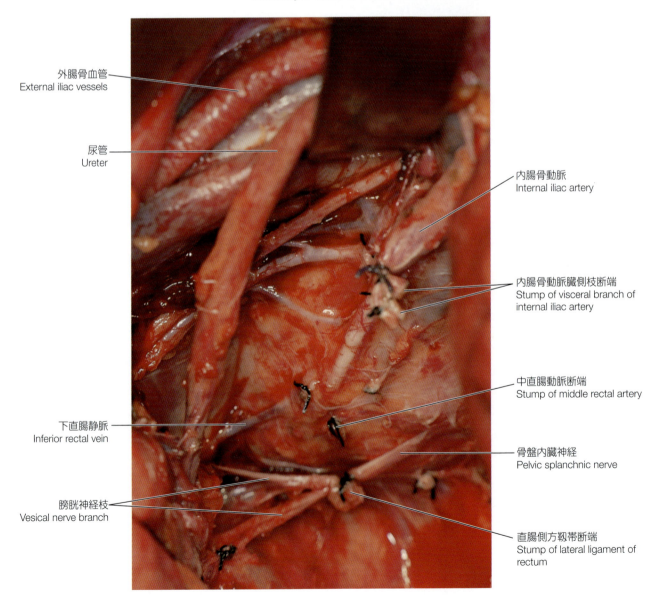

の内腸骨動脈内投与，拡大広汎子宮全摘術と直腸の低位前方切除術が行われた。骨盤/総腸骨/傍大動脈/下大静脈リンパ節切除を行った。リンパの転移がないことを確認して内腸骨血管の露出，郭清に止めた。骨盤内臓神経の一部を下下腹神経叢まで追跡し，中直腸動脈とともに直腸枝の一部が切除された。膀胱神経枝は，膀胱静脈枝や尿管の位置から判断して可能な限り温存した。膀胱子宮靱帯深層は，下下腹神経叢と膀胱静脈ルートを立体的マーカーとして役立て，最終的に神経を残して血管と周辺結合組織を切除した。症例の術後の尿意は回復し，3カ月後の残尿も50mL以下で，日常生活に不自由を訴えることはなかった。そして5年以上生存したⅡ期高度浸潤子宮頸癌のうちでも，中央浸潤癌はneoadjuvant化学療法，臓器の部分切除（尿管，膀胱，直腸）の合併手術 combined ablation of pelvic organs を行った神経温存拡大広汎子宮全摘術を行うことも可能である。図245の症例は，広汎子宮全摘術をかなりアグレッシブに行っても，神経の走行を意識すれば，部分的に神経温存が可能であることを示す。

■ 手術編／第2部　超広汎子宮全摘術

# 第5章
# 肉眼解剖学と臨床解剖学の共存

　生体を可能な限り，あるがままに表示しようとする肉眼解剖学に対し，臨床解剖学は，臨床的に作成されたartifactを説明する手段に過ぎない。いわば両者は，水と油のようなものである。

　しかし両者の融合が，IFAAのTerminologia Anatomicaへ臨床用語を導入した最終的な目的であろう。それが実現すれば，解剖室 dissection roomで学んだ知識を，手術室 operating roomで直接的に活用できる仕組みができあがる。

　Gray解剖学の著者は，聖ジョージ病院で学び外科医でもあったGray HとCarter HVであり，Anatomy：Descriptive and Surgical（1858）の題名が示すように，彼らは解剖学と外科学の両立を望んで執筆を始めたに違いない。その後の編集は，外科医よりも解剖学者に委ねられ，1987年の Nomina Anatomica Japonica第12版では女性の内生殖器に関する慣用的な臨床用語はほとんどない。1998年，IFAAの臨床用語の導入は，これまで解剖学者が否定してきた外科的操作が加えられた人工的形態

**図246**　subserous layerの骨組み

図は，subserous layerを外科的に切除し得る最少に分画化し右頭側から描いたもの。靱帯は，ほぼ矢状面，垂直面および水平面の構造体に分解される。膀胱下腹筋膜，頸横靱帯と直腸側方靱帯の間は，区分を示すために隙間を入れて描いた。

**Fig. 246.** Schematic illustration showing the structure of the subserous layer.

Shown is a right cranial view of the subserous layer that has been segmented as minimally as possible to allow surgical excision. These ligaments can be seen resolved into structures that develop along sagittal, horizontal and coronal planes, respectively. To clarify the division, gaps have been inserted between the vesicohypogastric fascia/transverse cervical ligament and rectal lateral ligament.
(Reproduced from 'Yabuki. Y: Clinical anatomy of the subserous layer: an amalgamation of gross and clinical anatomy. Clin Anat 2016; 29: 508-15'.)

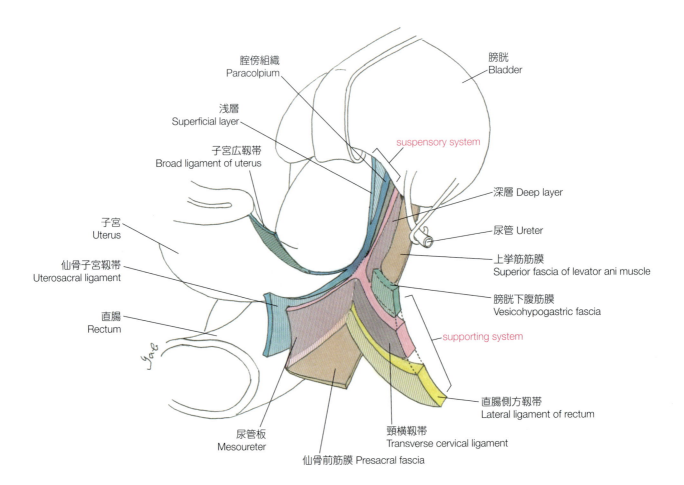

を，解剖学として認めることである．これは臨床家が待ち望んできたことであるが，一抹の違和感もある．手術は，時代とともに変化し，それとともに臨床用語の解釈や定義も変わる．ほぼ普遍的な肉眼/系統解剖学と常に変動する臨床解剖学が，果たして融合できるかは難しくはなかろうか．しかし，多分融合は不可能かもしれないが，臨床医はこの機会を逃すことなく，少なくとも両者が共存できるシステムを解剖学者と知恵を出し合うことが必要であろう．

　20世紀の臨床解剖学は，常に肉眼/系統解剖学というフィルターを通して解釈，定義されてきた．21世紀のこれからは，臨床的に作成されるartifactを，変形のどの時点での形態を定義の対象とするかが重要となろう．そして最終的に，臨床解剖学を新しい学問の分野として肉眼/系統解剖学から独立させることが必要であろう．

　肉眼解剖学は，記述あるいは系統解剖学 descriptive or systemic anatomyという分野で，生体を系統化して分類することを行った．もし臨床解剖学でも同じことが可能であれば，共通点を見つけることができるのではなかろうか？　例えば頸横靱帯を，筋膜，脈管，神経などからなる複合体として表示することで，系統解剖学と同じ土俵のうえで検討できないかということを，多くの経験を通じて感じた．筆者は，subserous layerを外科的に切除するに必要な最小の靱帯への区分化と，その記号化を試みた(**図246**，Yabuki Y，Clinical anatomy, 2015)．新しい臨床解剖学の分類は，伝統に囚われずに白紙からやり直す膨大な覚悟も必要であろうが，必ず道はあると信じる．

# 終わりに

　図は，筆者が1991年にAm J Obstet Gynecolに発表した論文で，広汎子宮全摘術中の出血量を30分ごとに測定して図にしたものである．当時は，筆者の未熟な技術が第一の原因であったが，図29の小林元東京大学教授の図にあるように，仙骨の表面に沿うようにして直腸側腔が掘られ，図41, 45で提示したような出血を前提としたごとき環境の術式であったことも間違いではない．

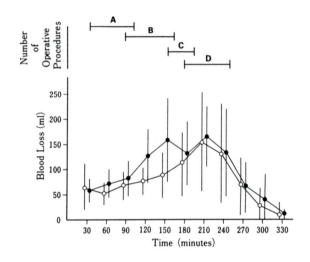

　そのときはまったく予想もされなかったが，この図は筆者に一生のテーマを与えてくれたものと，時を追うごとに気付き始めた．図の出血量には2つのピークがあった．手術前半の出血量は，伝統型広汎子宮全摘術での頸横靱帯の切除の際の出血であった．この出血は，伝統的頸横靱帯の切除には直腸側方靱帯が含まれていることに気付き，直腸側方靱帯を温存することで解決できた．この発見（Am J Obstet GynecolのReviewerが"This paper is not a deconstruction; the condensation should reflect a novel aspect of pelvic connective tissue anatomy more than the historical approach"が言ってくれたこの言葉で"発見"とさせていただく）が，筆者の広汎子宮全摘術のスタートとなった．手術後半のピークは，膀胱子宮靱帯の切除中の出血によるものであったが，この論文では未解決であった．その後（1993年頃），岡林博士（以下，敬称は略させていただく）の膀胱子宮靱帯後層には膀胱と深子宮静脈を結ぶ静脈が通ることに気付いた．さらにその静脈と併走して下下腹神経叢から膀胱への神経路があることを発見した．そして膀胱子宮靱帯後層内の静脈（上膀胱静脈と命名）のみを切除することにより，神経の温存手術に成功したと報告した（Gynecol Oncol, 1996）．膀胱子宮靱帯前層からの破綻性の出血の防止についての妙案は，なかなか浮かばなかった．しかし，膀胱子宮靱帯後層の分離を繰り返すうちに，その際に作成される岡林の膣側腔は，avascular spaceで，しかも岡林の膀胱子宮靱帯前層と後層の共通のスペースとして存在することに気付いた（Gynecol Oncol, 2000）．そしてこの腔の発掘は，膀胱直腸の機能の温存とともに膀胱子宮靱帯前層および後層の切除に伴う破綻性静脈出血を減少させることにも成功した．ヨーロッパでは岡林の膀胱子宮靱帯後層の概念がなく，posterior leaf of vesicouterine ligamentという用語にも納得していない．しかし，神経温存手術にはこの腔は必須であるために，彼らはYabuki Spaceとして利用した．この言葉は，ヨーロッパの学会やインターネットに時たま登場すると聞く．断っておくが，筆者の2000年の論文ではfourth spaceと名付けたもので，Yabuki's Spaceと記載したことはない．さらに第四腔は，膀胱子宮靱帯前層と後層に発掘される共通の腔であり，正確には岡林の膣側腔とも違う．

　Terminologia Anatomicaに掲載されなかった臨床用語にparacolpiumがある．その理由は，その未完成な臨床解剖学にあると推測される．筆者は，fourth spaceが膣の脇まで延長できることを利用し，膣の側方靱帯は，骨盤筋膜腱弓を間にしてparacolpiumと上挙筋筋膜に分離が可能であることを発見した．この知見は，膣傍組織を定義し，膣の切除を系統化することができたと考えている．

　しかし最後まで欧米を納得できなかったのは，頸横靱帯と子宮の関係は垂直であると言う主張（図96，垂直説と仮称）である．そして筆者の考えは，ついに図47の伝統的な水平説を説得できなかった．その理由について筆者は次の様に考えた：20世紀の解剖学（肉眼/系統解剖学）には，Netter（図15）が描くように基靱帯/頸横靱帯と子宮の関係は，平行であり垂直に付着する概念は存在しなかったことである．欧米の臨床家は，解剖学の権威と伝統を知り尽くし，それに準拠して表現したと解釈した．1998年のTerminologia Anatomicaへの臨床用語の導入は，解剖学 or 解剖学者が外科的操作を加えたartifactをも解剖学の範疇に入れると宣言したことである．いうならば筆者の頸横靱帯の垂直説が，間違いでなかったことになるのであろう．

冒頭の筆者に与えられたテーマの回答に関して，第三者的にはまだまだ不十分なところがあろうが，自分では寿命のあるうちに曲がりなりにも一応の結論を出すことができたと思っている。ここに至れたのは，石川県立中央病院の同僚とスタッフの協力の賜物である。そして元札幌医科大学解剖学教室教授の村上弦先生の指導と協力によって筆者の今日があると考えている。さらに論文の英訳に真摯にご助力いただいた荻原ご夫妻のご恩は忘れてはいけないと自分に言い聞かせている。

　最後に，19世紀以来の広汎子宮全摘術に関する解剖学の進歩はSavageとMackenrodt止まりで，術式の進歩はLatzkoと岡林までで停止していたと，筆者は考えている。手術に関して，理論（解剖）が先か，実地（手術）が先かと問われれば，無論理論と答える。その証拠にMackenrodt以後新しい臨床理論の登場はなかったし，新しい技術の提言もなかった。

　その理由の第一は，臨床解剖学という概念が明確にされなかったことが原因ではなかろうかと考える。従来のわれわれは，手術で作成したartifactをすべて肉眼解剖学で説明しようとしてきた。当然そこには，可能な限り生体に近い状態での説明を要求する肉眼解剖学と臨床的artifactを主とする外科手術の間に，矛盾や乖離が生じ，自由な発想に制限が加えられたと考える。理由の第二は，古来の手術にまつわる閉鎖性，セクト性とそれによる排他性の無意識の伝承が，現代でも否定できないことではなかろうか。自前のことで申し訳ないが，1991年にAm J Obstet Gynecolに発表した論文は，最初，日産婦学会誌に投稿したが「すでに検討済み事項」として返却された。さらに1996年に神経温存手術をGynecol Oncolに発表した際，日産婦学会では「単純子宮全摘術ではないか」とささやかれた。以後私の主張は，日産婦誌の総説に文献として取り上げられることはない。当時，偉大な岡林術式や小林変法に異論を申すことは，神をも恐れぬ行為であることは重々承知していたが，一方で納得しかねるものでもあった。2000年のGynecol Oncolにthe fourth spaceと発表した第四腔は，最近のヨーロッパでYabuki Spaceとして学会やインターネット上に登場する。またErcoli Aら（Gynecol Oncol, 2005）は，膀胱子宮靱帯をvesicouterine ligament（superficial and deep portion）と記載しはじめた。この日本の産科婦人科学会の閉鎖性と新理論に懐疑的である性格は，決して新発見の土壌にはならないと考える。新しい理論と手技の登場を阻む第三の理由は，欧米を中心に基靱帯/頸横靱帯がSavageやMackenrodtの肉眼解剖学をベースにした筋膜説に長い間縛られ続けたことにあるのではないかと考える。1998年のIFAAの決定は，臨床解剖学の独自性を認め，外科医に新しい門戸を開くものと期待する。

　さて，石川県立中央病院の同僚であった干場勉とともに「われわれが行いつつある腹腔鏡下広汎子宮全摘術」と題し，小林術式の腹腔鏡下手術を第22回日本産科婦人科手術学会で発表したのが1999年であった。それを契機に筆者は，腹腔鏡下の広汎子宮全摘術を成功させるには，系統的に骨盤臨床解剖学を総括する必要性を感じ，拙手術書の初版の執筆に着手した。

　現在，広汎子宮全摘術における腹腔鏡下広汎子宮全摘術は，深く浸透しつつある。反面骨盤解剖を全体的に観察する機会も減少するであろう。そのために臨床解剖学は，より臨床的で，緻密で正確でなくてはならないことを感じる。拙手術書が，そうした進歩の一端を担うことに貢献できることを心から望んでやまない。

　肉眼解剖学と臨床解剖学の融合が，臨床用語をTerminologia Anatomicaへ導入したIFAAの目的であろう。2つの解剖学の融合は，臨床解剖学が肉眼解剖的制約から解除され，100％臨床的表現で記述できることを示唆し，臨床的な新しい定義や発見につながるものではなかろうかと期待する次第である。

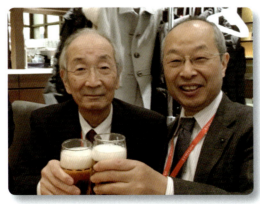

安藤正明博士（右）とともに

# 文　献

### 1．"手術"に関する論文および単行本
　　（腹腔鏡下手術も含む）

- 安藤正明, 伊熊健一郎, 奥村みどり, 吉田孝, 西内敏文, 吉岡保, Ternamian AM. 後腹膜鏡下傍大動脈・骨盤リンパ節郭清術. 日本内視鏡外科学会誌 2001; 4: 295-302.
- 明石勝英. 腟式広汎子宮全摘術. 鈴木雅洲, 坂元正一ら編集　臨床産婦人科手術全書, 金原出版, 東京, 1977; 49-258.
- 明石勝英. 明石術式－系統的腹膜外・腟式超広汎性子宮全摘除術. 小林隆, 赤須文男ら監修　現代産科婦人科学大系8E, 子宮頸癌, 中山書店, 東京, 1970: 281-324.
- 植田国昭, 村上章, 水谷勝美, 尾崎喜一, 長野浩明, 大塚伊佐夫. 子宮頸癌根治手術における骨盤自律神経温存と治療成績　産科と婦人科, 1994; 61: 95-100.
- 遠藤幸三. 実地婦人科手術. 金原出版, 東京, 1970.
- 岡林秀一. 子宮頸癌の根治手術々式. 手術 1948; 2: 74-86.
- 岡林秀一. 子宮頸癌の根治手術. 金原出版, 東京, 1952.
- 荻野久作. 子宮頸部癌の治療成績報告. 産婦の世界 1953; 5: 262-73.
- 荻野久作, 竹山行雄. 子宮頸癌の手術療法37年間の治療成績および研究成績の総括. 産婦の世界1958; 10: 872-82.
- 荻野久作. 岡林術式荻野変法. 小林隆, 赤須文男ら監修　現代産科婦人科学大系8E, 子宮頸癌. 中山書店, 東京, 1970; 175-87.
- 小倉知治. 岡林先生の子宮癌手術. 京都大学産婦人科80年史. 1984, 177-88.
- 小倉知治. 腹式系統的広汎子宮全摘術. アトラス婦人科手術書. 金原出版, 東京, 1977；157-80.
- 小倉知治, 仲野良介. 岡林式子宮頸癌手術. 永井書店, 大阪, 1983.
- 金尾祐之. 解剖学的視点で解き明かす女性骨盤手術. 南江堂, 東京, 2016.
- 京都大学医学部産婦人科学教室. 教室八十年史, 1984.
- 小林隆. 子宮頸癌手術. 東京: 南山堂, 東京, 1961.
- 小林隆. 術式に関連する重要な諸問題. 小林隆, 赤須文男ら監修　現代産科婦人科学大系8Ｅ, 子宮頸癌, 中山書店, 東京, 1970；325-52.
- 坂元正一, 松沢真澄. 子宮頸癌手術(I～VI). 産婦人科治療1970～1972; 20～24: pp.81-90, 259-75, 369-81, 497-505, 610-5, 6-19.
- 炭谷宏, 真柄正直. 拡大広汎子宮全摘除術による3期癌の手術. 産婦人科の実際, 1972; 21: 287-91.
- 田内圀彦. 悪性子宮腫瘍に対する子宮全摘出術. Jpn Soc for Cancer Therapy 1989; 24: 1545-66.
- 田畑務. 広汎子宮全摘術. MCメディカル出版, 大阪市, 2017.
- 夏目操. 子宮頸癌の系統的根治手術. 南江堂, 東京, 1974.
- 荷見勝彦. 広汎性子宮全摘術. 産婦人科の実際, 1997；46：1579-83.
- 藤原敏郎. 子宮頸癌手術. 医学図書出版, 東京, 1984
- 干場勉, 矢吹朗彦, 朝本明弘, 西本秀明, 八木原亮, 西川有紀子. 我々が行いつつある腹腔鏡下広汎子宮全摘術. Gynecologic and Obstetrics Surgery 2000; 11: 93-100.
- 真柄正直, 岩谷宏, 千田智勇. 図説子宮頸癌手術. 南山堂, 東京, 1964.
- 三林隆吉. 腹式超広汎性子宮全摘除術. 小林隆, 赤須文男ら監修　現代産科婦人科学大系8Ｅ, 子宮頸癌. 中山書店, 東京, 1970; 269-79.
- 矢吹朗彦, 朝本明弘, 干場勉, 北村修一, 西本秀明, 北川晋, 山田哲司, 中川正昭. 進行性下部直腸癌への広汎性子宮全摘出術の適用. 手術 1988; 42: 1475-8.
- 矢吹朗彦. 広汎性子宮全摘出術は完璧か？　臨床婦人科産科 1999; 53: 107-12.
- 矢吹朗彦, 朝本明弘, 干場勉, 西本秀明, 西川有紀子. 直腸側腔は二つある. 臨床婦人科産科 1999; 53: 1317-21.
- 矢吹朗彦, 朝本明弘, 干場勉, 平吹信弥, 八木原亮, 西川有紀子. 膀胱子宮靭帯の前層と後層はペアをなすものか. 臨床婦人科産科 2000; 54: 727-32.
- 矢吹朗彦, 朝本明弘, 干場勉, 平吹信弥, 八木原亮, 西川有紀子. 基靭帯－その解剖と切離法. 臨床婦人科産科 2000; 54: 839-48.
- 矢吹朗彦. 新広汎子宮全摘術:解剖に基づく術式の再構成. メジカルビュー社, 東京, 2002.
- 矢吹朗彦. 新広汎子宮全摘術(第二版)：神経温存広汎子宮全摘術のための解剖と手技. メジカルビュー社, 東京, 2009.
- Andou M, Ikuma, K, Yoshioka T, Ternamian A. A New Approach for Accessing Retroperitoneal Space Using a 5mm Visual Access Cannula. Surgical Endoscopy 17:1158-61. 2003.
- Aldridge AH, Meredith RS. Complate abdominal hysterectomy, a simplified technique and end results in 500 cases. A J Obstet Gynecol 1950; 59: 748-59.
- Averette HE, Nguyen HN, Donato DM, Penalver MA, Sevin BU, Estape R and Little WA. Radical hysterectomy

- for invasive cervical cancer. : A 25-year prospective experience with the Maiami technique . Cancer Supplement 1993; 71 1422-37.
- Bonny V. Bonncy's Gynaecological Surgery. Bailliere Tindall, London, 1911.
- Bricker EM. Total exenteration of the pelvic organs. In: Meigs JV, ed. Surgical treatment of cancer of the cervix. Grune Stratton, New York, 1954.
- Brunschwig A. Complete excision of the pelvic viscera for advanced carcinoma. Cancer 1948; 1: 177, 1948.
- Brunschwig A, Daniel W. Total and anterior pelvic exenteration. Surg gynec & Obstet 1954; 99: 324.
- Burghardt E, Pickel H, Hass J, Lahousen M. Prognostic factors and operative treatment of Stages IB to IIB cervical cancer. Am J Obstet Gynecol 1987; 156: 988-96.
- Burghardt E, Baltzer J, Tulusan AH, Hass J. Results of surgical treatment of 1028 cervical cancer studied with volumetry. Cancer 1992; 70: 648-55.
- Butler-Manuel SA, Buttery LDK, A'Hern RP, Polak JM, Barton DPJ. Pelvic nerve plexus trauma at radical hysterectomy and simple hysterectomy: the nerve content of the uterine supporting ligaments. Cancer 2000; 89: 834-41.
- Cibula D, Abu-Rustum NR. Pelvic lymphadenectomy in cervical cancer-surgical anatomy and proposal for a new classification. Gynecol Oncol 2010; 116: 33-7.
- Cibula D, Abu-Rustum NR, Benedetti-Panici P, Köhler C, Raspagliesi F, Querleu D, Morrow CP. New classification system of radical hysterectomy: Emphasis on a three-dimensional anatomic template for parametrial resection. Gynecol Oncol 2011; 122: 264-8.
- Charoenkwan K. A simplified technique for nerve-sparing type III radical hysterectomy. Am J Obstet Gynecol 2010; 203: 600.e1-6.
- Clark JG. A more radical method of performing hysterectomy for cancer of the uterus. Johns Hopkins Hosp. Bull, 6, 1895, 120-4.
- Curtis AH, Anson BJ, Ashley FL and Jones T. The blood vessels of the female pelvis in relation to gynecological surgery. Surg Gyn Obst 1942; 75: 421-3.
- Dargent D. Laparoscopic extra-peritoneal aortic dissection (video tape), Mars, Provideo, 1997.
- Dargent D, Martin X, Sacchetoni A, Mathevet P. Laparoscopic vaginal radical trachelectomy; A treatment to preserve the fertility of cervical carcinoma patients 2000; 88: 1877-82.
- Ercoli A, Delmas Gadonneix P, Ceccaroni M, V, Fanfani F, Villet R, Paparella O, Mancuso S, Scambia G. Classical and nerve-sparing radical hysterectomy: an evaluation of the risk of injury to the autonomous pelvic nerves.Surg Radio Anat 2003; 25: 200-6.
- Ercoli A, Delmas V, Fanfani F, Gadonneix P, Ceccaroni M, Fagotti A, Mancuso S, Scambia G. Terminology Anatomica versus unofficial descriptions and nomenclature of the fasciae and ligamenats of the female pelvis: A dissection-based comparative study. Am J Obstet Gynecol 2005; 193: 1565-73.
- Ersoy M, Sagsoz N, Bozkurt MC, Apaydin N, Elhan A, Tekdemir I. Important anatomical structure used paravaginal defect repair: cadaveric study. European Journal of Obstetrics & Gynecology and Reproductive Biology 2004; 112: 206-13.
- Fothergill WE. The supports of the pelvic viscera; a review of some recent contributions to pelvic anatomy, with a clinical introduction. Proc. R. Soc.M., London. 1907, in I: 43-60.
- Fujii S, Takakura K, Higuchi T, Yura S, Mandai M, Baba T. Anatomic identification and functional outcomes of the nerve spring Okabayashi Radical hysterectomy. Gynecol Oncol 2007; 107: 4-13.
- Fujii S, Takakura K, Higuchi T, Yura S, Mandai M, Baba T. Precise anatomy of the vesico-uterine ligament for radical hysterectomy. Gynecol Oncol 2007; 104: 186-91.
- Fujiwara T. Preservation of the ureteral branches of the uterine artery in radical hysterectomy. Gynecol Oncol 1997; 5: 239-45.
- Greenhill JP, Friedman. Surgical Gynecology, third Asian edition. Igaku Shoin, Tokyo, 1968.
- Greenhill JP. Biological Principles and Modern Practice of Obstetrics. Philadelphia: WB Saunders Co, 1974, p110 and figure148.
- Hatch KD, Hallum III AV, Surwit EA, Chiders JM. The role of laparoscopy in gynecologic oncology. Cancer 1995; 76: 2113-6.
- Heald RJ. The 'Holy Plane' of rectal surgery. J Roy Soc Med 1988; 81: 503-8.
- Hinata N, Murakami G, Abe S, Honda M, Isoyama T, Sejima t, Takenaka A. Detailed histological investigation of the female urethra: application to radical cystectomy. J Urol 2012; 187: 451-6.
- Hoffmann MS. Extent of radical hysterectomy: evolving emphasis. Gynecol Oncol 2004; 94: 1-9.

- Höckel M. Laterally extended endopelvic resection: surgical treatment of infrailiac pelvic wall recurrences of gynecologic malignancies. Am J Obstet Gynecol 1999; 180: 306-12.
- Höckel M, Kondering MA, Heuel CP. Liposuction-assisted nerve-sparing extended radical hysterectomy: Oncologic rationale, surgical anatomy, and feasibility study. Am J Obstet Gynecol 1998; 178: 971-6.
- Höckel M, Horn LC, Fritsch H. Association between the mesenchymal compartment of uterovaginal organogenesis and local tumor spread in stage IB-IIB cervical carcinoma: a prospective study. Lancet Oncol 2005; 6: 751-6.
- Höckel M, Horn L-C, Hentschel B Höckel S, Naumanns G. Total mesorectal resection: High resolution nerve-sparing radical hysterectomy based on developmentally defined surgical anatomy. Int J Gynecol Cancer 2003; 13; 791-803.
- Höckel M, Horn L-C, Einenkel J. (Laterally) extended endopelvic resection: surgical treatment locally advanced and recurrent cancer of the uterine cervix and vagina based on ontogenetic anatomy. Gynecol Oncol 2012; 127: 297-302.
- Hoshiba T, Yabuki Y, Asamoto A, Nishimoto H, Yagihara A, Nishikawa Y. Our laporoscopic radical hysterectomy. Gynecologic and Obstetric Surgery 2000; 11: 93-100 (in Japanese).
- Howkins J, Stallworthy J. Bonny's gynaecological surgery, eighth edition. London: Bailliere Tindall, 1974.
- Hujii S, Takakura K, Matsumura N, Higuchi T, Yura S, Mandai M, Baba T and Yoshioka S. Anatomic identification and functional outcomes of the nerve sparing Okabayashi radical hyaterectomy. Gynecol Oncol 2007; 107: 4-13.
- Inoue T, Okumura M. Prognostic significance of parametrial extension in patients with cervical carcinoma stage IB, IIA, and IIB. Cancer 1984; 54: 1714-9.
- Käser O, Ikle FA. Gynecologic Operations. New York: Grune Stratton, 1967; 242-61.
- Kato T, Murakami G, Yabuki Y. Dose the cardinal ligament of the uterus contain a nerve that should be preserved in radical hysterectomy. Anat Sci Int 2002; 77: 161-8.
- Kato T, Murakami G, Yabuki Y. A new perspective on nerve-sparing radical hysterectomy: Nerve topography and over-preservation of the cardinal ligament. Jpn J Clin Oncol 2003; 33: 589-91.
- Katahira A, Niikura H, Ito K, Utsunomiya H, Takano T, Nagase S, Murakami G, and Yaegashi N. Vesicouterine ligament contains abundant autonomic nerve ganglion cells: the distribution in histology concerning nerve-sparing radical hysterectomy. Int J Gynecol Cancer 2008; 18: 193-8.
- Kavallaris A, Hornemann A, Chalvatzas N, Luedders D, Diedrich K, Bohlmann MK. Laparoscopic nerve-sparing radical hysterectomy: Description of the technique and patient's outcome. Gynecol Oncol 2010; 119: 198-201.
- Kocks J. Die norrmale und pathologische Lage und Gestalt des uterus sowie deren Mechanik. Bonn: Max Cohen & Sohn, 1880.
- Koster H. On supports of uterus. Am J Obstet Gynecol 1933; 25: 67-74.
- Latzko W, Schiffmann J. Klinisches und Anatomisches des zur Radikaloperation des Gebarmutterkrebses (nach einem am 24. Juni 1919 gehaltenen Vortrag). Diskussinsbemerkungen, Weibel W und Wertheim E. Zbl Gynäk 1919; 43: 715-9. · Lee RA. Atlas of Gynecologic Surgery. Philadelphia: SW Saunders, 1992; 182-93.
- Lees DH and Singer A. A colour atlas of gynaecological surgery, vol.3: operations for malignant disease. Wolfe Medical Publications Ltd, 1979; 151-94.
- Jimenez AM, Colomer AT. An update of abdominal references in total laparoscopic radical hysterectomy: from surgical anatomy toanatomical surgery. Journal of Minimally Invasive Gynecology 2008; 15: 4-10.
- Magara M, Iwata H, Senda,T. Abdominal radical operation for cancer of the cervix. Oncology 1967; 21: 283-99.
- Magrina JF, Pawlina W, Kho RM, Magtiby PM. Robotic nerve-sparing radical hysterectomy: Feasibility and technique. Gynecol Oncol 2011; 121: 605-9.
- Masubuchi K, Tenjin Y, Kubo H, Kimura M. Five-year cure rate for carcinoma of the cervix uteri. Am J Ostet Gyneco 1969; 103: 566-73.
- Mattingly RF. Indications, contraindications, and method of total pelvic exenteration. Oncology 1967; 21: 241-59.
- McCrea LE. The sympathetic and parasympathetic nerves of the uterus and bladder. In: Meigs JV, ed. surgical treatment of cancer of the cervix. New York: Grune Stratton, 1954; 120-8.
- Meigs JV. Carcinoma of the cervix - the Wertheim Operation. Surg Gynecol Obstet 1944; 78: 195-8.
- Meigs JV. Wertheim Operation for carcinoma of cervix. Am J Obstet & gynec 1945; 49: 542-53.
- Meigs JV. Radical hysterectomy for cancer of the cervix with bilateral pelvic lymphadenectomy (the so-called Wertheim Operation). In: Progress in Gynecology, Volume 1. New York: Grune Stratton, 1950: 540-60.
- Meigs JV. Radical hysterectomy with bilateral pelvic lymph node dissections. A report of 100 patients operated on five or more years ago. Am J Obstet Gyneco 1951; 62: 854-70.
- Morrow CP. Morrow's Gynecologic Cancer Surgery 2nd ed, South Coast Medical Publishing, 2013.
- Nakano R. Abdominal radical hysterectomy and bilateral pelvic lymph node dissections for cancer of the cervix;

- The Okabayashi operation and its modifications. Gynecol Obstet Invest 1981; 12: 281-93.
- Nezhat CR, Nezhat F, Burrell MO, et al. Laparoscopic radical hysterectomy and laparoscopically assisted vaginal radical hysterectomy with pelvic and paraaortic lymph node dissection. J Gynecologic Surgery 1993; 9: 105-20.
- Niikura H, Katahira A, Utsunomiya H, Takano T, Ito K, Nagase S, Yoshinaga K, Tokunaga H, Toyoshima M, Kinugasa Y, Uchiyama E, Murakami Gen, Yabuki Y and Yaegima N. Surgical anatomy of intrapelvic fascia and vesico uterine ligament in nerve-sparing radical hysterectomy with fresh cadaver dissections. Tohoku J Exp Med 2007; 212: 403-13.
- Okabayashi H. Radical abdominal hysterectomy for cancer of cervix uteri. Surg Gynecol Obstet 1921; 33: 335-41.
- Okabayashi H. Abdominale systematische Panhysterektomie fur Karzinom des Uterus. Jap J Obstet Gynecol 1928; 11: 136-53.
- Peham HV, Amreich J. Gynäkologische Operationslehre. Berlin/Basel: Verlag S. Karger, 1930.
- Peham HV, Amreich J. Operative Gynecology (transelated by Ferguson LK).Philadelphia: J.B.Lippincott; 1934.
- Piver MS, Rutledge F, Smith JP. Five classes of extended hysterectomy for women with cervical cancer. Obstet Gynecol 1974; 44: 265-71.
- Possover M, Stober S, PlaulK, Schneider A. Identificationand preservation of the motoric innervation of the bladder in radical hysterectomy. Gynecol Oncol 2000; 79: 154-7.
- Querleu D, Leblanc E, Castelain B: Laparoscopic pelvic lymphadenectomy in the early carcinoma of the cervix. Am J Obstet Gynecol 1991; 164: 579-81.
- Querleu D; LeBlanc E: Laparoscopic infrarenal paraaortic lymph node dissection for restaging of carcinoma of the ovary or fallopian tube. ancer 73(5): 1467-71, 1994.
- Querlev D, Morrow P. Classification of radical hysterectomy. Lancet Oncol 2008; 9: 297-303.
- Ramanah R, Berger MB, Chen L, Riethmuller D, JOL DeLancy. See it in 3D! Reaseachers examined structural links between the cardinal and uterosacral ligaments. Am J Obstet Gynecol 2012; 207: 437. e1-437.e7.
- Ramanah R, Berger MB, Parratte BM, DeLancy JO. Anatomy and histology of apical support: a literature review concerning cardinal and uterosacral ligament . Int Urogynecol J. 2012; 23: 1483-94.
- Raspagliesi F, Ditto A, Fontanelli R, Solima E, Hanozet F, Zanaboni F, Kusamura S. Nerve-sparing radical hysterectomy: a surgical technique for preserving the autonomic hypogastric nerve. Gynecol Oncol 2004; 93: 307-14.
- Raspagliesi F, Ditto A, Hanozet F, Martinelli F, Solima E, Zanaboni F, Kusamura S, Fontanelli R. Nerve-sparing radical hysterectomy in cervical cancer: Evolution of concepts. Gynecol Oncol 2007; 107: S119-S121.
- Rock JA, Thompson JA. Te Linde' Operative Gynecology, 8th. ed. Philadelphia · New York: Lippincott-Raven, 1996.
- Samaan A, Vu D, Haylen BT, Tse Kelly. Cardinal ligament surgical anatomy: cranial points at hysterectomy. Int Urogynecol J 2014; 25: 189-95.
- Schauta F. Die erweiterte vaginale Totalexstirpation des Uterus bei Kollum Karzinom. J Safer, 1908.
- Sakamoto S. Radical hysterectomy with pelvic lymphadenectomy-The Tokyo method. In Coppleson M, editor. Gynecologic Oncology 2nd ed. Churchill Livingstone, Eginburg, 1992; 1257-68.
- Sakamoto S, Takizawa k. An improved radical hysterectomy with fewer urological complications and with no loss of therapeutic result for invasive cervical cancer. Bailliere's Clinical Obstetrics and Gynecology 1988; 2: 953-62.
- Samaan A, Vu D, Haylen BT, Tse K. Cardinal ligament surgical anatomy: cardinal point at hysterectomy. Int Urogynecol J. 2014; 25: 189-95.
- Sakuragi N, Todo Y, Yamamoto R, Sato T. A systematic nerve-sparing radical hysterectomy technique in invasive cervical cancer for preserving postsurgical bladder function. Int Gynecol Cancer 2005; 15: 1-9.
- Sato R. Jobo Turamoto H: Parametrial spead is a prognostic factor in endometrial carcinoma. Eur J Gynaecol Oncol 2003; 24: 241-5.
- Savage H. The surgery, surgical pathology, and surgical anatomy of the femal pelvic organ, ed.3 J & A Churchill, London, 1876.
- Savage H. The Surgery, Surgical Pathology, and Surgical Anatomy of the Female Pelvic Organ, Commentaries, Note, and Cases. William Wood & Company, NewYork, 1880.
- Schneider A, Possover M, Kamprath S, Endisch U, Krause N, Noschel H. Laparoscopy-assisted radical vaginal hysterectomy modified according to Schauta-Stoeckel. Obstet Gynecol 1996; 88: 1057-60.
- with the da Vinci surgical system. Gynecol Oncol 2008; 111 Supplement 2; S18-23.
- Smith JR, Priore GD, Curtin J, Monaghan JM. An atlas of gynecologic oncology. London: Martin Dunitz, 2001.
- Speert H. Obstetrics and Gynecologic Milestones Illustrated. New York: Parthenon, 1996.
- Spirtos NM. Laporoscopic radical hysterectomy with paraaortic and pelvic lymph node dissection. Am J Obstet Gynecol 1992; 166: 864-5.

- Todo Y, Kato H, Watari H, Takeda M, Sakuragi N. Survival effect of para-aortic lymphadenectomy in endometrial cancer (SEPAL study): a retrospective cohort analysis. Lancet 2010; 375: 1165-72.
- Te Linde RW. Operative Gynecology, ed 2. Philadelphia, JB Lippincott, 1953: 446.
- Touboul C, Fauconnier A, Zareski E, Bouhanna P, Darai E. The lateral infraureteral parametrium: myth or reality? Am J Obstet Gynecol 2008; 199: 242-3.
- Trimbos JB, Mass CP, Derutter MC, Peters AAW, Kenter. A nerve-sparing radical hysterectomy: Guidelines and feasibility in Western patients. Int J Gynecol Cancer 2001; 11: 180-6.
- Vasilev SA, McGonigle KF. Extraperitoneal para-aortic lymph node dissection. Gynecol Oncol 1996; 61: 315-25.
- Vasilev SA, McGorigle KF. Extraperitoneal laparoscopic para-aortic lymph node dissection. Gynecol Oncol 1996; 63: 333-6.
- Waldeyer W. Ueber die sogenannte Ureterscheide. Anat. Anz. Verhandle. d. Anatom. Gesellsch. in Wien, Juni, S. 259-60, 1892.
- Webb JW, Symmonds R. Wertheim hysterectomy: A Reappraisal. Obstet & Gynecol 1979; 54: 140-5.
- Webb MJ. Manual of pelvic surgery. Mayo Foundation, Berlin, Springer Verlag, 1994; 65-9.
- Wertheim E. Zur Frage der Radikaloperations beim Uteruskrebs. Arch f Gynak 1900; 61: 627-68.
- Wertheim E. Carcinom der Gebarmutter. Verhandl d deutsch. Gesellsch f Gynak. 1906; 11: 469-75.
- Wertheim E. Die erweiterte abdominale Operation bei Carcinoma colli Uteri (auf Grund von 500 Fällen). Urban & Schwarzenberg, Berlin, 1911.
- Wertheim E. The extended abdominal operation for carcinoma uteri (Based on 500 operative cases). Am J Obstet Dis Women Child 1912; 66; 169-232.
- Yabuki Y, Asamoto A, Hoshiba T, Nishimoto H, Kitamura S. Dissection of the cardinal ligament in radical hysterectomy for cervacal cancer with emphasis on the lateral ligament. Am J Obstet Gynecol 1991; 164: 7-14.
- Yabuki Y, Asamoto A, Hoshiba T,Nishimoto H, Satou N. A new proposal for radical hysterectomy. Gynecol Oncol 1996; 62: 370-8.
- Yabuki Y. Cardinal ligament dissection basd on a new theory. CEM J Gynecol Oncol 1997; 2: 278-87.
- Yabuki Y, Asamoto A, Hoshiba T, Nishimoto H, Nishikawa Y, Nakajima T. Radical hysterectomy -An anatomic evalution of parametrial dissection. Gynecol Oncol 2000; 77: 155-63.
- Yabuki Y, Sasaki H, Hatakeyama N, Murakami G. Discrepancies between classic anatomy and modern gynecologic surgery on pelvic connective tissue structure: harmonization of those concepts by collaborative cadaver dissection. Am J Obstet Gynecol 2005; 193: 7-15.
- Yabuki Y: Anatomy of the pelvis for radical hysterectomy; Does extensive resection of the vagina result in severer bladder dysfunction? The 16th Annual Review Course on Gynecologic Oncology and Pathology. Kyoto, Japan, 2007.
- Yabuki Y, Murakami G, Hoshiba T, Sasaki H, Hatakeyama, Asamoto A. Redefinition of the pelvic connective tissue: insitu histologic examination. Female Pelvic Med & Reconstr Surg 2011; 17: 60-6.
- Yabuki Y. Clinical anatomy of the subserous layer: An amalgamation of gross and clinical anatomy. Clinical Anatomy 2016; 29: 508-15.
- Yagi H. Treatment of carcinoma of the cervix uteri. Surg Gynec Obstet 1952; 95: 552-6.
- Yagi H. Extended abdominal hysterectomy with pelvic lymphadenectomy for carcinoma of the cervix. Am J Obstet Gynecol 1955; 69: 33-47.
- Yildirim. Y, Sehirali, Avci. ME, et al. Integrated PET/CT for the evaluation of para-aortic nodal metastasis in locally advanced cervical cancer patients with negative conventional CT findings. Gynecol Oncol 108: 154-9, 2008.
- Zander J, Baltzer J, Lohe KJ, Ober KG, Kaufmann G. Carcinoma of the cervix: an attempt to individualize treatment. Am J Ostet Gynecol 1981; 139: 752759.

## 2.「解剖学」に関する論文と単行本
(肉眼解剖学,系統解剖,局所解剖および臨床解剖学)

- 嶋井和世,木村邦彦,瀬戸口孝夫,出浦滋之監修.グレイ解剖学,第39アメリカ版(Goss CM ed.).廣川書店,東京,1981.
- 笠森周護.解剖難問(その1~その5).産婦人科治療1973~76; 27~33: pp.6-15, 133-50, 245-57, 8-16, 359-67.
- 佐藤達夫.骨盤外科解剖序論. Japanese Journal of Endourology 2012; 25: 2-10.
- 高橋考.直腸のリンパ路.手術 1991; 45: 1355-65.
- 山本雅由.骨盤神経叢の局所解剖-直腸癌の骨盤神経温存術のために-.日本大腸肛門病会誌 1995; 48: 1009-16.
- フランクH ネッター(著),相磯貞和(訳):ネッター解剖学アトラス 原書第4版,エルゼビア・ジャパン,東京,2007.

- ルース・リチャードソン(著), 矢野真知子(訳).グレイ解剖学の誕生, 二人のヘンリーの1858年. 東洋書林, 東京, 2010.
- Andrew Samaan, Duzung Vu, Dermard T, et al. Cardinal ligament surgical anatomy: cardinal point at hysterectomy. Int Urogynecol J. 2014; 25: 189-95.
- Ball TP, Teichman JMH, Sharkey FE, Rogenes VJ, Adrian EK. Terminal nerve distribution to the urethra and bladder neck: Considerations in the management of stress urinary incontinence. J Urol 1997; 158: 827-9.
- Bastian D, Lassau JP. The suspensory mechanism of the uterus. Anatomical basis for the statics and dynamics of the normal uterus. Anat Clin 1982; 4: 147-60.
- Berglas B, Rubin IC. Histologic study of the pelvic connective tissue. Surg Gynec Obstet. 1953; 97: 277-89.
- Blaisdell FE. The anatomy of the sacrouterine ligaments. Anat Rec 1917; 12: 1-42.
- Brown KM, Handa VL, Macura KJ, DeLeon VB. Three-dimentional shape differences in the bony pelvis of women with pelvic floor disorders. Int Urogynecol J. 2013; 24: 431-9.
- Caro RE, Aragona F, Herms A, Guidolin D, Brizzi E, Pagano F. Morphometric analysis of the fibroadipose tissue o the female pelvis. J Urology 1998; 160: 707-13.
- Campbell RM. Anatomy and histology of sacrouterine ligament. Am J Obste & Gynecol 1950; 59: 1-12.
- Church JM, Raudkivi PJ, Hill GJ. The surgical anatomy of the rectum - a review with particular relevance to the hazards of rectal mobilisation, Int J Colorect Dis 1978; 2: 158-66.
- Curtis AH, Anson BJ, Beaton LE. The anatomy of the subperitoneal tissues and ligamentous structures in relation to surgery of the female pelvic viscera. Surg Gyn Obst 1940; 70: 643-56.
- Davis MR. Anatomy of the nerve supply of the rectum, bladder, and internal genitalia in a anorectal dysgenesis in the male. J Pediatr Surg 1997; 32: 536-41.
- DeLancy JOL. Anatomic aspects of vaginal eversion after hysterectomy. Am J Obstet Gynecol 1992; 166: 1717-28.
- Fernandez-Represa JA, Mayol JM, Garcia-Aguilar. Total mesorectal excision for rectal cancer: the truth lies underneath. World J Surg 2004; 28: 113-6.
- Fritsch H. Entwicking des Beckenbindegewebes. Ann Anat 1990; 170: 273-80.
- Fritsch H. The connective tissue sheath of uterus and vagina in the human female fetus. Ann Anat 1992; 174: 261-6.
- Gray's Anatomy Gray H. Anatomy descriptive and surgical, JW Parker & Son, London, 1858.
- Pick TP, Howden R, eds. Gray's Anatomy; anatomy descriptive and surgical, 15th ed. New York, Barnes & Noble; 1901: 1012-4.
- Howden R. ed. Anatomy: Descriptive & Applied, London, Longmans 1909.
- Johnston TB & Whillis J. ed. Gray's Anatomy, London, Longmans 1938.
- Williams PL, Warwick R, eds. in chief. Gray's Anatomy, 36th British ed. Edinburgh, Churchill Livingstone; 1980: 1361-2, 1428-33.
- Clemente CD, ed. Anatomy of the Human Body by Henry Gray, 30th American ed. Philadelphia, Lea & Febiger; 1985: 1, 1574-7.
- Standring S, ed. Gray' Anatomy; the anatomical basis of clinical practice, 39th edition. Philadelphia, Elsevier Churchill Livingstone 2005.
- Richardson R. A historical introduction to Gray's Anatomy, in 39th Gray's Anatomy, Philadelphia, Elsevier Churchill Livingstone 2005: xvii-xx.
- Drake R L, Vogl W, Mitchell AWM, ed. Gray' Anatomy for Students. Elsevier Churchill Livingstone, Philadelphia 2005.
- Goff BH. Histological study of perivaginal fascia in a nullipara. Surg Gyn Obst 1931; 52: 32-42.
- Greenhill JP, Friedman EA: Biological Principles and Modern Practice of Obstetrics. Philadelphia, WB Saunders, 1974; Fig.148, p.219.
- Heald RJ, Moran BJ. Embryology and anatomy of the rectum. Semin Surg Oncol 1998; 15: 66-71.
- Kinugasa Y, Murakami G, Uchimoto K, Takenaka A, Yajima T, Sugihara K. Operating behind Denonvilliers' fascia for reliable preservation of urogenital autonomic nerves in total meso-rectal- excision: a histologic study using cadaveric specimens including a surgical experiment using fresh cadaveric models. Dis Colon Rectum 2006; 49: 1024-32.
- Kinugasa Y, Murakami G, Suzuki D, Sugihara K. Histological identification of fascial structures posterolateral to the rectum. Br J Surg 2007; 94: 620-6.
- Koster H. On supports of the uterus. Am J Obstet Gynecol. 1933; 25: 67-74.
- McCrea LE, Kimmel DL. A new concept of vesical innervation and its relationship to bladder management following abdominoperineal proctosigmoidectomy. Am J Surg 1952; 84: 518-23.
- Martin E. Der Haftapparat der weiblichen Genitalien. S Karger, Berlin, 1911.

- Mackenrodt A. Ueber die Ursachen der normalen und pathologischen Lagen des Uterus. Arch F Gynäk 1895; 48: 393-421.
- Netter FH. Normal anatomy of the female genital tract and its functional relationships. In: The CIBA collection of medical illustrations, Volume 2: Reproductive system. CIBA Pharmaceutical Co. 1974; 89-123.
- Netter FH. Atlas of Human Anatomy 4th Ed. Sanders, an imprint of Elsevier Inc. 2006.
- Nomina Anatomica. Subcomitees of International Anatomical Nomenclature Committee; 6. Churchill Livingstone, 1989.
- Otcenasek M, Baca V, Krofta L, and Feyereisl J. Endopelvic fascia in women. Obstet Gynecol 2008; 111: 622-30.
- Pernkopf E. Topographische Anatomie des Menschen. Zweiter Band. Berlin: Urbanund Schwarzenberg; 1943.
- Platzer W. Pernkopf Anatomy, Atlas of Topographic and Applied Human Anatomy vol II: Thorax, Abdomen and extremities, 3rd.ed. Baltimore-Munich: Urban Schwarzenberg; 1989.
- Ramanah R, Berger MB, Chen L, Riethmuller D, JOL DeLancy. See it in 3D! Reaseachers examined structural links between the cardinal and uterosacral ligaments. Am J Obstet Gynecol 2012; 207: 437.e1-437.e7.
- Ramanah R, Berger MB, Parratte BM, DeLancy JO. Anatomy and histology of apical support: a literature review concerning cardinal and uterosacral ligament . Int Urogynecol J. 2012; 23: 1483-94.
- Range RL, Woodburne RT. The gross and microscopic anatomy of the transverse cervical ligament. Am J Obstet Gynecol. 1964; 90: 460-7.
- Reiffenstuhl G. The clinical significance of the connective tissue planes and spaces. Clin Obstet Gynecol 1982; 25: 812-20.
- Reiffenstuhl G. The lymphatics of the female genital organs. Philadelphia: JB Lippincott, 1964.
- Ricci JV, Lisa JR, Thom CH, Kron WL. Relationship of vagina to adjacent organs in reconstructive surgery; Histologic study. Am J Surg 1947; 74: 387-410.
- Richardson R The Making of Mr. Gray's Anatomy: Bodies, Books, Fortune, Fame. Oxford University Press, 2008.
- Sato K, Sato T. The vascular and neuronal composition of the lateral ligament of the rectum and the rectosacral fascia. Surg Radiol Anat 1991; 13: 17-22.
- Savage H. The surgery, surgical pathology, and surgical anatomy of the female pelvic organ, ed.3 London: J & A Churchill & son; 1870.
- Savage H. The surgery, surgical pathology, and surgical anatomy of the female pelvic organ, ed.3 London: J & A Churchill; 1876.
- Savage H. The surgery, surgical pathology, and surgical anatomy of the female pelvic organ, commentaries, note, and cases, third edition. William Wood & Company, New Yor,1880.
- Tamakawa M, Murakami G, Takahashi K, Kato T and Hareyama M. Fascial structures and autonomic nerves in the female pelvis: A study using macroscopic slices and their corresponding historogy. Anat Sci Int 2003; 78: 228-42.
- Terminologia Anatomica. International Anatomical Terminology / Federative Committee on Anatomical Terminology. Stuttgart / New York, Thieme; 1998.
- Uhlenhuth E, Day DE, Smith RD, Middleton EB. The visceral endopelvic fascia and the hypogastric sheath. Surg Gynecol Obstet 1948; 86: 9-28.
- Virchow R. Über puerperale diffuse Metritis und Parametritis. Virchow's Archiv Path Anat Physiol 1862; 23: 415.
- Whitmore I. Terminologia Anatomica: new terminology for the new anatomist. The anatomical record (new anat.) 1999; 257: 50-3.
- Woodburne RT. The ureter, ureterovesical junction, and vesical trigone. Anat Rec 1964; 151: 243-50.

## 3. 子宮頸癌化学療法に関する文献
(動注を中心にしたneoadjuvant chemotherapy, および concurrent chemoradiotherapy)

- Benedetti-Panici P, Greggi S, Colombo A, Amoroso M, Smaniotto D, Giannarelli D, Amunni G, Raspagliesi F, Zola P, Mangioni C, Londoni F. Neoadjuvant chemotherapy and radical surgery versus exclusive radiotherapy in locally advanced squamous cell cervical cancer: Result from the Ilalian Multicenter randomized study. J Clinic Oncol 2002; 20: 179-88.
- Calson JA, Freedman RS, Wallace S, Chuang VP, Wharton JT, Rutledge FN. Intraarterial cis-platinum in the management o squamous cell carcinoma of the uterine cervix. Gynecologic Oncology 1981; 12: 92-8.
- Katsumata N, Yoshikawa H, Kobayashi H, et al. Phase III randomized cotrolled trial of neoadjuvant chemotherapy plus radical surgery vs radical surgery alone for stages IB2, IIA2 and IIb cervical cancer: a Japan Clinical Oncology Group trial (JCOG 0102). Br J Cancer 2013; 108: 1957-63.

- Key HM, Bundy BN, Stehman FB, Muderspach LI, Chafe WE, Suggs CL, Walker JL, Gersell D. Cisplatin. Radiation, and adjuvant hysterectomy compared with radiation and adjuvant hysterectomy for bulky stage IB cervical carcinoma. N Engl J Med 1999; 340: 1154-61.
- Kim, EE, Bledin AG, Kavanagh J, Haynie TP and Chuang VP. Chemotherapy of cervical carcinoma: Use of Tc99m-MMA infusion to predict drug distribution. Radiology 150, 677-81(1984).
- Green JA, Kirwan JM, Tierney JF, et al. Survivl and recurrence after concominant chemotherapy and radiotherapy for cancer of the uterine cervix: a systematic review and meta-analysis. Lancet 2001; 385: 781-6.
- Montana GS, Fowel WC, Varia MA, Walton LA, Mack Y, Shemanski L. Carcinoma of the cervix, stage III: Results of radiation therapy. Cancer 1986; 57: 148-54.
- Morris M, Eifel PJ, Buruke TW, McNamra MM, Levenback C, Kavanagh JJ, Gershenson DM. Treatment of locally advanced cervical cancer with concurrent radiation and intra-arterial chemotherapy. Gynecol Oncol 1995; 57: 72-8.
- Morris M, Eifel PJ, Burke TW, Levenback C, Kavangh JJ, Gershenson DM. Treatment of locally advanced cervical cancer with concurrent radiation and intra-arterial chemotherapy. Gynecol Oncol 1995; 57: 72-8.
- Morris M, Eifel PJ, Lu J, Grigsby PW, Leenback C, Stevens RE, Rotman M, Gershenson DM, Mutch DG. Pelvic radiation with concurrent chemotherapy compared with pelvic and para- aortic radiation for high-risk cervical cancer. N Engl J Med 1999; 340: 1137-43.
- Neoadjuvant Chemotherapy for Locally Advanced Cervical Cancer Meta-analysis Collaboration: Neoadjuvant chemotherapy for locally advanced cervical cancer; a systematic review and meta-analysis of individual patient data from 21 randomised trials. Eur J Cancer 2003; 39: 2470-86.
- Patton TJ, Kavanagh JJ, Delclos L, Wallance S, Haynine TP, Cershenson DM, Wharton T, Bass S. Five-year survival in patients intra-arterial chemotherapy prior to radiotherapy for advanced squamous carcinoma of the cervix and vagina. Gynecol Oncol 1991; 42: 54-9.
- Perez CA, Breaux S, Madoc-Jones H, Bedwinek JM, Camel M, Purdy JA, Walz BJ. Radiation therapy alone in the treatment of carcinoma of the uterine cervix: An analysis of tumor recurrence. Cancer 1983; 51: 1393-402.
- Perez CA, Camel HM, Camel HM, Kuske RR, Kao MS, Galakatos A, Hederman MA, Powers WE. Radiation therapy alone in the treatment of carcinoma of the uterine cervix: A 20-year experience. Gynecol Oncol 1986; 23: 127-40.
- Rettenmaier M, Moran MF, Ramsinghani NF, Colman M, Syed NA, Puthawala A, Jansen FW, Disaia PJ. Treatment of advanced and recurrent squamous carcinoma of the uterine cervix with constant intraarterial infusion of cisplatin. Cancer 1988; 61: 1301-3.
- Rose PG, Bundy BN, Watokins EB, Thigpen JT, Deppe G, Maiman Claeke-Pearson DL, Insalaco S. Concurrent cisplatin-based radiotherapy and chemotherapy for locally advanced cervical cancer. N Engl J Med 1999; 340: 1144-53.
- Sananes C, Giaroli A, Soderini A, Snaidas L, Bermudez, et al. Neoadjuvant chemotherapy followed by radical hysterectomy and postoperative adjuvant chemotherapy in the treatment of carcinoma of the cervix uteri: long-term follow-up of a pilot study. Eur J Oncol 1998: 19: 368-73.
- Scarabelli C, Tumolo S, Paoli AD, Frustaci S, Campagnutta E, Morassut S, Franchin G, Crivellari D, Sopracordevole F, Re GL, Grigoletto E, Monfardini S. Intermittent pelvic arterial infusion with peptichemio, doxorubisin, and cisplacine for locally advanced and recurrentcarcinoma of the uterine cervix. Cancer 1987; 60: 25-30.
- Toita T, Sakumoto K, Higashi M, Ogawa K, Kakinohana Y, Shinzato S, Moromizato H, Kanazawa K, Sawada S. Therapeutic value of neoadjuvant intra-arterial chemotherapy (Cisplatin) and irradiation for locally advanced uterine cervical cancer. Gynecol Oncol 1997; 65: 421-4.
- Tsubamoto H, Maeda H, Kanazawa R, Ito Y, Ohama N, Hori M, Ikeda Y, Kato T, Sakane R, Hirota S. Phase II trial on neoadjuvant intravenous and trans-uterine arterial chemotherapy for locally advanced bulky cervical adenocarcinoma. Gynecol Oncol 2013; 129: 129-34.
- Veerasarn V, Lovidhyda V, Kamnerdsupaphon, Suntornpong N, Sangruchi S, Lertsanguansinchai P, Khorprasert C, Sookpreedee L, Udompunturak S. A randomized phase III trial of concurrent chemoradiotherapy in locally advanced cervical cancer: Preliminary results. Gynecol Oncol 2007; 104: 15-23.
- Wharton JT, Jones HW, Day TG, Rutledge FN, Fletcher GH. Preirradiation celiotomy and extended field irradiation for invasive carcinoma of the cervix. Obstet Gynecol 49: 333-7,1977.

## 4．直腸癌手術に関する文献と単行本

- 土屋周二. 直腸癌の手術. 医学図書出版，東京，1981.
- 森武生，安野正道, 高橋慶一. 自律神経全温存を伴う側方郭清. 消化器外科 2000; 23: 1253-9.
- 安野正道, 杉原健一. 進行直腸癌に対するリンパ節郭清範囲. 消化器外科 2007; 30: 1253-9.
- Enker WE. Potency, cure and local control in the operative treatment of rectal cancer. Arch Surg 1992; 127: 1327-34.
- Goligher JC. Surgery of anus, rectum and colon, 4th ed. London: Bailliere Tindall; 1980.
- Halban J, Tandler J. Anatomie und Atiologie der Genitalprolapse beim Weibe. Vienna: Wilhelm Braunmuller; 1907.
- Heald RJ. The 'Holy Plane'of rectal surgery. J Roy Soc Med 1988; 81: 503-8.
- Kinugasa Y, Arakawa T, Murakami G, Fujimiya M, Sugihara K. Nerve supply to the internal anal sphincter differ from that to the distal rectum: an immunohistochemical study of cadaver. Int J Colorectal Dis DOI 10. 1007/s00384-013-18811-9.
- Kinugasa Y, Murakami G, Suzuki D, Sugihara K. Histological identification of fascial structures posterolateral to the rectum. British Journal of Surgery 2007; 94: 620-6.
- McCrea LE, Kimmel DL. A new concept of visceral innervation and its relationship to bladder management following abdomino-perineal protosigmoidectomy. Am J Surg 1952; 84: 518-25.
- Miles EE. A method of performing abdomino-perineal excision for carcinoma of the rectum and of the terminal portion of the pelvic colon. Lancet 1908; 2: 1812-3.
- Moriya Y, Hojo K, Sawada T, Koyama Y. Significance of lateral node dissection for advanced rectal carcinoma at or below the peritoneal reflection. Dis Col Rect 1989; 32: 307-15.
- Morita T, Yamanaka Y, Asakura Y, Hamada K, Sasaki M, Konn M. Autonomic nerve preserving operation for rectal cancer. Asian J Surgery 1994; 17: 160-9.
- Schlegel PN, Walsh PC. Neuroanatomical approach to radical cystoprostatectomy with preservation of sexual function. J Urol 1987; 138: 1402-6.
- Sugihara K, Kobayashi H, Kato T, Mori T, Mochizuki H, Kameoka S, Shirouzu K, Muto T. Indication and benefit of pelvic sidewall dissection for rectal cancer. Dis Colon Rectum 2006; 49: 1663-72.
- Walsh PC, Donker PJ. Impotence following radical prostatectomy: insight into etiology and prevention. J Urol 128: 492, 1982.

# 索　引

## あ

アリス鉗子 168, 214, 233
安藤正明 193
移行帯 38
一括挟鉗 170
陰部裂孔 66, 68
円靱帯 172
遠藤式直腸鉤 168
岡林式直腸側腔 85, 93, 202, 213
岡林腔傍組織切除 57
岡林の腔側腔 228
荻野久作 50
小倉知治 223
オリンパス(virtual slide system VS-100) 75

## か

外側大動脈リンパ節 192, 195
外側薄層 226
外鼠径上リンパ節 182
外腸骨動脈 178
下下腹神経叢 76, 154, 249
拡大骨盤筋膜切除 57
下臀動静脈 151
下臀内陰部共同管 53
下腹神経 214
下膀胱静脈 127, 151
下方室 88
観音開き 242
気後腹膜 193
起始部 34
基靱帯 80, 112, 117, 121, 249
基靱帯血管神経三角部 51
基靱帯血管束 50
基靱帯植物神経索 50
吸引嘴管 168
筋膜 62, 106
筋膜の隔室 83
筋膜隙 83
頸横靱帯 33, 80, 112, 114, 117, 121, 202
頸横靱帯起始部 187, 203, 208
頸横靱帯起始部郭清術 257
頸横靱帯後筋膜 107, 203
頸横靱帯前筋 107
頸横靱帯前筋膜 206
頸横靱帯底 68
頸腔上部 75
外科ゾンデ 29
血管鉗子 191
血管三角部 186
血管鞘 106
血管神経導板 104

血管損傷 177, 191
交感神経系 152
広靱帯 214
広汎子宮全摘術 166
後腹膜腔 193
後腹膜鏡下 192
後部尿管 158
後方操作 202, 213
肛門挙筋腱弓 54
後葉 214
国際解剖学会議 20
骨盤横系靱帯 111, 112, 114
骨盤筋膜腱弓 140, 246
骨盤結合組織基束 34
骨盤縦系靱帯 111, 136
骨盤靱帯 62, 103, 104, 111
骨盤側方靱帯 21, 111
骨盤底 66, 68
骨盤内筋膜 62
骨盤内臓神経 153, 249
骨盤リンパ節 65, 159
骨盤リンパ節郭清 175
骨盤漏斗靱帯 218
コッヘル鉗子 171
小林　隆 50
固有筋膜 106

## さ

細網線維 62
坐骨棘 173
三角陥凹部 96
子宮頸腔上部 114, 117
子宮頸腔部 79, 114
子宮頸部 224
子宮頸傍組織 21, 114, 145
子宮静脈 149
子宮動脈 114, 149, 205
子宮傍組織 21, 26, 82, 107
子宮傍組織鉗子 45
止血クリップ 168
シスプラチン 265
脂肪組織 62
集束結紮法 51
手術前処置 168
手術の変遷 25
術前化学療法 265
準広汎子宮全摘術 166, 254
上下腹神経叢 153
上挙筋筋膜 83, 140, 206, 246
上骨盤隔膜筋膜 77, 83
上臀静脈 205
上膀胱静脈 126, 127, 151, 241, 254
上膀胱動脈 114, 151

上方部 88
漿膜 65, 193
漿膜下筋膜 193
漿膜下組織 20, 61, 65, 193
植物神経温存法 51
植物神経索切断法 51
自律神経 152
深筋膜 62, 193
人工腔 83
深在性リンパ幹 160
深子宮静脈 114, 149, 208, 254
靱帯 20
靱帯の筋膜 106
深腸骨回旋静脈 180
新膀胱側腔 84, 205
水平結合組織基幹 36, 54
杉原健一 175
切除 52
前額断結合組織基幹 36
仙骨子宮靱帯 59, 136, 219
仙骨神経叢 156
仙骨底 68
仙骨内臓神経 154
潜在腔 83
浅在性リンパ幹 160
浅子宮静脈 149
センチネルナビゲーション手術 177
浅部外腸骨リンパ節 180
前部尿管 158, 236
前方操作 202, 223
臓器合併切除 263
臓性神経 152
臓側骨盤筋膜 20
臓側骨盤内筋膜 62
臓側筋膜 104
臓側腹膜 65
臓側リンパ節 159
総腸骨リンパ節 192
側臍靱帯 132
側臍動脈 114
側壁リンパ節 159
側方拡大広汎子宮全摘術 265
側方操作 202
組織学 75
疎性結合組織 61

## た

第一世代の子宮頸癌手術 28
第四腔 96, 202, 226, 228, 246
体性神経 152, 156
大動脈前リンパ節 192, 195
第二世代の子宮頸癌手術 38
第二世代の臨床解剖学 33

| | | |
|---|---|---|
| ダグラス窩腹膜 | 218 | |
| 妥当的神経温存広汎子宮全摘術 | 268 | |
| 単純子宮全摘術 | 166 | |
| 恥骨尾骨筋 | 68 | |
| 腟円蓋 | 79 | |
| 腟上部 | 224 | |
| 腟上部中隔 | 226 | |
| 腟静脈 | 151 | |
| 腟神経枝 | 141 | |
| 腟側腔 | 96 | |
| 腟側方組織 | 246 | |
| 腟傍組織 | 21, 54, 79, 140, 145, 246 | |
| 中腋窩線 | 194 | |
| 中隔 | 21 | |
| 中央拡大広汎子宮全摘術 | 265 | |
| 中枢神経系 | 152 | |
| 中直腸動静脈 | 114, 134, 151, 209 | |
| 中薄層 | 226 | |
| 上挙筋筋膜 | 21 | |
| 中部尿管 | 158 | |
| 中膀胱静脈 | 127, 151 | |
| 中膀胱動静脈 | 114, 209, 243 | |
| 中膀胱動脈 | 151 | |
| 超音波凝固切開装置 | 168 | |
| 超音波破砕機 | 197, 245 | |
| 超広汎子宮全摘術 | 52, 166, 257 | |
| 腸骨窩腹膜 | 173 | |
| 腸骨尾骨筋 | 68 | |
| 腸腰筋 | 178 | |
| 腸腰筋枝 | 178 | |
| 直腸脚 | 36 | |
| 直腸子宮靱帯 | 221 | |
| 直腸矢状脚 | 205 | |
| 直腸側腔 | 38, 68, 85 | |
| 直腸側腔下方部 | 40 | |
| 直腸側腔上方部 | 39 | |
| 直腸側方靱帯 | 72, 112, 114, 134 | |
| 直腸側方組織 | 140, 249 | |
| 直腸腟隙 | 101 | |
| 直腸腟中隔 | 101, 218 | |
| 直腸傍組織 | 82 | |
| 電気メス | 168 | |
| 伝統的腟傍組織切除 | 56 | |
| 頭側翻転部 | 131 | |
| 動脈-術前化学療法 | 265 | |
| トロッカー | 193 | |
| トンネル作成法 | 51 | |

**な**

| | |
|---|---|
| 内陰部動静脈 | 151 |
| 内側薄層 | 225 |
| 内鼠径上リンパ節 | 184 |
| 内腸骨動静脈の血管鞘 | 203 |
| 内腸骨動静脈の切除術 | 260 |
| 内腸骨動静脈前枝の切除 | 259 |
| 内腸骨動脈内投与 | 265 |
| 内腸骨リンパ節 | 187 |
| 仲野良介 | 223 |
| 肉眼解剖学 | 18, 270 |
| 肉眼/系統解剖学 | 75 |
| 尿管 | 158 |
| 尿管カテーテル | 168 |
| 尿管カテーテルの挿入 | 194 |
| 尿管下腹筋膜 | 125, 236 |
| 尿管鉤 | 182 |
| 尿管転がし | 236 |
| 尿管動脈 | 151 |
| 尿管トンネル | 218 |
| 尿管トンネル進入口 | 218 |
| 尿管トンネル屋根 | 225, 234 |
| 尿管板 | 88, 107, 125, 202, 205, 213, 214 |
| 尿管膀胱移行部 | 233 |
| 尿管膀胱新吻合 | 263 |
| 尿管屋根 | 29 |

**は**

| | |
|---|---|
| ハイハイコッヘル | 45 |
| 皮下筋膜 | 193 |
| 尾骨神経叢 | 156 |
| 尾側翻転部 | 126 |
| ヒダ | 65 |
| 腹腔鏡下 | 192 |
| 副交感神経系 | 152 |
| 副閉鎖静脈 | 182 |
| 腹膜 | 65, 193 |
| 腹膜外腔 | 193 |
| 腹膜腔 | 193 |
| 腹膜後隙 | 83 |
| 藤原敏郎 | 131, 151 |
| 分岐部 | 186 |
| 閉鎖静脈 | 151 |
| 閉鎖リンパ節 | 186 |
| 壁側筋膜 | 203 |
| 壁側骨盤筋膜 | 20 |
| 壁側骨盤内筋膜 | 62 |
| 壁側腹膜 | 65 |
| ベッセルシーリングシステム | 168 |
| 膀胱下腹筋膜 | 112, 114, 132 |
| 膀胱機能の温存 | 241 |
| 膀胱脚 | 36 |
| 膀胱子宮靱帯 | 59 |
| 膀胱子宮靱帯後層 | 21, 45, 96 |
| 膀胱子宮靱帯深層 | 21, 107, 125, 202, 240 |
| 膀胱子宮靱帯浅層 | 21, 136, 225 |
| 膀胱子宮靱帯前層 | 21, 45, 96, 223 |
| 膀胱神経枝 | 141, 152, 241 |
| 膀胱前隙 | 83 |
| 膀胱側腔 | 38, 68, 83, 173, 202 |
| 膀胱側方組織 | 140, 249 |
| 膀胱腟隙 | 99 |
| 膀胱腟中隔 | 99 |
| 膀胱動静脈 | 151 |
| 膀胱ドレナージシステム | 151 |
| 膀胱_離 | 226 |
| 膀胱バルーンカテーテル | 168 |
| 膀胱部分切除 | 263 |
| 膀胱傍組織 | 82 |
| 傍大動静脈リンパ節 | 192 |

**ま**

| | |
|---|---|
| 膜様隔膜 | 50 |
| 末梢神経系 | 152 |
| 密性結合組織 | 61 |
| 三林隆吉 | 52 |
| 村上 弦 | 54 |
| メッツェンバウム剪刀 | 168, 178 |

**や, ら**

| | |
|---|---|
| 八木のトライアングル | 228 |
| 融合体 | 138 |
| 腰神経叢 | 156 |
| ランゲンベック筋鉤 | 178, 233 |
| 卵巣前窩 | 174 |
| 臨床解剖学 | 18, 75, 270 |
| リンパ節の切除 | 257 |
| レッチウス腔 | 83 |

**欧文**

| | |
|---|---|
| accessory obturator vein | 182 |
| adipose tissue | 62 |
| Alwin Mackenrod | 33 |
| Amreich J | 34 |
| aneurysm needle | 29 |
| anterior fascia of transverse cervical ligament | 206 |
| anterior leaf of vesicouterine ligament | 45, 96, 223 |
| anterior maneuver | 202, 223 |
| anterior portion of ureter | 158, 236 |
| artificial space | 83 |
| autonomic nerve | 152 |
| avascular area | 97 |
| Bastian D & Lassau | 145 |
| Bastian D & Lassau JP | 114 |
| bladder pillar | 36 |
| Bonny V | 28 |
| Campbell RM | 59, 137 |

caudal reflection of supporting system ･･････ 126
Cavitron Ultrasonic Surgical Aspirator ･･････ 168
Cavitron社製超音波破砕 ･･････ 168
cavum Retizii ･･････ 83
central extended radical hysterectomy ･･････ 265
central nervous ･･････ 152
CERH ･･････ 265
cervix of uterus ･･････ 224
Cibula D & Abu-Rustum ･･････ 160, 175
cis-platinum ･･････ 265
Clark ･･････ 28
Clark Operation ･･････ 28
CME Journal of Gynecologic Oncology ･･････ 119
coccygeal plexus ･･････ 156
combined ablation of pelvic organs ･･････ 263
common pedicle ･･････ 59, 138
cranial reflection ･･････ 131
CUSA ･･････ 245
Dargent D ･･････ 193
Davydov method ･･････ 249
deep fascia ･･････ 62, 193
deep iliac circumflex vein ･･････ 180
deep layer of the vesicouterine ligament ･･････ 125
deep lymphatic trunk ･･････ 160
deep portion of vesicouterine ligament ･･････ 21
deep uterine vein ･･････ 149, 208
dense connective tissue ･･････ 61
Endo's rectal retractor ･･････ 168
endopelvic fascia ･･････ 62
entrance to ureteric tunnel ･･････ 218
Ercoli A ･･････ 114, 145
extended endopelvic fascial resection ･･････ 57
external iliac artery ･･････ 178
extraperitoneal approach ･･････ 192
extraperitoneal space ･･････ 193
fascia ･･････ 62
fascial capsule ･･････ 104, 106
fascial cleft ･･････ 83
fascial compartment ･･････ 83
fourth ･･････ 96
fourth space ･･････ 226, 228
frontal ground bundle ･･････ 36
Greenhill ･･････ 49
Greenhill JP ･･････ 66
gross anatomy ･･････ 18
Haemostatic clip ･･････ 168
Höckel ･･････ 137

horizontal ground bundle ･･････ 36
I-lamina ･･････ 97, 249
ilial part ･･････ 68
iliococcygeus ･･････ 68
iliolumbar branch ･･････ 178
inferior gluteal artery & vein ･･････ 151
inferior hypogastric plexus ･･････ 76, 154, 249
inferior vesical vein ･･････ 151
infundibulopelvic ligament ･･････ 218
interior vesical vein ･･････ 127
intermediary part ･･････ 38
intermediate lamina ･･････ 114, 226
internal iliac lymph nodes ･･････ 187
internal pudendal artery & vein ･･････ 151
International Federation of Associations of Anatomists ･･････ 20
intra-arterial infusion ･･････ 265
ischial spine ･･････ 173
Kocks ･･････ 26
laparoscopic approach ･･････ 192
lateral aortic lymph node ･･････ 195
lateral aortic node ･･････ 192
lateral extended radical hysterectomy ･･････ 265
Lateral lamina ･･････ 114, 226
lateral maneuver ･･････ 202
lateral paracystium ･･････ 249
lateral paraproctium ･･････ 249
lateral pelvic ligament ･･････ 111
lateral portion of TCL ･･････ 122
lateral rectal ligament ･･････ 114, 134
lateral suprainguinal lymph nodes ･･････ 182
lateral umbilical ligament ･･････ 132
lateral vaginal tissue ･･････ 246
Latzko paracolpectomy ･･････ 56
Latzko pararectal space ･･････ 88
Latzko septum ･･････ 68
Latzko-Schiffmann Operation ･･････ 38
Latzko septum ･･････ 68
Latzko-pararectal space ･･････ 88, 93, 202, 213
Latzko's colpectomy ･･････ 56
levator ani, pubic part ･･････ 68
levator cleft ･･････ 68
ligament ･･････ 62
ligature en masse ･･････ 170, 203
Ligg. Cardinalia ･･････ 26
loose connective tissue ･･････ 61
lower part of pararectal space ･･････ 40, 88
lumbar plexus ･･････ 156
M-lamina ･･････ 97, 249

Mackenrodt靱帯 ･･････ 33
Massenligature ･･････ 170
medial lamina ･･････ 225
medial portion of TCL ･･････ 122
medial suprainguinal lymph nodes ･･････ 184
Meigs' methed ･･････ 49
mesocystium ･･････ 82
mesometrium ･･････ 82
mesorectum ･･････ 79, 82
mesourete ･･････ 125, 214
mesoureter ･･････ 88, 205, 213
midclavicular line ･･････ 194
middle portion of ureter ･･････ 158
middle rectal artery & vein ･･････ 134, 151
middle vesical artery ･･････ 151
middle vesical vein ･･････ 127, 151
Miles EE ･･････ 134
Miles Operation ･･････ 119
Morrow CP ･･････ 54, 119
neoadjuvant chemotherapy ･･････ 259, 265
Nette ･･････ 34
neurovascular stalk ･･････ 104
new paravesical space ･･････ 84, 205
Nezhat CR ･･････ 192
obturation vein ･･････ 151
obturator lymph nodes ･･････ 186
Okabayashi method ･･････ 43
Okabayashi paracolpectomy ･･････ 57
Okabayashi pararectal space ･･････ 85
Okabayashi paravaginal space ･･････ 228
oozing ･･････ 177
opening book ･･････ 242
origin of transuerse cervical ligament ･･････ 187, 208
paracervix ･･････ 114, 145
paracolpium ･･････ 54, 79, 140, 145, 246
paracystium ･･････ 82, 140, 145
parametrial tissue ･･････ 82
Parametrialklemme ･･････ 45
parametrium ･･････ 107
Parametrium clamps ･･････ 30
paraproctium ･･････ 82, 141, 145
pararectal space ･･････ 85
pararectal tissue ･･････ 82
parasympathetic nervous system ･･････ 152
paravaginal space ･･････ 83, 96, 173
paravesical tissue ･･････ 82
parietal endopelvic fascia ･･････ 62
parietal nodes ･･････ 159
parietal peritoneum ･･････ 65
partial cystectomy ･･････ 263

Peham HV ･･･････････････ 34
Peham-Amreich's pelvic connective
　tissue bundle ･･･････････ 34
pelvic floor ･･････････････ 68
Pelvic ground bundle ･･････････ 35
pelvic ligament ･･･････ 103, 111
pelvic lymph nodes ･･･････････ 159
pelvic peritoneum of the iliac foss
　･･････････････････････ 173
pelvic splanchnic nerve ･･････ 153, 249
peripheral nervous system ･･････ 152
peritoneal cavity ･････････････ 193
peritoneal cul-de-sa ･･････････ 218
peritoneum ･･･････････ 65, 193
perivascular fascia ･････････････ 104
perivascular seath of internal iliac vessels
　･･････････････････････ 203
perivascular sheath ･･･････････ 106
Pernkopf E ･････････････ 63
Piver ･･･････････････ 49
plica ･･･････････････ 65
pneumoretroperitoneum ･･･････ 193
portio cardinalis of levator ani ･･･ 54
Possover M ･････････････ 51
post leaf of vesicouterine ligament
　･･････････････････････ 96
posterior fascia of transverse cervical
　ligament ･･･････････････ 203
posterior leaf of broad ligamen ･･･ 214
posterior leaf of vesicouterine ligament
　･･････････････････････ 45
posterior maneuver ･･････ 202, 213
posterior portion of ureter ･････ 158
potential space ･･･････････ 83
practical anatomy ･･･････････ 18
preaortic lymph node ･････ 192, 195
preovarian foss ･･･････････ 174
prevesical space ･･･････････ 83
proper fascia ･････････ 104, 106
proper nerve-sparing extended radical
　hysterectomy ･････････････ 268
psoas muscle ･･･････････ 178
pubococcygeus ･･･････････ 68
Querleu D ･･･････････ 192
Querleu & Morrow ･･････ 114, 145
Radix ･･･････････････ 34
Range & Woodburne ･･････ 63, 106
rectal pillar ･･･････････ 36
rectouterine ligament ･･･････ 221
rectovaginal septum ･･････ 101, 218
rectovaginal space ･･･････････ 101
Rectumpfeile ･････････････ 36
resection ･･･････････････ 52
retention balloon catheter ･･･････ 168
reticular fiber ･････････････ 62

retroperitoneal space ･･･････ 83
roof of ureteric tunnel ･････ 225, 234
round ligament ･････････ 172
sacral floor ･･･････････ 68
sacral plexus ･････････ 156
Savageの The condensation in the
　base of the broad ligament ･･･ 26
semi-radical hysterectomy ･････ 254
Sentinel lymph node ･････ 160, 177
sentinel node navigation surgery
　･･････････････････････ 177
serosa ･･･････････ 65, 193
short fibrous bundle ･･････ 33, 54
so-called Wertheim's Operation ･･･ 49
somatic nerve ･･････ 152, 156
subcutaneous fascia ･･･････････ 193
subserous fascia ･･･････････ 193
subserous layer ･･････ 61, 75, 193
subserous tissue ･･･････････ 65
suction tube ･････････････ 168
superextensive hysterectomy ･････ 52
superficial layer of the vesicouterine
　ligament ･･･････････････ 225
superficial layer of vesicouterine
　ligament ･･･････････ 136, 225
superficial lymphatic trunk ･････ 160
superficial uterine vein ･･･････ 149
superior fascia of levator ani muscle
　･･････････････････････ 140
superior fascia of pelvic diaphragm
　･･･････････････････ 77, 83
superior hypogastric plexus ･････ 153
superior levator fascia ･･･････ 83
superior vesical artery ･･･････ 151
superior vesical vein
　･･･････････ 126, 127, 151, 241
supporting system ･････ 111, 112, 202
supporting system reflection ･････ 123
supravaginal part ･･･････････ 224
supravaginal part of uterine cervix
　･･････････････････ 75, 114
supravaginal septum ･･･････････ 226
suspensory system ･･････ 111, 136
sympathetic nervous system ･････ 152
tendinous arc of pelvic fascia ･･･ 140
Terminologia Anatomica ･････ 20, 74
the cardinal ligament of Mackenrodt
　･･････････････････････ 145
the vesico-parietal fascial bridge
　･･････････････････････ 54
total mesometrial resection ･････ 138
total mesorectal excision ･･･ 134, 263
Traditionalparacolpectomy ･････ 56
transverse cervical ligament
　･･････････････ 33, 114, 202

transverse system ･･････････ 111
triangular space ･･････････ 96
Uhlenhuth E ･････････････ 62
Ultrasonic Surgical Aspirator ･･･ 197
upper part of pararectal space
　･･････････････････ 40, 88
ureter retractor ･･･････････ 182
ureteral catheter ･････････････ 168
ureteric roof ･････････････ 29
ureteric tunnel ･･･････････ 218
ureterohypogastric fascia ･････ 125
ureteroneocystostomy ･････････ 263
ureterovesical junction ･･･････ 233
uterine artery ･････････････ 149
uterine vein ･････････････ 149
uterosacral ligament ････ 59, 136, 219
vaginal nerve branch ･･････ 145
vaginal part of uterine cervix ･･･ 79
vaginal vein ･････････････ 151
vesical nerve branch ･･ 141, 152, 241
vesicohypogastric fascia ･･････ 114, 132
vesicouterine ligament ･･･････ 59
vesicovaginal septum ･････ 99
vesicovaginal space ･･････ 99
vginal part of uterine ･････ 114
Virchowのparametrium ････ 26, 136
virtual slide system VS-100 ････ 75
visceral endopelvic fascia ･････ 62
visceral nerve ･･･････････ 152
visceral nodes ･･･････････ 159
visceral peritoneum ･･･････････ 65
Waldeyer's sheath ･･････････ 158
Wertheim ･･･････････ 28, 29
Wertheim's Operation ･･･････ 29
Yagi triangular space ･･････ 228

α nerve branch ･･･････････ 128
β nerve branch ･･･････････ 128
γ nerve branch ･･･････････ 128

## 【著者略歴】

**矢吹朗彦** やぶき よしひこ

1938（昭和13）年2月8日生（鳥取県）
1964（昭和39）年3月：金沢大学医学部卒業
1965（昭和40）年3月：赤十字富山病院インターン修了，医師国家試験合格
1969（昭和44）年3月：金沢大学癌研究所ウイルス部大学院卒業修了（医学博士）
1969（昭和44）年4月～1972（昭和47）年3月：県立富山中央病院，産婦人科
1972（昭和47）年4月～1974（昭和49）年8月：公立能登総合病院，産婦人科
1974（昭和49）年9月～1976（昭和51）年7月：金沢医科大学産婦人科学，1976（昭和51）年4月助教授
1976（昭和51）年7月～2003（平成15）年3月：石川県立中央病院産婦人科科長，1983（昭和58）年：
　　　　　　　　　　　　　　　　　　　　　　　産婦人科部長
2003（平成15）年3月：石川県立中央病院定年退職
2003（平成15）年4月～現在：北陸中央病院産婦人科（非常勤医師）
　　　　　　　　　　　　　金沢聖霊病院産婦人科（非常勤医師）
　　　　　　　　　　　　　砺波総合病院産婦人科（非常勤医師）
　　　　　　　　　　　　　宇出津総合病院婦人科（非常勤医師）

## 【英訳者略歴】

**荻原 新八郎**（おぎわら しんぱちろう）

1943年1月30日生（東京都）
1966年：国立病院機構東京病院附属リハビリテーション学院理学療法学部卒業
1969年～1972年：連合王国内で数カ所の病院に勤務
1972年～1981年：カナダ アルバータ州エドモントン市内で2カ所の病院に勤務
1977年：アルバータ大学リハビリテーション医学部理学療法学科卒業
1981～2008年：金沢大学医療技術短期大学部・医学部・大学院（2003年教授）
1999年・2002年：米国ニューポート大学大学院 人間行動学研究科修士課程修了（学術修士），同博士課程修了（学術博士）
1981～現在：学術論文等の英訳・校閲
著書・訳書：呼吸理学療法学，四肢麻痺と対麻痺，水中運動療法の実際，他

**Sandra M. Ogiwara**（サンドラ M おぎわら）

1943年11月20日生（連合王国）
1965年：連合王国 マンチェスター アンコーツ病院附属理学療法学院卒業
1965～1967年・1971年～1972年：連合王国内で2カ所の病院に勤務
1967～1971年：スイス連邦共和国内で2カ所の病院に勤務
1975～1981年：カナダ アルバータ州 エドモントン市立総合病院に勤務
1977年：周産期理学療法指導員免許
1981年：アルバータ大学リハビリテーション医学部理学療法学科卒業
1981～1999年：石川県内の数カ所の病院で非常勤理学療法士
1982～1987年：国立病院機構医王病院・石川県内保健所「親と子の喘息教室」講師
1993～現在：金沢大学医薬保健学域医学類 医学英語担当，同 保健学類 理学療法学英語担当 金沢リハビリテーションアカデミー 医学英語担当

## 第3版 新 広汎子宮全摘術

| | |
|---|---|
| 2002年4月10日 | 第1版第1刷発行 |
| 2009年4月20日 | 第2版第1刷発行 |
| 2019年4月1日 | 第3版第1刷発行 |

- ■著　者　矢吹朗彦　やぶき　よしひこ
- ■発行者　三澤　岳
- ■発行所　株式会社メジカルビュー社
  〒162-0845 東京都新宿区市谷本村町2-30
  電話　03(5228)2050(代表)
  ホームページ http://www.medicalview.co.jp/

  営業部　FAX 03(5228)2059
  　　　　E-mail eigyo@medicalview.co.jp

  編集部　FAX 03(5228)2062
  　　　　E-mail ed@medicalview.co.jp

- ■印刷所　シナノ印刷株式会社

ISBN978-4-7583-1750-4 C3047

ⓒ MEDICAL VIEW, 2019. Printed in Japan

- 本書に掲載された著作物の複写・複製・転載・翻訳・データベースへの取り込みおよび送信（送信可能化権を含む）・上映・譲渡に関する許諾権は，（株）メジカルビュー社が保有しています．
- JCOPY〈出版者著作権管理機構 委託出版物〉
  本書の無断複製は著作権法上での例外を除き禁じられています．複製される場合は，そのつど事前に，出版者著作権管理機構（電話 03-5244-5088，FAX 03-5244-5089，e-mail：info@jcopy.or.jp）の許諾を得てください．
- 本書をコピー，スキャン，デジタルデータ化するなどの複製を無許諾で行う行為は，著作権法上での限られた例外（「私的使用のための複製」など）を除き禁じられています．大学，病院，企業などにおいて，研究活動，診察を含み業務上使用する目的で上記の行為を行うことは私的使用には該当せず違法です．また私的使用のためであっても，代行業者等の第三者に依頼して上記の行為を行うことは違法となります．